Farbatlanten der Zahnmedizin

Herausgeber: K. H. Rateitschak

Band 3

Partielle Prothetik

George Graber
unter Mitarbeit von Urs Haensler und Peter Wiehl

843 meist farbige Abbildungen

1986
Georg Thieme Verlag Stuttgart · New York

Anschriften

Prof. Dr. George Graber,
Vorstand der Abteilung für Prothetik
des Zahnärztlichen Institutes Basel,
Petersplatz 14, CH-4051 Basel

Dr. Urs Haensler,
ehemaliger Oberassistent an der Abteilung für
Prothetik des Zahnärztlichen Institutes Basel,
Petersplatz 14, CH-4051 Basel, Privatpraktiker

Dr. Peter Wiehl,
Dienstleitender Oberassistent an der Abteilung
für Prothetik des Zahnärztlichen Institutes Basel,
Petersplatz 14, CH-4051 Basel

Prof. Dr. Klaus H. Rateitschak,
Vorstand der Abteilung für Kariologie und Parodontologie des Zahnärztlichen Institutes Basel,
Petersplatz 14, CH-4051 Basel

CIP-Kurztitelaufnahme der Deutschen Bibliothek

Graber, George:
Partielle Prothetik / George Graber.
Unter Mitarb. von Urs Haensler u. Peter Wiehl. –
Stuttgart ; New York : Thieme, 1986
(Farbatlanten der Zahnmedizin ; Bd. 3)

Farbatlanten der Zahnmedizin
Hrsg.: K. H. Rateitschak. – Stuttgart ; New York : Thieme
NE: Rateitschak, Klaus H. [Hrsg.]
Bd. 3. Graber, George: Partielle Prothetik. – 1986

Wichtiger Hinweis: Medizin als Wissenschaft ist ständig im Fluß. Forschung und klinische Erfahrung erweitern unsere Kenntnisse, insbesondere was Behandlung und medikamentöse Therapie anbelangt. Soweit in diesem Werk eine Dosierung oder eine Applikation erwähnt wird, darf der Leser zwar darauf vertrauen, daß Autoren, Herausgeber und Verlag größte Mühe darauf verwandt haben, daß diese Angabe genau dem *Wissensstand bei Fertigstellung des Werkes* entspricht. Dennoch ist jeder Benutzer aufgefordert, die Beipackzettel der verwendeten Präparate zu prüfen, um in eigener Verantwortung festzustellen, ob die dort gegebene Empfehlung für Dosierungen oder die Beachtung von Kontraindikationen gegenüber der Angabe in diesem Buch abweicht. Das gilt nicht nur bei selten verwendeten oder neu auf den Markt gebrachten Präparaten, sondern auch bei denjenigen, die vom Bundesgesundheitsamt (BGA) in ihrer Anwendbarkeit eingeschränkt worden sind.

Geschützte Warennamen (Warenzeichen) werden *nicht* besonders kenntlich gemacht. Aus dem Fehlen eines solchen Hinweises kann also nicht geschlossen werden, daß es sich um einen freien Warennamen handele.

Satz: G. Müller, Heilbronn, gesetzt auf VIP-Comet
Reproduktionen: K. Porupsky, Stuttgart
Druck: K. Grammlich, Pliezhausen

ISBN 3-13-682801-1 1 2 3 4 5 6

Bereits erschienen:

K. H. & E. M. Rateitschak, H. F. Wolf
Parodontologie

K. H. & E. M. Rateitschak, H. F. Wolf, T. M. Hassell
Color Atlas of Periodontology

A. H. Geering, M. Kundert
Total- und Hybridprothetik

In Vorbereitung:

- N. P. Lang
  Kronen- und Brückenprothetik
- F. A. Pasler
  Radiologie
- P. Riethe
  Kariesprophylaxe und Therapie
- P. Riethe, R. Rosendahl, J. Rotgans
  Endodontie
- T. Rakosi, I. Jonas
  Kieferorthopädie: Diagnostik
- T. Rakosi, I. Jonas
  Kieferorthopädie: Therapie

Verdankungen

Der Autor und seine Mitarbeiter sind folgenden Kollegen, die zum Gelingen dieses Buches beigetragen haben, zu besonderem Dank verpflichtet:

Herrn Prof. Dr. Klaus H. Rateitschak, Vorstand der Abteilung für Kariologie und Parodontologie des Zahnärztlichen Institutes Basel, der die Entstehung dieses Atlasses ermöglichte und dem Verfasser bei der Ausarbeitung des Gesamtkonzeptes mit vielen wertvollen Anregungen zur Seite stand.

Frau Dr. Edith Rateitschak-Plüss, Oberärztin der Abteilung für Kariologie und Parodontologie des Zahnärztlichen Institutes Basel, für ihre aufopfernde Mitarbeit bei der parodontal-therapeutischen Vorbereitung zahlreicher Patienten sowie für die Überlassung vielfältiger klinischer Bilddokumentationen.

Herrn Dr. Herbert Wolf, Zürich, danken wir für seine wertvolle Beratung in allen Belangen der Illustration und des Layouts.

Dank gebührt allen nicht namentlich erwähnten Assistenten der prothetischen Abteilung des Zahnärztlichen Institutes Basel, die bei der Erstellung der Dokumentationen mitgeholfen haben.

Ein besonderer Dank gebührt jenen geschätzten Kollegen, die uns mit vielen Tips und praktischem Rat unterstützt haben:
Prof. Dr. Benedikt Maeglin,
Prof. Dr. Jean-Noël Nally,
Prof. Dr. Thomas Rakosi,
Prof. Dr. Lennart Wieslander,
Prof. Dr. Jakob Wirz,
Dr. Yves Duckert und
Dr. Beat Oberholzer

Dem Fotografen des Zahnärztlichen Institutes Basel, Herrn Dieter Isch, sei für die Realisierung zahlreicher Sachaufnahmen bestens gedankt.

Alle Illustrationen wurden mit großer Akkuratesse von Herrn Christoph Ibach, Grafiker in Paris, angefertigt. Ihm gebührt für seinen selbstlosen Einsatz bei seiner mit höchster Präzision ausgeführten Arbeit ein besonderer Dank.

Als grafische Vorlagen dienten Modelle und Konstruktionszeichnungen, die uns großzügigerweise von der Firma Cendres et Métaux, Biel, und von Herrn Dr. Herbert Spang, Lyss, zur Verfügung gestellt wurden.

Speziell möchten wir auch der Abteilungssekretärin Frau Marianne Keckeis und deren Nachfolgerin Frau Margrit Rush für die Niederschrift und ihren großen organisatorischen Einsatz bei der redaktionellen Arbeit danken.

In Dankbarkeit seien auch folgende zahntechnische Labors erwähnt, ohne welche die Realisierung vieler Dokumentationen nicht möglich gewesen wäre:
Huser Zahntechnik AG, Wangen b. Olten,
Dr. Henri Schutzbach, Basel,
Theo Rappo, Muttenz,
Guido Kaeser, Herisau,
Urs Simon, Basel,
Theo Büttel, Basel,
Heinz Eglin, Jörg Strub und
Jürg Maurer, Zahntechniker am
Zahnärztlichen Institut Basel.

Die Herstellung der grafischen Illustrationen wurde großzügig durch nachstehende Institutionen, Gesellschaften und Firmen unterstützt:
Degussa AG, Frankfurt,
Trisa Bürstenfabrik, Triengen,
Coltène AG, Altstätten, und
Genedent S.A., Chambésy-Genève.

Nicht zuletzt denken wir an die ausgezeichnete Zusammenarbeit mit dem Thieme-Verlag, insbesondere mit den Herren Dr. D. Bremkamp und K.-H. Fleischmann.

Geleitwort

Prof. Dr. Erich Körber

Die Aufgabe der modernen zahnmedizinischen Prothetik besteht einerseits darin, geschädigte oder verlorene Kaueinheiten wieder aufzubauen oder zu ersetzen. Andererseits geht es vor allem darum, funktionell bedingte Schäden in den Strukturen des stomatognathen Systems und lokal entstandene Gewebsveränderungen zu erkennen, einzuschränken oder zu beseitigen. Darüber hinaus wird angestrebt, durch prophylaktische Maßnahmen die Funktionstüchtigkeit des Zahnersatzes und damit des Kausystems auf Jahre hinaus zu sichern.

Die partielle Prothese muß sich als therapeutisches Hilfsmittel in das Zusammenspiel von Muskulatur, Kiefergelenk und Okklusion einfügen und die Möglichkeit für spätere Umbau- und Anpassungsvorgänge berücksichtigen.

Die Vielfalt der Lückenbildungen, die Auswirkungen schädigender Belastungen einzelner Zähne, prothesendynamische Aspekte, die Reaktion von Knochen und Schleimhaut sowie der Einfluß der Gegenbezahnung machen jede partialprothetische Planung zu einem individuellen Einzelfall. Auch die physische, psychische und soziale Struktur und Situation des Patienten prägen den prothetischen Entschluß.

Vor einer konstruktiven Planung der Prothese müssen das Prothesenlager sowie die Parodontien der Zähne und die übrigen Strukturen des Kauorgans in den bestmöglichen Gesundheitszustand gebracht werden. Im weiteren ist abzuklären, auf welche pathodynamische Faktoren manifeste Schädigungen zurückzuführen sind und wie neue Störungen durch die prothetische Versorgung verhindert werden können.

Dem Verfasser ist es gelungen, diese Problematik umfassend zu illustrieren.

Die ausführlichen Darstellungen der Funktion einzelner Konstruktionselemente und Prothesenanteile tragen wesentlich zur Erleichterung der Planung ihrer Anwendung bei. So wird auch die Art der Abstützung an den Restzähnen in ihrer Abhängigkeit zur Sattelbewegung deutlich veranschaulicht.

Die systematische Beschreibung charakteristischer pathologischer Veränderungen und deren Therapie lassen erkennen, daß die gestörten Funktionen nicht nur mit hochwertigen Konstruktionselementen behandelt werden können, sondern daß auch mit einfachen Mitteln langfristig ein Erfolg zu erzielen ist. Die wissenschaftlichen Erkenntnisse der letzten Jahre – an denen der Autor maßgeblich teilhat – sind in die Beispiele mit einbezogen.

Die Behandlungsphasen werden Schritt für Schritt, von der Anamnese über die Vorbereitung des Prothesenlagers, die Einstellung der Kieferrelation bis zur definitiven Eingliederung der Prothese in das Funktionsgeschehen geschildert. Auch auf die Wichtigkeit der langfristigen Prothesennachsorge wird deutlich hingewiesen.

Dem jungen Kollegen bieten die Checklisten sowie zahlreiche Falldokumentationen einen sicheren Einstieg in die moderne Behandlungspraxis und dem versierten Kollegen eine Bestätigung und Bereicherung seiner bisherigen Erfahrungen. Auch derjenige, der sich nicht laufend mit wissenschaftlichen Fragen beschäftigen kann, wird den Vorschlägen für prothetische Planung mit gutem Gewissen folgen können.

Hinter den vorgestellten Konzepten steht eine langjährige wissenschaftliche und klinische Erfahrung des Autors, wobei auch dankbar die Hinweise auf beobachtete Mißerfolge entgegengenommen werden.

Ein Lob gebührt der Tatsache, daß die in den letzten Jahren eingeführten Fremdwörter maßvoll verwendet und auch eindeutig erklärt werden.

Dieses Werk zeigt, daß eine hochwertige Prothetik nicht von aufwendigen Konstruktionselementen allein abhängig ist, sondern vielmehr vom Wissen über die biologischen Zusammenhänge und die Reaktionen der Gewebe.

Inhaltsverzeichnis

Modellgußprothetik

Geschiebeprothetik

Patientenbeispiele

Anhang

Vorwort

Durch teilweisen Zahnverlust wird das biostatische Gleichgewicht in den Zahnreihen empfindlich gestört. Extraktionen verkürzen und/oder unterbrechen die sich über die Kontaktzone der gesamten Zahnreihen erstreckende Wirkungslinie. Im Bereich des Restgebisses stellen sich Zahnstellungsänderungen wie Kippungen, Wanderungen, Elongationen ein. Eine progrediente Auflockerung des Restzahnbestandes mit ausgeprägten okklusalen Störungen ist meistens die Folge. Aufgrund der so entstehenden unstabilen Verhältnisse sowie auch durch ungenügende Abstützung der Kiefer wird zumeist das funktionelle Gleichgewicht des Kausystems aufgehoben. Allerdings können in manchen Fällen adaptive Vorgänge wie korrektive Autoabrasionen, Verdrängung störender Zähne sowie neuromuskuläre Vermeidungsmechanismen die Situation verbessern. Eine akzeptable, neue habituelle Okklusion stellt sich ein. Sie kann als individuelle Kompromiß-Situation ohne pathologische Folgen integriert werden. Sind bei einem Menschen die adaptiven Kapazitäten aus irgendeinem Grunde primär gering oder aufgrund von überlagernden Faktoren herabgesetzt, so werden die Regelkreise der Okklusion dekompensiert.

Pathologische und pathodynamische Erscheinungen an den einzelnen Komponenten des stomatognathen Systems treten dabei in Erscheinung. Um all diesen destruierenden Prozessen entgegenzutreten, muß ein Restgebiß frühzeitig funktionell ergänzt und wieder in die programmierte Funktion des Kausystems eingeordnet werden. Durch die „partial-prothetischen Maßnahmen" soll also nicht nur eine okklusale Therapie angestrebt werden, sondern es hat auch eine kaufunktionelle Prophylaxe im Vordergrund zu stehen.

Die Zielsetzung eines solchen prophylaktisch-therapeutischen Denkens ist zwangsläufig die langfristige Gesunderhaltung aller Strukturen des stomatognathen Systems. Die technische prothetische Konstruktion muß einwandfrei in die individuellen funktionellen Aktivitäten eingeordnet sein und darf vor allem nicht durch ihre konstruktiven Eigenheiten zu lokalen Schädigungen führen. Spezielles Augenmerk ist dabei auf parodontalprophylaktische Aspekte zu richten.

Es ist das Ziel dieses Buches, ein konsequentes, einfaches und wirkungsvolles prothetisches Konzept in allen seinen Varianten und Spielmöglichkeiten vorzustellen. Es wurde versucht, die Vielfalt in bezug auf Form und Wirkung der prothetischen Mittel in einer überschaubaren und leicht verständlichen Systematik vorzustellen. Im weiteren soll eine auf die Funktion der einzelnen Bausteine einer partiellen Prothese ausgerichtete Nomenklatur das Verständnis für den Einsatz der prothetischen Medien erleichtern.

In Abgrenzung zum festsitzenden Zahnersatz einerseits, zur Hybridprothetik und zum totalen Zahnersatz andererseits, werden ausschließlich *unbedingt abnehmbare, parodontal-gingival abgestützte Prothesen* besprochen.

Basel, im Herbst 1985 GEORGE GRABER

Einteilung der Lückengebisse

Durch teilweisen Zahnverlust wird ein Zahnbogen verkürzt oder unterbrochen. Entsprechend können Lückengebisse wie folgt eingeteilt werden:

Verkürzung: – unilateral – bilateral

Unterbrechung: – unilateral – bilateral
– frontal – frontolateral
– multipel

Oft findet man im Lückengebiß *Kombinationen* von Verkürzungen und Unterbrechungen:

– unilaterale Verkürzung mit kontralateraler Unterbrechung
– bilaterale Verkürzung mit frontaler Unterbrechung usw.

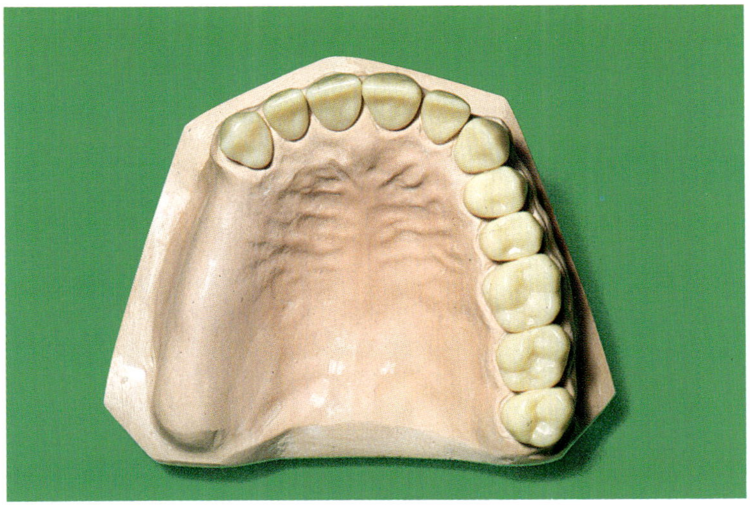

1 **Unilaterale Verkürzung**

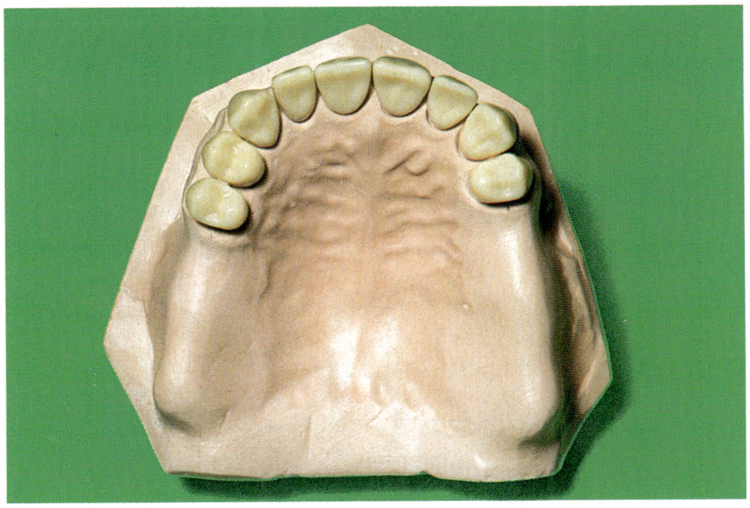

2 **Bilaterale Verkürzung**

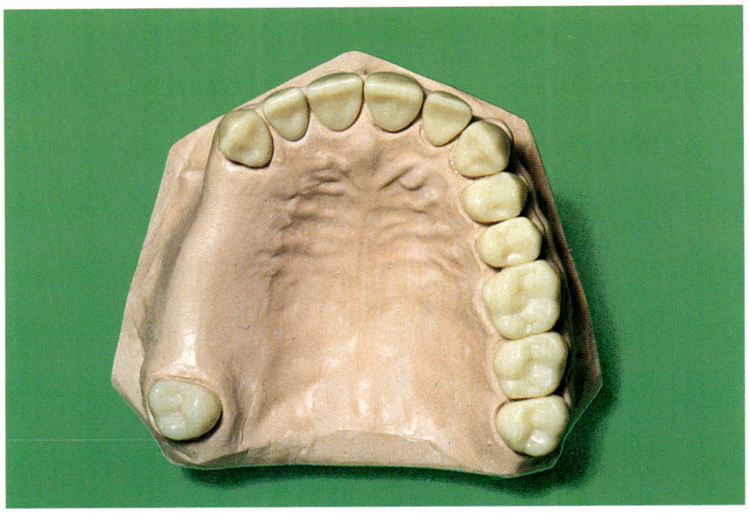

3 **Unilaterale Unterbrechung**

4 **Bilaterale Unterbrechung**

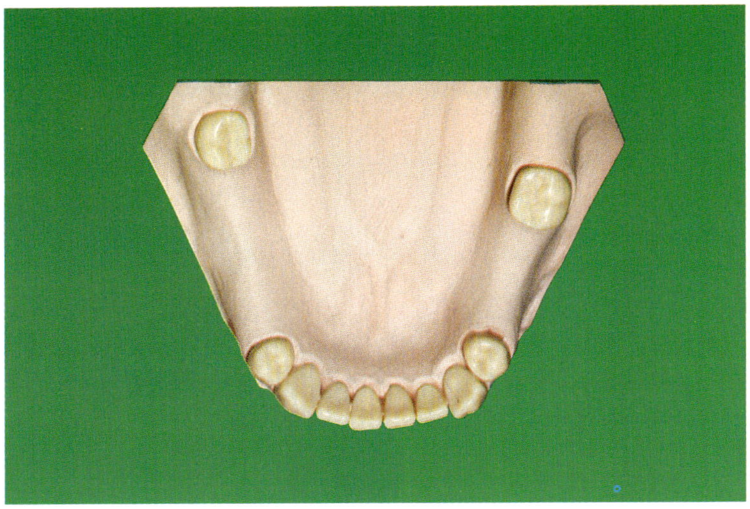

5 **Frontale Unterbrechung**

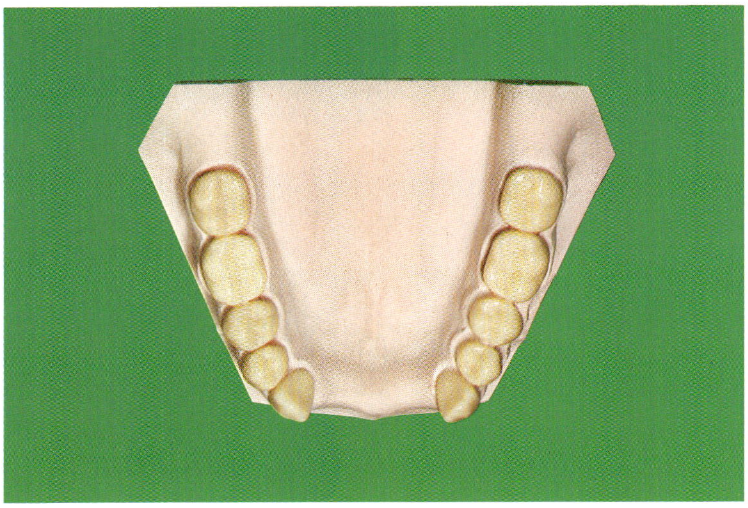

6 **Frontolaterale Unterbrechung**

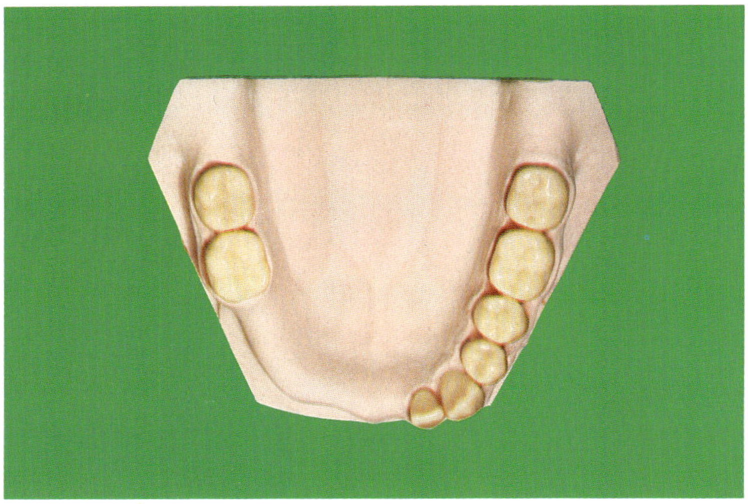

7 **Multiple Unterbrechungen**

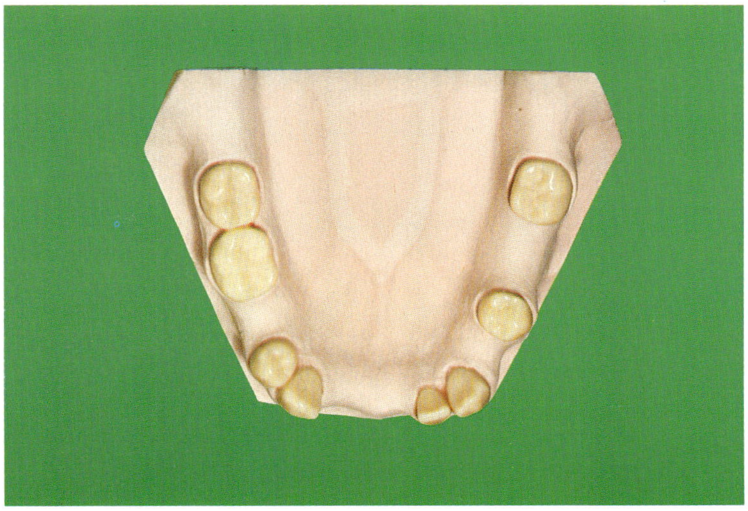

Aufgrund der Einteilung der Lückengebisse können konsequenterweise die folgenden, den verschiedenen topographischen Situationen zugeordneten Prothesen unterschieden werden:

- **Verlängerungsprothesen (Freiendprothesen)**
- **Schaltprothesen**
- **Kombinationen von Schalt- und Verlängerungsprothesen**

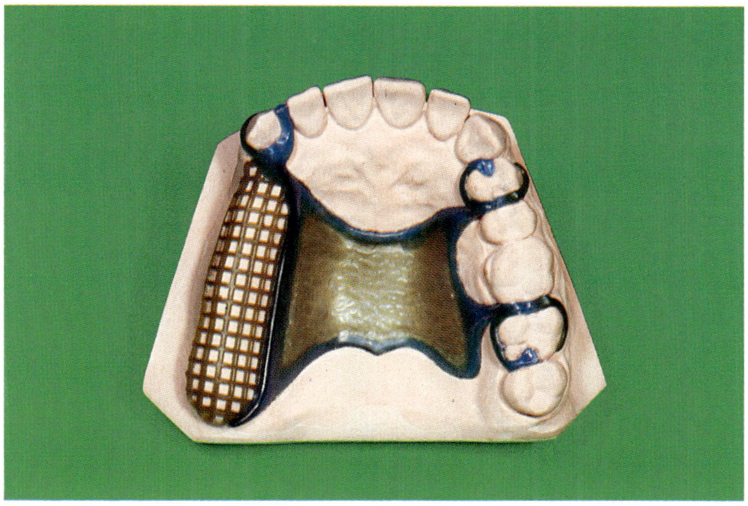

8 Verlängerungsprothese bei unilateral verkürzter Zahnreihe

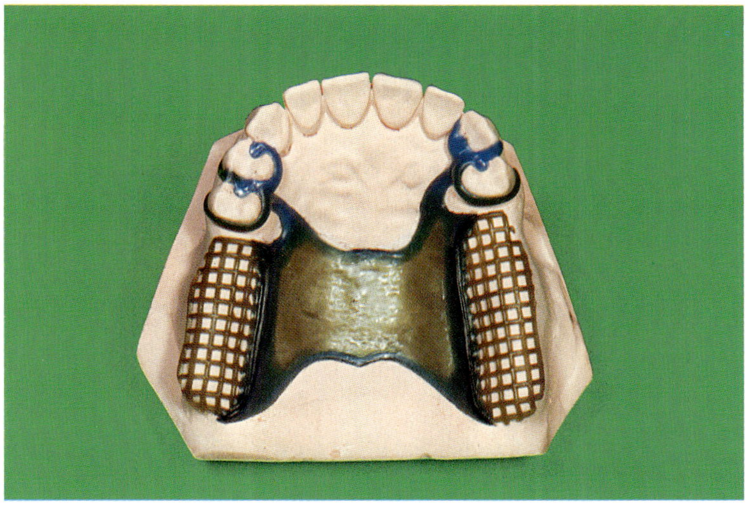

9 Verlängerungsprothese bei bilateral verkürzter Zahnreihe

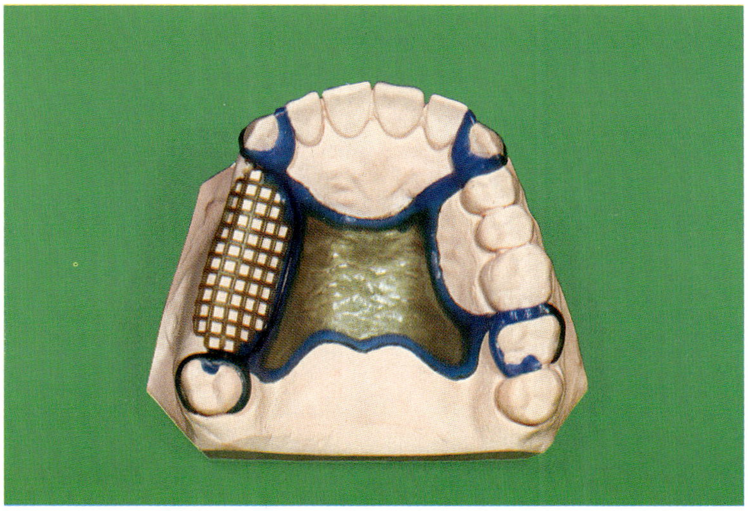

10 Schaltprothese bei unilateral unterbrochener Zahnreihe

11 Schaltprothese bei bilateral unterbrochener Zahnreihe

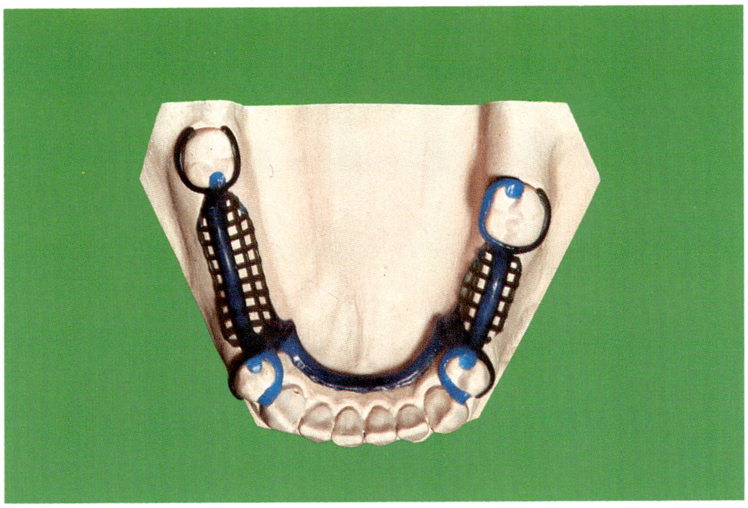

12 Schaltprothese bei frontal unterbrochener Zahnreihe

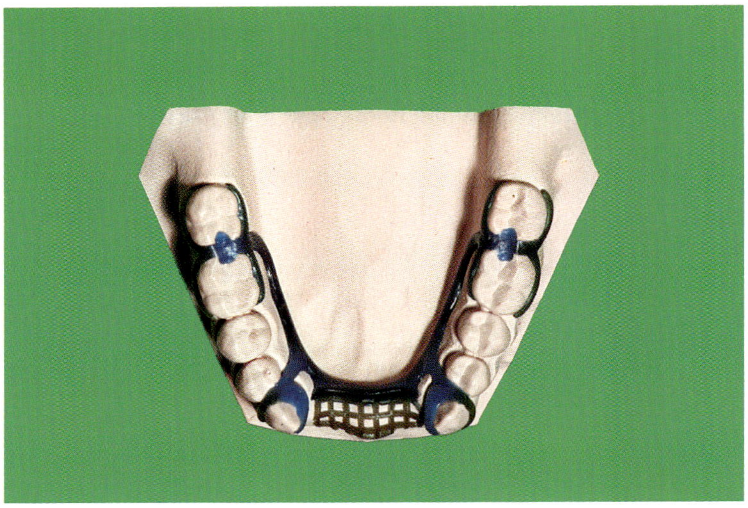

13 Schaltprothese bei multipel unterbrochener Zahnreihe

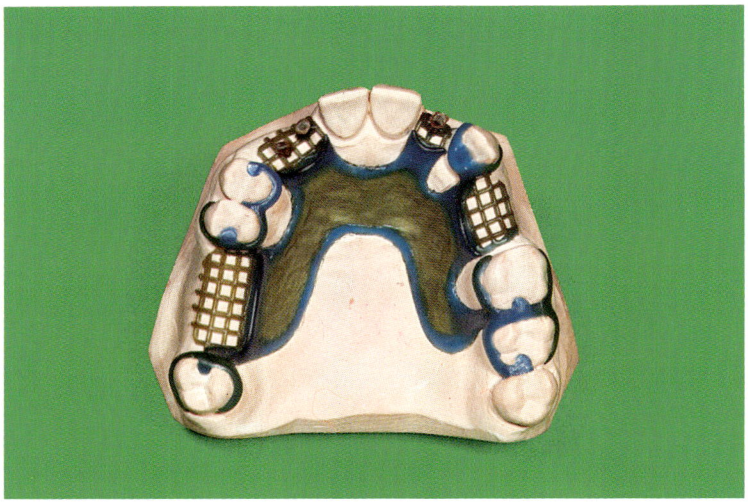

14 Kombination einer Schalt- und Verlängerungsprothese bei unilateral unterbrochener und kontralateral verkürzter Zahnreihe

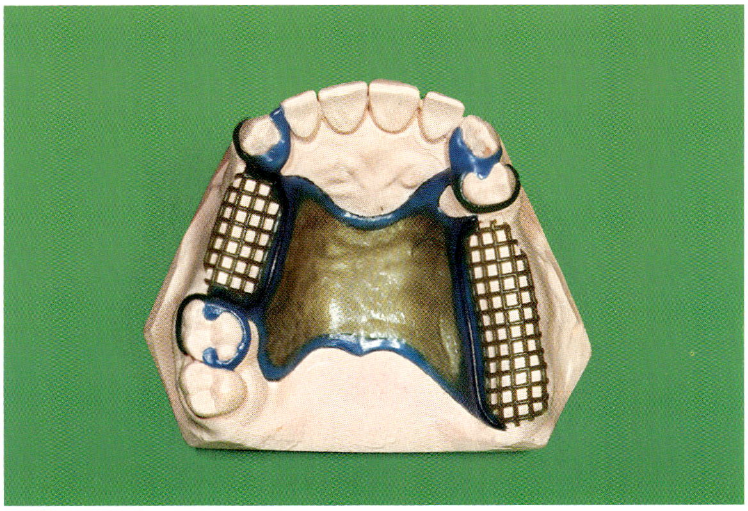

Prothetische Mittel

Eine partielle Prothese ist aus folgenden Einzelbestandteilen aufgebaut:

- den **Verankerungselementen** (konfektionierte oder individuell angefertigte Hilfsteile oder auch gegossene Klammern)
- dem **Prothesenkörper**

Dieser besteht seinerseits aus den

- Stabilisierungs- und Versteifungselementen (Bügel, Bänder usw.)
- zahntragenden Sattelteilen
- Verbindern, die den Prothesenkörper mit den Verankerungselementen vereinigen

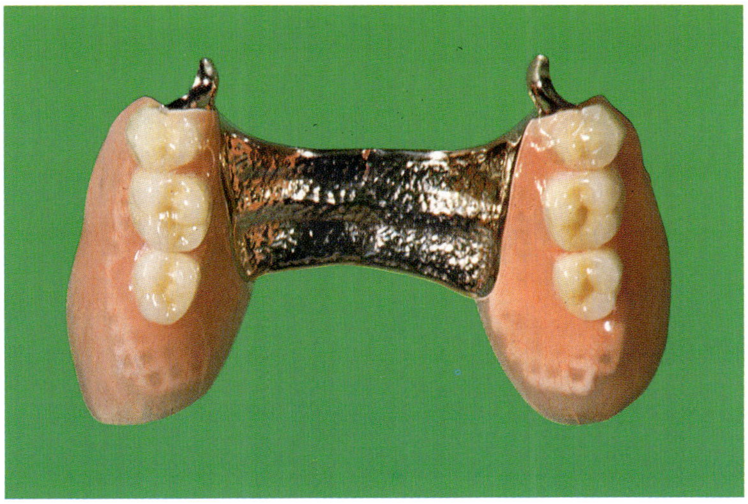

15 Typisches Beispiel einer partiellen Prothese bei bilateral verkürzter Zahnreihe

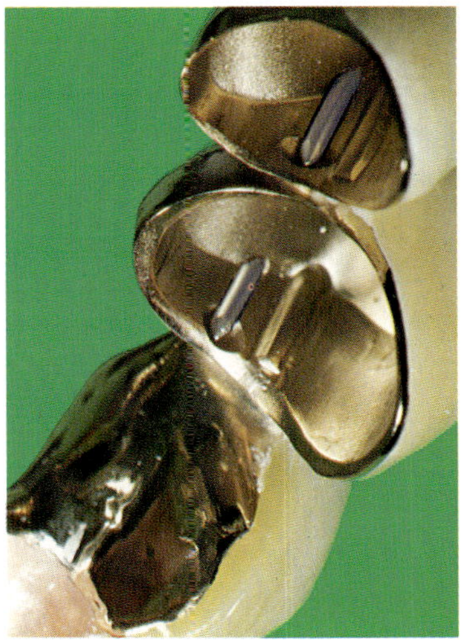

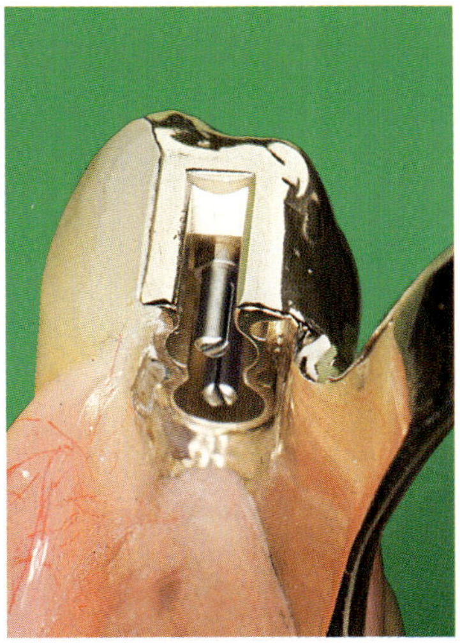

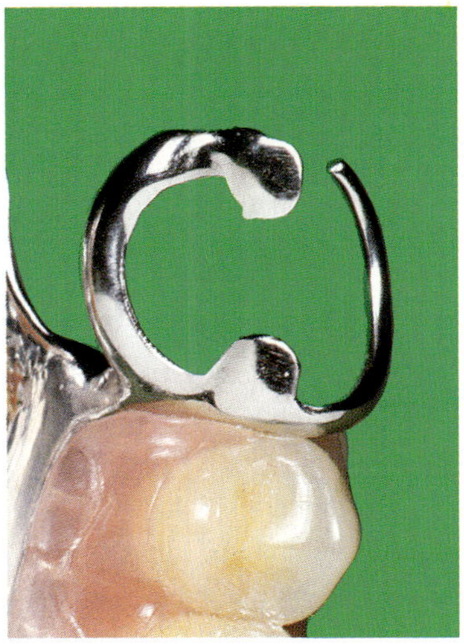

Die Verankerungselemente

16 Individuell hergestellte Verankerung am Beispiel eines sogenannten Hybridteleskopes. Deutlich erkennbar sind die aktivierbaren Klemmstifte.

17 Konfektionierte Verankerungselemente, z.B. das Stabilexgeschiebe nach Spang, haben den Vorteil, daß ihre frikativen und retentiven Anteile leicht auswechselbar sind.

18 Die gegossene Klammer findet ihre Anwendung vor allem bei Modellgußprothesen.

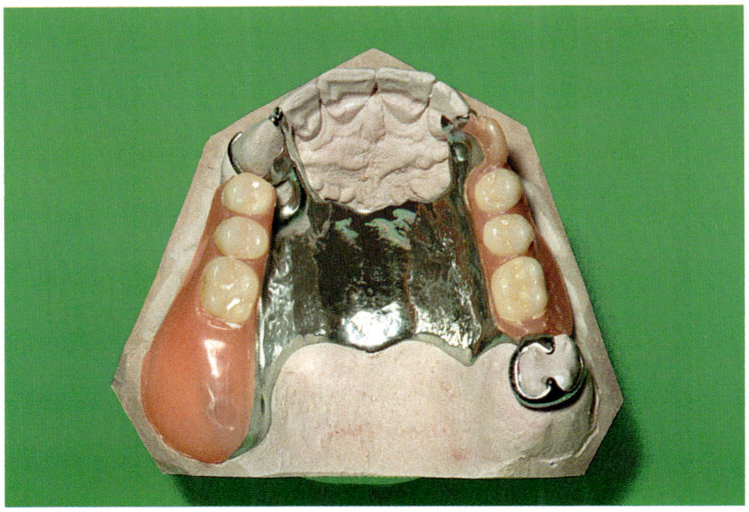

19 Die Elemente des Prothesenkörpers:
- **Verbinder**
- **Stabilisierungselement**
- **zahntragende Sattelteile**

Verankerungselemente partieller Prothesen

Allgemeines

Verankerungselemente dienen dazu, den Prothesenkörper lösbar mit den ausgewählten Pfeilerzähnen zu vereinigen. Dies kann direkt erfolgen, wie zum Beispiel bei der gegossenen Klammer, oder aber indirekt, d.h. über eine dem beschliffenen Zahn aufzementierte Krone.

Bei dieser zweiten Verbindungsart kommen individuell hergestellte Elemente oder konfektionierte (fabrikmäßig hergestellte) Hilfsteile zur Anwendung.

Verankerungen bestehen prinzipiell aus einem *positiven* (umschlossenen) Teil, der *Patrize,* und einem *negativen* (umschließenden) Teil, der *Matrize.*

20 Die **Patrize** (umschlossener Teil) bei einem individuell hergestellten Verankerungselement besteht häufig aus einer dem Pfeilerzahn aufzementierten Krone, die in irgendeiner Form (z.B. Schulter-Rillen-Stiftchen-Anlage) zur Aufnahme der Matrize vorbereitet ist.

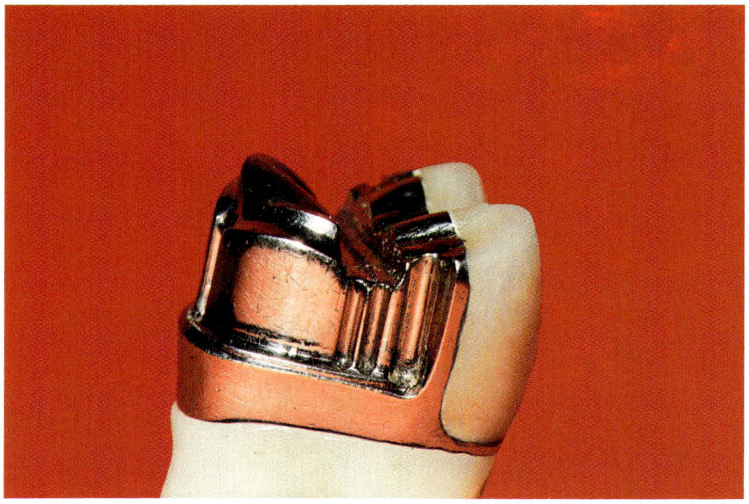

21 Die **Matrize** (umschließender Teil) befindet sich beim Beispiel des Schulter-Rillen-Stiftchen-Attachments am abnehmbaren Teil der prothetischen Versorgung und wird teilhülsenartig über die Patrize geschoben.

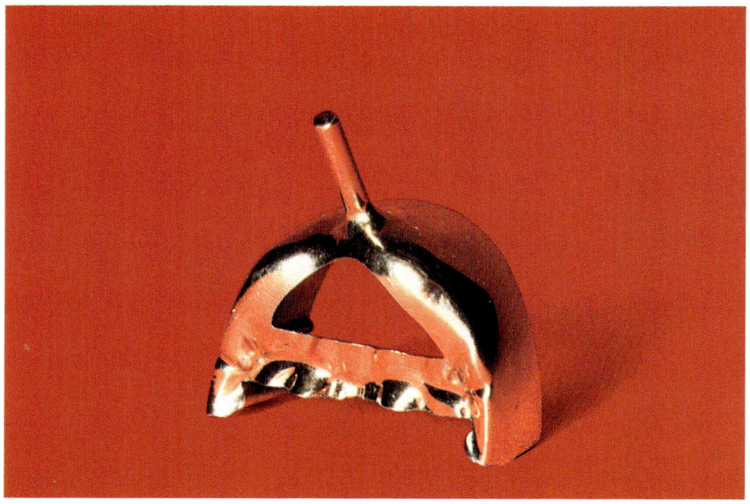

22 **Vereinigung** von Patrize und Matrize

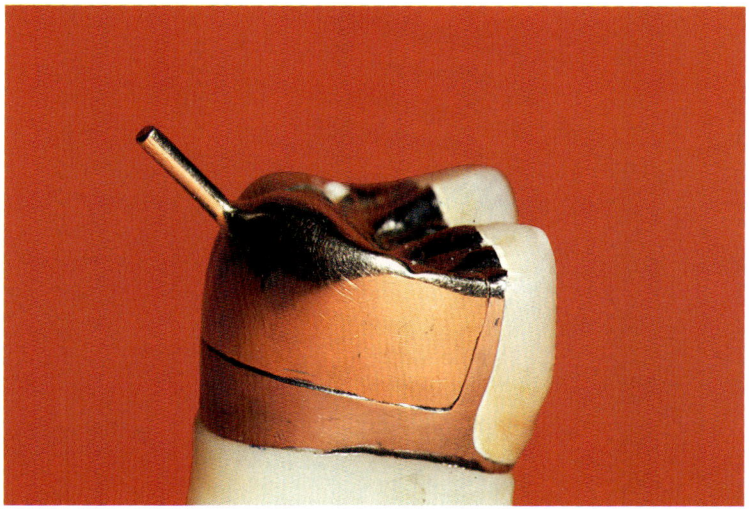

Prothetische Verankerungen sind erheblichen Krafteinwirkungen, wie Zug, Druck, horizontalem Schub, Drehungen und Kippungen, ausgesetzt (Spang 1973, 1981).

Diese Belastungen betragen bei Funktion im Mittel 196 Newton (1 Kilopond = 9,81 Newton) und bei Parafunktionen durchschnittlich 295 Newton.

Daher müssen Verankerungselemente eine gewisse Robustheit aufweisen und bestimmte Anforderungen erfüllen (Spang 1973, 1981):

- adäquate Größe
- hohe Härte
- Abriebfestigkeit
- Elastizität
- Vergütbarkeit oder Selbstvergütung

Aus diesen Gründen werden bei den fabrikmäßig hergestellten Verbindungsteilen hauptsächlich Gold-Platin-Iridium-Legierungen verwendet.

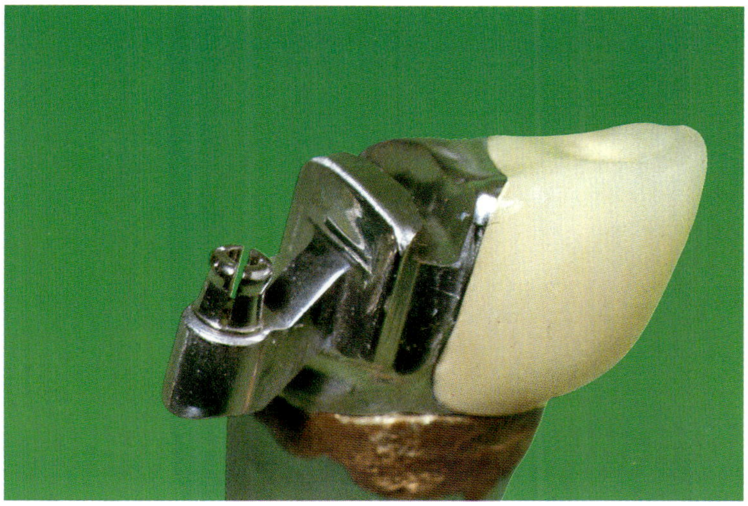

23 Patrize eines konfektionierten Hilfsteils (Regulex-Geschiebe nach Guglielmetti)

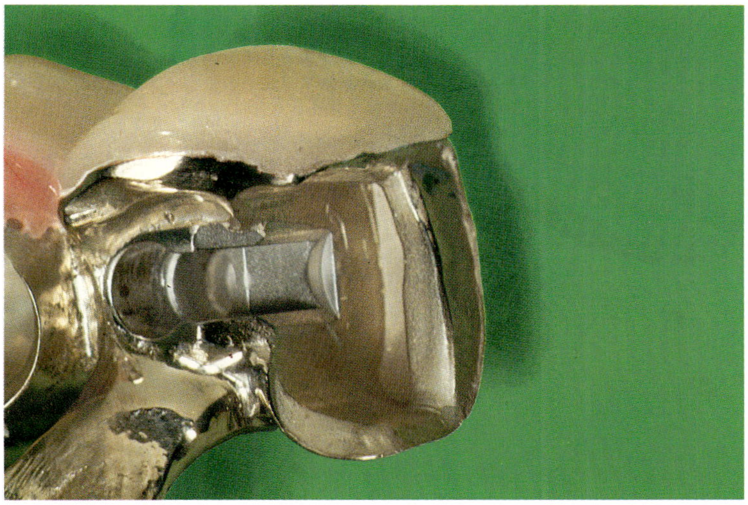

24 Die **Matrize** des Regulex-Ankers ist in den Prothesenkörper eingebaut.

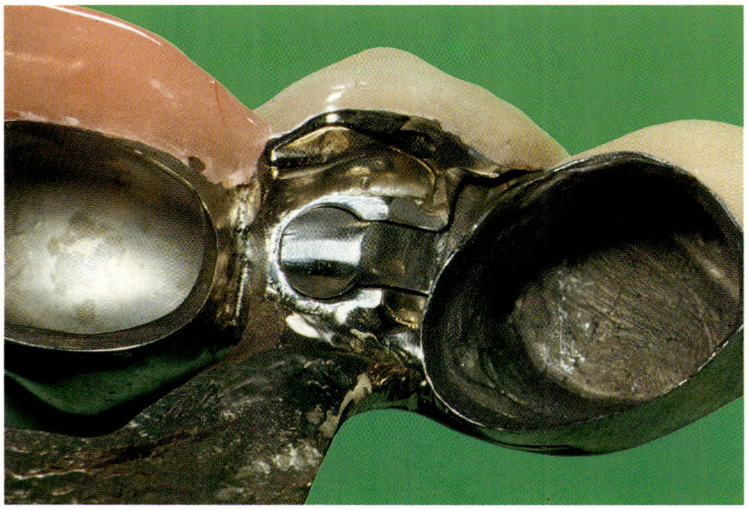

25 Vereinigung von Patrize und Matrize

Folgende Anlagearten konfektionierter Verankerungselemente im Bereich der Pfeilerkrone sind möglich:

- **intrakoronal**
- **extrakoronal/parakoronal**
- **interkoronal**
- **in Extensionsbrückenkörpern**
- **an Extensionsbrückenkörpern**
- **in Zwischengliedern**
- **auf Wurzelkappen**

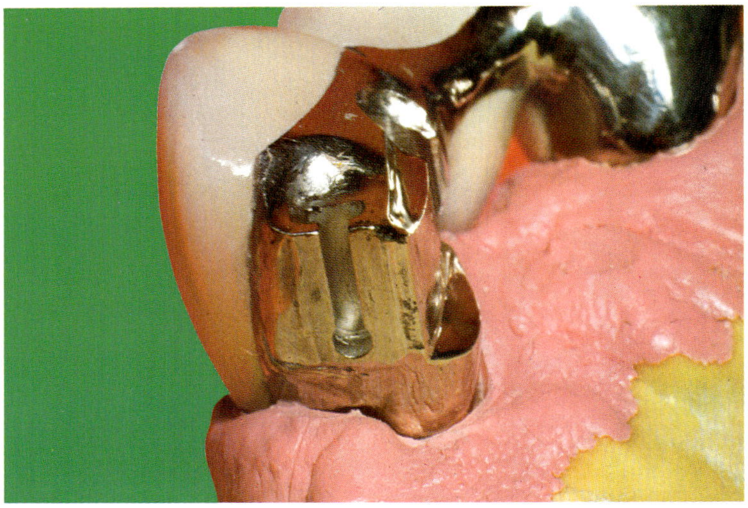
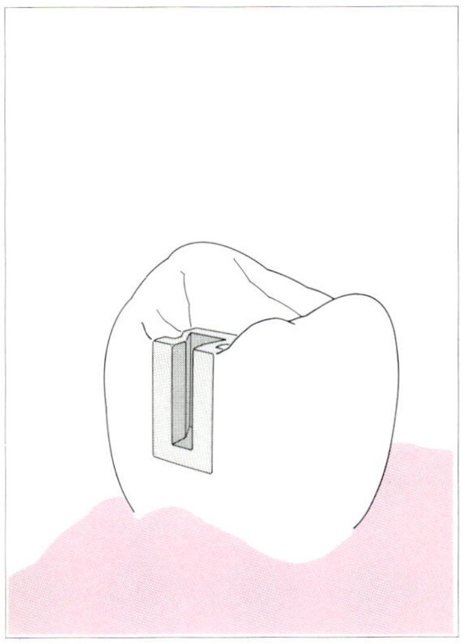

26, 27 Bei der **intrakoronalen Anlage** eines Verankerungselementes (z. B. Profilgeschiebe nach McCollum oder Schatzmann) besteht oft die Gefahr einer Überkonturierung der Ankerkrone. Parodontale Irritationen im Bereich der Distalpapille sind dadurch häufig die Folge.

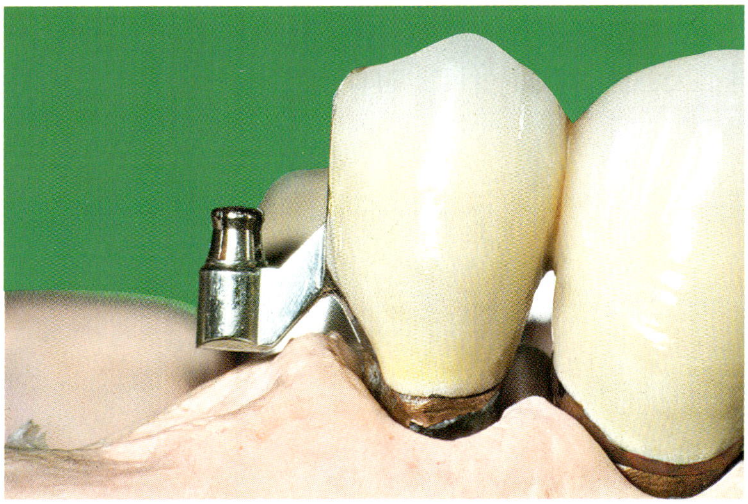
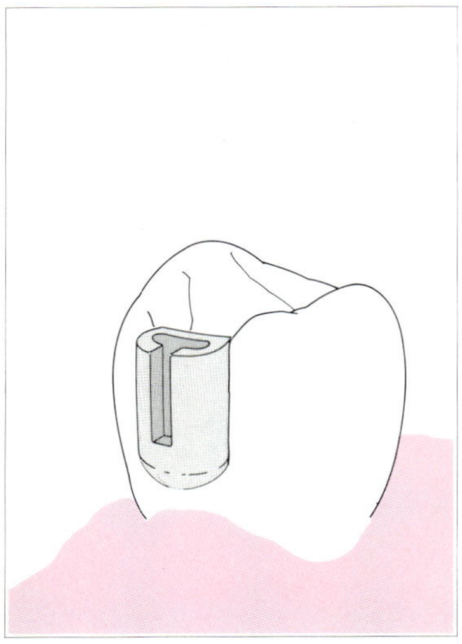

28, 29 Durch eine geschickte **extrakoronale** (links) oder **parakoronale Anlage** (rechts) können Überkonturierungen und damit parodontale Probleme in den meisten Fällen durch Hohllegen der Distalpapille vermieden werden.

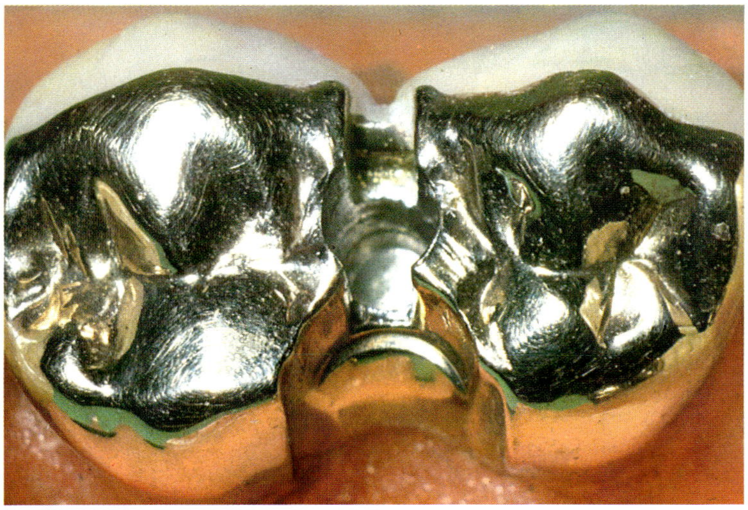
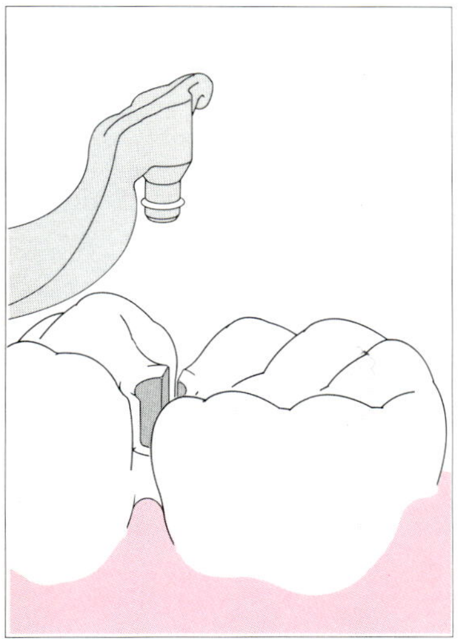

30, 31 **Interkoronal** eingebaute Elemente (z. B. Snaprox nach Schatzmann) besitzen ihr Indikationsgebiet bei unilateralen Verlängerungs- oder Schaltprothesen, wenn diese über einen Lingualbügel oder ein Palatinalband auf einer vollbezahnten Gegenseite verankert werden sollen. Die Verblockung der Ankerkronen und die Dimension des Geschiebes bringen parodontale Nachteile mit sich.

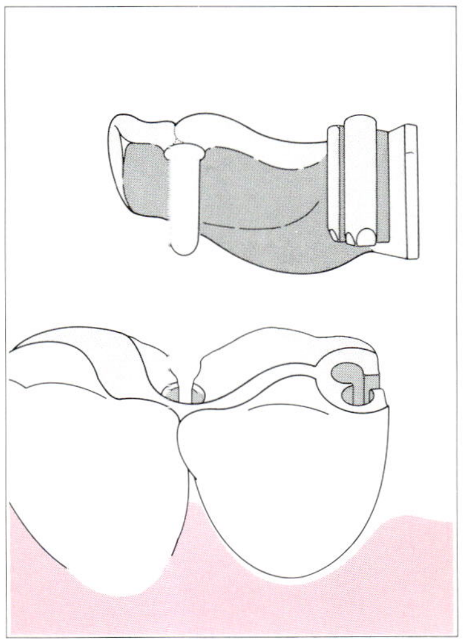

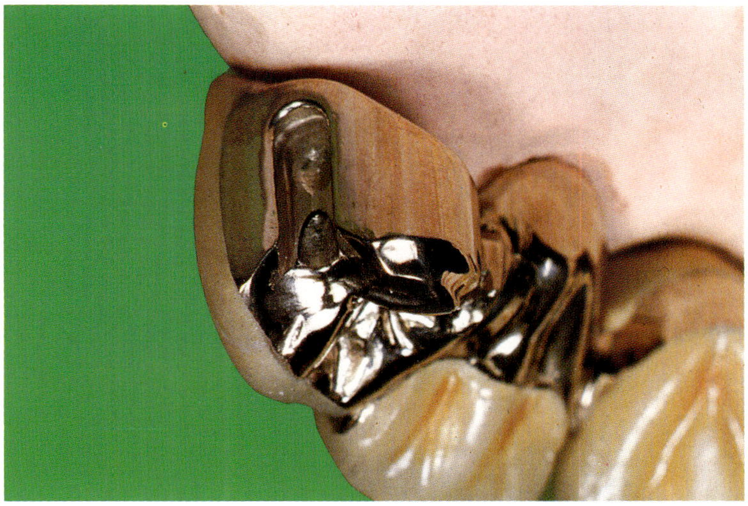

32, 33 Als parodontal und ästhetisch besonders günstig hat sich der Einbau einer Verankerung **in einen Extensionsbrückenkörper** bewährt.
Links: Biloc-Geschiebe mit Umlauf; rechts: Snap-Attachment nach Schatzmann

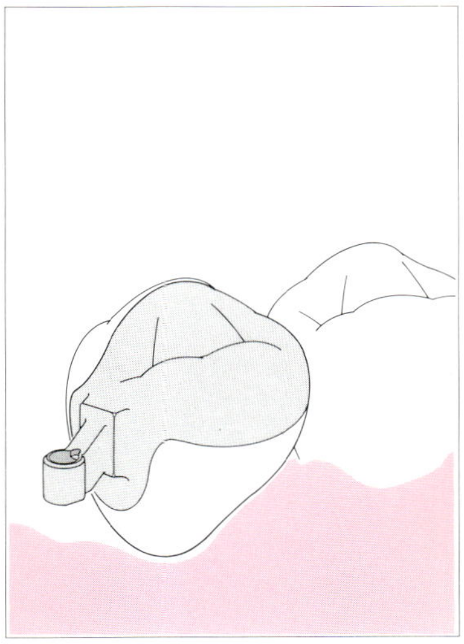

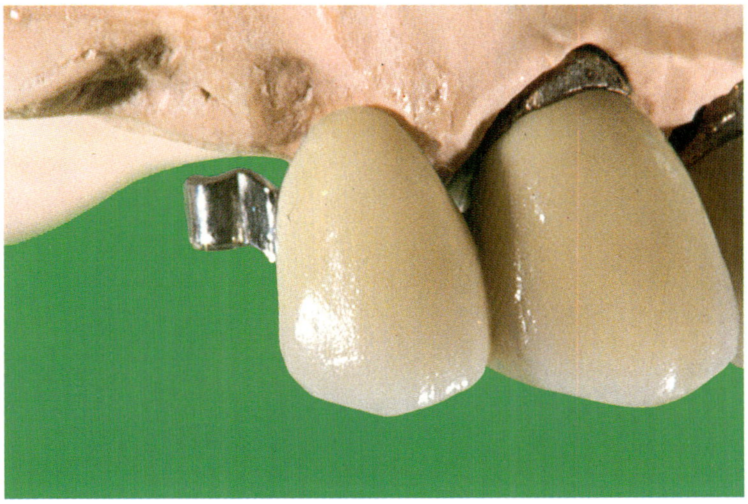

34, 35 Die Verwendung eines extrakoronalen Hilfsteiles **an einem Verlängerungsbrückenkörper**, in unserem Beispiel Conex-Geschiebe nach Spang, weist ebenfalls parodontale und ästhetische Vorteile auf.

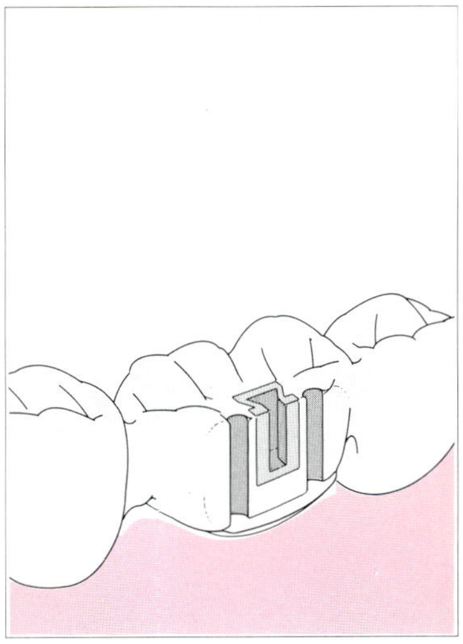

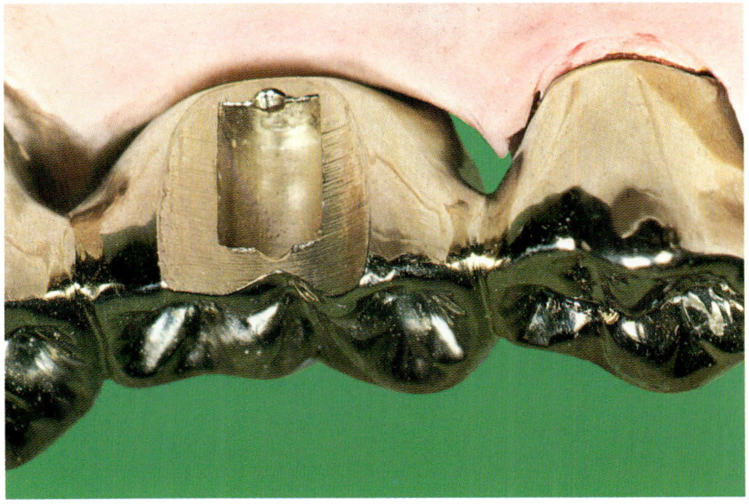

36, 37 Verankerungselemente **in Brücken-Zwischengliedern** eignen sich zur Befestigung von Stabilisierungselementen bei unilateralen Verlängerungsprothesen. Beispiele: quergestelltes Profilgeschiebe mit Führungsfräsung (links), Bolzenschloß nach Spang (rechts)

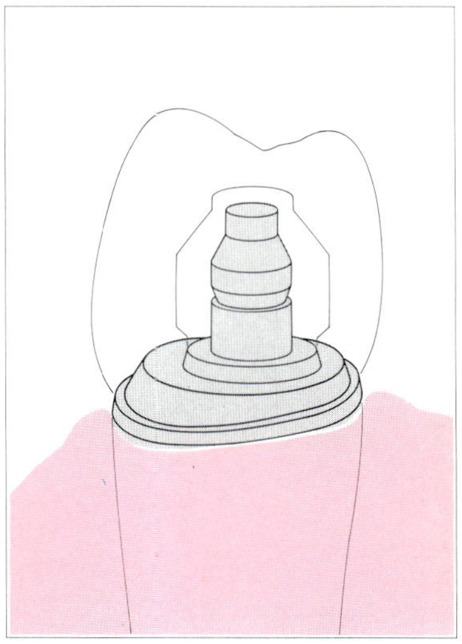

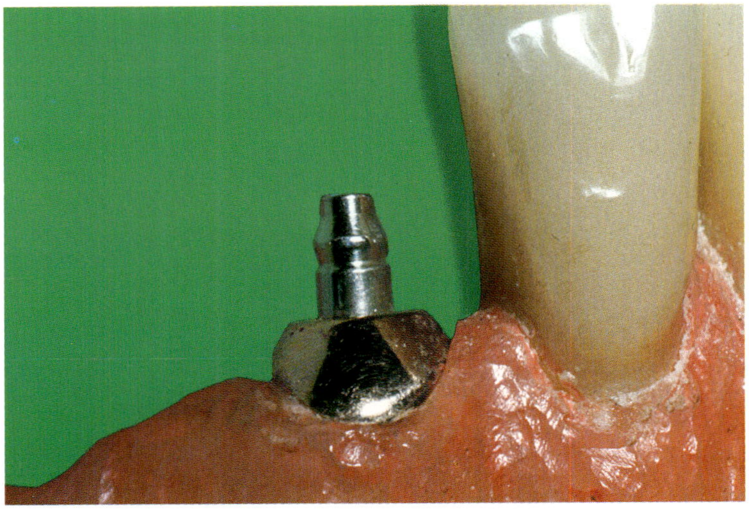

38, 39 Konfektionierte Hülsen-Stift-Systeme auf Wurzelkappen können ebenfalls zur Verankerung partieller Prothesen verwendet werden.
Beispiel: Retentionszylinder nach Gerber

Die Verankerungselemente garantieren während den oralen Funktionen, wie Kauen, Schlucken, Sprechen usw., den Halt der Prothese. Patrize und Matrize müssen daher präzise aufeinander abgestimmt sein.

Der *Halt* innerhalb der Verankerungselemente wird durch verschiedene Mechanismen erzielt:

- durch *Friktion;* also durch Haftreibung bei parallelwandigen Körpern mit exakter Paßform
- durch *Verkantung* parallelwandiger Körper
- durch *Verkeilung* konischer Körper (Verzapfung)
- durch *Klemmung*
- durch aktive retentive Elemente *(Retention)*

40, 41 Friktion findet man zwischen parallelwandigen, spaltbildenden Körpern. Die frikative Kraft ist direkt abhängig von der Größe der sich treffenden Flächen sowie von der Länge der Axialwände. Auch die Paßform spielt eine wesentliche Rolle (links).
Durch exzentrische Belastung frikativer Elemente entsteht infolge des Kippmomentes eine zusätzliche **Verkantung**, die den Widerstand gegen Abzug wesentlich erhöht (rechts).

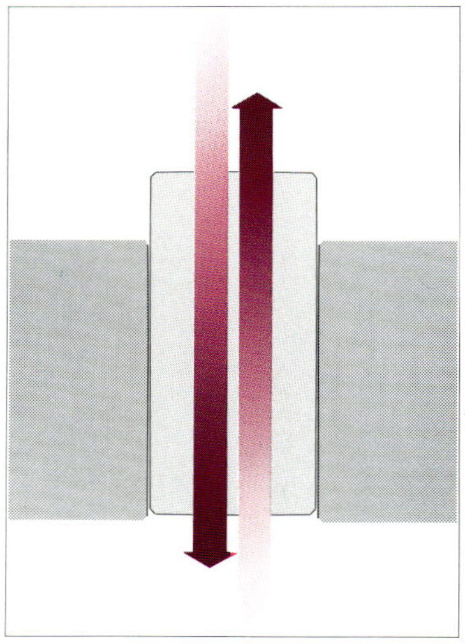

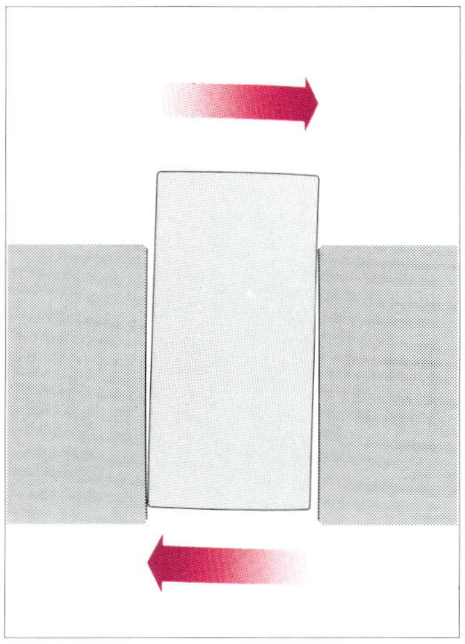

42, 43 Verkeilung findet man bei konischen Körpern. Dabei kommt Friktion nur in der Endlage zur Auswirkung. Sie geht beim Lösen der Verbindung unmittelbar verloren (links).
Oft wird bei Verankerungselementen die Friktion durch **Klemmung** erhöht. Schlitze in der Patrize ermöglichen deren Aktivierung (rechts).

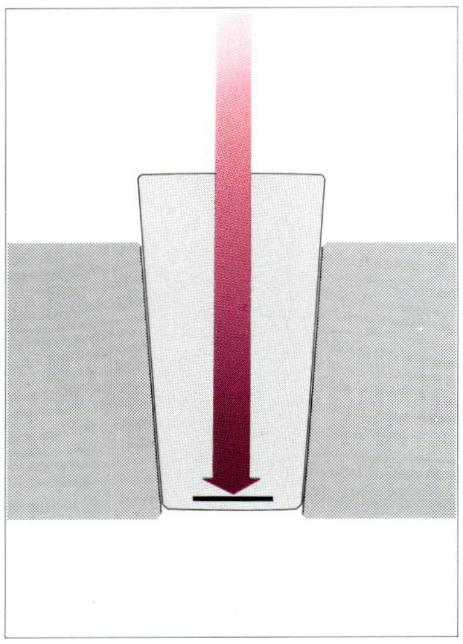

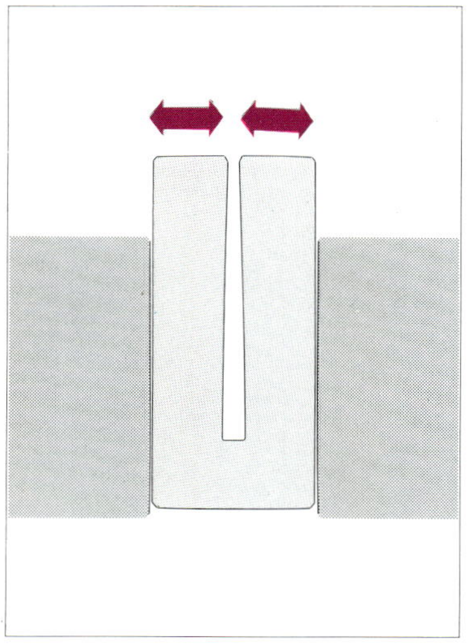

44, 45 Retention bedeutet aktiven Widerstand gegen Dislokation.
Retention durch klemmenden Randwulst (links)
Retention durch Ringfeder (rechts)

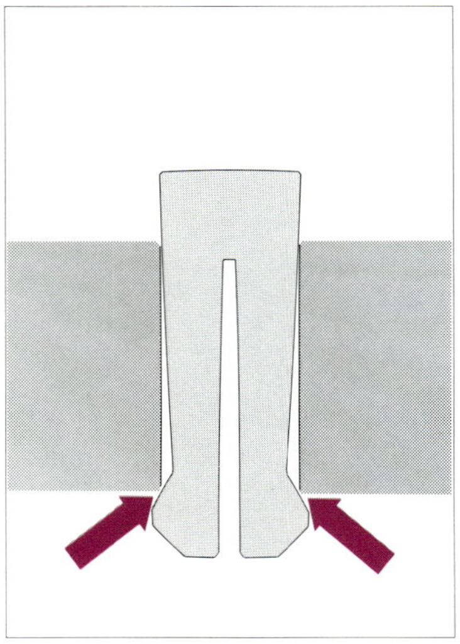

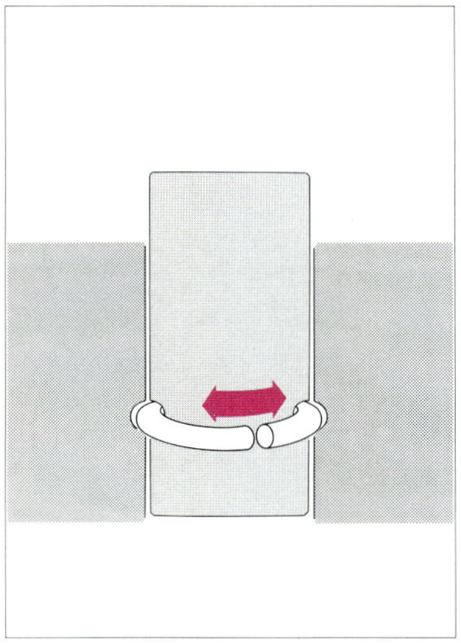

Ein optimaler *Halt* in frikativen Körpern kann zusätzlich durch aktive retentive Elemente erreicht werden.

Dies können sein:

- **federnde Bolzen oder Nocken**
- **Blattfedern**
- **Ringfedern**
- **Riegel**
- **Gummikörper**

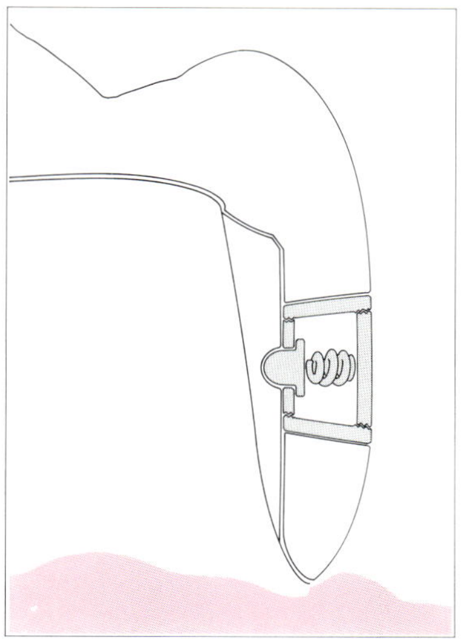

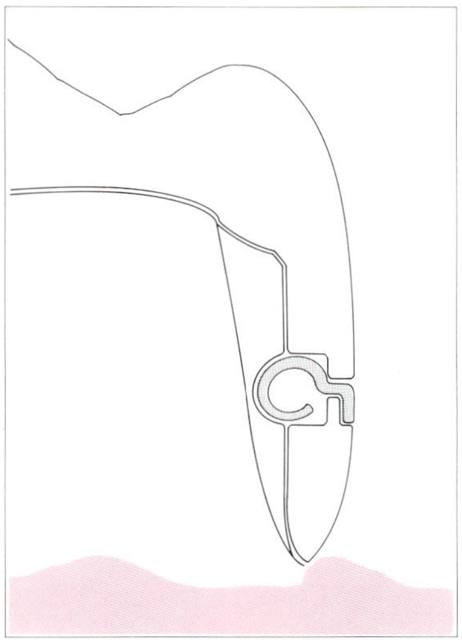

46, 47 Durch den Einbau von **federnden Bolzen** (links) oder **Blattfedern nach Biaggi-Steimer** (rechts) kann eine optimale Retention erreicht werden.

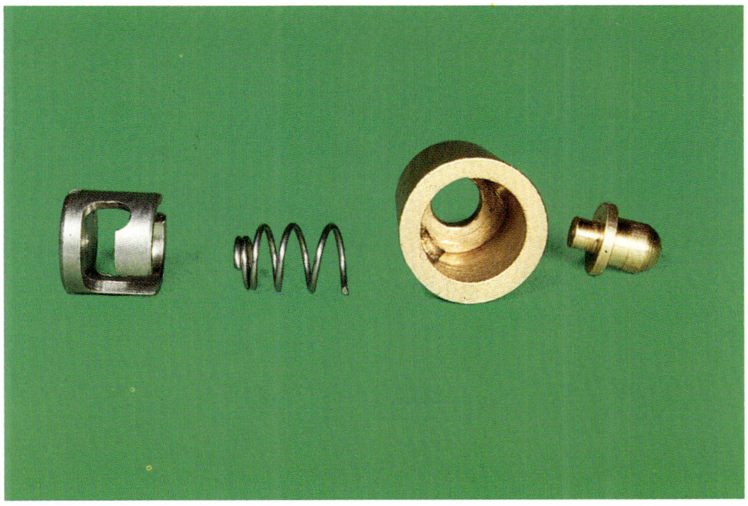

48 Elemente des **Ipsoclip nach Guglielmetti** von links nach rechts:
- rückseitiger Bajonettverschluß
- Spiralfeder aus Stahl
- Gehäuse mit Öffnung für Bolzen
- Bolzen mit Führung für Spiralfeder

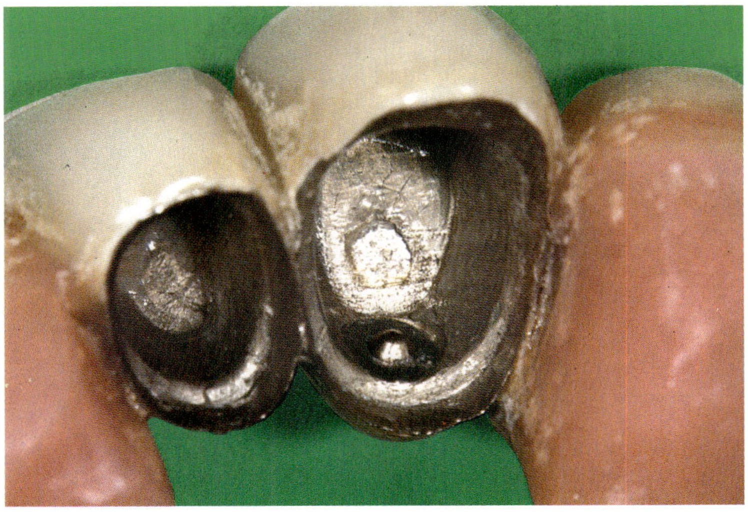

49 Das **Ipsoclip** eignet sich vorzüglich zum nachträglichen Einbau in Doppelkronensysteme, deren Friktion nach längerer Tragdauer vermindert ist.

Geschiebe

Geschiebe stellen starre, lösbare Verankerungen dar. Es handelt sich dabei um ineinanderschiebbare geometrische Körper mit präziser Paßform. Es besteht nur eine Einführrichtung, und diese ist terminal arretiert (Axialarretierungsgeschiebe).

Hülsengeschiebe

Hülsengeschiebe bestehen aus einem zylindrischen oder konischen *Primärteil* und einem darüberschiebbaren, hülsenförmigen *Sekundärteil.* Die bekanntesten Hülsengeschiebe stellen die *Konuskronen* und die *Teleskopkronen* dar. Sie werden individuell hergestellt. Konuskronen sind im Gegensatz zu den parallelwandigen Teleskopkronen nur in der Endlage des Sekundärteils frikativ. Entsprechend liegt ihr Indikationsgebiet im parodontal geschädigten Gebiß.

50, 51 Konuskronen weisen eine konische Paßform auf. Ihr frikativer Halt kommt erst in der Endlage zur Auswirkung. Eine Verkeilung durch zentripetale Kräfte in der Arretierungslage ist bei geschickter Wahl des Konuswinkels möglich. Typische Indikation für Konuskronen: Mehrere benachbarte vitale Zähne mit langen klinischen Kronen und geringem Attachment nach Parodontalsanierung.

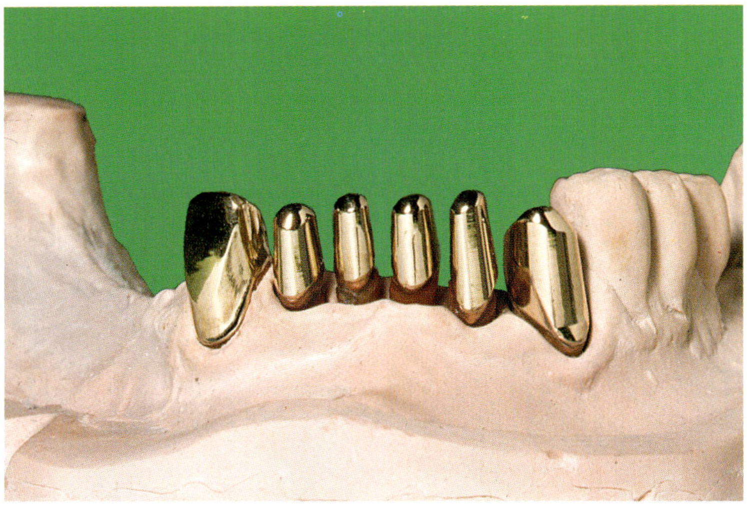

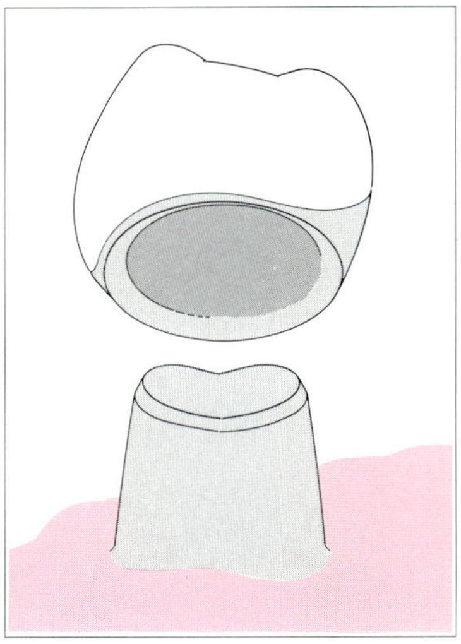

52 Unilaterale Verlängerungsprothese. Innenansicht der **Sekundäranker**

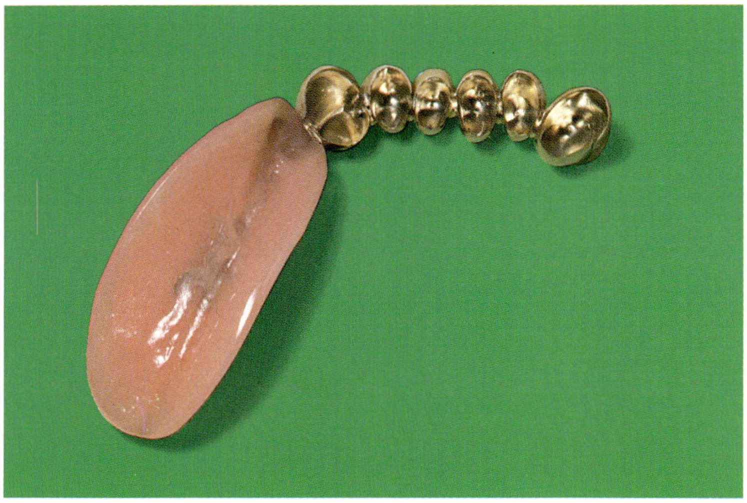

53 Aufgesetzte Konuskronen-Arbeit
Die abnehmbaren Matrizen werden vorteilhafterweise mit Kunststoff verblendet.

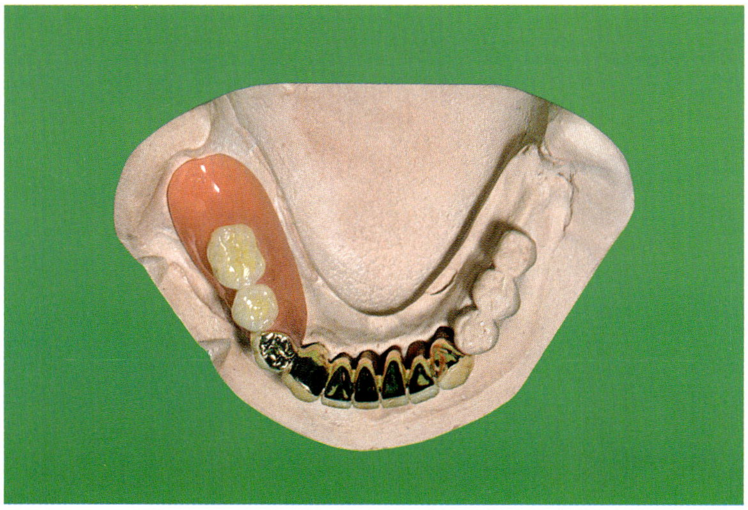

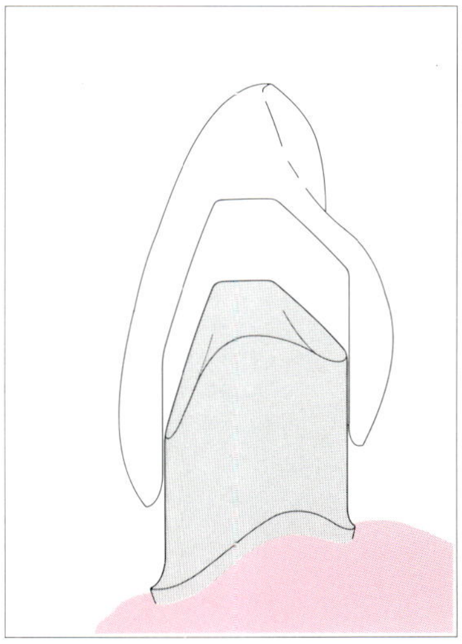

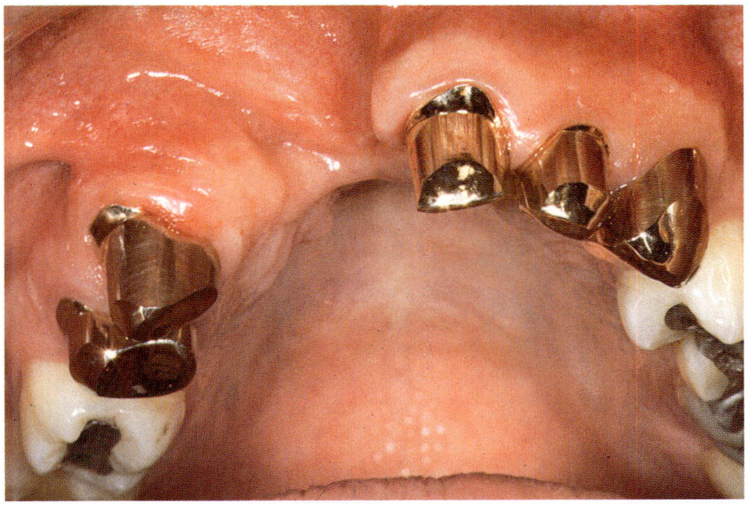

54, 55 **Teleskope** sind parallelwandige, zylindrische Körper, die in stetigem Kontakt bis zu einer terminalen Arretierung ineinandergeschoben werden können. Teleskopkronen sollten deshalb annähernd parallelwandige, frikative Zonen aufweisen. Anwendungsbeispiel: Unfallpatient mit großem frontalem Knochendefekt. Unterbrochene Zahnreihen mit kurzen klinischen Kronen werden vorzugsweise teleskopiert.

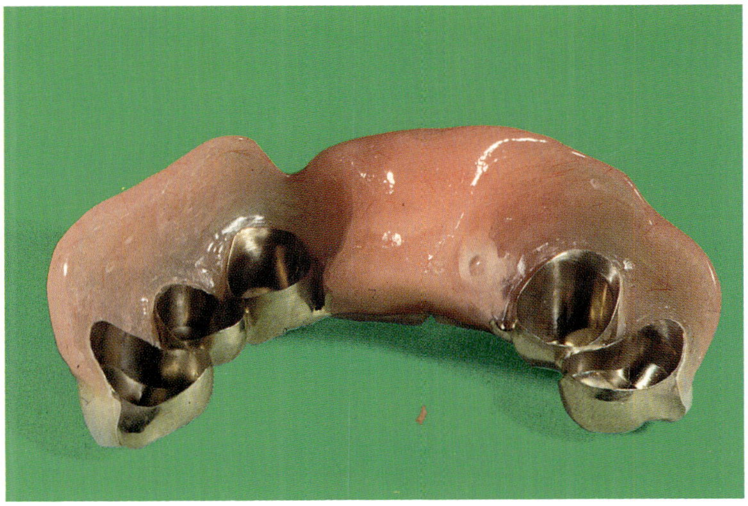

56 Frontale Defektprothese. Innenansicht der **Sekundäranker**

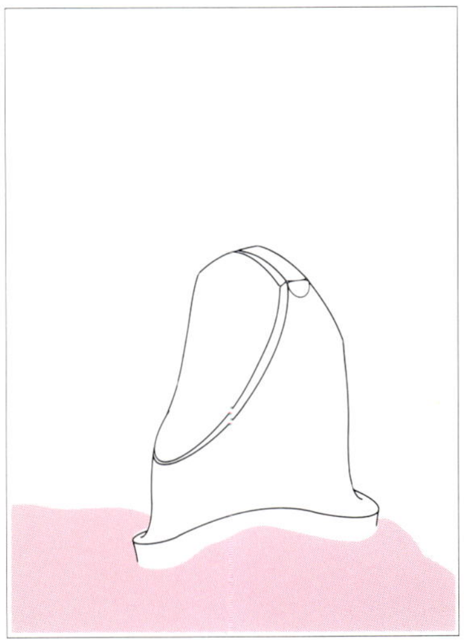

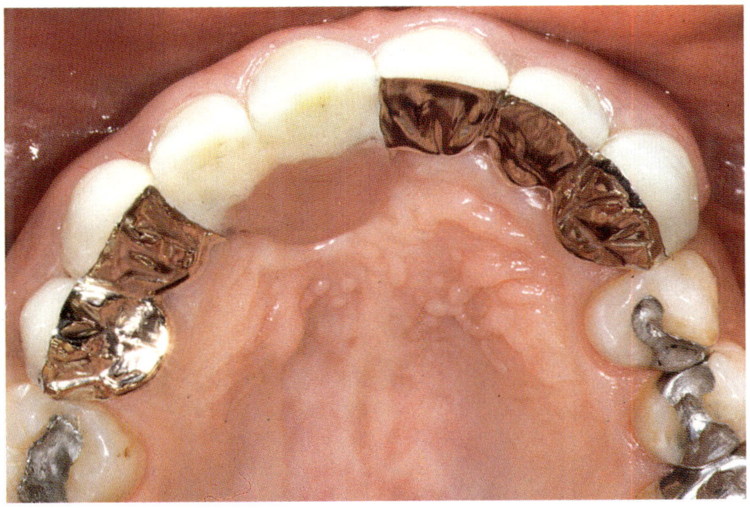

57, 58 Um Überkonturierungen der Teleskopkonstruktion zu vermeiden, ist für die Pfeiler eine akzentuierte Hohlkehlpräparation zu empfehlen (links). Durch diese platzschaffende Maßnahme können die Sekundäranker annähernd in der ursprünglichen Kronendimension gestaltet werden (rechts).

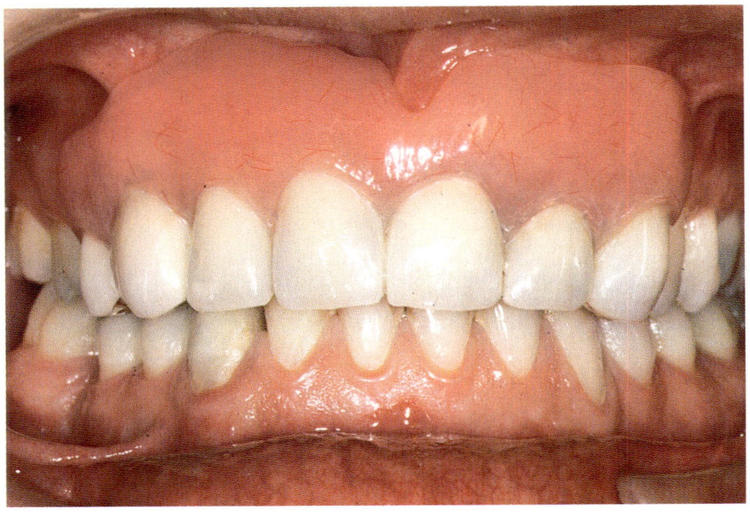

59 Durch eine faziale **Zahnfleischmaske** konnten der Alveolarkammdefekt geschlossen und sichtbare Goldränder in der marginalen Pfeilerregion vermieden werden.

60, 61 Eine besondere Art der Teleskope stellen die sogenannten **„Hybridteleskope"** dar. Der frikative Wert wird bei diesen Verankerungen durch axiale Rillen (Oberflächenvergrößerung) und durch klemmende Stifte erhöht. Eine unter dem Stift in der Kroneninnenwand angebrachte Delle erleichtert die Aktivierbarkeit (rechts).
Anwendungsbeispiel: gemischt gestützte, unbedingt abnehmbare Brücke (links)

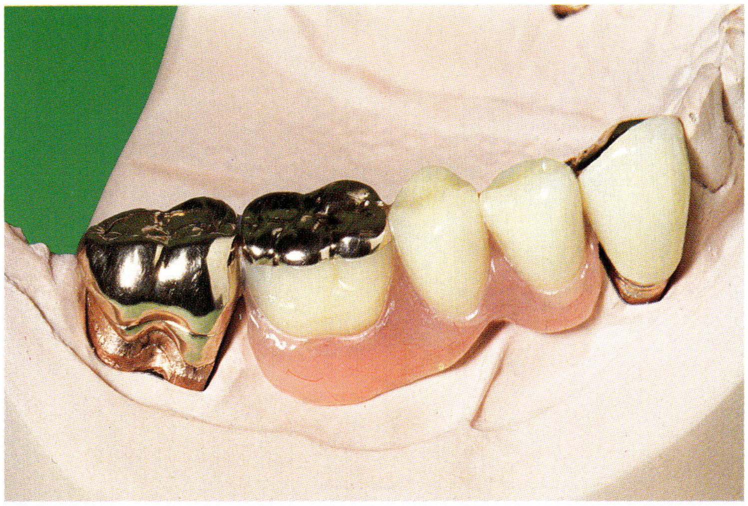

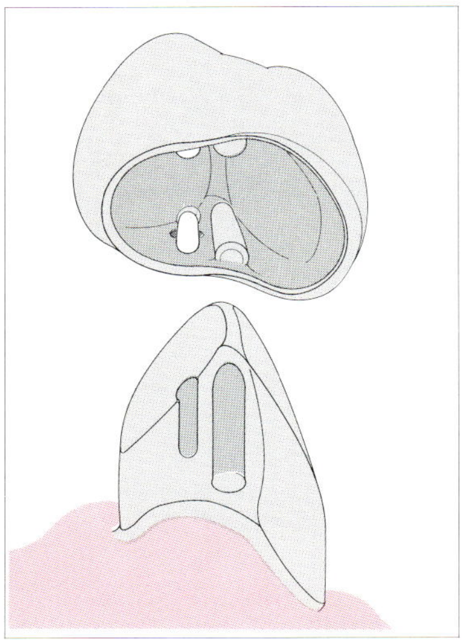

62, 63 Als Alternative zu einer fragwürdigen, rein parodontal getragenen, festen Brücke werden gemischt gestützte Brücken mit Hybridteleskopen speziell bei großen Schaltlücken und kurzen klinischen Kronen mit bestem Erfolg angewandt.

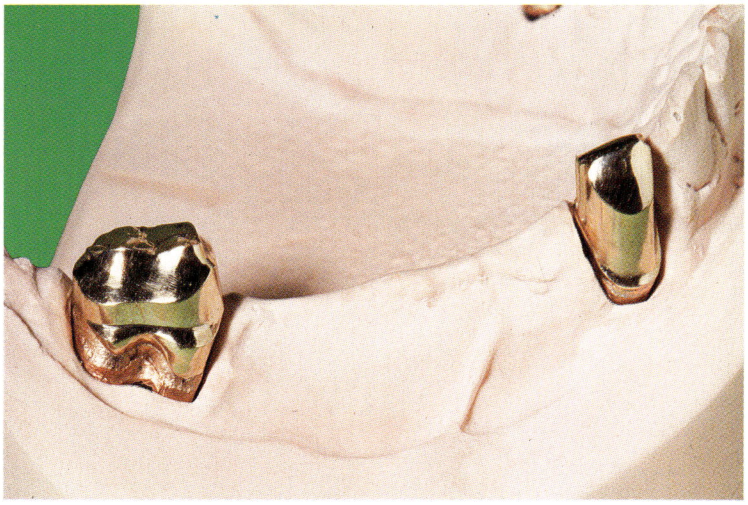

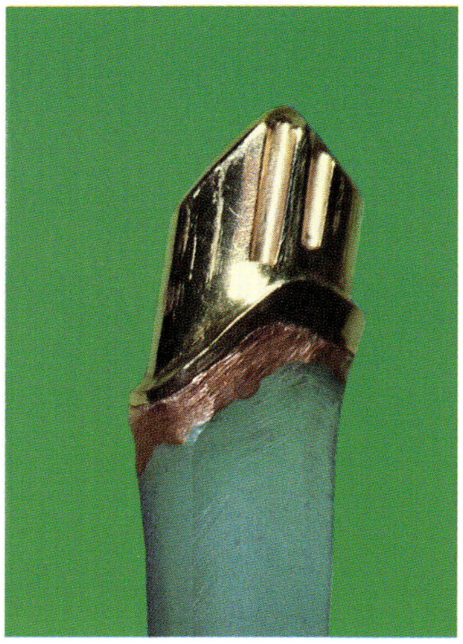

64, 65 Innenansicht der gemischt gestützten Arbeit mit Klemmstiftchen im anterioren Sekundäranker. Der Molar ist mit einem konventionellen **Ringteleskop** versorgt. Mit dieser Konstruktion können die Axialwände nahezu in ihrer ganzen Länge erhalten und als frikative Zone genutzt werden. Speziell bei kurzen klinischen Kronen ist diese Teleskopart empfehlenswert.

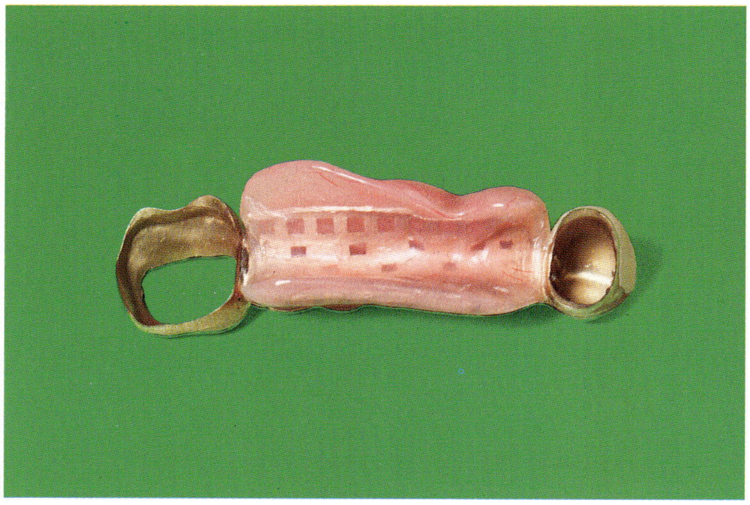

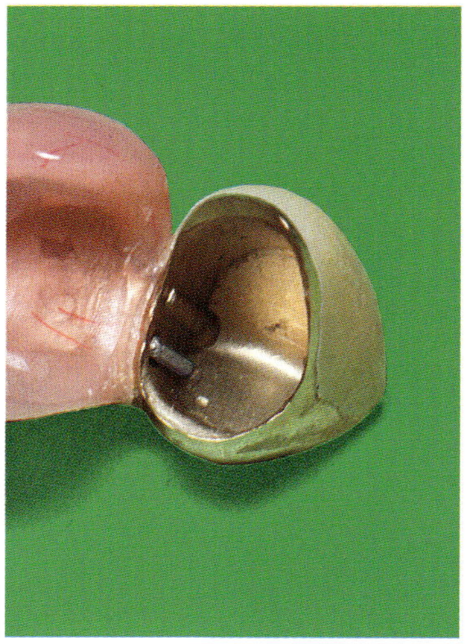

66, 67 Als **Modifikation** des konventionellen Ringteleskopes wurde bei einem anderen Patienten eine mit Sagittalbalken verstärkte Hybridteleskopform angewandt. Man beachte die Rillen und die Klemmstiftchen (rechts).

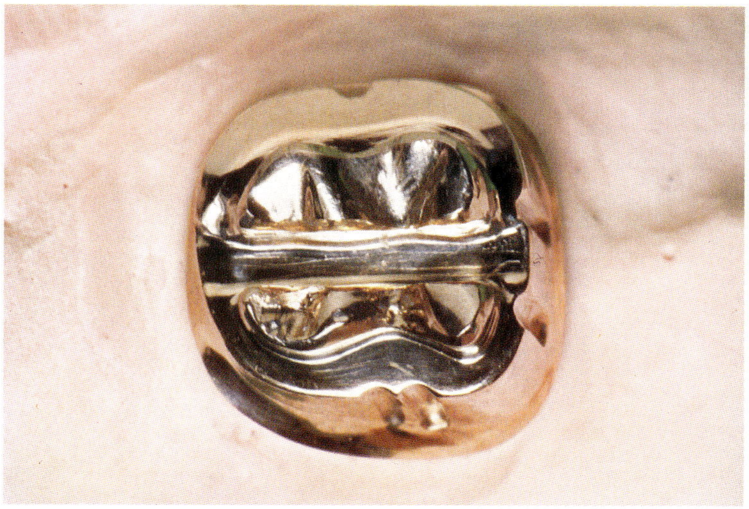

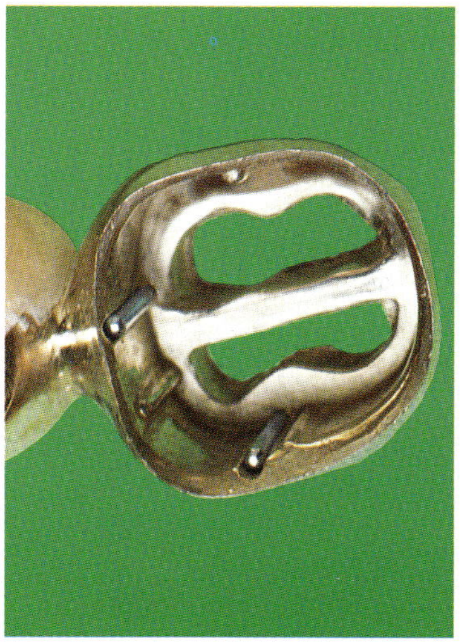

Auch die konfektionierten *Hülsen-Stift-Systeme* sind den Hülsengeschieben zuzuordnen. Sie bestehen aus einem zylinder- oder konusförmigen Patrizenteil und einer hülsenförmigen Matrize. Ihr Halt kann durch reine Friktion, die Kombination von Friktion und Klemmung sowie durch den Einbezug aktiver retentiver Elemente erreicht werden.

In ihrer reinen Form stellen die Hülsen-Stift-Systeme konfektionierte Teleskope dar und werden auf Wurzelkappen montiert.

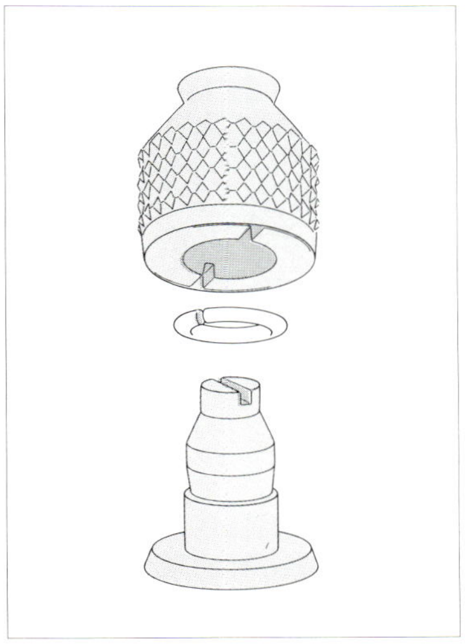

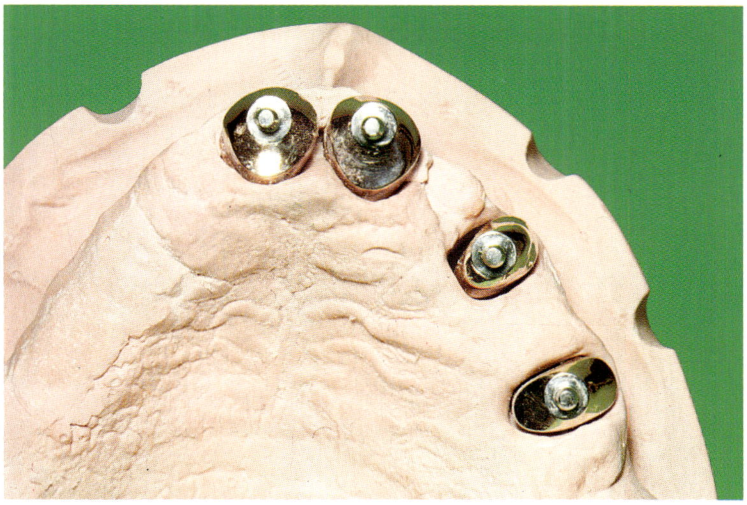

68, 69 Retentionszylinder nach Gerber
Der ins Gehäuse eingeschraubte Gewindering enthält eine Ringfeder aus Stahl. Diese drei Elemente bilden die Matrize. Je nach Ausführung kann die Patrize mit ihrem Retentionskern auf die Lötbasis aufgeschraubt werden, oder beide Elemente sind aus einem Stück gearbeitet (links).
Bei gemischt gestützten Prothesen sind die Wurzelkappen abgeflacht kegelförmig zu gestalten. Primäre Verblockungen sind aus parodontalhygienischen Gründen zu unterlassen (rechts).

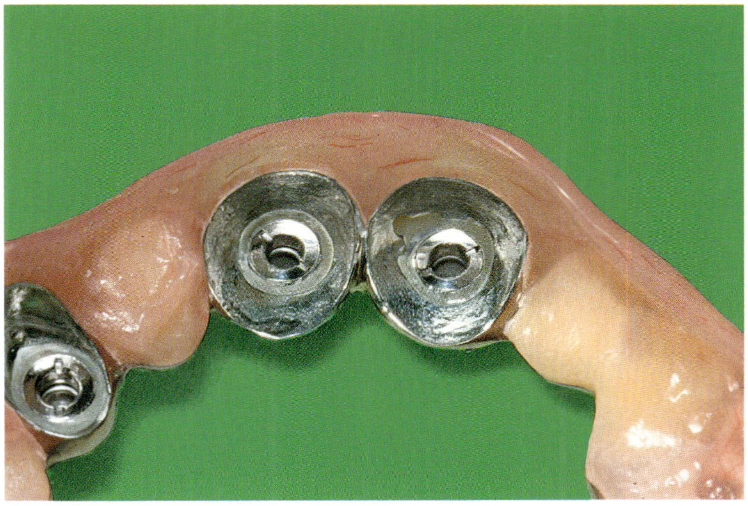

70 Die Matrizen sind mit Kaltpolymerisat in gegossenen „Hütchen“ zu befestigen. Diese müssen die kegelförmigen Wurzelkappen körperlich umfassen. Dadurch wird das Abbrechen der Patrizen bei Schubkräften verhindert. Bei der Matrizenmontage ist auf eine saubere Verarbeitung des Kunststoffes zu achten.

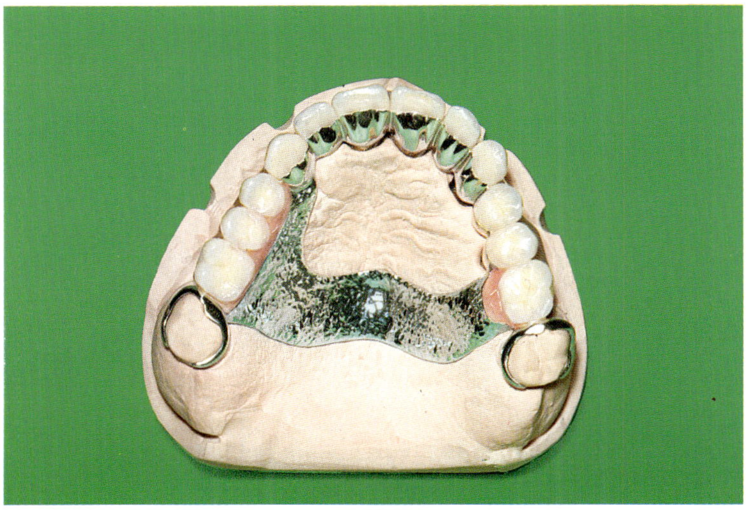

71 Kombination einer Modellgußprothese mit Retentionszylindern. Im Prothesengerüst ist die Front brückenartig gestaltet.

72, 73 Die frikativ-klemmende **Verankerung nach Conod** wird in der partiellen Prothetik nach den gleichen Kriterien wie der Retentionszylinder nach Gerber angewandt.
Für die Aktivierung wurde ein spezielles Instrument entwickelt: Durch Spreizung der Lamellen wird die Klemmung erhöht.

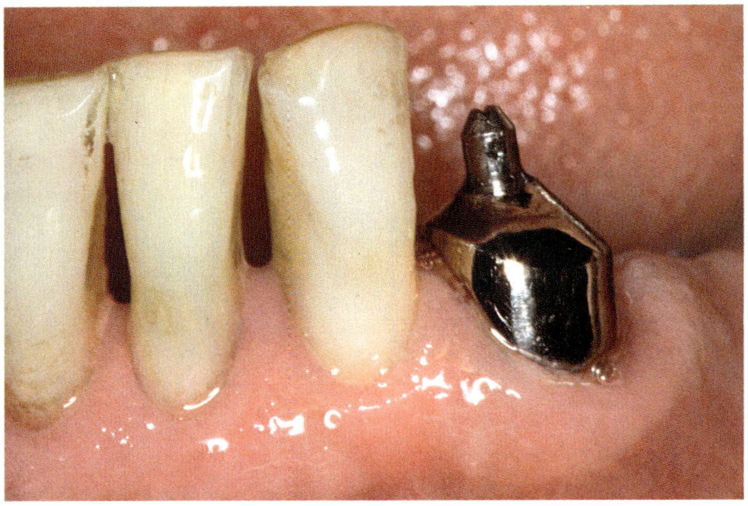

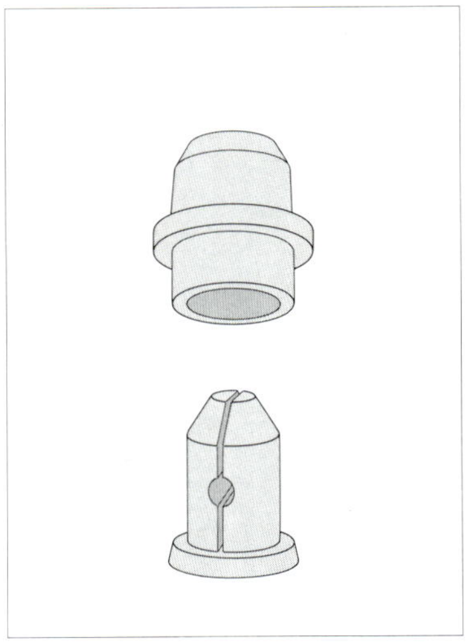

74 **Schlechtes Beispiel für die Anwendung von Conod-Ankern.**
Durch die primäre Verlötung der Wurzelkappen entstehen äußerst ungünstige parodontalhygienische Verhältnisse.

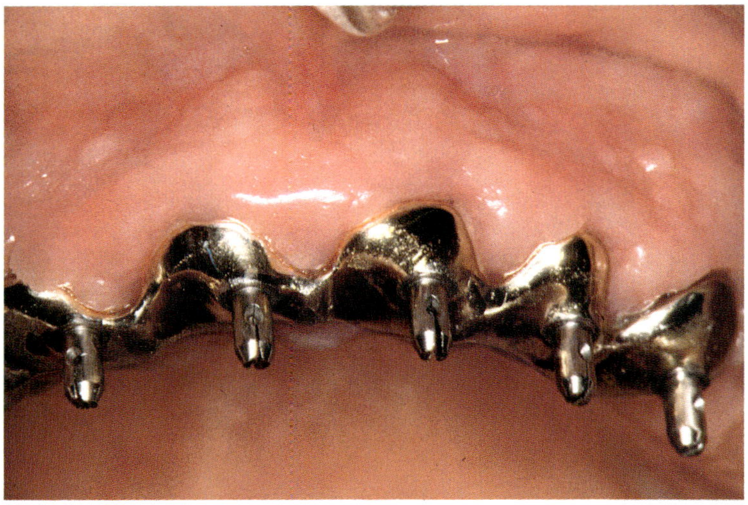

75, 76 Das **Snap-Lock nach Huser** ist ein frikativ-retentives, konfektioniertes Teleskopsystem. Die Retention wird durch ein einschraubbares, federndes Bolzensystem gewährleistet.
Anwendungsbeispiel: anteriorer Restzahnbestand mit devitalen Zähnen

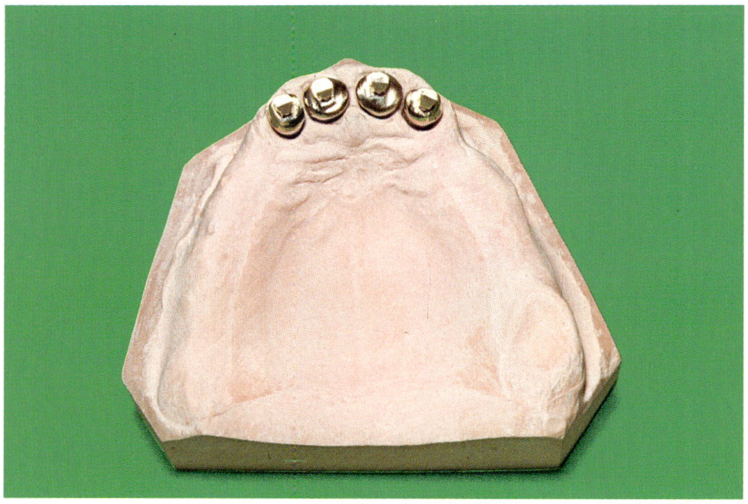

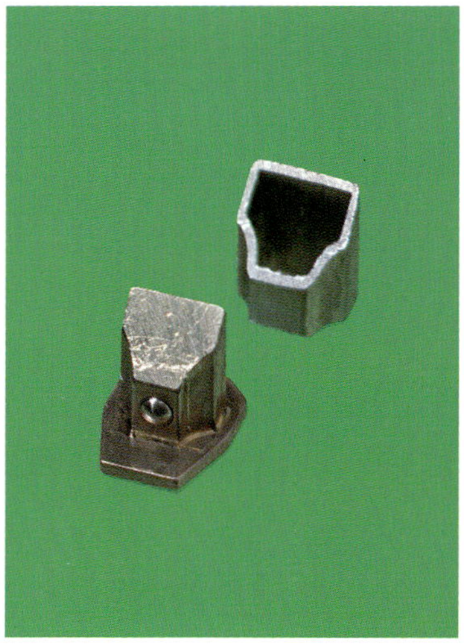

77 Die **Matrizen** des Snap-Lock sind wie bei allen Hülsen-Stift-Systemen in Hütchen einzupolymerisieren, die die Wurzelkappen umfassen.

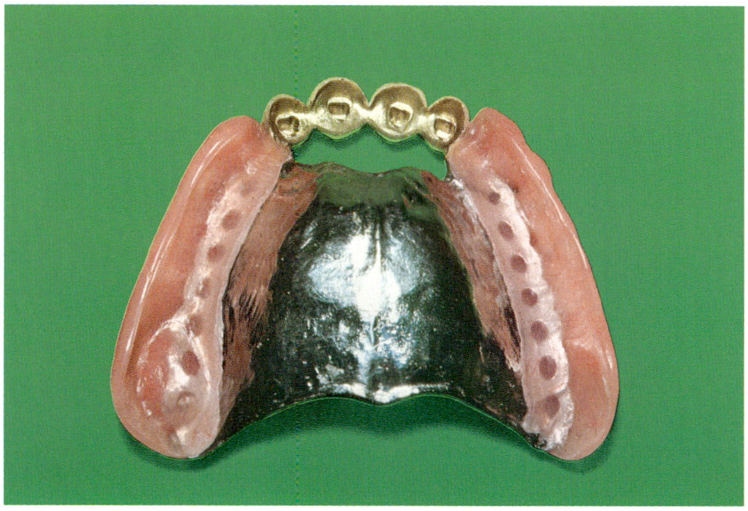

Teilhülsengeschiebe

Bei den Teilhülsengeschieben umfaßt der Sekundärteil den Primärteil nur partiell. Sie enthalten einen hülsenkronen- oder teilkronenartigen Primäranker, in den die negative Grundform des Sekundärankers eingefräst ist, sowie den entsprechenden einschiebbaren Sekundärteil. Oberfläche und Haftung werden durch Rillen vergrößert, die zusätzlich als Einschubhilfe dienen. Im weiteren sichern die Rillenanlagen die Konstruktion gegen horizontale Kräfte (Schub und Torsion). Eine zervikale oder okklusale Schulteranlage garantiert die definierte Endlage. Beim bekanntesten Vertreter der Teilhülsengeschiebe, dem Schulter-Rillen-Stiftchen-Geschiebe, bewirken zusätzliche Stiftchen aufgrund ihrer Klemmwirkung einen erhöhten Widerstand gegen Zugkräfte.

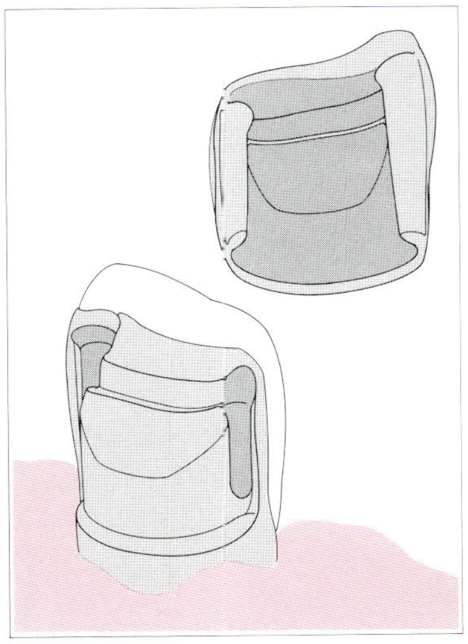

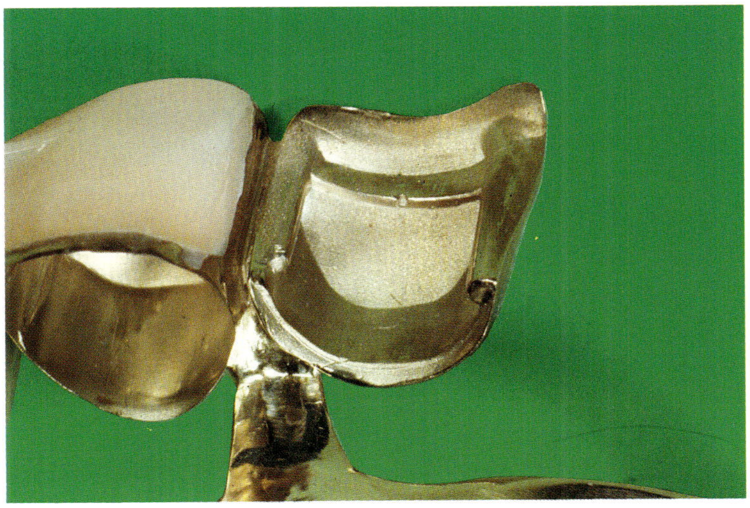

78, 79 Schulter-Rillen-Geschiebe
Durch eine okklusale Stufe oder Rille werden die axialen Führungs- und Friktionsrillen zu einem U-Bogensystem ergänzt. Dieses sorgt für die nötige Robustheit des Sekundärankers und verhindert dessen Aufspreizung bei funktioneller Belastung.

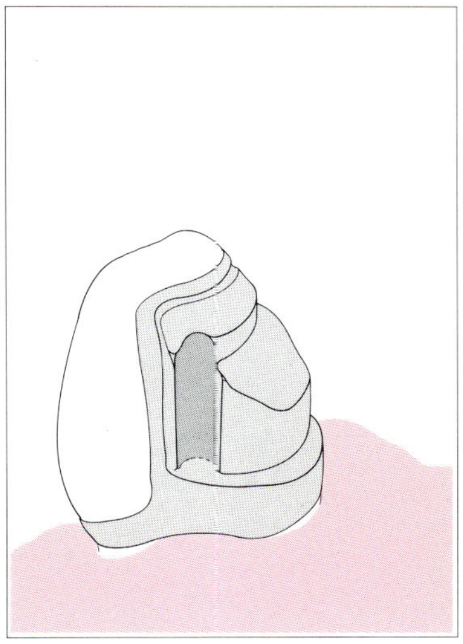

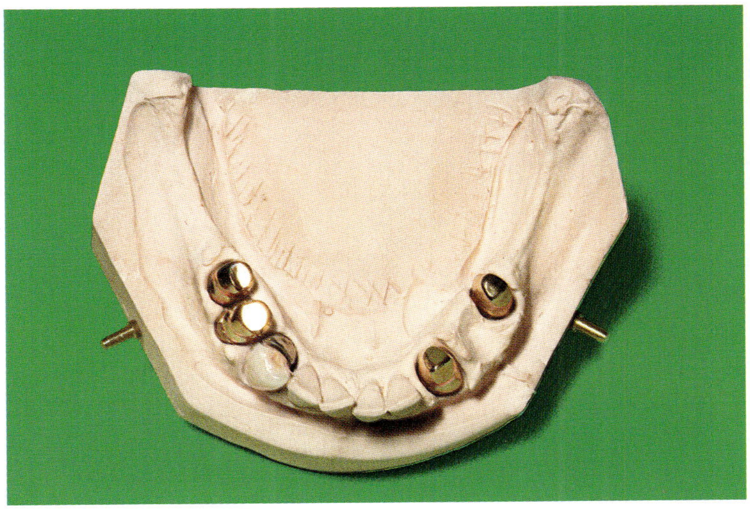

80, 81 Anwendungsbeispiel
Aufgrund ihres relativ geringen Friktionswertes werden Schulter-Rillen-Geschiebe in der Regel in Kombination mit Teleskopen angewandt. Speziell im Frontzahn-Eckzahnbereich (Zahn 43) können so Überkonturierungen durch Doppelkronen vermieden werden. Der devitale, mit einem gegossenen Stift-Stumpf-Aufbau versehene Pfeiler 33 konnte für ein Teleskop optimal präpariert werden.

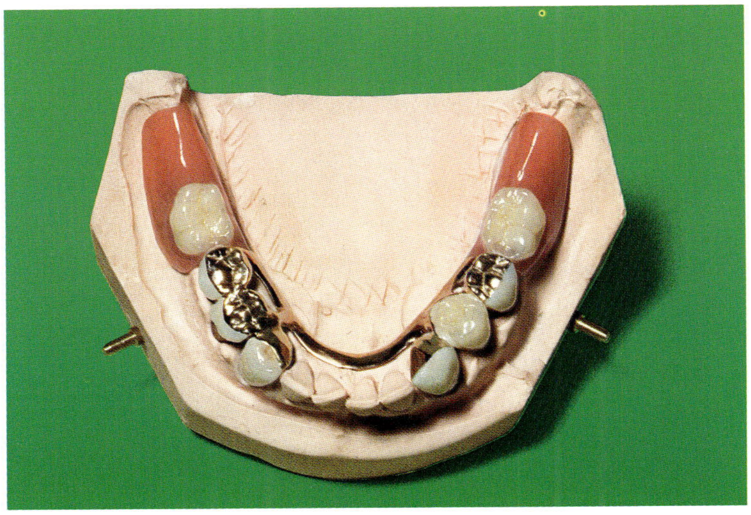

82 Aufgesetzte Arbeit (bilaterale Verlängerungsprothese). Der fehlende Zahn 34 ist als parodontalschonender, sattelfreier Pontic gestaltet.

83, 84 Das **Teilhülsengeschiebe nach Steiger** ist ein Schulter-Rillen-Stiftchen-Geschiebe mit intrakoronalen Klemmstiftchen. Ein Drittel ihrer Länge ist in Nocken eingegossen, damit ein Ausbrechen aus dem Sekundäranker verhindert werden kann. Um einer Verstopfung der Stiftlöcher vorzubeugen, sollen diese jeweils mit einem seitlichen Abflußloch für Detritus in Verbindung stehen. Seitliche Rillen übernehmen beim Aufschieben des Sekundärteiles die sichere axiale Führung, bevor die Klemmstifte in ihre Löcher eindringen.

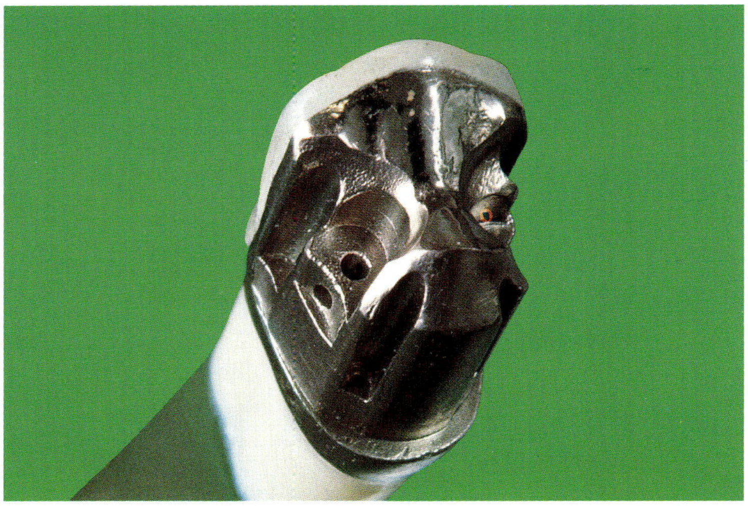

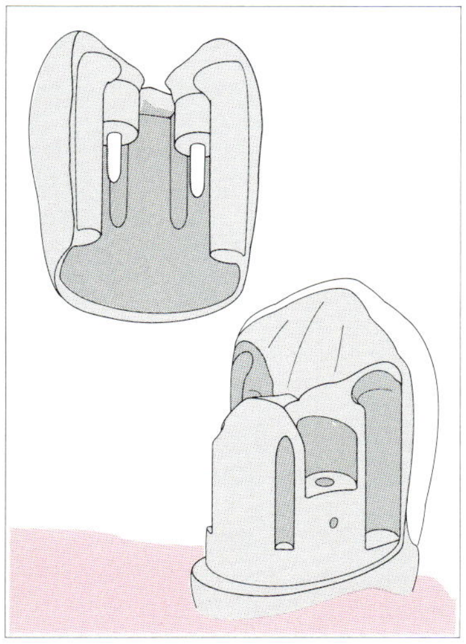

85, 86, 87 Schulter-Rillen-Stiftchen-Geschiebe werden heute fast ausschließlich mit tangential eingearbeiteten Klemmstiftchen verwendet. Sie können deshalb auch ohne übermäßigen Substanzverlust und Pulpagefährdung für vitale Zähne empfohlen werden. Als weiterer Vorteil erweist sich die leichte Aktivierbarkeit der Stiftchen. Zu deren Schonung beim Einschieben sollen auch hier lange Axialrillen die primäre Führung übernehmen.

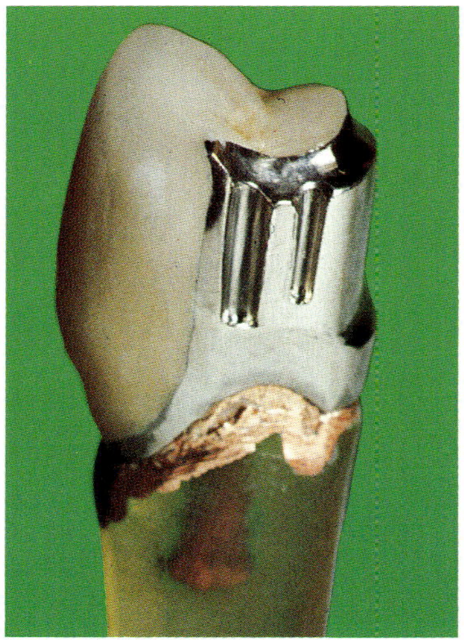

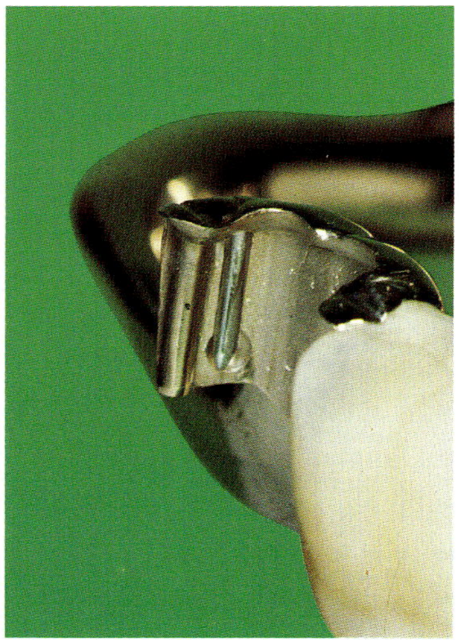

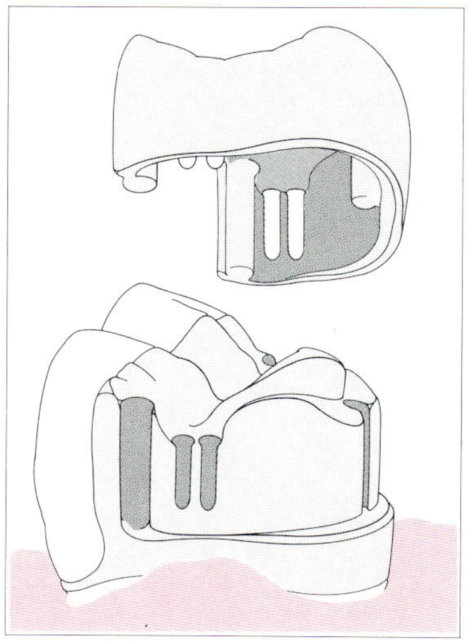

88, 89 Anwendungsbeispiel Bilaterale Unterbrechung mit zwei Schulter-Rillen-Stiftchen-Geschieben auf den Zähnen 35 und 44 in Kombination mit zwei Ringteleskopen auf beiden zweiten Molaren. Man beachte die optimale, parodontalschonende Gestaltung aller vier Ankerkronen.

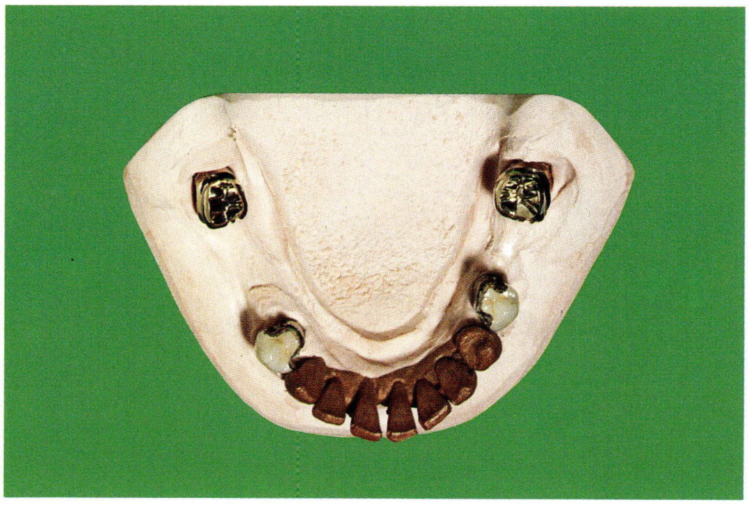

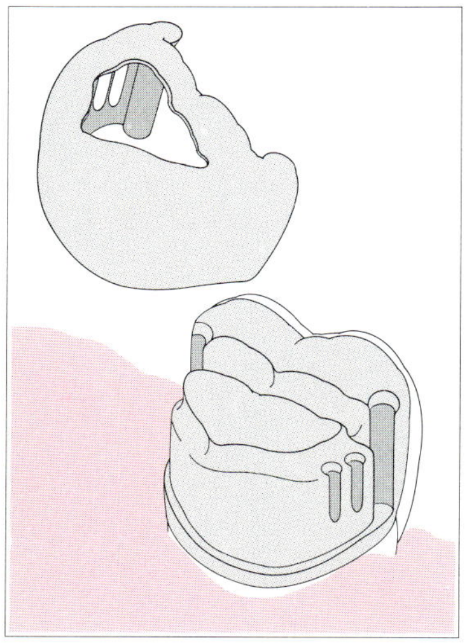

90 Aufgesetzte bilaterale Schaltprothese. Der Zahn 36 ist aus parodontalhygienischen Gründen als sattelfreier Pontic gestaltet.

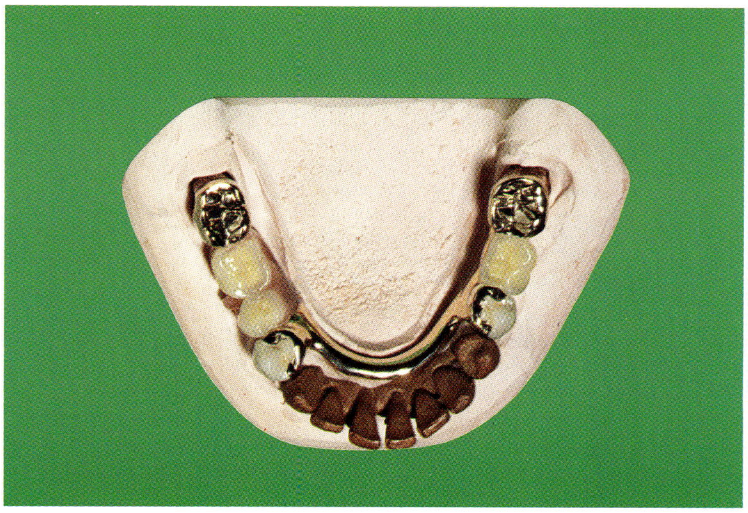

Profilgeschiebe

Profilgeschiebe weisen im Gegensatz zu den zuvor beschriebenen Geschiebetypen keine hülsenförmige Paßform auf.

In der Regel ist ihr Querschnitt:

- T-förmig
- schwalbenschwanzförmig
- ovoid
- H-förmig

Von der Industrie werden sog. „konfektionierte Präzisionsattachments“ in mannigfaltiger Form angeboten. Sie sind aus angießbaren oder anlötbaren Legierungen hergestellt. Ihre Fertigung erfolgt durch Kaltverformung (Ziehen, Drehen, Fräsen, Bohren). Das standardisierte industrielle Herstellungsverfahren ermöglicht es, diese Verankerungen mit auswechselbaren Teilen zu gestalten. Defekte Einzelteile können also leicht ersetzt werden.

Die Präzisionsattachments kommen je nach Typ in *frikativer, frikativ-klemmender* und *frikativ-retentiver Form* zur Anwendung.

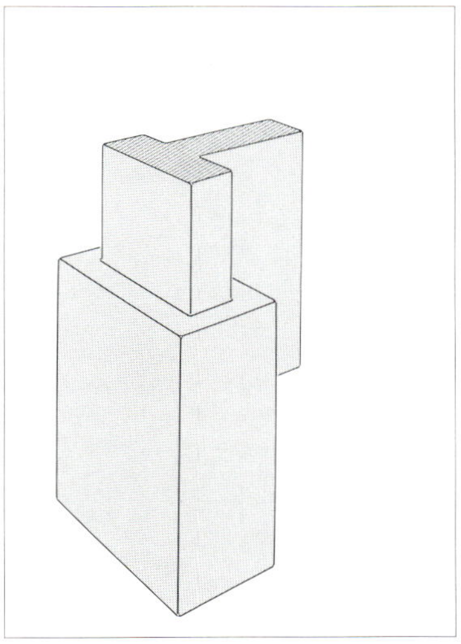

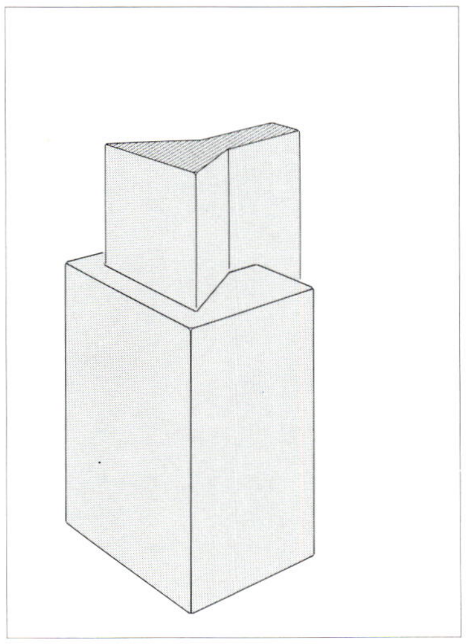

91, 92 Profilgeschiebe
links T-förmig
rechts schwalbenschwanzförmig

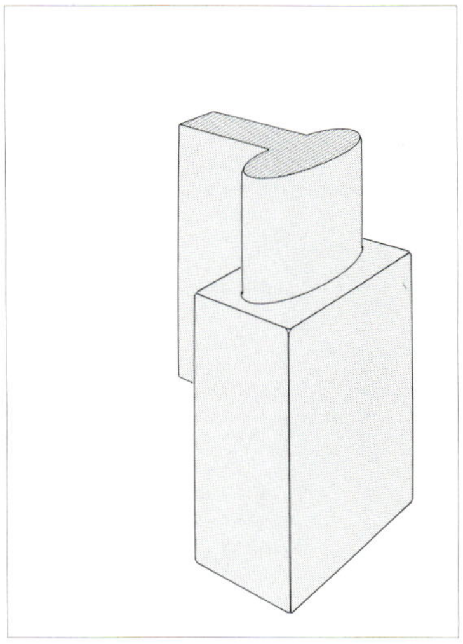

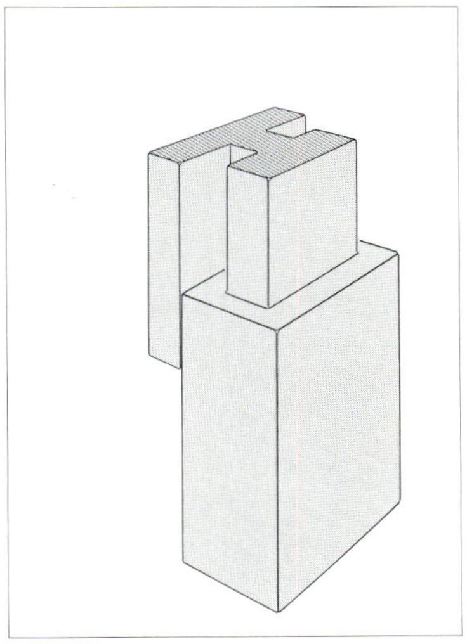

93, 94 Profilgeschiebe
links ovoid
rechts H-förmig

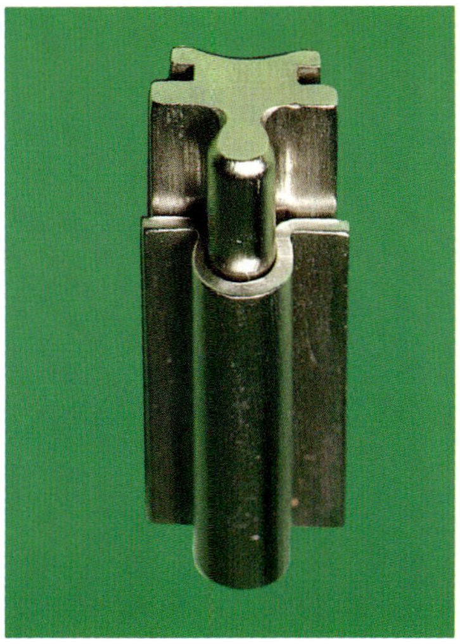

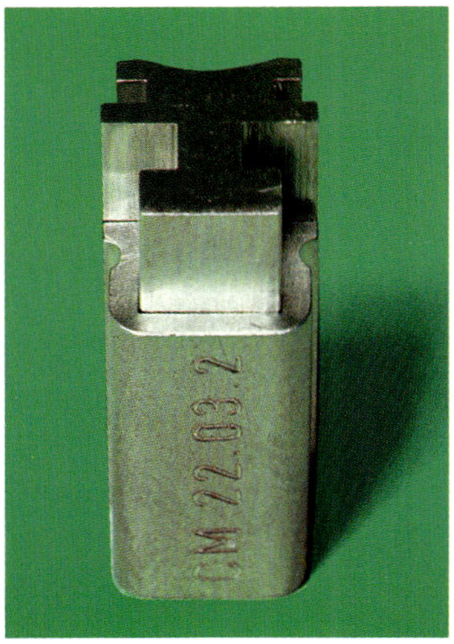

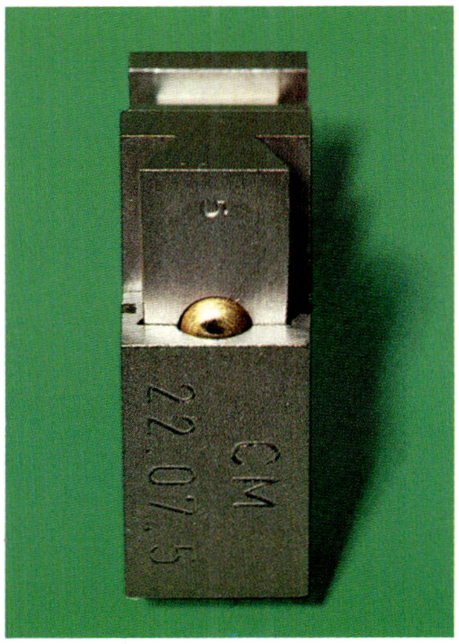

95, 96, 97 Als typische Vertreter von Profilgeschieben haben sich das rein frikative **Stabgeschiebe CM**, das frikativ-klemmende **Geschiebe nach McCollum** sowie das frikativ-retentive **Snap-Attachment nach Schatzmann** bewährt (von links nach rechts).

Werden Profilgeschiebe als Verankerungselemente zwischen Prothesenkörper und Pfeilerzähnen verwendet, müssen sie zwei grundsätzliche Forderungen erfüllen:

- Als *starre* Verankerungen sollen sie praktisch keine Eigenbeweglichkeit aufweisen. Konfektionierte Präzisionsattachments zeigen aber immer eine gewisse meßbare Bewegungsfreiheit zwischen Matrize und Patrize. Zusätzliche stabilisierende Vorrichtungen sind daher notwendig.
- Das Einführen des lösbaren Teils soll durch Führungshilfen erleichtert werden.

Diese Forderungen werden durch einen auf den Anker aufschiebbaren Umlauf erfüllt. Deshalb wird in der Krone eine *Stabilisierungsfräsung (Führungsfräsung)* mit zervikaler oder okklusaler Schulter angebracht. Der Umlauf reicht vom eingegossenen Geschiebe bis in den gegenüberliegenden Approximalraum. Dort befindet sich eine Axialrille, die okklusalwärts trichterförmig erweitert ist. Dadurch wird das Einführen des Sekundärteils erleichtert. Die Rille muß beim Einschub der Matrize die Führung übernehmen, bevor Matrize und Patrize des Geschiebes sich treffen.

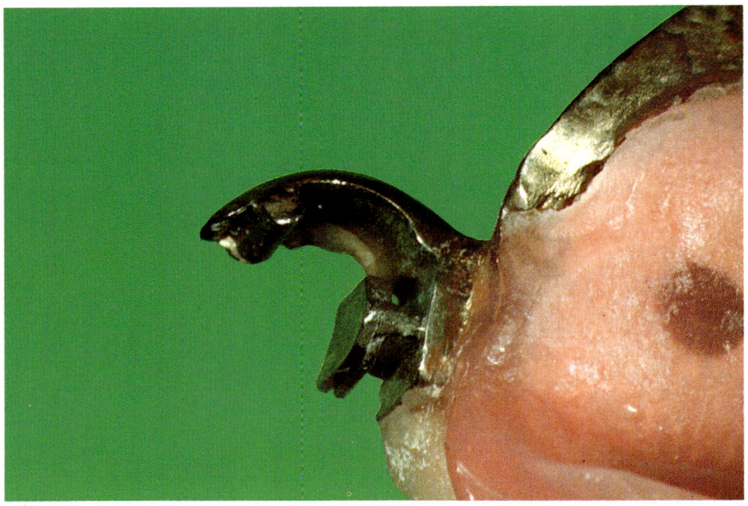
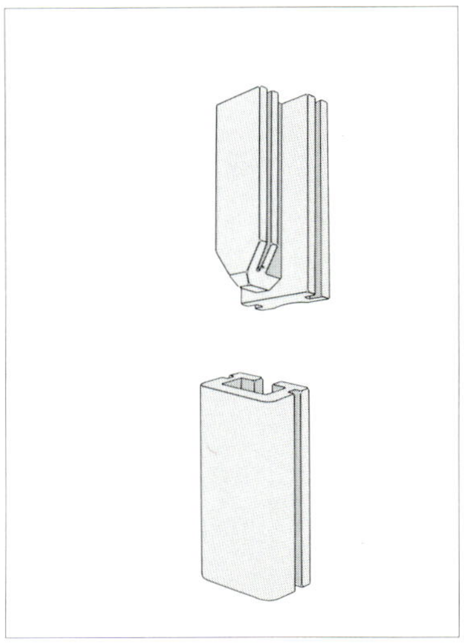

98, 99 Frikativ-klemmendes **Profilgeschiebe nach McCollum.** Der Umlauf mit einer deutlichen okklusalen Schulter und einer mesialen Rille sistiert die Eigenbeweglichkeit des Geschiebes und sichert eine problemlose Vereinigung von Primär- und Sekundäranker.

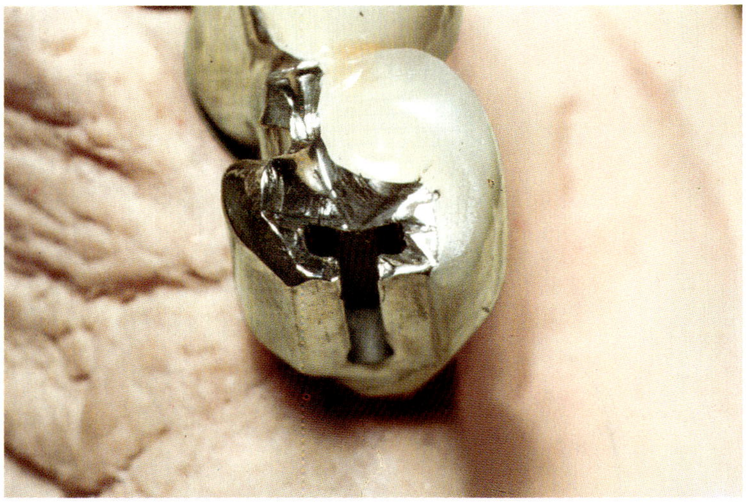
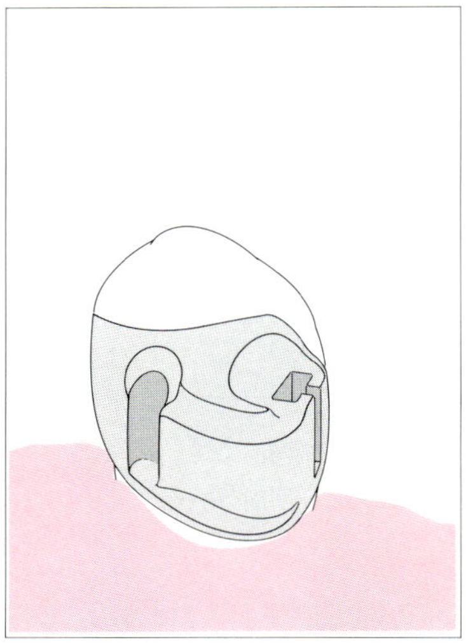

100, 101 Neben ihrer intra- und parakoronalen Verwendungsart eignen sich Profilgeschiebe besonders zum Einbau in Extensionsbrückenkörpern.
Deutlich sichtbar ist auch hier die Führungsfräsung mit okklusaler Schulter sowie die mesiale axiale Rille mit ihrer trichterförmigen Erweiterung.

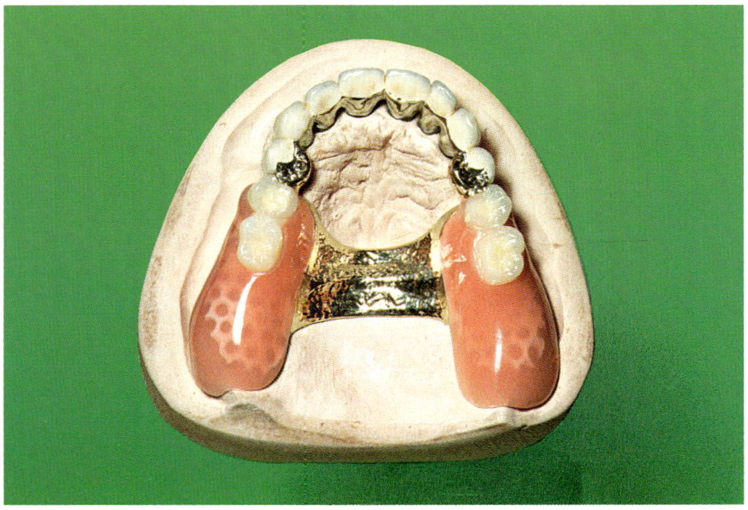

102 Anwendungsbeispiel
Bilaterale Verlängerungsprothese mit zwei frikativ-klemmenden Geschieben nach McCollum. Das Eingießen in Extensionsbrückenkörpern erweist sich sowohl in ästhetischer als auch in parodontaler Hinsicht als optimal.

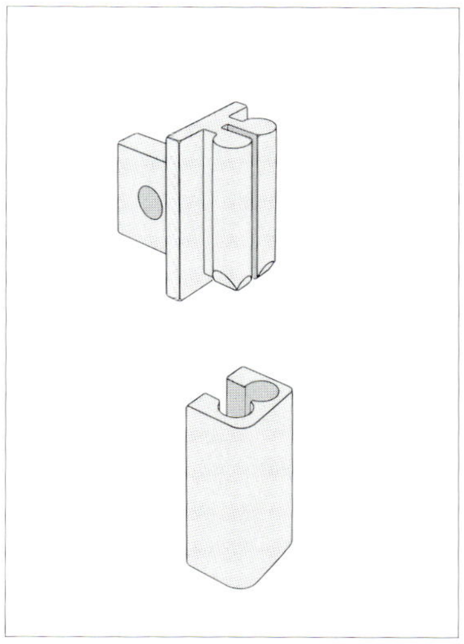

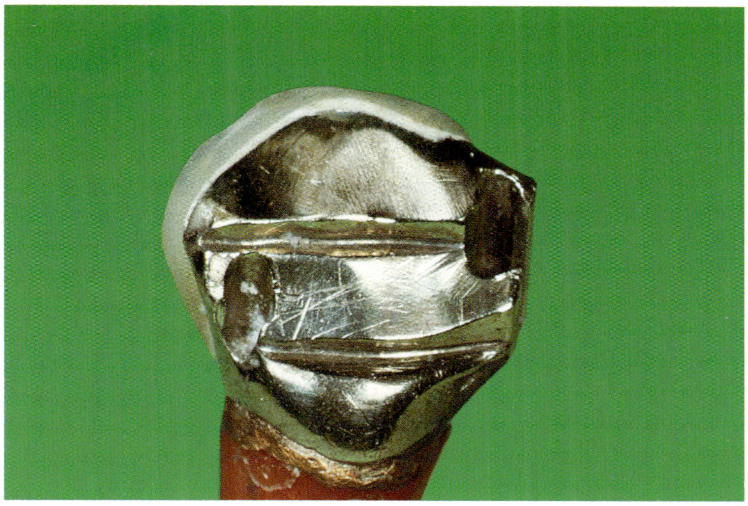

103, 104 Das intrakoronale, friktiv-klemmende und dadurch aktivierbare **Biloc-Geschiebe** wurde speziell auch für dessen Verwendung in Kombination mit Nichtedelmetallen entwickelt. Seine Matrize aus einem rückstandslos verbrennbaren Kunststoff ist für das Gießen in Edel- und Nichtedelmetall konzipiert.
Man beachte die aufgrund der Geschiebe-Dimension unvermeidbare Überkonturierung der Ankerkrone!

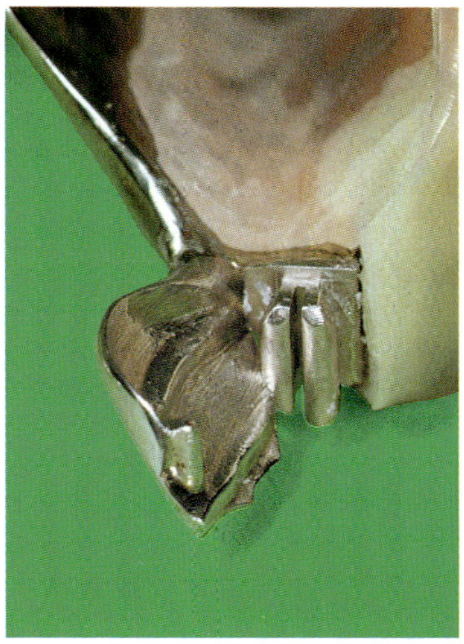

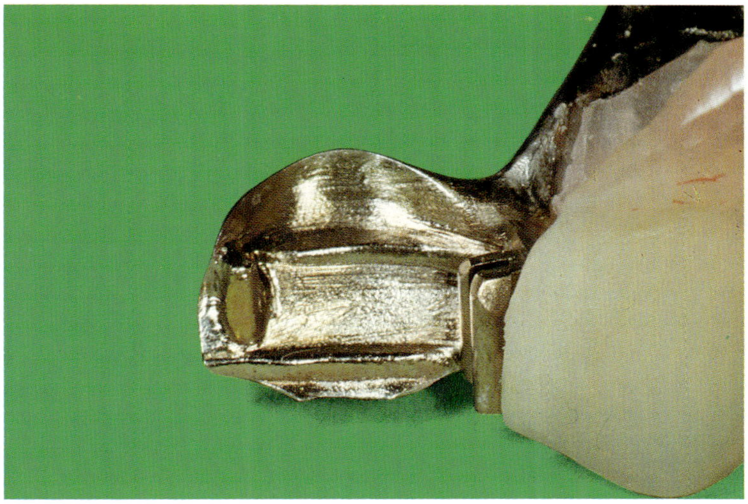

105, 106 Die **Patrize** des Biloc-Geschiebes wird in zwei Edelmetall-Legierungen angeboten: in Ceramicor für das Angießen an Edelmetalle und in Doral zum Anlöten. Zur Stabilisierung und als Einführhilfe liegt bei diesem Attachment ein konfektionierter Stabilisator aus vollständig ausbrennbarem Kunststoff vor (Biloc-Plasta) (s. Abb. 32).
Das Aktivieren der Patrize erfolgt durch Spreizen der beiden Zylinderlamellen.

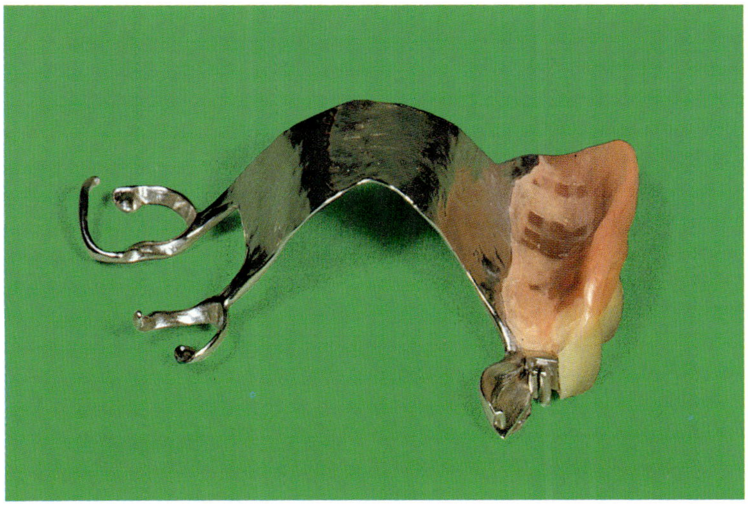

107 Intrakoronales Biloc-Attachment in Kombination mit einer Modellgußprothese

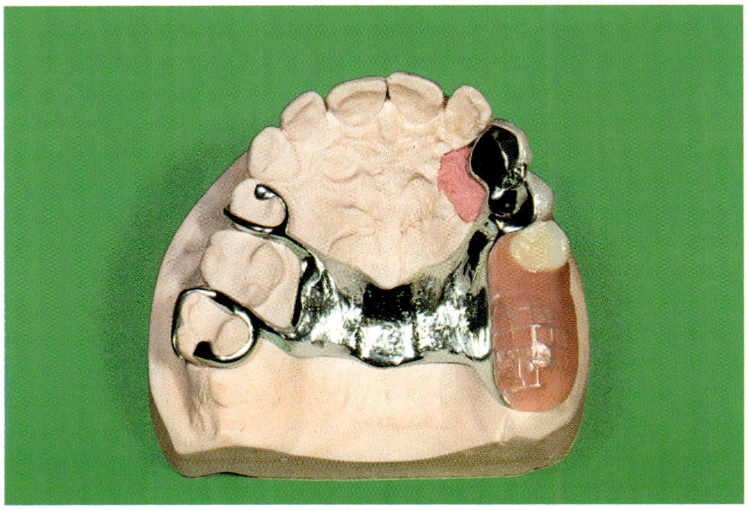

108 Aufgesetzte Modellgußprothese
Der Zahn 23 mußte wegen großer Füllung und ausgedehnter kariöser Läsion mit einer Verblendkrone versorgt werden, was zum Entschluß führte, ein intrakoronales Geschiebe einzubauen. Die Höhe des Geschiebes bedingte in diesem Fall die Gestaltung einer Goldkaufläche beim ersten Prothesenzahn.

109, 110 Beim **Snap-Attachment nach Schatzmann** wird eine zusätzliche Retention durch einen federnden Bolzen (Snap) erreicht. Dieser wird in geschlossenem Zustand durch eine Spiralfeder in eine dafür vorgesehene Aussparung der Matrize gedrückt.
Bolzen und Feder können nach längerer Tragzeit bei Bedarf mühelos ausgewechselt werden.

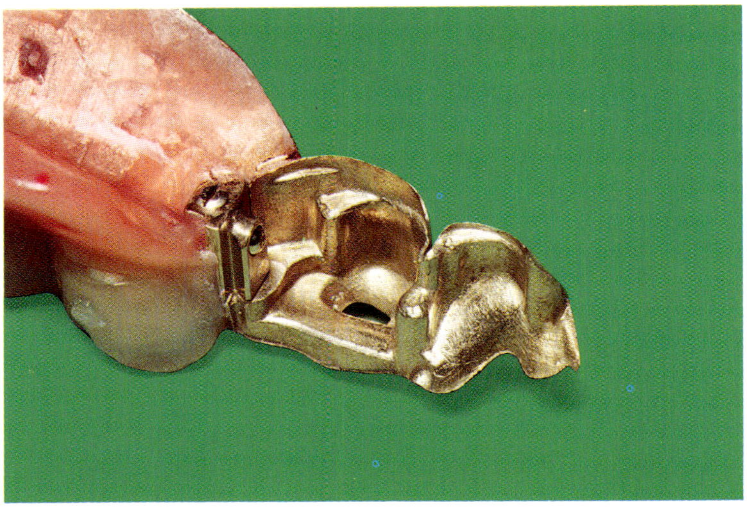

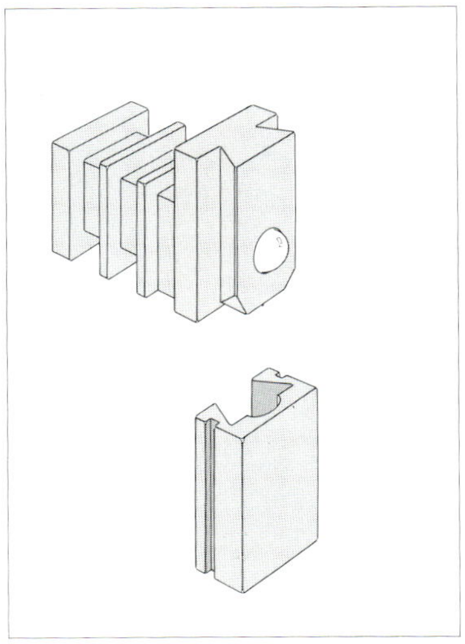

111, 112 Eine **Führungsfräsung** mit **Umlauf** ist auch beim Schatzmann-Geschiebe unerläßlich. Der deutlich ausgebildete Einführtrichter (s. Grafik) ermöglicht zudem eine sichere und atraumatische Vereinigung von Matrize und Patrize. Die Länge des Geschiebes machte in diesem Beispiel eine parodontal ungünstige parakoronale Anlage erforderlich.

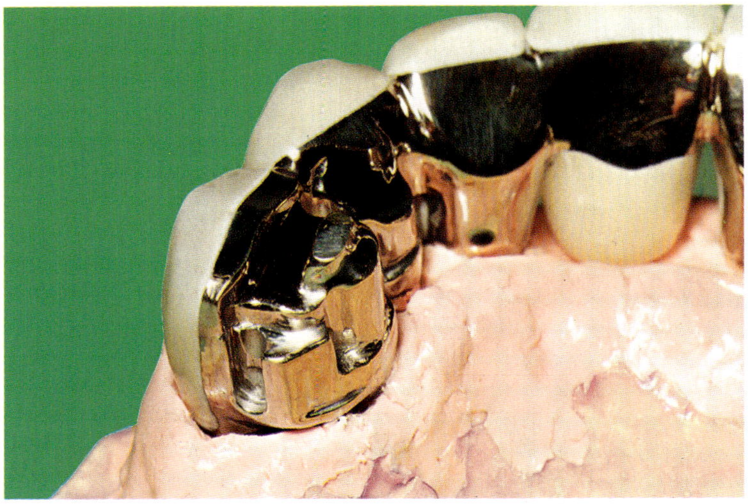

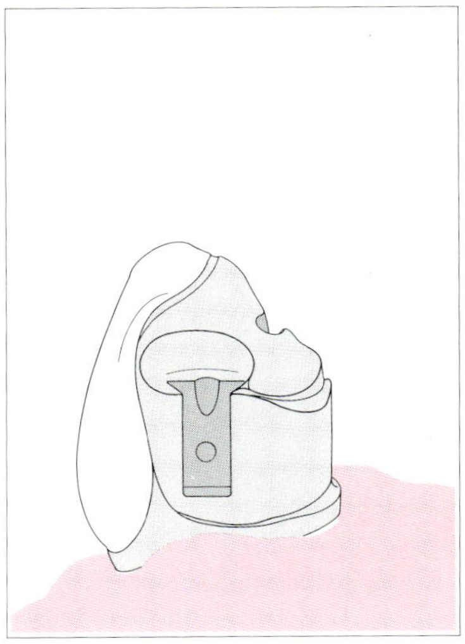

113 Anwendungsbeispiel
Bilaterale Verlängerungsprothese im Oberkiefer. Der frontale Restzahnbestand wurde mit einer festen Brücke verblockt. Die Verankerung der Prothese erfolgt durch zwei parakoronale Snap-Attachments in 14 und 23.

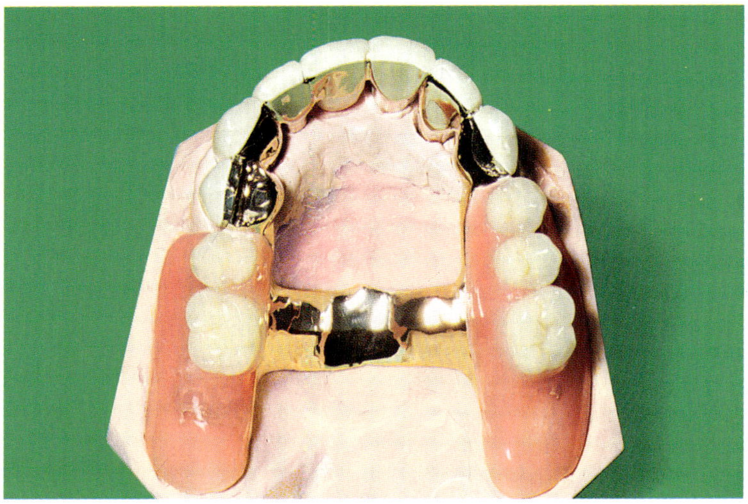

Die durch das häufige Lösen der Verbindung bedingte Materialabnützung zwischen Matrize und Patrize muß vom Hersteller einkalkuliert sein.

Profilgeschiebe werden in der Regel intrakoronal oder parakoronal angebracht.

Bei dieser Art der Anlagerung sind folgende Punkte besonders zu beachten:

- Am präparierten Pfeilerzahn soll sich eine *Nische* für die Aufnahme des Geschiebes befinden.
- Das Geschiebe darf *nicht gekürzt* werden (Friktionsverlust).
- Im Bereich des distalen gingivalen Margo muß die Geschiebeanlage hochgezogen werden, so daß eine einwandfreie *Hygiene* gewährleistet ist.

Diese Anforderungen sind oft schwer zu erfüllen. Durch die Kastenpräparation ist häufig die Pulpa gefährdet; Überkonturierungen der Pfeilerkronen sind vielfach zwangsläufig. Oft müssen infolge Platzmangels kurze, wenig frikative Geschiebetypen ausgewählt werden. Die Situation kann durch Einbau in einen Verlängerungsbrückenkörper wesentlich verbessert werden. Eine solche Art der Anlage wirkt sich besonders parodontalfreundlich aus, und Platzprobleme können befriedigend gelöst werden. Allerdings sind dabei aus prothesendynamischen Gründen mehr oder weniger umfangreiche Verblockungen im Restzahnbereich notwendig.

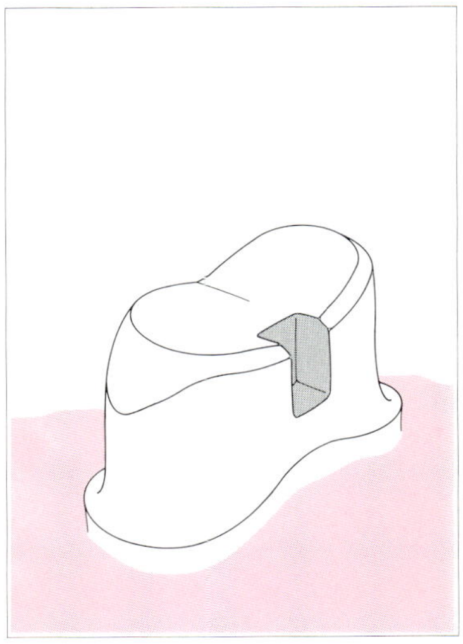

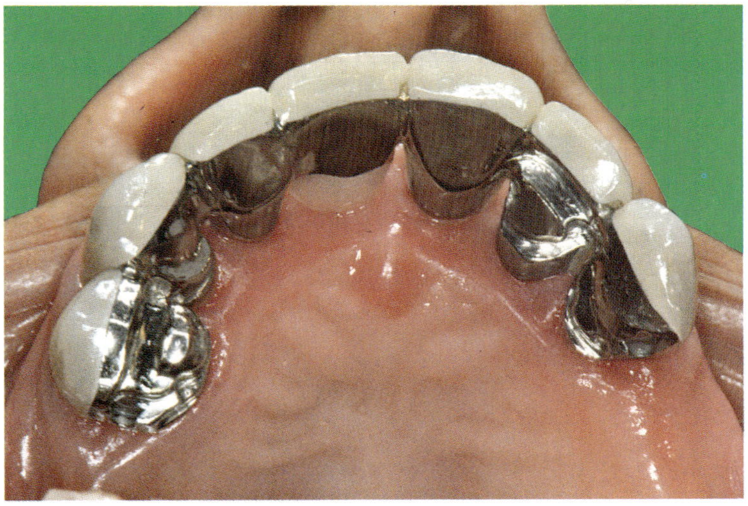

114, 115 Pfeilerpräparation für die Aufnahme eines intra- oder parakoronalen Geschiebes (links). Bei der Frontverblockung im rechten Bild mit parakoronalem Geschiebe und Führungsfräsungen sind marginale Irritationen an den Distalpfeilern nach kurzer Zeit aufgetreten.

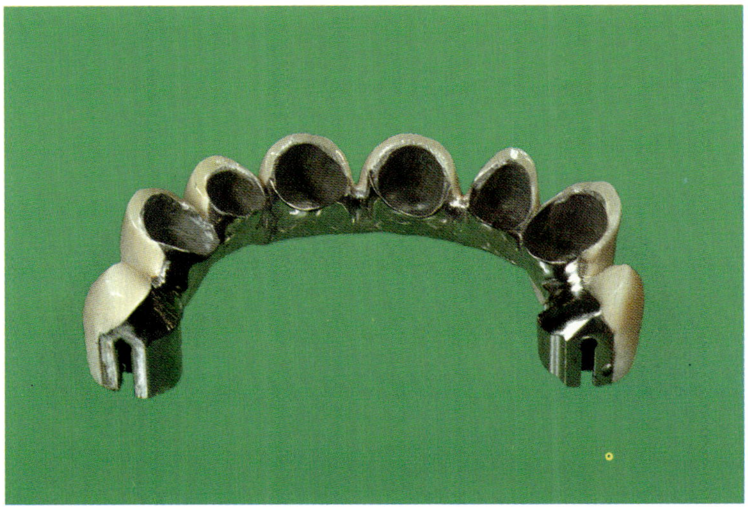

116 Frontverblockung mit Extensionsbrückenkörpern
Aus parodontalen und ästhetischen Gründen wurde die Porzellanverblendung direkt auf supragingival präparierte Stufen aufgebrannt. Im Gegensatz zum oberen Beispiel wurden die Geschiebe in die Extensionsbrückenkörper eingebaut, was sich parodontal als viel günstiger erweist.

Extrakoronale Geschiebe

Vielfach sind *extrakoronale Geschiebearten,* wie sie manche mit Geschieben kombinierte Hülsen-Stift-Systeme darstellen, den Profilgeschieben vorzuziehen:

- Die den Pfeilerzahn bedeckende Krone muß zur Aufnahme des Geschiebes nicht überkonturiert werden.
- Die Ästhetik ist nicht beeinträchtigt.
- Mechanische Einwirkungen auf die marginale Gingiva werden vermieden.
- Die für die Friktion der Verbindung notwendige Länge bleibt erhalten.

Der Einbau dieser Verankerungen ist systemabhängig. Das frikative oder frikativ-retentive Element befindet sich entweder im Matrizengehäuse des Prothesenkörpers oder ist in den Patrizenkörper eingeschraubt.

Um langfristig eine starre Verankerung zu garantieren, sind die extrakoronalen Geschiebetypen in der Regel mit einem Umlauf zu stabilisieren.

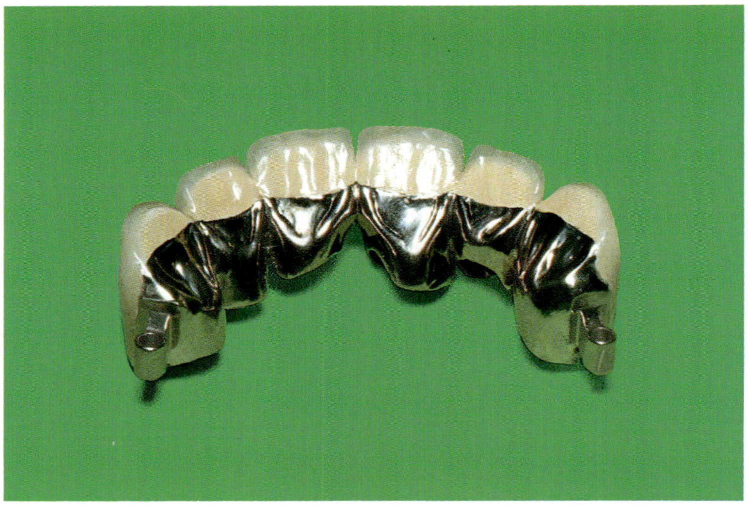

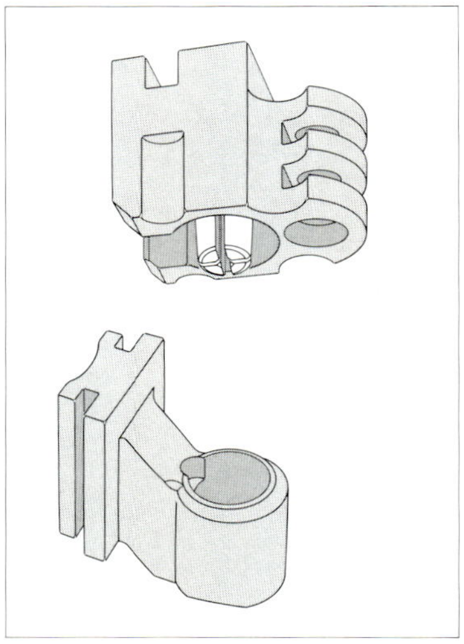

117, 118 Conex-Geschiebe nach Spang
Frontverblockung mit zwei direkt in die Distalpfeiler eingegossenen, extrakoronalen Geschiebepatrizen.
Der frikativ-klemmende (aktivierbare) Konus der Matrize ist auswechselbar. Der geschiebeartige Körper des Matrizengehäuses garantiert ein einwandfreies Vereinigen von Matrize und Patrize. In diesem Fall konnte auf eine zusätzliche Stabilisierung verzichtet werden, da die Prothese im Molarengebiet abgestützt ist (s. Abb. 578 ff).

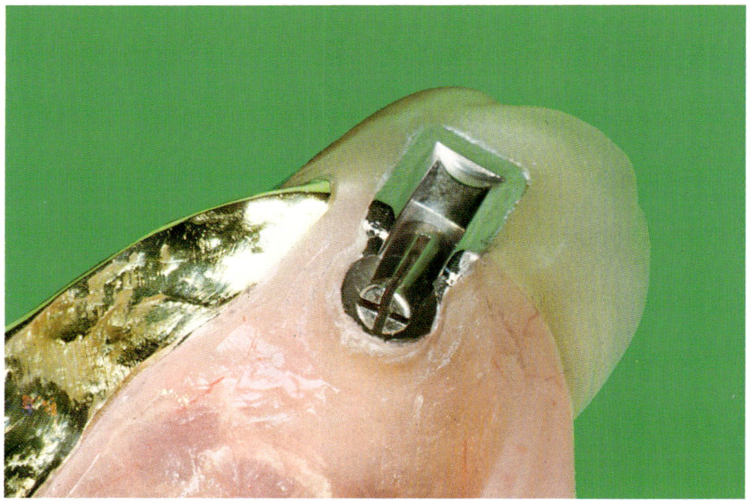

119 Ansicht auf das in den Prothesenkörper eingebaute **Matrizengehäuse mit frikativem Konus.** Conex-Geschiebe sind auch mit retentivem Konus erhältlich (Randwulst).
Bei ungünstigen Platzverhältnissen kann die Mini-Conex-Variante verwendet werden. In diesen Fällen ist aber eine Führungs- und Stabilisierungsfräsung am Anker unerläßlich.

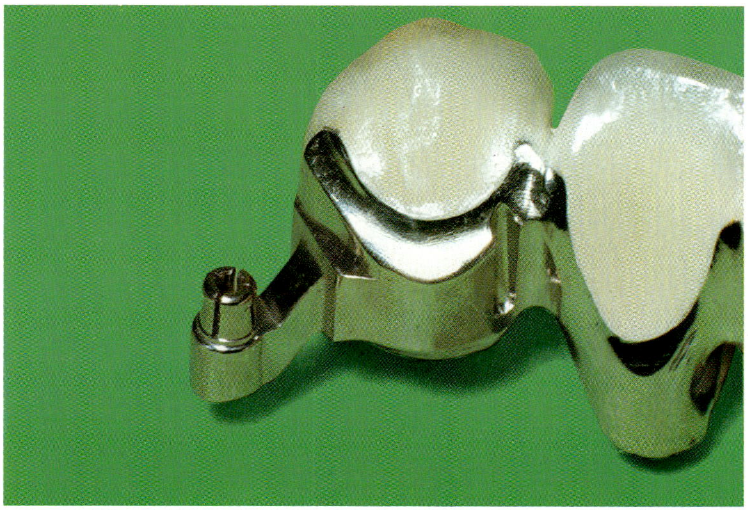

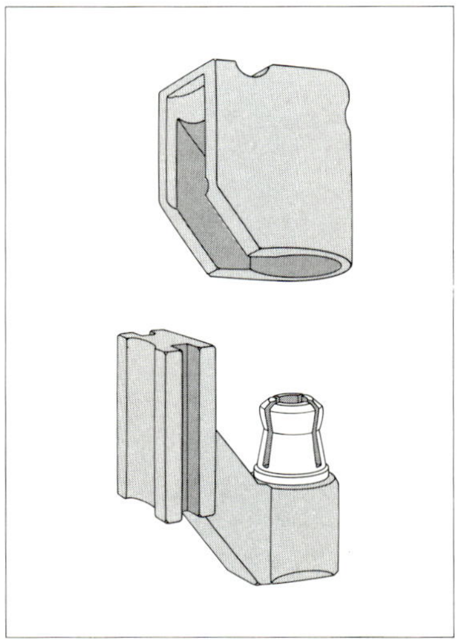

120, 121 Das **Regulex-Geschiebe nach Guglielmetti** ist ähnlich aufgebaut wie das Conex-Geschiebe. Der aktivierbare Konus liegt aber immer in frikativ-retentiver Form vor und wird in die Patrize eingeschraubt.
Diese ist im Bereich der Distalpapille des Pfeilerzahnes hochgezogen, was eine optimale Reinigung ermöglicht.
Beachte die Führungsfräsung für den Umlauf und die mesiale Einführhilfe.

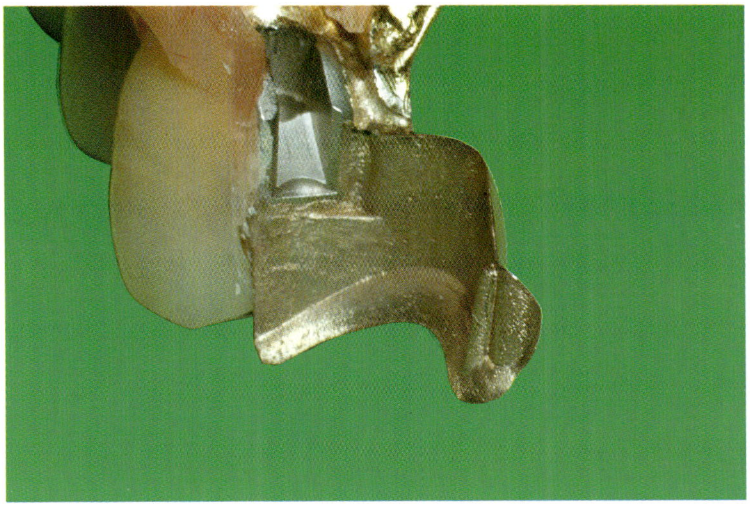

122 Innenansicht des Umlaufs und der Einführhilfe
Das konfektionierte Matrizengehäuse aus Ceramicor setzt sich deutlich von der gelben Goldlegierung des Umlaufes ab.

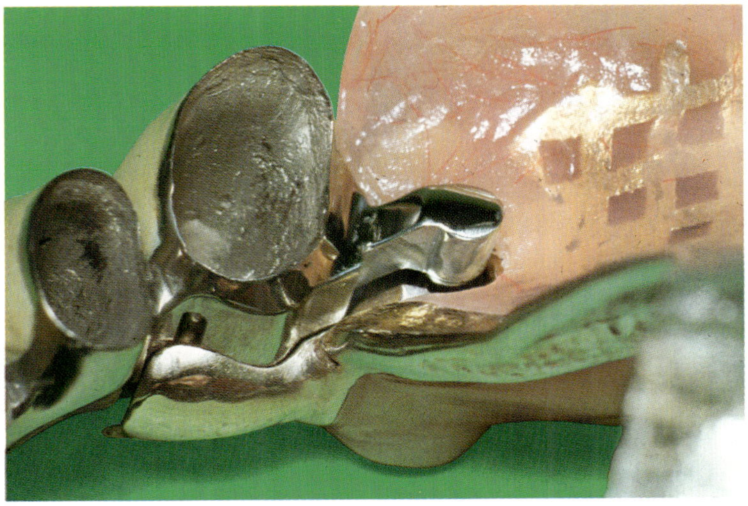

123 Vereinigung von Matrize und Patrize
Man beachte den Führungseffekt des Umlaufes mit der approximalen Führungsrille.

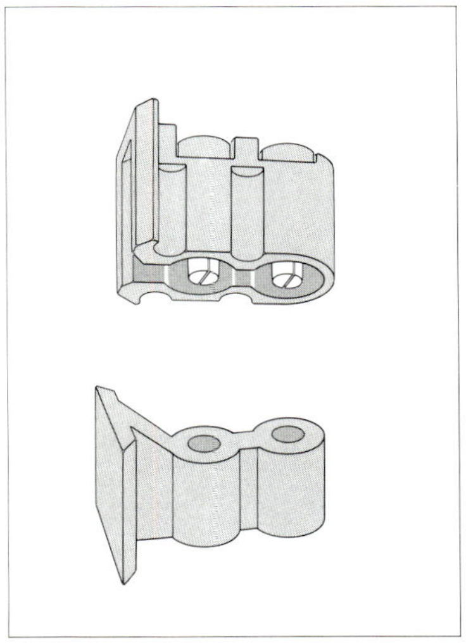

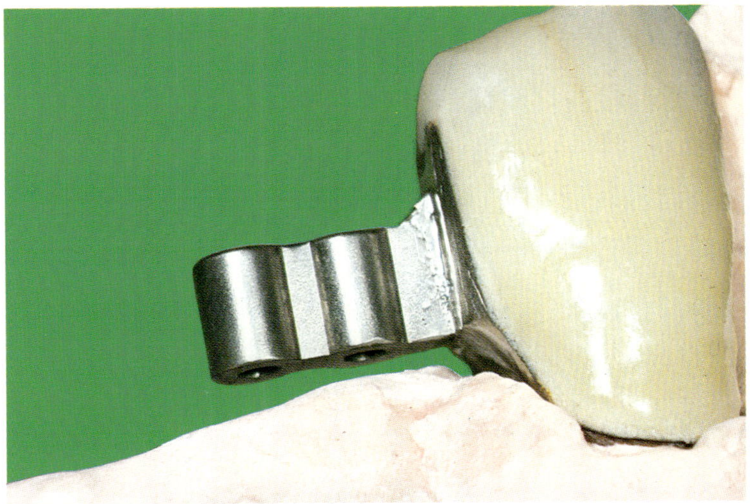

124, 125 Das **Stabilex-Geschiebe nach Spang** ist ein frikativklemmendes Verankerungselement. Es besitzt zwei eingeschraubte aktivierbare Friktionsstifte und damit einen größeren Halteeffekt als z. B. das Conex-Geschiebe.

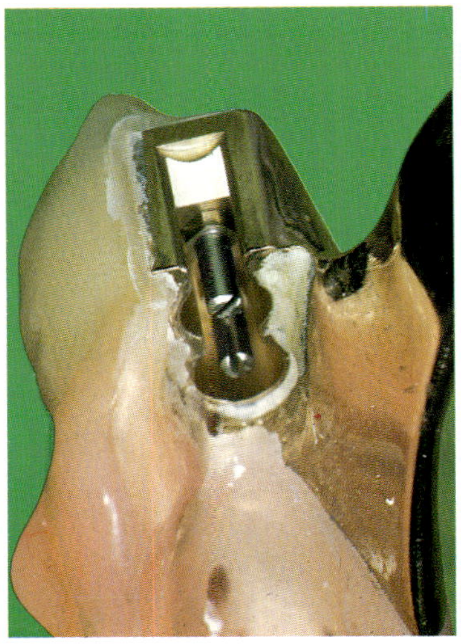

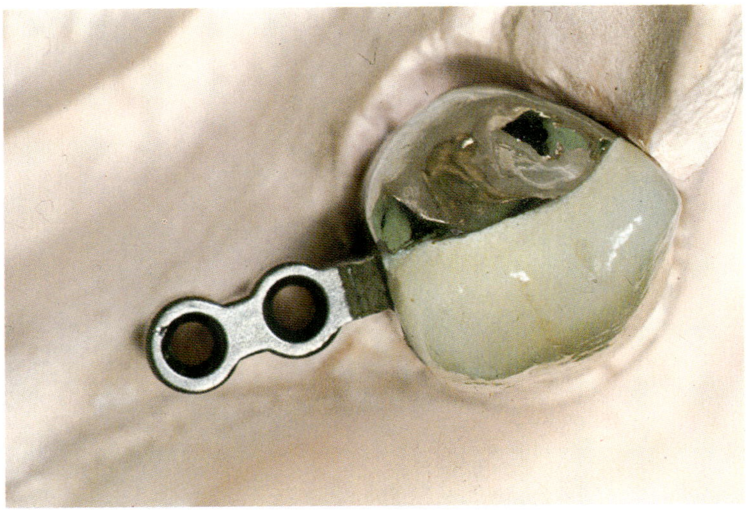

126, 127 Aufgrund seiner großen Stabilität sind zusätzliche Fräsungen nicht notwendig.

Steggeschiebe

Steggeschiebe sind aus einem parallelwandigen Steg und einer oder mehreren ihm aufschiebbaren Steghülsen zusammengesetzt. Sie kommen in rein frikativer, in frikativ-klemmender und frikativ-retentiver Form vor. Die Kombination Friktion-Klemmung kann durch in die Hülse eingebaute Stiftchen (0,68 mm Durchmesser) erreicht werden. Auch durch Aktivierung der Hülsen ist eine Klemmwirkung zu erzielen. Eine weitere Möglichkeit, den Halt zu verbessern, ist der Einbau von Hülsen-Stift-Systemen in die Stegverankerung. Der Einbau aktiver retentiver Elemente – wie z. B. federnde Bolzen – kann den Haltewert erheblich vergrößern.

Stege liegen in verschiedenen Formen vor:

- **individuell gefräster Quadersteg**
- **rein quaderförmiger konfektionierter Steg**
- **okklusal abgerundeter konfektionierter Steg**

Stege verbinden zwei oder mehrere Pfeilerzähne und weisen daher einen Schienungseffekt auf. Diese Versteifung des Restzahnbestandes ist speziell angebracht, wenn bei Unterbrechung der Zahnreihen die an Schaltlücken angrenzenden Pfeiler parodontal geschwächt sind. Im Bereich der Ankerkronen ist aus parodontalhygienischen Gründen eine der Reinigung gut zugängliche und atraumatische Anlagerung notwendig (Aquäduktform, Tunnelierung).

Stege mit rundem oder ovoidem Querschnitt sind nicht den Steggeschieben zuzuordnen. Sie gehören zu den gelenkigen Verankerungen. Als sogenannte Steggelenke dienen sie der Verbindung von Hybridprothesen mit einigen wenigen wurzelbehandelten Restzähnen. Aus diesem Grunde werden sie in der partiellen Prothetik nicht verwendet.

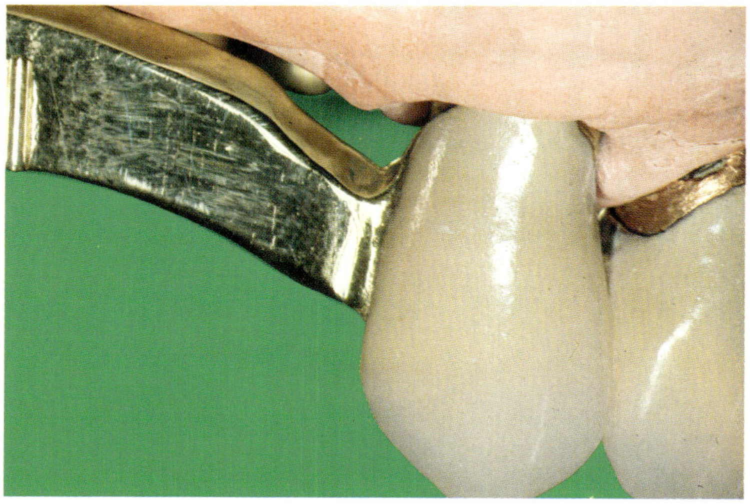

128 Individuell gefräster Steg mit aquäduktartiger Anlagerung an einer Ankerkrone.
Die „Tunnelierung" erlaubt eine optimale Reinigung.

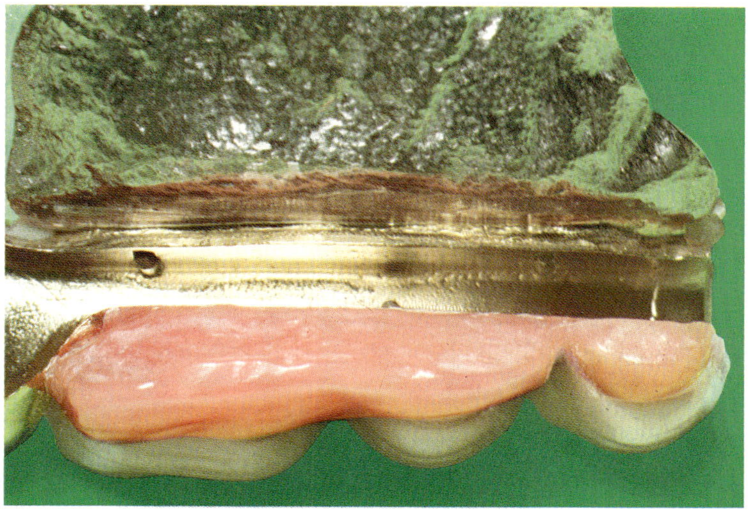

129 Steghülse mit aktivierbaren Friktionsstiftchen

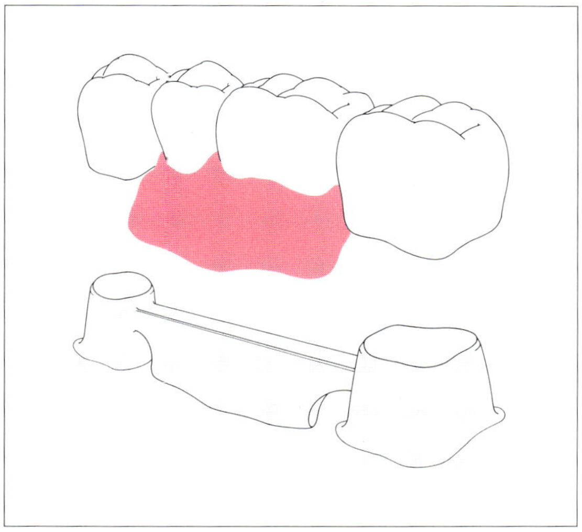

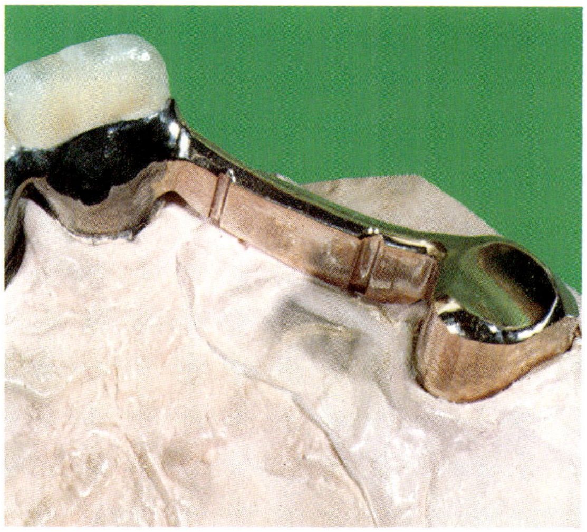

130, 131 Individuell gefräster Quadersteg kombiniert mit einer Konuskrone
Er hat gingival einen runden Querschnitt und liegt der Alveolarschleimhaut linienförmig und drucklos an. Eine optimale Reinigung mit Zahnseide ist dadurch möglich. Im rechten Bild sind zusätzliche Rillen zur Aufnahme von Friktionsstiftchen deutlich erkennbar.

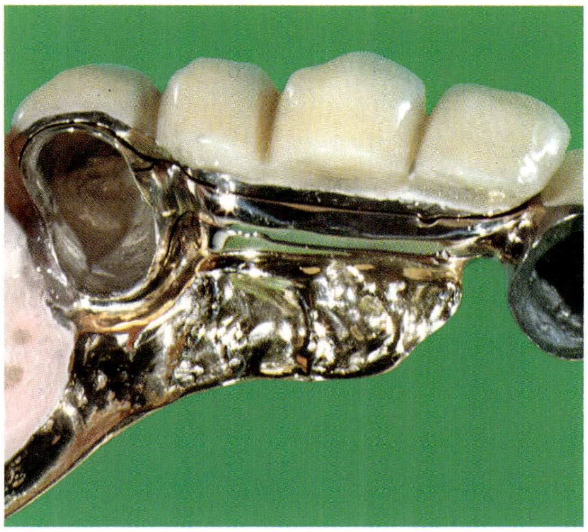

132 Vereinigung von Steg und Steghülse
Man beachte die gingival abgerundete Form des Steges.

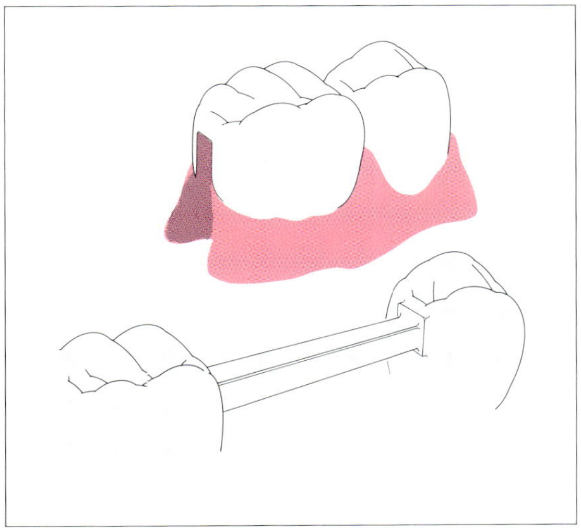

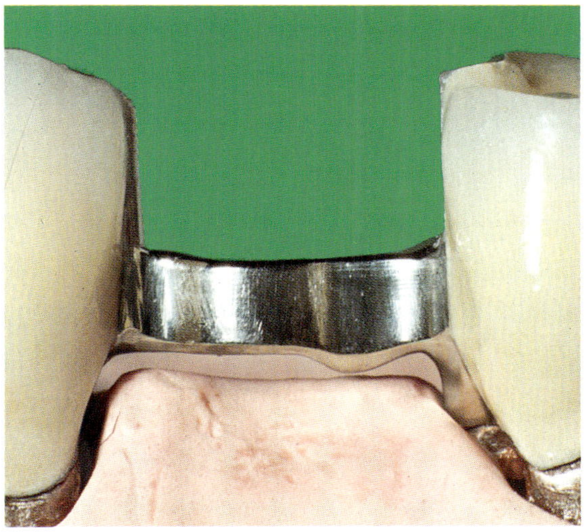

133, 134 Der rein **quaderförmige, konfektionierte Steg** wird im Bereich der Schleimhaut frei schwebend angelegt.

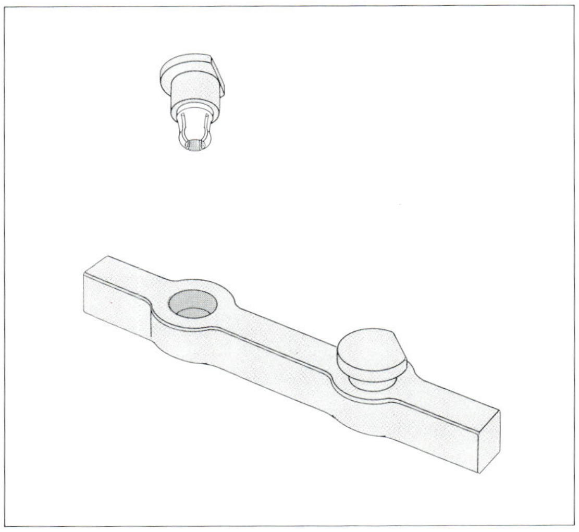

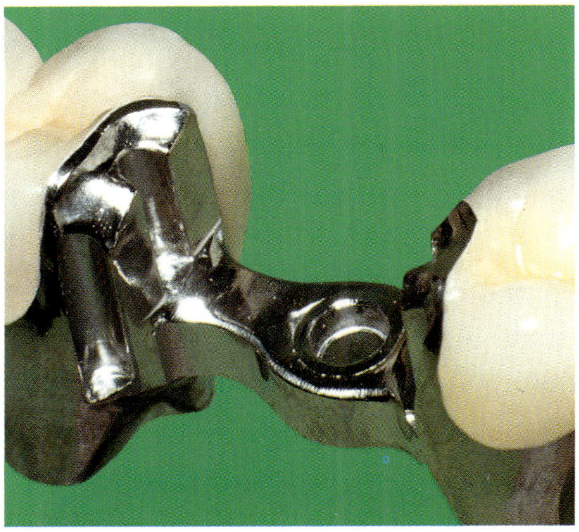

135, 136 Bei Stegkonstruktionen mit zusätzlich eingebauten **Hülsen-Stift-Systemen** (z. B. Regulex nach Guglielmetti oder Vario-Ankern) müssen für deren sicheren Einschub Einführhilfen an den Ankerkronen gestaltet werden.

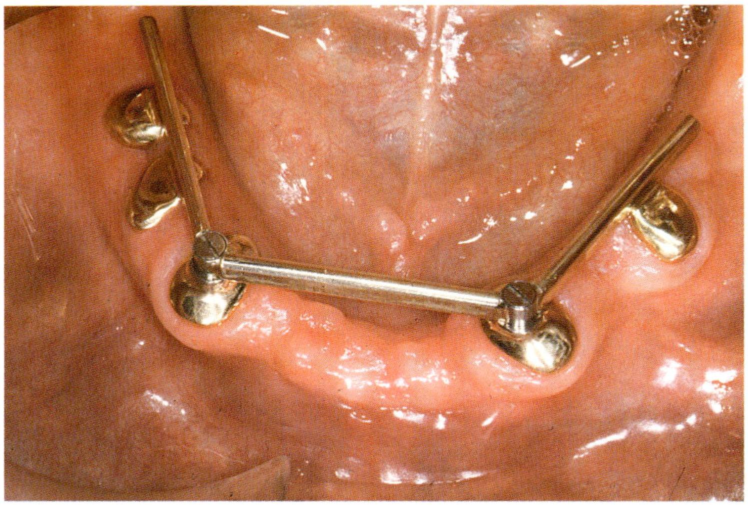

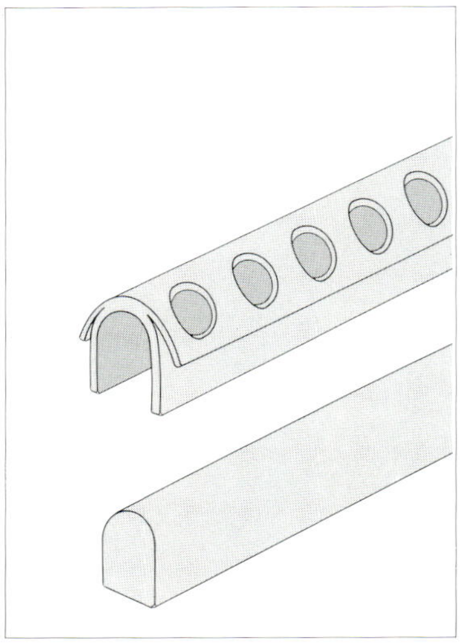

137, 138 Der okklusal abgerundete **konfektionierte Steg nach Dolder** (U-Profil) ist ebenfalls freischwebend zu montieren. In unserem Beispiel wurde die Stegkonstruktion wegen Disparallelität der beiden Eckzahnwurzeln mit Verschraubungen nach Schubiger auf den Wurzelkappen fixiert.

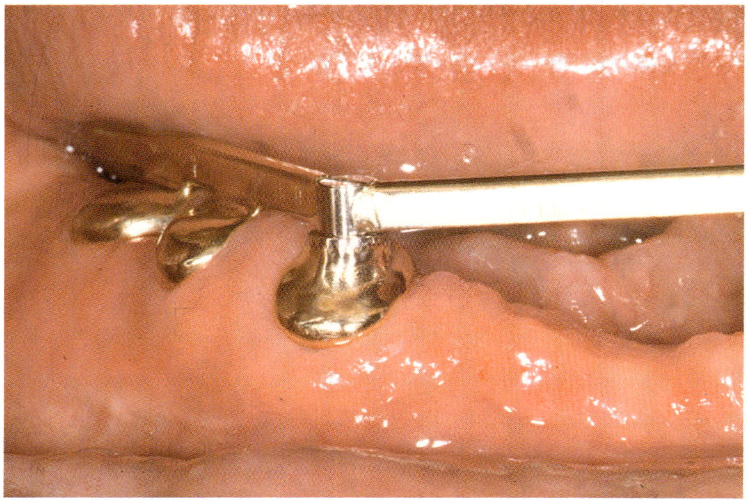

139 Detailansicht des freischwebenden Steges mit bester Reinigungsmöglichkeit

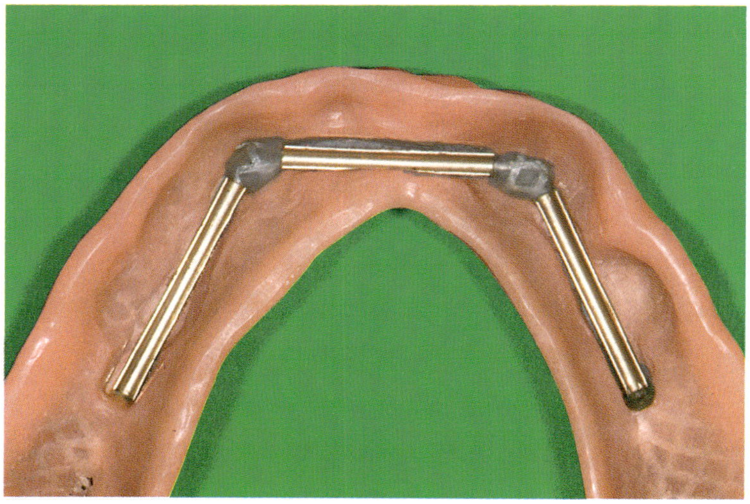

140 Da die **Steghülsen** durch Kaltverformung hergestellt sind, dürfen sie nicht mit dem Prothesengerüst verlötet werden. Sie sollen nur in den Kunststoff des Prothesenkörpers einpolymerisiert sein. Dadurch bleibt ihre Klemmkraft erhalten.

Resilienzgelenke und Scharniergelenke

Gelenke kommen als Verankerungselemente bei unilateralen und bilateralen Verlängerungsprothesen zur Anwendung.
Sie verbinden den Prothesenkörper nicht starr mit den Pfeilerzähnen. Die Verbindung kann verschiedene Bewegungsfreiheitsgrade aufweisen:

- Rotation um eine transversale Achse
- Translation in der Vertikalen

Daraus ergibt sich die Unterscheidung in

- **Scharnier-Resilienzgelenke:**
  Vertikale Translation und Rotation um transversale Achse
- **reine Scharniergelenke:**
  nur Rotation um transversale Achse

Scharnier-Resilienzgelenke

Gelenke können durch die Matrize oder die Patrize direkt mit einer Ankerkrone verbunden sein. In diesem Fall werden die beiden Gelenkanteile beim Lösen im Mund getrennt. Es kommen aber auch Gelenke zur Anwendung, bei denen die gesamte gelenkige Konstruktion vom Anker abtrennbar ist. Matrize und Patrize, als resilierender Teil, werden durch ein Geschiebe mit den Ankern verbunden (Geschiebe-Resilienzgelenke).
Im Mund von den Ankern lösbare gelenkige Verbindungen werden nicht gekoppelte Gelenke genannt. Die im Mund nicht trennbaren Gelenke werden als gekoppelte Elemente bezeichnet. Sie sind mittels zusätzlichem Verankerungselement (z. B. gegossene Klammer, Teleskop- oder Konuskrone) an Pfeilerzähnen befestigt.
Die einzelnen Gelenkformen werden von den Herstellerfirmen in verschiedenen Ausführungen angeboten. Dies ermöglicht einen breiten Anwendungsbereich. So findet man spezielle Formen für extrakoronale Anlage sowie Typen für unilaterale und solche für bilaterale Verwendung.
Durch die gelenkige Verbindung des Prothesenkörpers mit den Pfeilerzähnen soll die Komprimierbarkeit und die Deformation der Schleimhaut (Resilienz) berücksichtigt werden. Die Druckbrecherwirkung verhindert bei Belastung exzessive Krafteinwirkungen auf die Pfeilerzähne. Die in den Gelenken eingebauten Federn schwächen die Belastungskräfte ab und bewirken eine Rückstellung der Sättel.

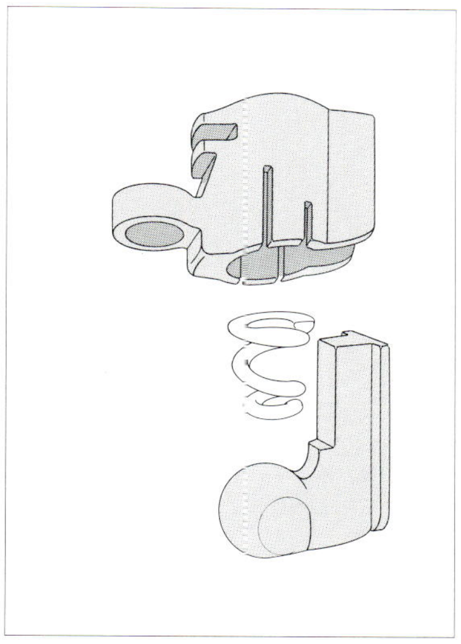

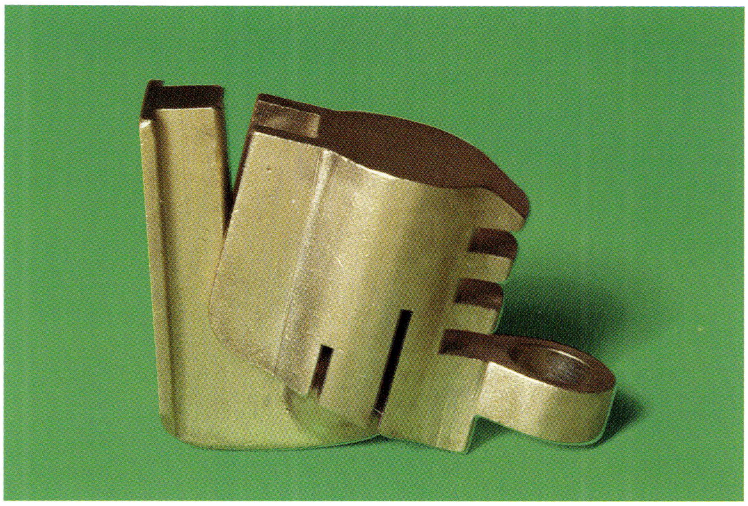

141, 142 Das **Scharnier-Resilienzgelenk nach Dalla-Bona** wird in nicht gekoppelter und in gekoppelter Form (Dalbo-Fix) angeboten. Bei der nicht gekoppelten Variante wird die kugeltragende Patrize je nach Ausführung an eine Ankerkrone gelötet oder in sie eingegossen. Die lösbare Matrize mit eingesetzter Spiralfeder befindet sich am Prothesenkörper.

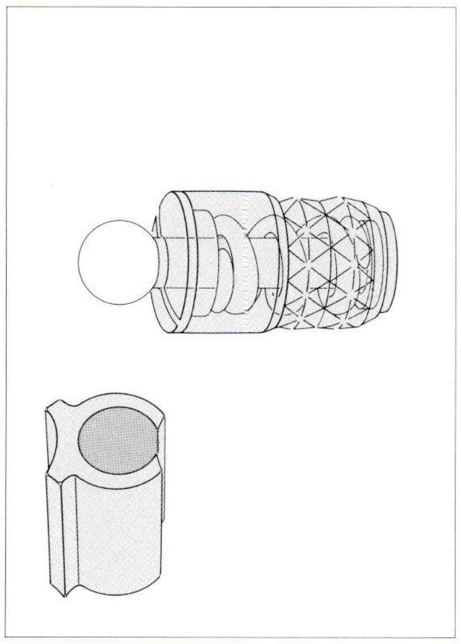

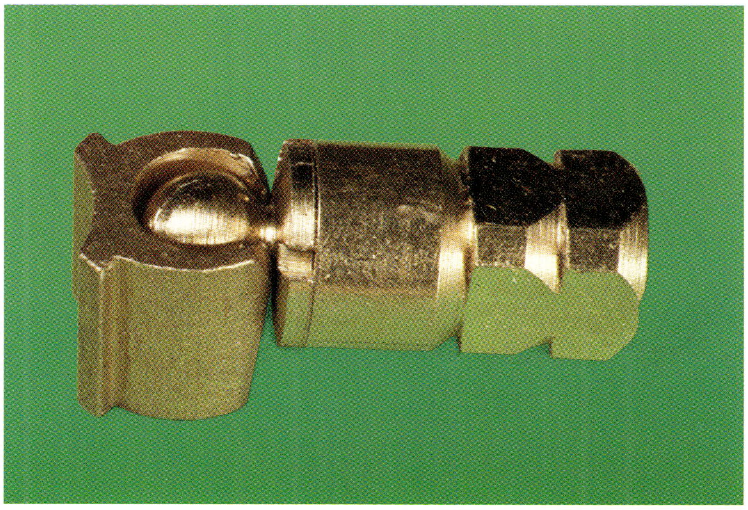

143, 144 Das **Kugelschrauben-Federgelenk ASC 52** ist ein im Munde trennbares, also nicht gekoppeltes Verankerungselement. Es besteht aus einer an der Ankerkrone angebrachten Matrize und einer Patrize mit folgenden Elementen:
Kugelbolzen, Verschluß, Feder und Schraube.

145, 146 Beim **Resilienzgelenk nach Crismani** werden eine gekoppelte und eine nicht gekoppelte Form hergestellt, deren gelenkiger Anteil durch ein Profilgeschiebe mit der Ankerkrone verbunden wird (Geschiebe-Scharnier-Resilienzgelenk).

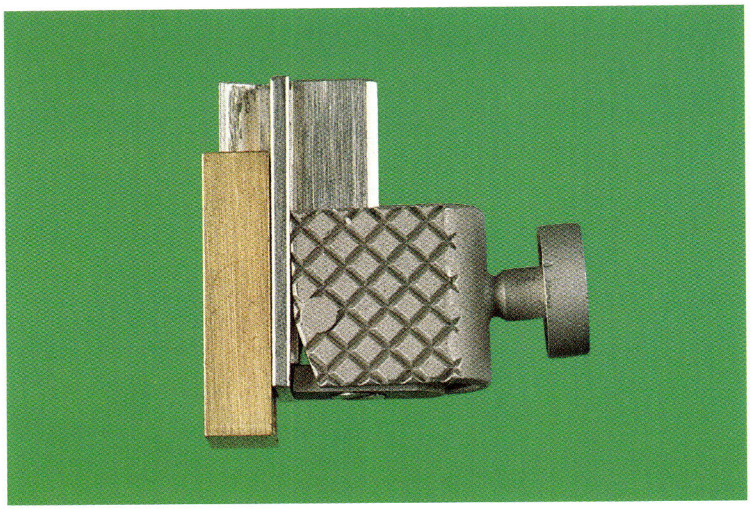

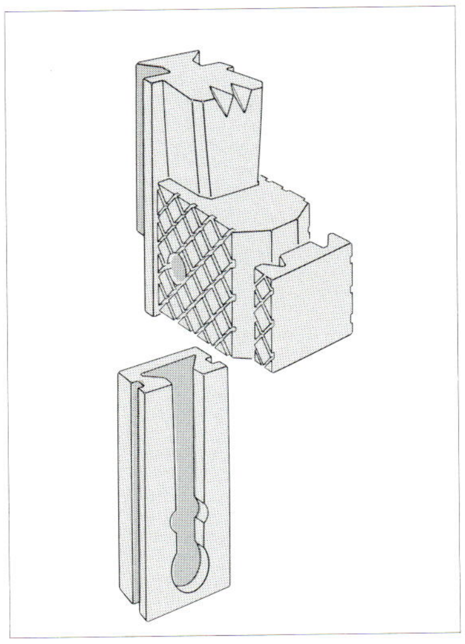

147 Geschiebe in Rotations-Translations-Stellung

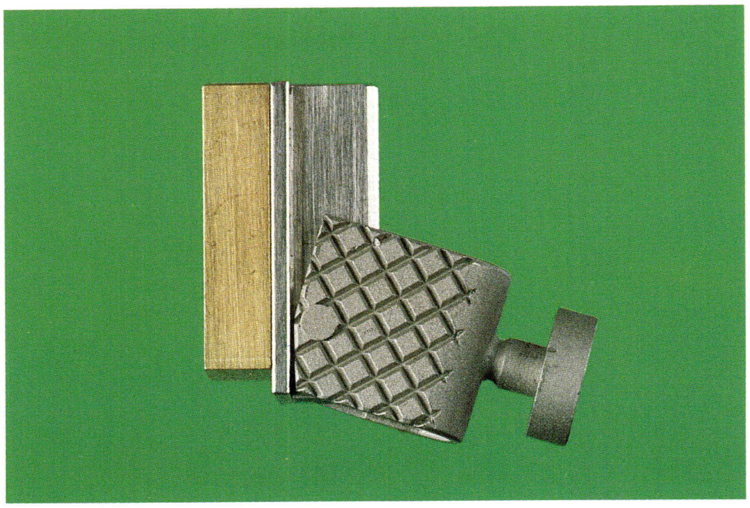

148 Zerlegtes Resilienzgelenk nach Crismani
Geschiebematrize – Patrizenkörper – Mantel mit Retention für Kunststoff – Spiralfeder – gelochte Bodenplatte – Gingivalschraube

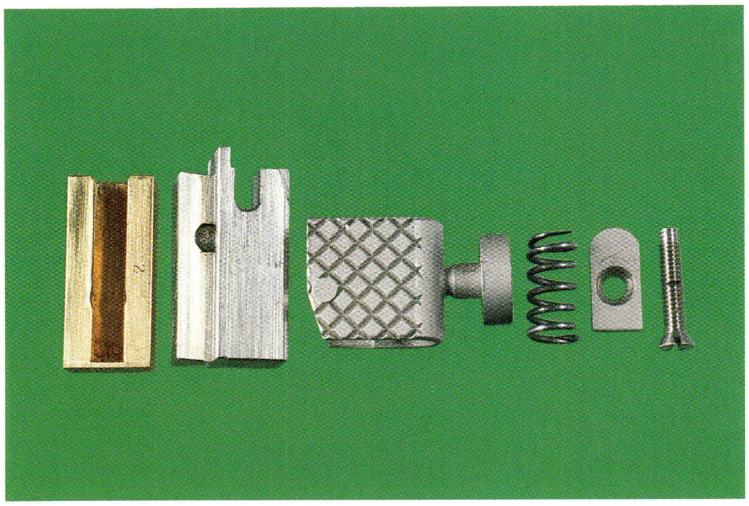

149, 150 Das **gekoppelte Scharnier nach Gerber** ist ein im Munde nicht trennbares, aktivierbares Verankerungselement mit reiner Rotation um eine horizontale Achse. Durch Abnützung auftretende Lateralbewegungen können durch Anziehen der Querachse kompensiert werden.

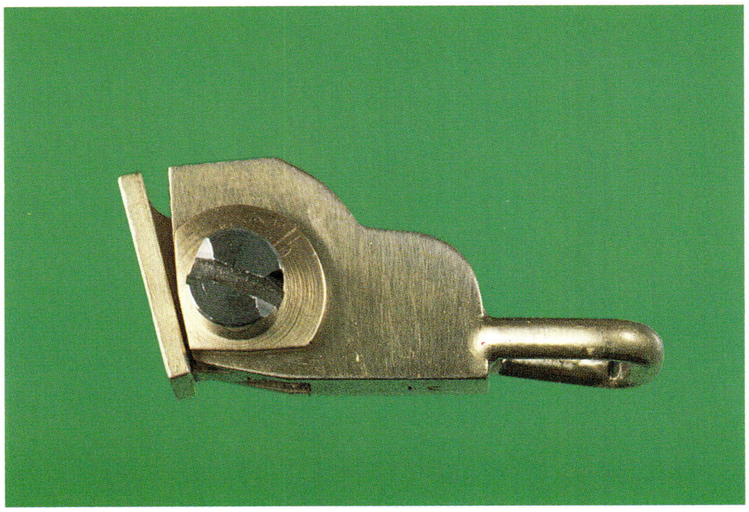

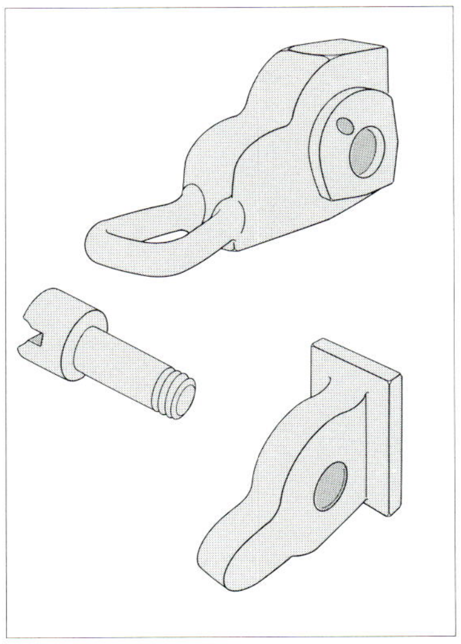

In den meisten Fällen haben sich jedoch gelenkige Verbindungen in der Prothetik nicht bewährt, weshalb heute den starren Verankerungssystemen der Vorzug gegeben wird.

Folgende Fakten sprechen gegen die Gelenke:

- Durch übermäßigen Druck der Sattelpartien bei Belastung im Bereich der künstlichen Zähne erleidet der Alveolarkamm *atrophische Veränderungen.*
- Bei längerem Gebrauch ermüden oder brechen die Pufferfedern und werden *unwirksam.* Die okklusale Abstützung geht verloren, und es bleibt die Rotation als einziger Bewegungsfreiheitsgrad.
- Die aufwendige und komplizierte technische Konstruktion der Gelenke hat zur Folge, daß diese der Beanspruchung durch die Kautätigkeit oft nicht lange widerstehen.
- Gelenkige Verbindungen führen aufgrund ihrer Beweglichkeit häufig zu *Parafunktionen* im Bereich der Restzähne.
- Abgesunkene und inaktive Gelenke zerstören das gingivale Attachment der Pfeilerzähne und fördern somit die Entstehung von Parodontopathien. Vermehrte Plaqueretention und *schwierige Hygieneverhältnisse* wirken sich dabei besonders negativ aus.
- Speziell in Fällen von bilateralen Verlängerungsprothesen im Unterkiefer stellen sich oft im Bereich der Stabilisierungsbügel *Dekubitalgeschwüre* der Schleimhaut ein.
- Bei bilateralen Verlängerungsprothesen erschweren der Verlauf der Kieferkämme sowie die Stellung der Pfeilerzähne oft die Anwendung von Gelenken. Ist es nicht möglich, sie einer gemeinsamen Rotationsachse zuzuordnen, sie also *parallel zu schalten,* so ist die gewünschte Gelenkfunktion nur zu erreichen, wenn eine spezielle Gelenkform, die auf eine bilaterale Verwendung ausgerichtet ist, eingebaut wird. Diese haben im Unterschied zu den Erstgenannten eine spezielle Formgebung des Patrizenteils, welche eine leichte seitliche Bewegung zuläßt.

Scharniergelenke

weisen nur einen Bewegungsfreiheitsgrad auf, nämlich die Rotation um eine transversale Achse. Da eine vertikale Translation fehlt, ist ihre topographisch-dynamische Lage in Relation zu den distalen Pfeilerzähnen etwas günstiger als die der Rotations-Translationsgelenke. Eine direkte mechanische Irritation des Margo findet nicht statt.

Im Munde nicht trennbare (gekoppelte) Scharniere sind nur in Kombination mit abnehmbarem Zahnersatz (Modellgußprothese, teleskopierende Brücken) möglich. Dabei ist auch eine bilaterale Anwendung denkbar, sofern die Sättel transversal nicht verbunden sind.

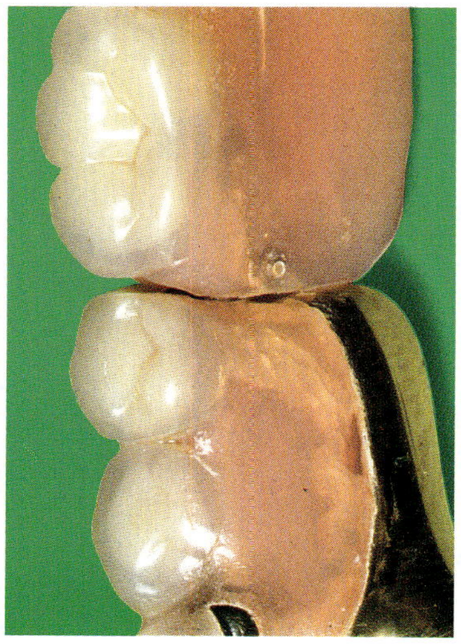

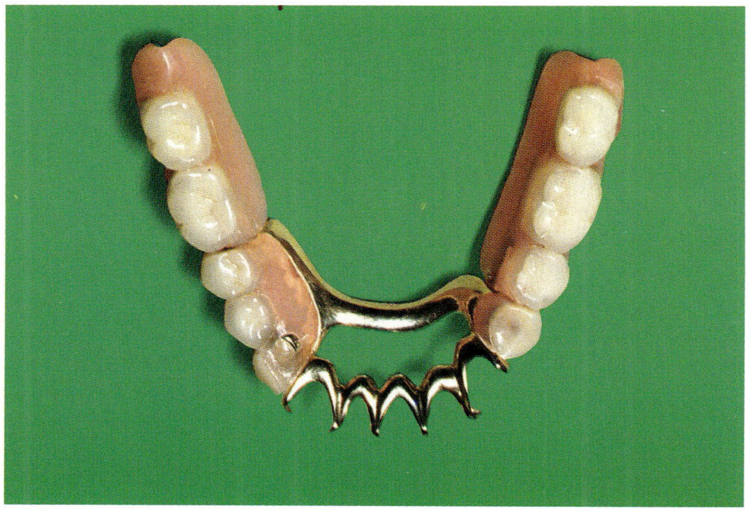

151, 152 Bilaterale Verlängerungsprothese mit zwei eingebauten **gekoppelten Scharnieren nach Gerber.** Man beachte, daß bei bilateraler Verwendung von Scharnieren die beweglichen Sattelteile nie miteinander verbunden werden dürfen, um ein Einsinken des Lingualbügels oder des Palatinalbandes zu vermeiden.

153 **Mißerfolg** nach prothetischer Versorgung einer bilateral verkürzten Zahnreihe mit zwei Scharnier-Resilienz-Gelenken nach Dalla-Bona: Durch die übermäßige funktionelle Belastung der beweglichen Sattelpartien haben sich atrophische Veränderungen am Alveolarkamm eingestellt, und die Rückstellfedern wurden unwirksam. Aus diesen Gründen war ein Absinken der beweglichen Sattelpartien unvermeidbar, und die okklusale Abstützung ging verloren.

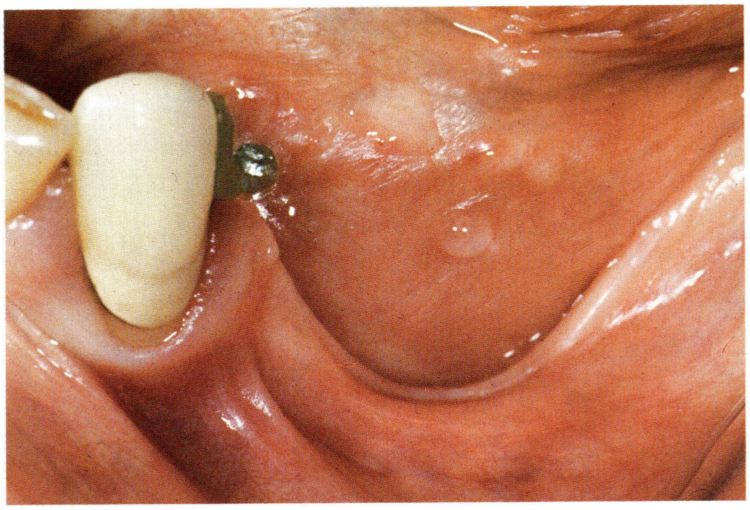

154 Auch das **Orthopantomogramm** zeigt die exzessiven atrophischen Veränderungen im Bereiche der Sättel.

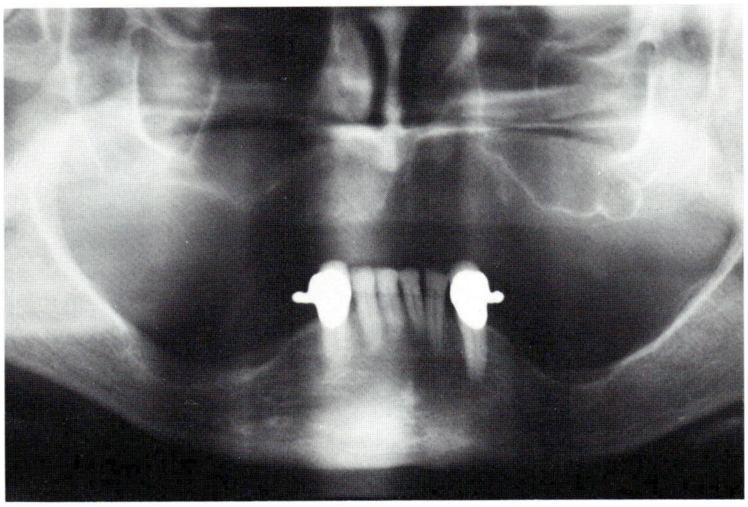

155 Durch eine ,,wenig verantwortungsvolle'' Anlage der Gelenkpatrize in einem anderen Beispiel werden für den Patienten nicht zu reinigende Plaqueretentionsstellen geschaffen.
Man beachte die traumatischen Einwirkungen des abgesunkenen Matrizengehäuses auf die Patrizenkugel.

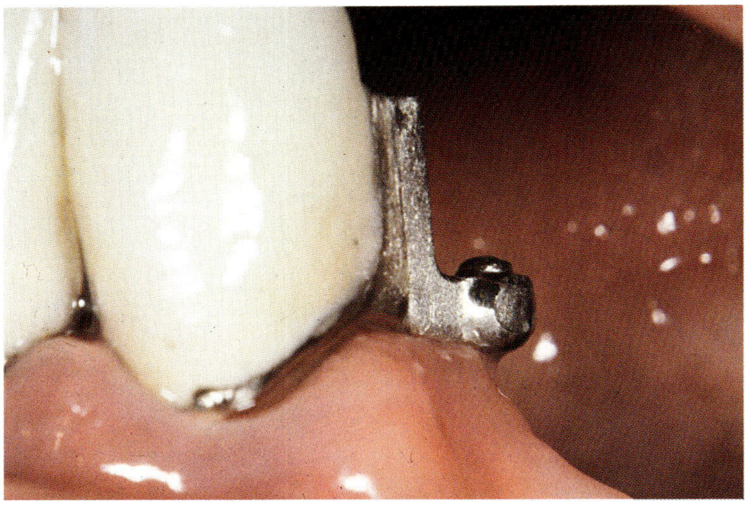

156, 157 Plaqueretention und die direkte Traumatisierung des distalen Parodonts durch das Absinken der Sättel haben zur Bildung tiefer, aktiver Taschen geführt. Die Pufferfedern sind gebrochen, deren Rückstellfunktion ist verlorengegangen. Die Matrize ist mit Detritus gefüllt (rechts).

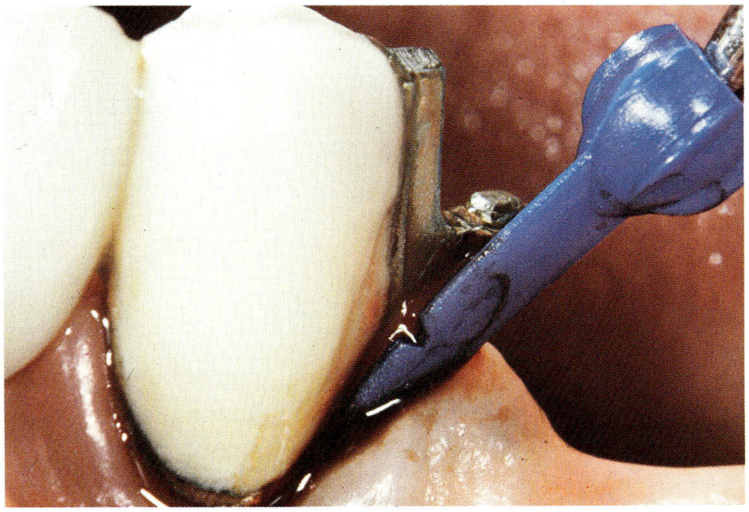

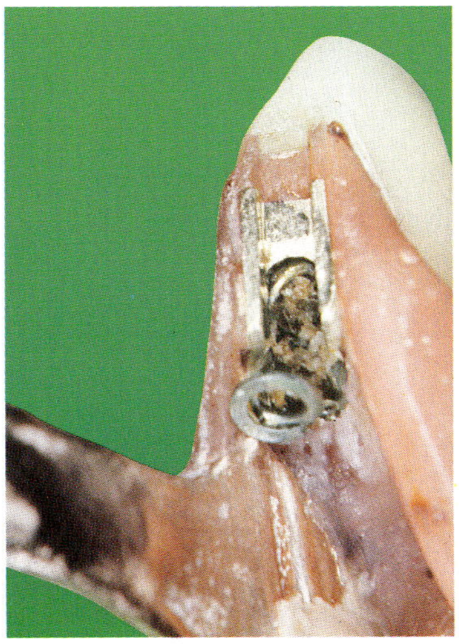

Schlösser (Transversalverschlüsse)

Unilaterale Verlängerungs- sowie auch Schaltprothesen müssen zumeist mittels eines Versteifungselementes auf der *Gegenseite* stabilisiert werden. Die dazu notwendigen Verankerungselemente nennt man *Schlösser.* Ihre Funktion besteht darin, Rotationen des Prothesenkörpers um eine vertikale Achse zu verhindern, den Halt der Prothese zusätzlich zu erhöhen und den Zahnersatz auf der Gegenseite zu versteifen.
Die Auswahl des entsprechenden Transversalschlosses bei einer unilateralen Verlängerungsprothese hat sich nach der Verankerungsart des Prothesenkörpers mit den Pfeilern zu richten. Ist diese *starr,* muß ein *starres Schloß* eingebaut werden. Bei *gelenkigen* Verbindungen werden *Rotationsschlösser* verwendet.
Um den bei Sattelbelastung auftretenden Abzugskräften zu begegnen, muß das Schloß eine ausgeprägte Retention aufweisen.
Aus diesem Grund sind die meisten Transversalschlösser mit aktiven Retentionselementen (Bolzen, Ringfedern) ausgerüstet.

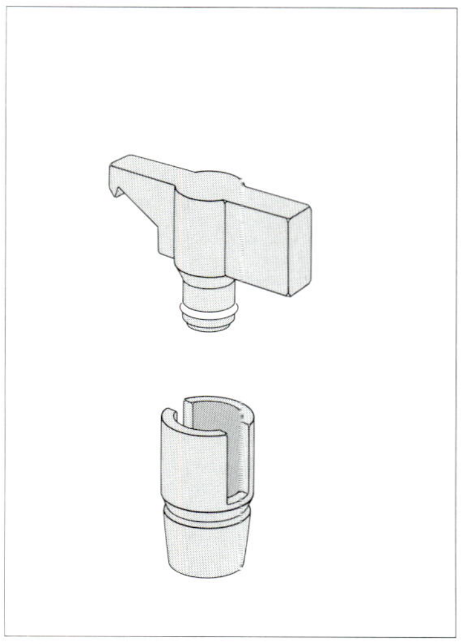

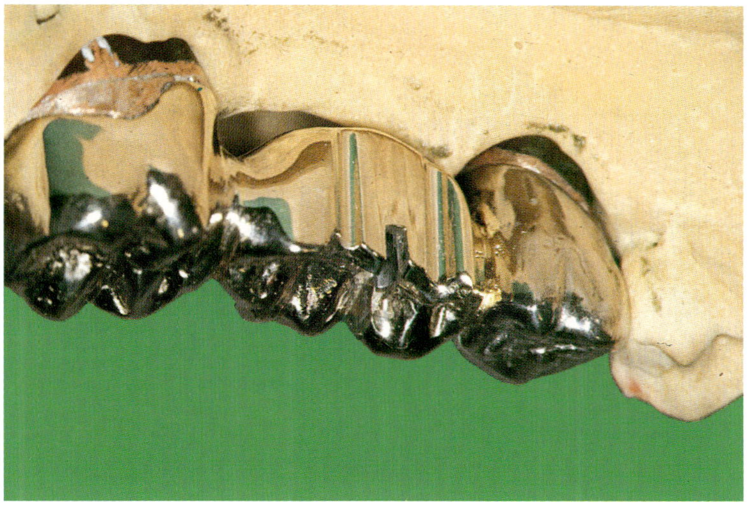

158, 159 Das **Snaprox nach Schatzmann** ist ein interkoronal oder in einem Brückenzwischenglied zu verarbeitender starrer, retentiver Transversalverschluß. Er besteht aus einer Patrize mit Ringfeder, aus Greifhaken und Lötplatte sowie aus einer Matrize (Hülse).

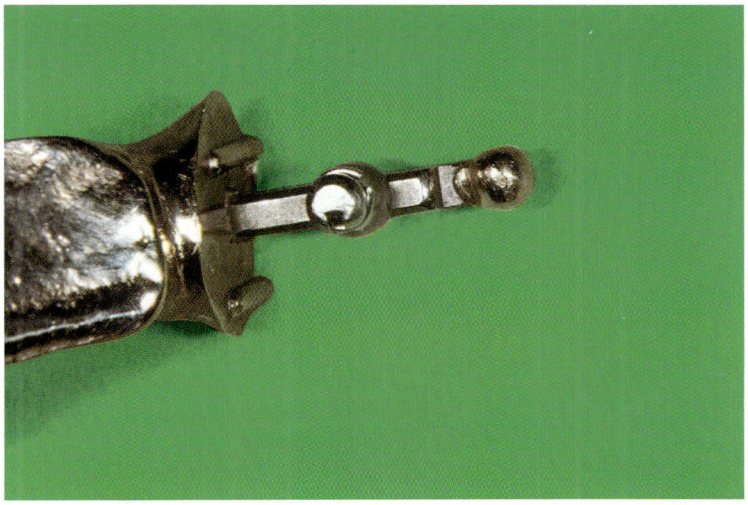

160 Um den Einschub des Schlosses zu erleichtern, sind an der Einbaustelle **Führungsfräsungen** und am abnehmbaren Teil **Einführhilfen** (Anschlagplatte mit Rillen) empfehlenswert (vgl. Abb. 159).

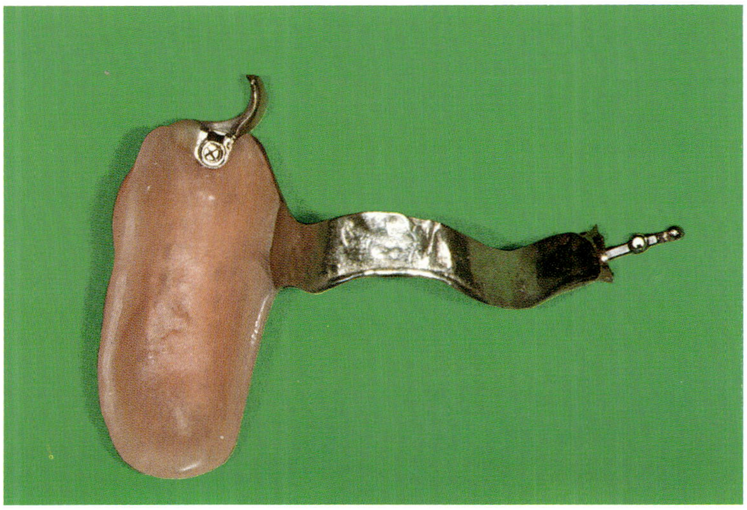

161 Anwendungsbeispiel
Unilaterale Verlängerungsprothese. Aufgrund der starren retentiven Verankerung des Prothesenkörpers (retentives Conex-Geschiebe) muß auch auf der Gegenseite ein starres, retentives Element verwendet werden (Snaprox).

162, 163 Das **Bolzenschloß nach Spang** kann als Transversalverschluß bei unilateralen Verlängerungsprothesen in starrer oder auch resilierender Funktion angewandt werden. Es setzt sich aus einem Zylinder und zwei an den Stirnwänden austretenden Bolzen zusammen. Diese sind über eine Spiralfeder beweglich gelagert. Ein Gewindeverschluß ermöglicht ein Aktivieren und Auswechseln defekter Teile.

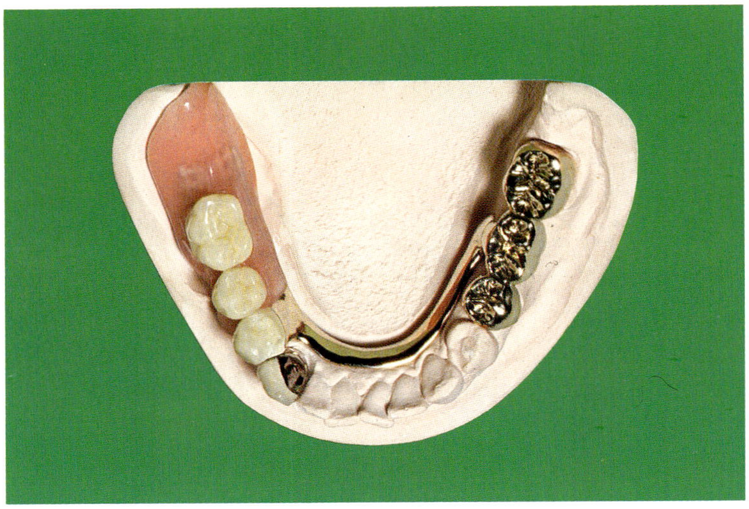

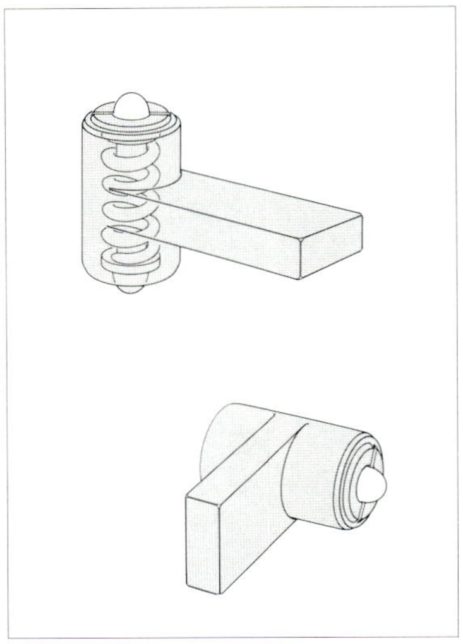

164 Anwendungsbeispiel
Bei einer unilateral verkürzten Zahnreihe mit kurzer kontralateraler Unterbrechung kann der Transversalverschluß in einem Brückenzwischenglied montiert werden. Auf der Gegenseite wird die starre Verankerung durch ein Stabilex-Geschiebe nach Spang gewährleistet.

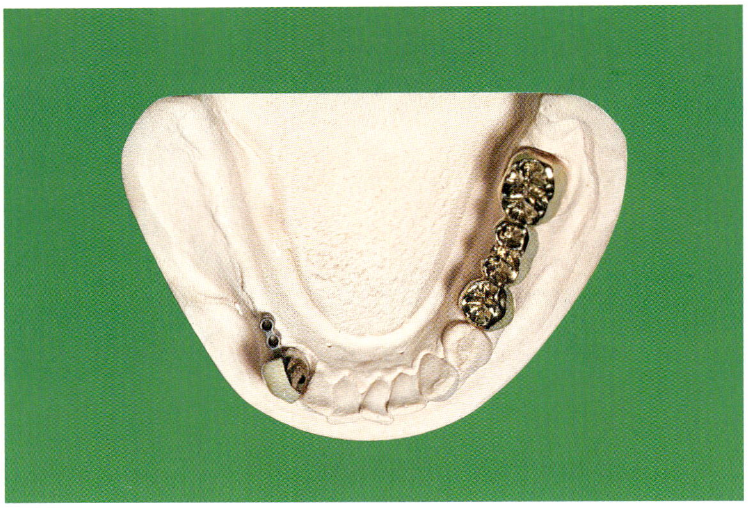

165, 166 Für den **Einbau des Bolzenschlosses** im Zwischenglied wird ein spezieller Aussparteil in Nickel eingegossen. Dieser kann nach dem Guß mit heißer Salpetersäure herausgelöst werden. Je nach Platzangebot kann der Einbau bei starrer Verankerung horizontal oder vertikal erfolgen. Wird die Gegenseite resilierend verankert, ist nur die horizontale Montage erlaubt (Rotationsmöglichkeit).

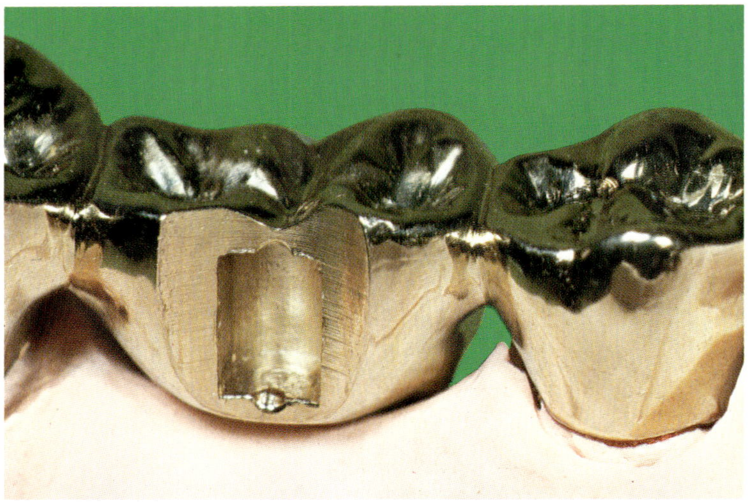

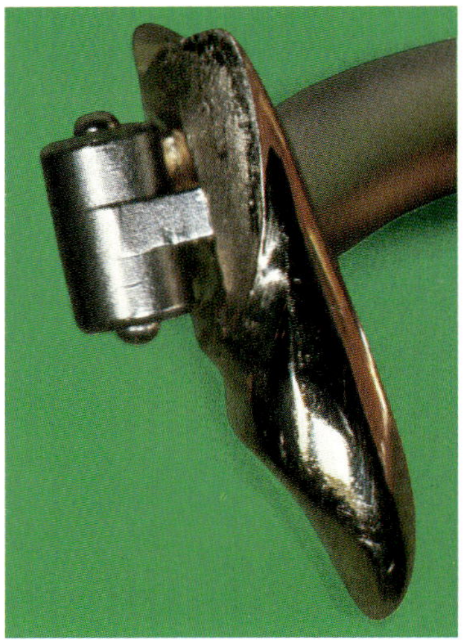

167 Unilaterale Verlängerungsprothese mit **Bolzenschloß und Stabilexgeschiebe nach Spang**

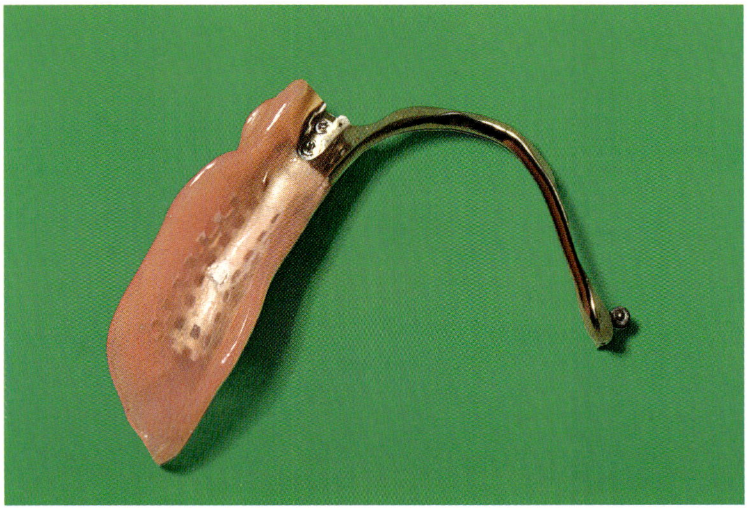

Polyvalent (universell) anwendbare konfektionierte Verankerungselemente

Die Universalverankerungselemente zeichnen sich durch ein großes Spektrum von Anwendungsmöglichkeiten aus.

Sie finden Verwendung als:

- *starre,* retentive, *extrakoronale* Verankerungen
- *resilierende extrakoronale* Verankerungen bei Verlängerungsprothesen
- zusätzliche *retentive Elemente* in Stegen
- starres, retentives *Hülsen-Stift-System* auf Wurzelkappen
- *Resilienzdruckknopf* in der Hybridprothetik

Die polyvalent anwendbaren konfektionierten Verankerungsteile liegen in rein frikativer, frikativ-klemmender, retentiver und resilierender Form vor. Ihrem technischen Aufbau nach gehören sie zu den *Hülsen-Stift-Systemen.*

Wie die meisten anderen konfektionierten Verankerungssysteme sind sie *aktivierbar* und leicht *auswechselbar.*

Bei Verwendung als starre Verankerung von Verlängerungsprothesen sind auch bei diesen Systemen an den Pfeilerkronen Führungs- und Stabilisierungsfräsungen notwendig, um das problemlose Einsetzen der Prothese und deren Stabilisierung in der Endlage zu garantieren.

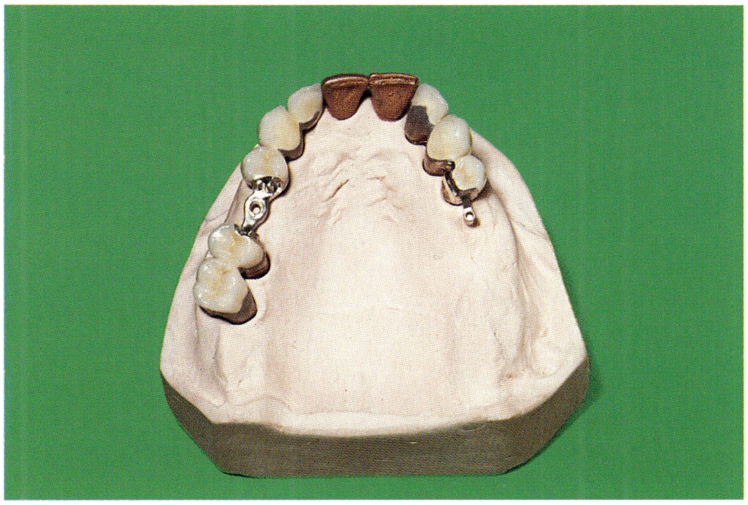

168 Anwendungsbeispiel für das Regulex-System
Unilaterale Verkürzung mit kontralateraler Unterbrechung. Die unterbrochene Zahnreihe wurde mit einer festen Brücke versorgt (12 als Extensionsbrückenkörper). Die Schaltlücke ist durch einen Quadersteg mit eingearbeiteter frikativ-retentiver Regulexverankerung geschlossen. Auf der verkürzten Gegenseite wurden drei Pfeilerzähne mit Metallkeramikkronen verblockt. Ein extrakoronales, frikativ-retentives Regulex-Geschiebe übernimmt die Verankerung des Prothesenkörpers.

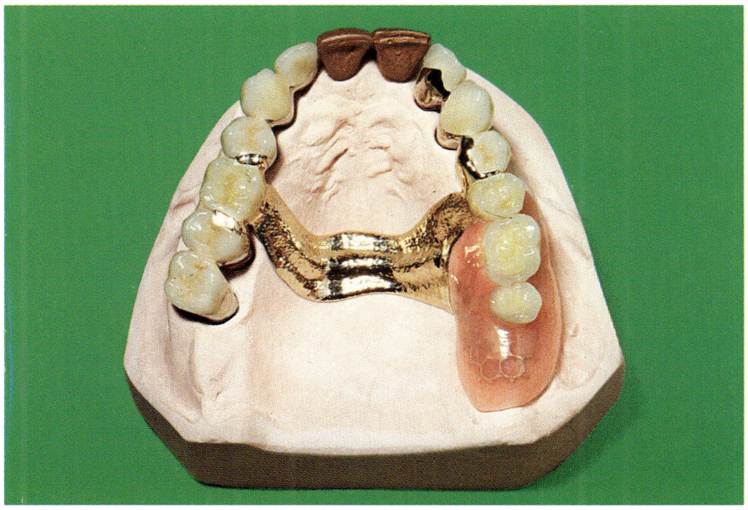

169 Aufgesetzte Prothese desselben Beispiels

170, 171 Detailaufnahmen von **Patrize und Matrize** des extrakoronalen Regulex-Geschiebes. Man beachte die Führungs- und Stabilisierungsfräsung sowie den Umlauf mit der Einführhilfe.

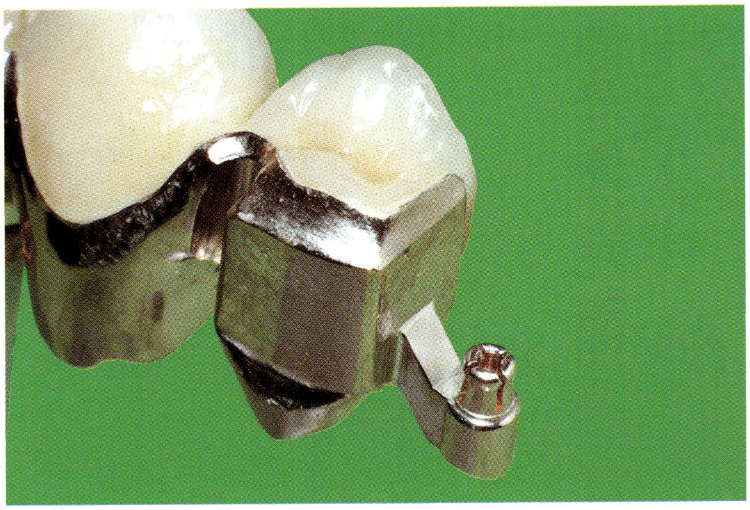

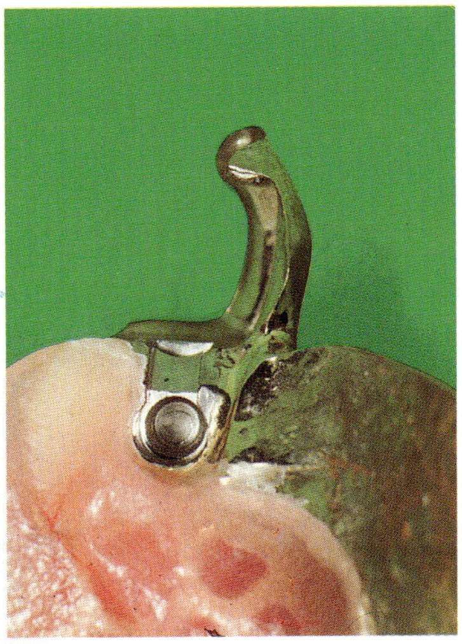

172 Parodontalfreundliche, optimal zu reinigende Anlagerungsmöglichkeit der Geschiebepatrize. Der aktivierbare und auswechselbare **Regulex-Schrauben-Konus** liegt immer in frikativ-retentiver Form vor.

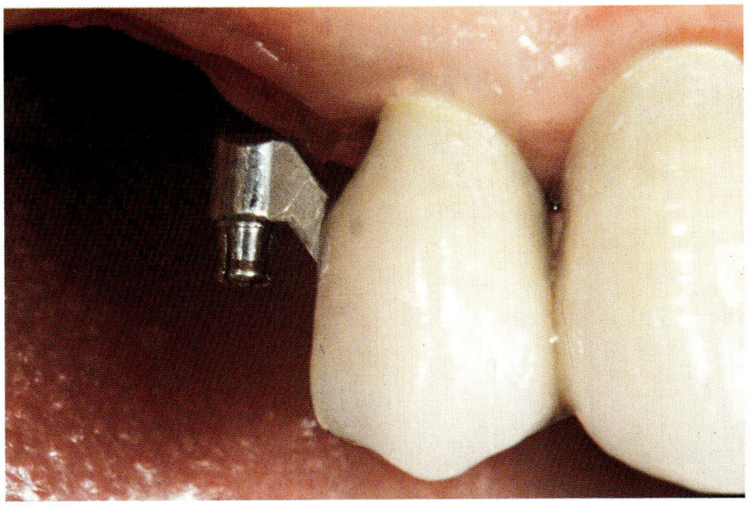

173, 174 Steg und Steghülse des Regulex-Systems. Auch hier sind Einführhilfen unerläßlich.
Die Quaderstege des Regulexsystems werden in Edelmetall mit eingebauter Matrize angeboten oder liegen als rückstandslos verbrennbare Kunststoffstege mit eingelassener Metallmatrize vor und können so gegossen werden.

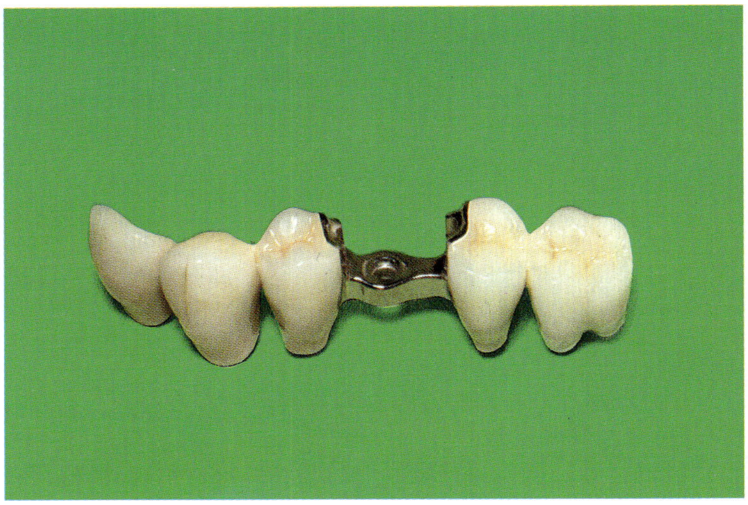

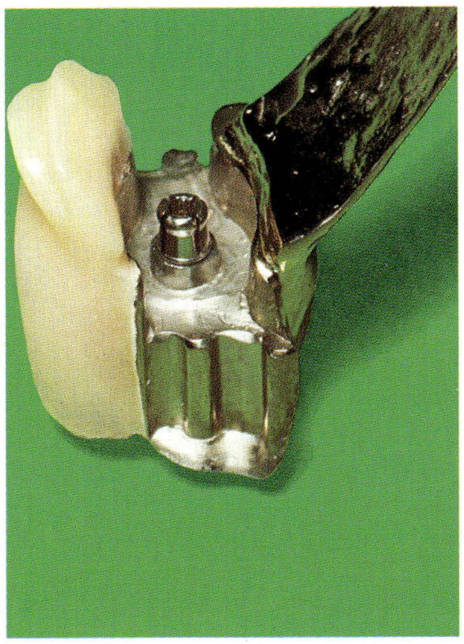

175 Regulex-Anker als Hülsen-Stift-System für die Verwendung auf **Wurzelkappen**

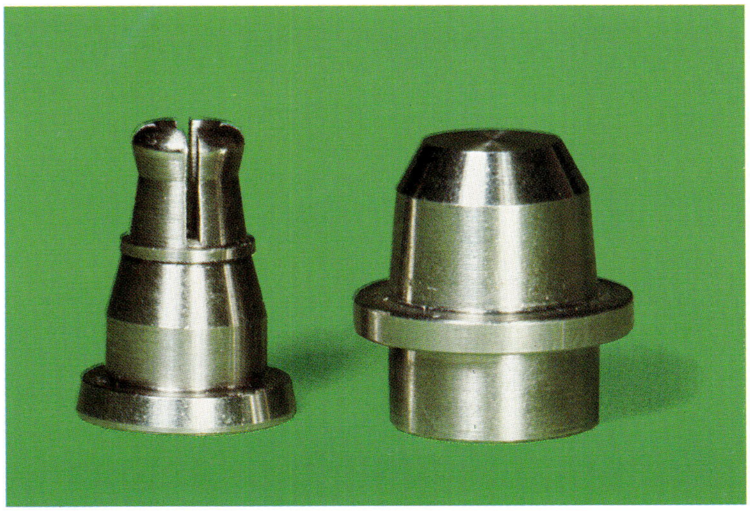

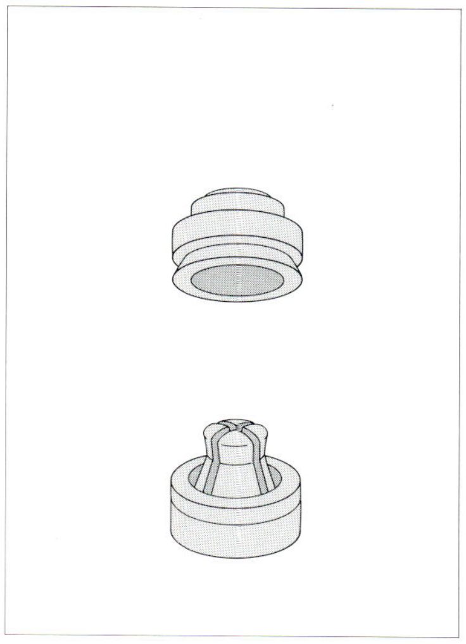

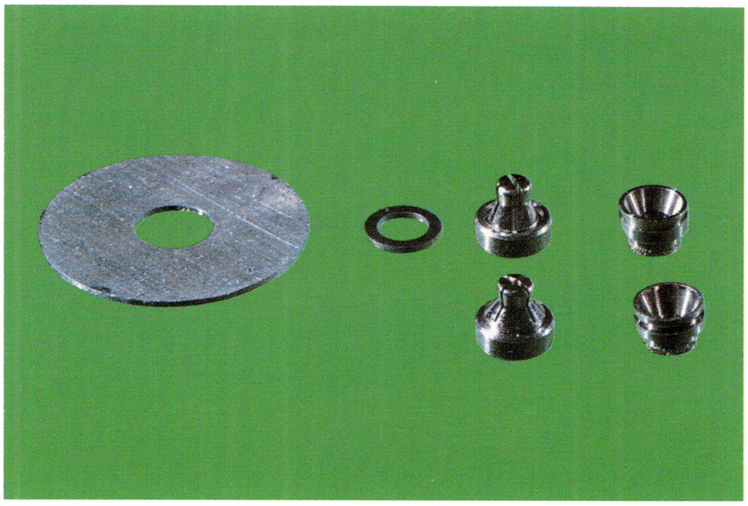

176, 177 CEKA-Verankerungssystem
Der **CEKA-Anker auf einer Wurzelstiftkappe** liegt wie die meisten anderen CEKA-Verankerungen in starrer oder resilienter Form vor. Bei letzterer ermöglichen während der Montage eingelegte Platzhalterscheiben die spätere *Absinkbarkeit.*

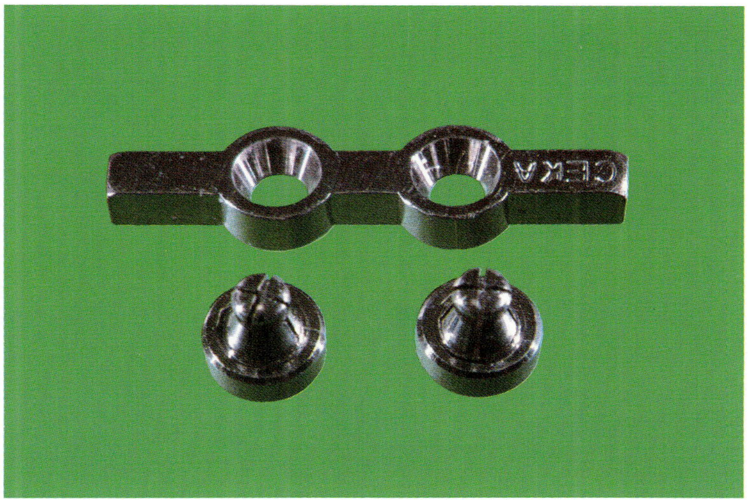

178 Konfektionssteg mit eingebauten CEKA-Verankerungen

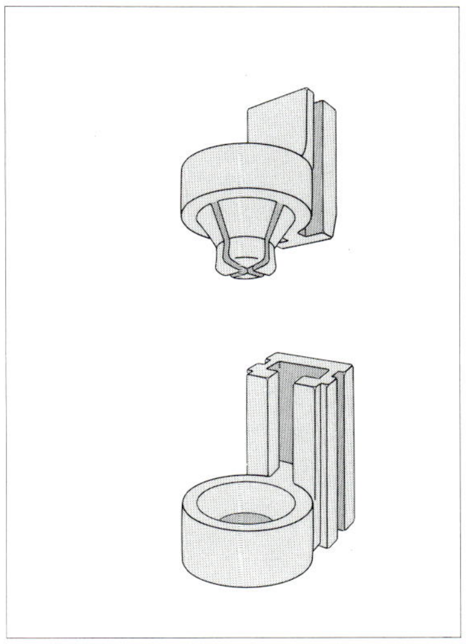

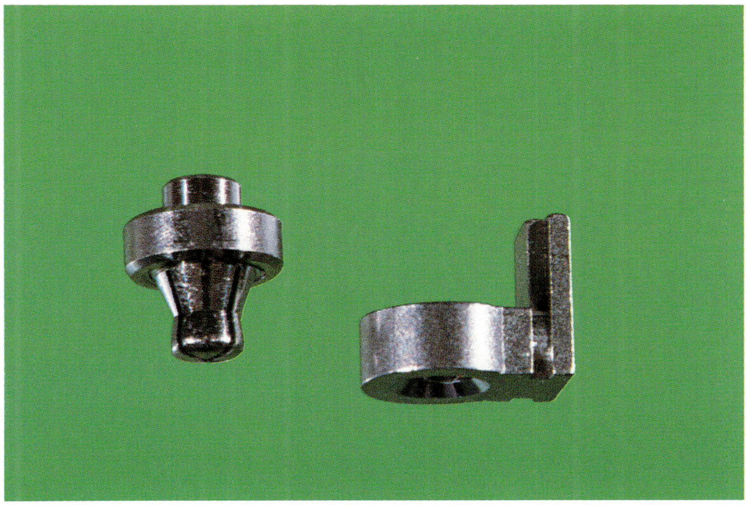

179, 180 Extrakoronale CEKA-Verankerungen
- CEKA-Intrax-Attachment (mit Profilgeschiebe, links)
- extrakoronale CEKA-Verankerung (ohne Profilgeschiebe, rechts)

Kombinierte Anwendung von Verankerungselementen in der partiellen Prothetik

Aufgrund der topographischen Verteilung der Restzähne, des parodontalen und des endodontischen Zustandes der Pfeiler, der Kronenform der Pfeilerzähne sowie des notwendigen Schienungsgrades des Restzahnbestandes müssen bei einer partiellen Prothese oft verschiedenartige Verankerungselemente verwendet werden. Um eine einwandfreie Funktion der Prothese und ein funktionsstabiles Gleichgewicht langfristig zu erhalten, geschieht die Auswahl der Verankerungselemente nach folgenden Kriterien:

- Alle Verankerungen haben *dieselben Bewegungsfreiheitsgrade* aufzuweisen.
- Beim Einschieben der Prothese müssen alle Verankerungen *simultan* die Führung übernehmen.
- Bei allen Attachments muß die terminale Arretierung *gleichzeitig* erfolgen.
- Der Friktions- resp. der Retentionsgrad aller Verankerungen soll *gleichwertig* sein.

181 Anwendungsbeispiel
Versorgung einer unilateral verkürzten Zahnreihe mit kontralateraler Unterbrechung. Auf der unterbrochenen Kieferseite wird die Verankerung durch ein Ringteleskop mit Klemmstiftchen und durch ein frikativ-klemmendes Hülsen-Stift-System (Conod-Anker) gewährleistet. Der Verlängerungssattel ist durch ein extrakoronales, frikativ-klemmendes Stabilex-Geschiebe befestigt.

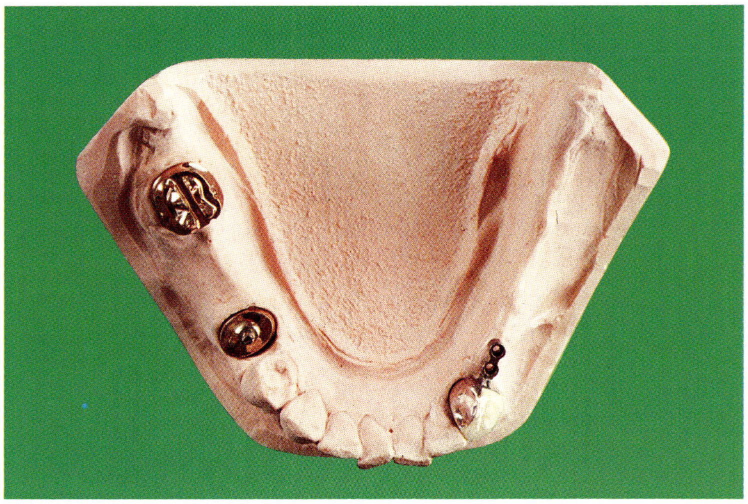

182 Innenansicht der Prothese mit den entsprechenden Matrizen. Das Ringteleskop wird durch einen Sagittalbalken verstärkt.

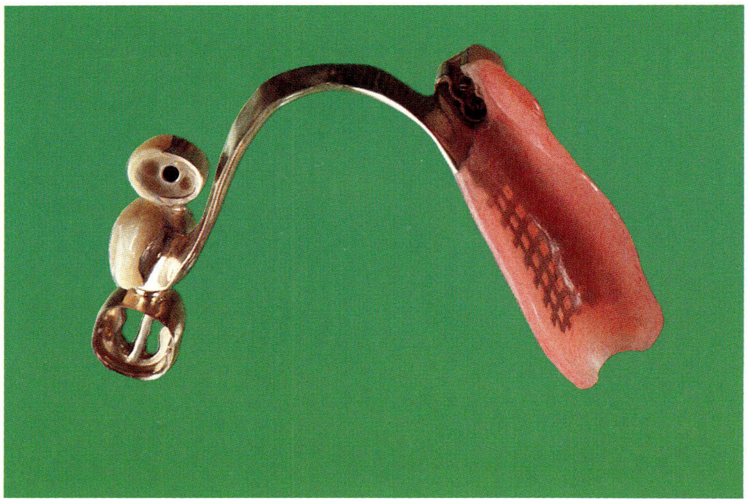

183 Aufgesetzte Prothese

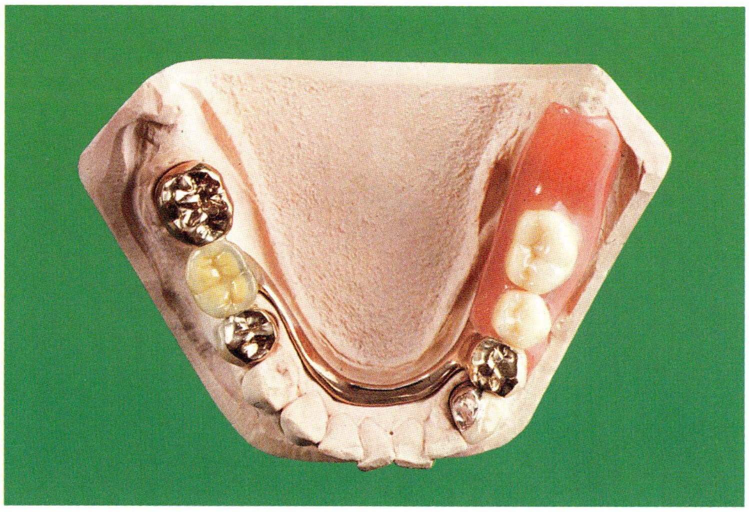

Prothesenkörper

Allgemeines

Der Prothesenkörper besteht aus den zahntragenden Sattelteilen, den Verbindern und den Stabilisierungs- oder Versteifungselementen. Er wird durch die Verankerungen mit den ausgewählten Pfeilerzähnen verbunden.

Bei der Einordnung in das stomatognathe System sind die nachstehenden Aspekte zu beachten:

- Kein Anteil des Prothesenkörpers darf zu Reizungen der marginalen Gingiva der Restzähne führen. Eine optimale Reinigung dieser Bezirke ist zu garantieren.
- Irritationen der Schleimhaut im Bereich der Alveolarfortsätze, des Gaumens sowie der Sublingualgegend müssen vermieden werden.
- Der Restzahnbestand soll die Propriozeption (Meßfühlertätigkeit) bei den oralen Aktivitäten möglichst vollumfänglich übernehmen.
- Auf die künstlichen Zähne auftreffende Kräfte sollen möglichst breitflächig auf den Alveolarkamm sowie auf den harten Gaumen abgeleitet werden.
- Der Prothesenkörper hat ohne relevante Formveränderung (Elastizität, Aufbiegung) allen funktionellen und parafunktionellen Kräften im Kausystem zu widerstehen.

Die Einfachheit, Zweckmäßigkeit und Robustheit der Konstruktion einer partiellen Prothese hat bei der Planung im Vordergrund zu stehen.

Bei einer Prothese sind die wohlausgewogene Auswahl der einzelnen Komponenten und deren Kombination für die langfristige Erhaltung des Restzahnbestandes und für die einwandfreie Funktion über einen langen Zeitraum hinweg von ausschlaggebender Bedeutung.

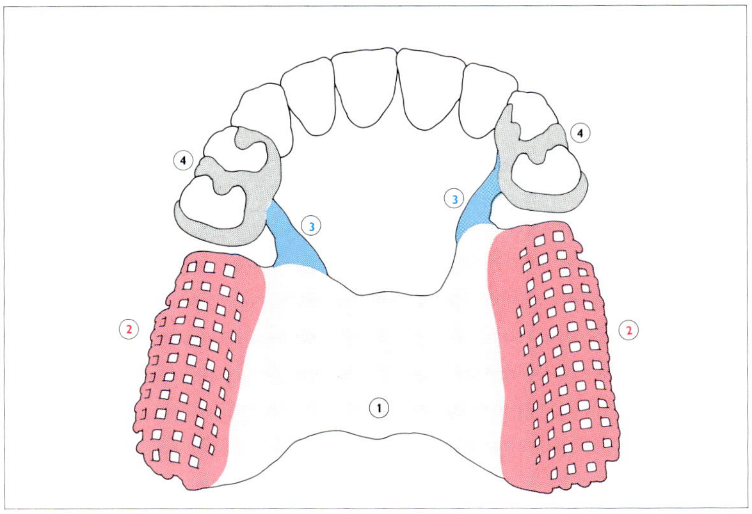

184 Gerüst einer partiellen Prothese

1 = Stabilisierungs- oder Versteifungselement
2 = zahntragende Sattelteile
3 = Verbinder
4 = Verankerungselemente
In diesem Beispiel stellen sie vermessene, gegossene Klammern dar.

Zahntragende Sattelteile

Die Prothesensättel müssen den auf die Pfeilerzähne sowie auf die künstlichen Zähne auftreffenden Kaudruck atraumatisch auf die zahnlosen Kieferpartien ableiten. Sie können ihre Funktion nur erfüllen, wenn sie die größtmögliche Oberfläche aufweisen. Ihre Ausdehnung muß im Bereich der Kieferkämme bis in die Grenzbezirke der angewachsenen Gingiva reichen. Eine Überextension der Sattelränder kann in Funktion die Verankerung lösen! Die Relation der Prothesensättel zu den Pfeilerzähnen muß der Komprimierbarkeit der Schleimhaut Rechnung tragen. Diese Forderung wird durch den Kompressionsabdruck am besten erfüllt.

Die im Sattel befestigten künstlichen Zähne dürfen nur in dem Umfang aufgestellt werden, wie es für Antagonistenkontakte nötig ist. Der vestibulo-orale Durchmesser der posterioren Zähne ist möglichst schmal zu gestalten.

Das den Kunststoffsattel tragende Metallgerüst soll robust und formstabil sein. Eine breitflächige, netzförmige Gestalt ist am günstigsten und gewährleistet zudem die Möglichkeit einer Unterfütterung.

185 **Innenansicht** einer bilateralen Verlängerungsprothese mit maximaler Ausdehnung der Prothesensättel. Das Metallgerüst ist in diesem Bereich netzförmig gestaltet.

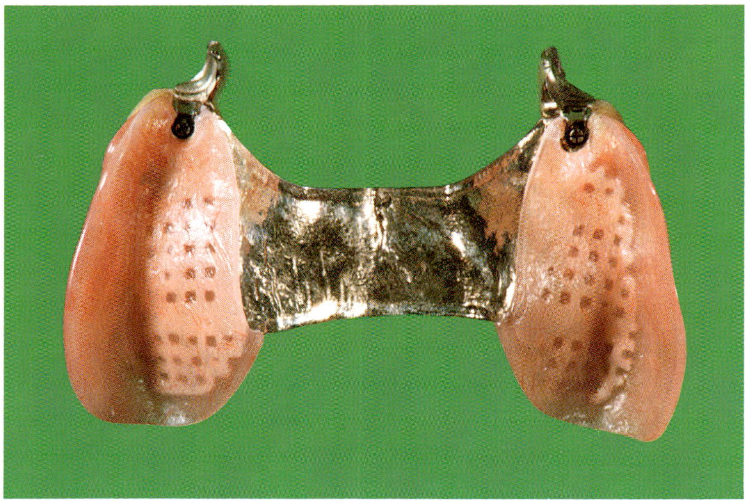

186 Im Bereich des Palatinalbandes und der zahnlosen Kieferabschnitte wurde mit Kerr-Masse eine Vorabformung **(Kompressions-Abdruck)** vorgenommen.

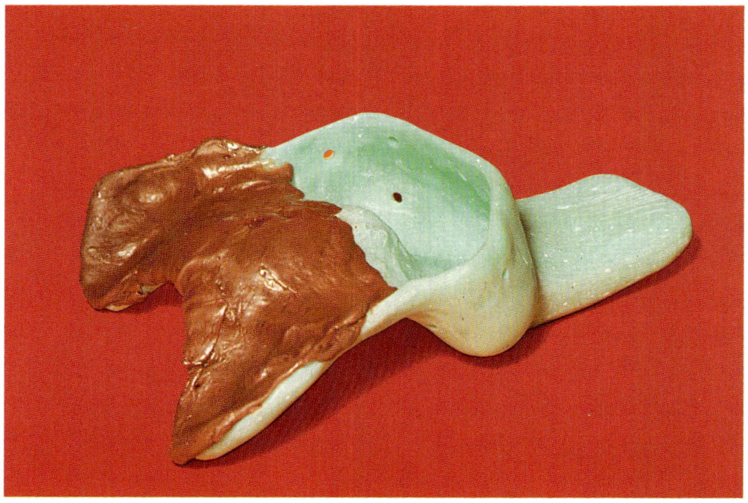

187 Bei maximaler Ausdehnung des Prothesensattels wurde nur die unbedingt erforderliche Zahl künstlicher Zähne (14, 15, 16) aufgestellt. Der untere zweite Molar ist durch einen okklusalen Kontakt noch abgestützt.

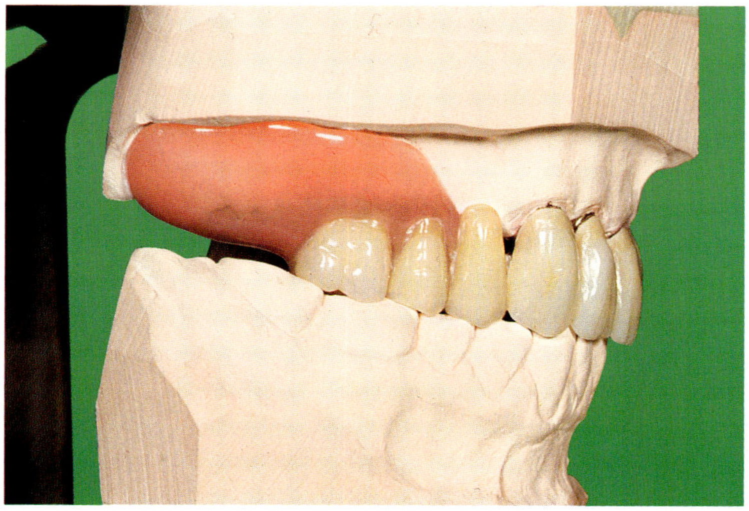

Stabilisierungs- und Versteifungselemente

Es handelt sich dabei um *Transversalbügel, Transversalbänder, Lochplatten* (Rahmen) und *Lingualbügel.* Im Oberkiefer stellen breite, bandförmige transversale Verbindungsbügel die einfachsten und zweckmäßigsten Stabilisierungselemente dar. Durch ihr breitflächiges Anliegen auf dem harten Gaumen übernehmen sie zusätzlich zu den Sätteln die Ableitung der Kaukräfte. Im weiteren stellen sie je nach ihrer Lage eine Verdämmung gegen sagittale und transversale Schubkräfte dar.

Durch ihre Masse leisten sie bei oralen Aktivitäten genügend Widerstand gegen Deformation. Ihre Verbindungen mit den Sattelteilen sowie den Verankerungselementen sind auf einfache und parodontalhygienisch zweckmäßige Art herzustellen.

Durch ihre bevorzugte Lage im hinteren Drittel des Gaumens wird die Phonetik nicht beeinträchtigt.

Die im Unterkiefer verwendeten Lingualbügel haben in der Regel einen tropfenförmigen oder einseitig abgeflacht-eiförmigen Querschnitt.

Im Munde muß darauf geachtet werden, daß der Bügel einerseits nicht im marginalen Bereich der Gingiva liegt und andererseits die Funktion des Mundbodens nicht beeinträchtigt. Je nach der Breite der für die Anlage zur Verfügung stehenden Zone kann der Bügel hochgestellt, schräggestellt oder flach angeordnet werden. Bei horizontaler Gestaltung ist ein Abstand zum Margo von mindestens 3 mm einzuhalten, während im Normalfall ein Abstand von 5 mm als optimal angesehen wird. Der Querschnitt muß bei Goldlegierungen in der Dimension von 4×3 mm liegen, während bei den Stelliten 3×2 mm genügt.

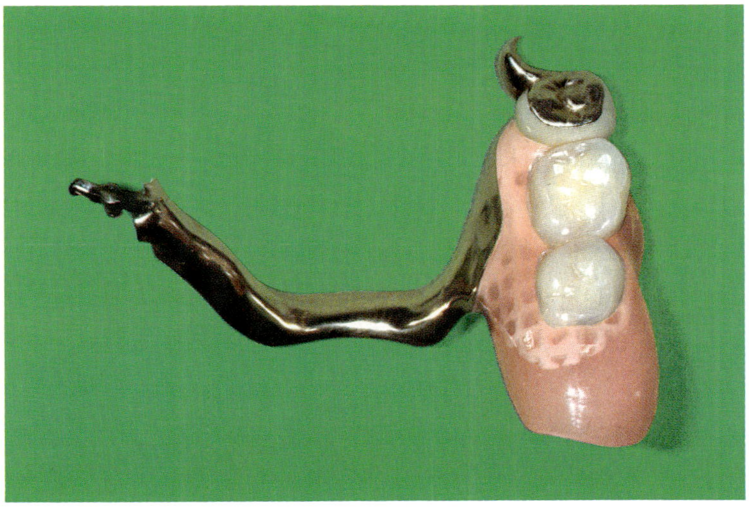

188 Transversalbügel im Oberkiefer
Die schmale, aber sehr massive Formgebung wirkt sich zumeist ungünstig aus.

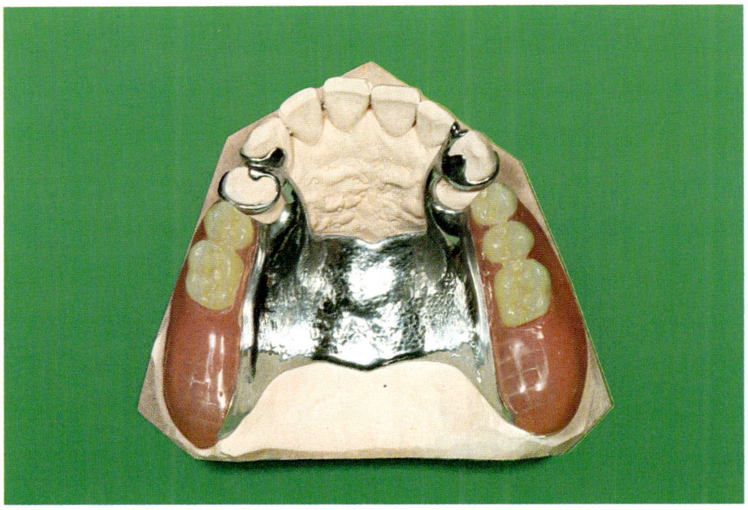

189 Transversalband im Oberkiefer

190 Die **Lochplatte** im Oberkiefer bildet bei multipel unterbrochener Zahnreihe, speziell bei gleichzeitiger frontaler Unterbrechung, oft die einzige Möglichkeit der transversalen Versteifung.

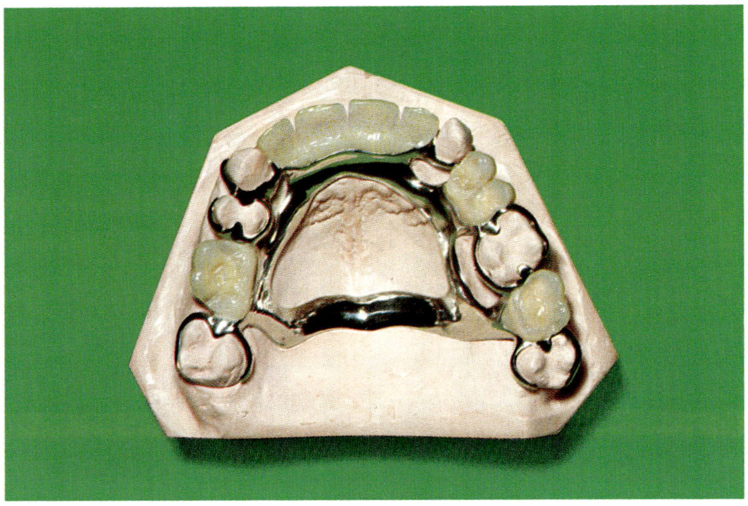

191, 192 Typische **Lage des Lingualbügels** bei einer bilateralen Verlängerungsprothese im Unterkiefer (links).
Der Lingualbügel ist im Querschnitt einseitig abgeflacht tropfenförmig (rechts).

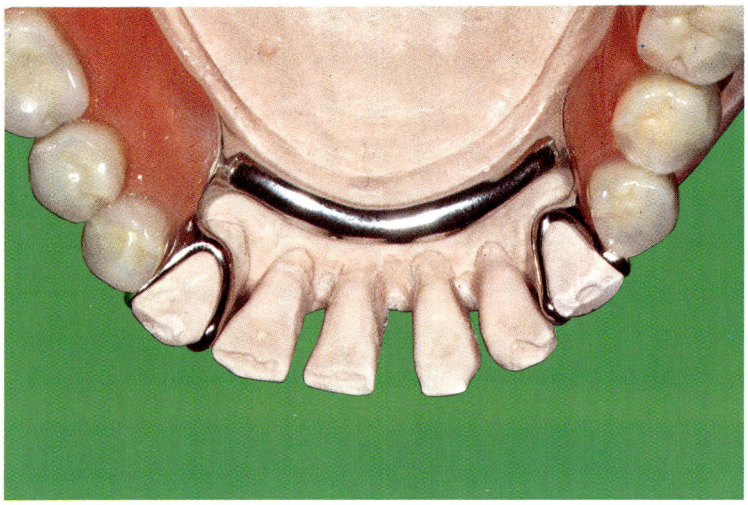

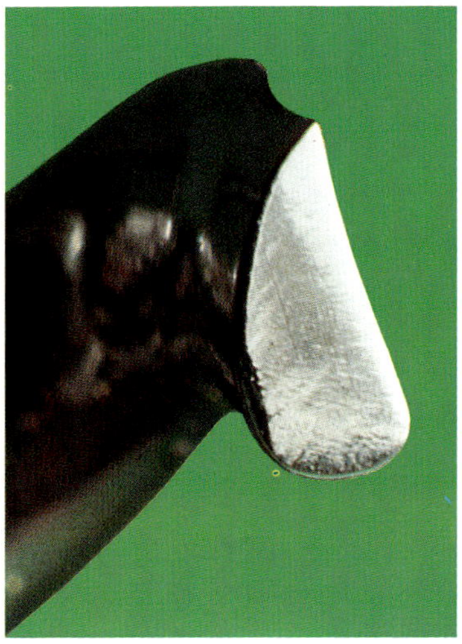

193, 194, 195 Anlagerungsmöglichkeiten des Lingualbügels (nach Marxkors):
- hochgestellt bei normalen Verhältnissen (links)
- schräggestellt bei hoch ansetzendem Mundboden (Mitte)
- horizontal angeordnet bei ungünstigen Verhältnissen (rechts)

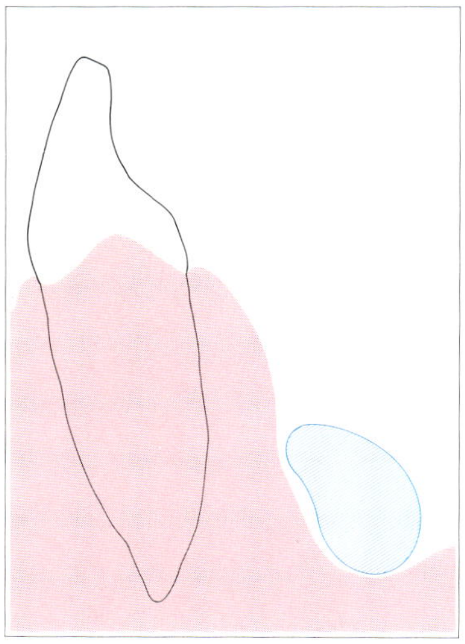

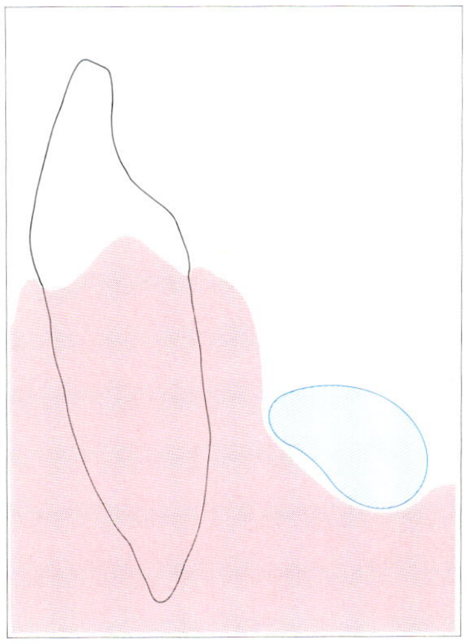

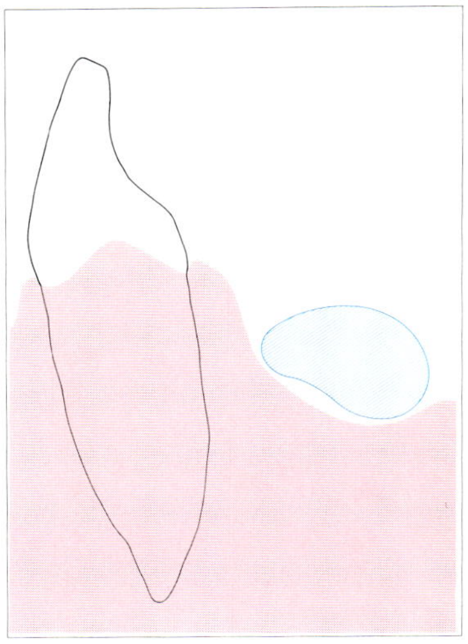

196 Ausgeprägtes **Dekubitalgeschwür,** verursacht durch einen falsch gestalteten Lingualbügel. Die linguale Knochenlamelle am unteren rechten Inzisiven wurde resorbiert!

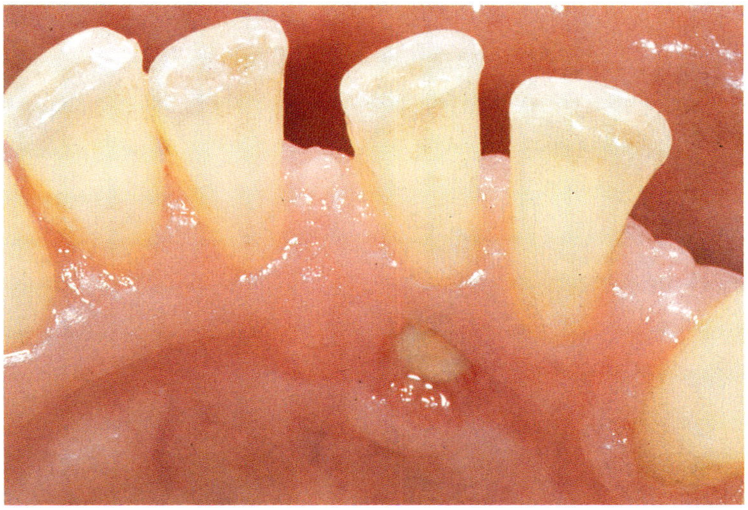

Verbinder (Klammerstiele)

Die Verbinder bilden den Übergang zwischen dem Prothesenkörper und den Verankerungselementen. Ihrer möglichst zweckmäßigen und parodontalfreundlichen Anlage ist immer besondere Beachtung zu schenken. Bei partiellen Prothesen mit individuell hergestellten oder konfektionierten Verankerungselementen sind sie in der Regel durch den Kunststoff der zahntragenden Sattelteile verdeckt. In besonderen Fällen können aus Stabilitätsgründen zusätzliche, offene Verbinder indiziert sein.

Modellgußprothesen weisen dagegen häufig unverdeckte Klammerstiele auf.

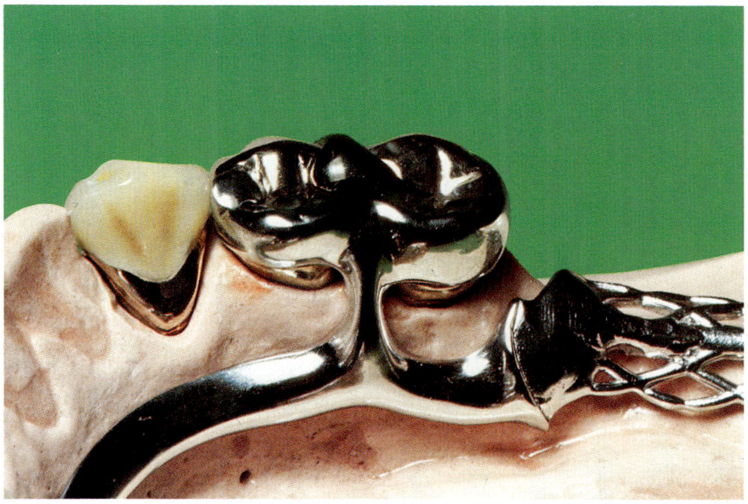

197 Die beiden Klammern auf den Prämolaren wurden durch einen gemeinsamen, interdental liegenden Klammerstiel mit dem Lingualbügel verbunden.
Er ist im Bereich der Interdentalpapille hohlgelegt und ermöglicht eine optimale Selbstreinigung. Seine Lage und Formgebung erlauben eine parodontalhygienisch günstige Chassisgestaltung.

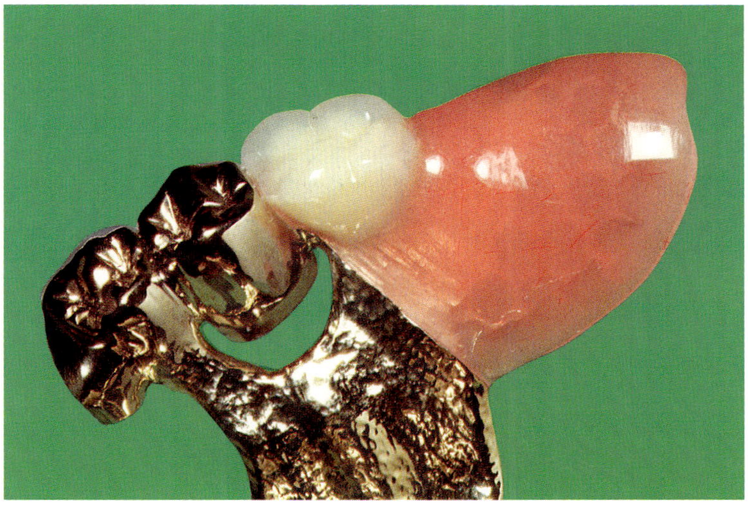

198 Sind mehrere benachbarte Verbinder notwendig, soll die marginale Gingiva der Pfeilerzähne möglichst großflächig ausgespart werden.

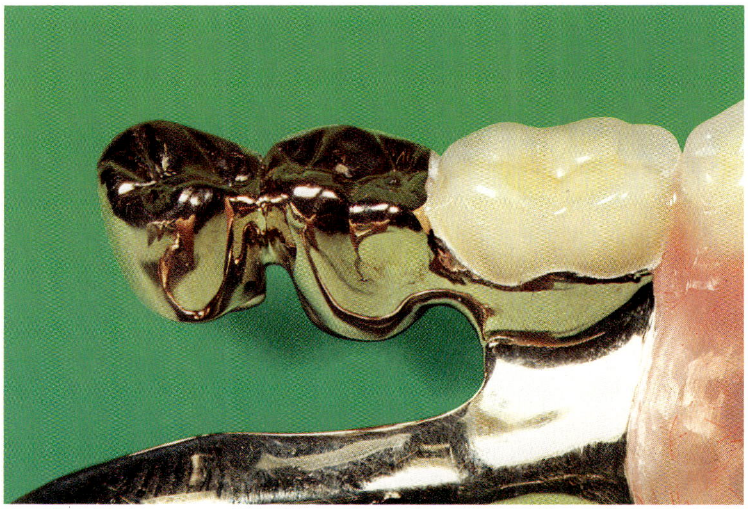

199 Bei kurzen klinischen Kronen der Pfeilerzähne können ungünstige Verbinderführungen durch Gestaltung eines **ponticförmigen** ersten künstlichen Zahnes vermieden werden. Einwandfreie parodontale Verhältnisse sind das Resultat.

Planung partieller Prothesen

Die prothetische Planung ist in fünf Phasen gegliedert:

200 Die Phasen der prothetischen Planung, der Entschlußfassung und der Therapie

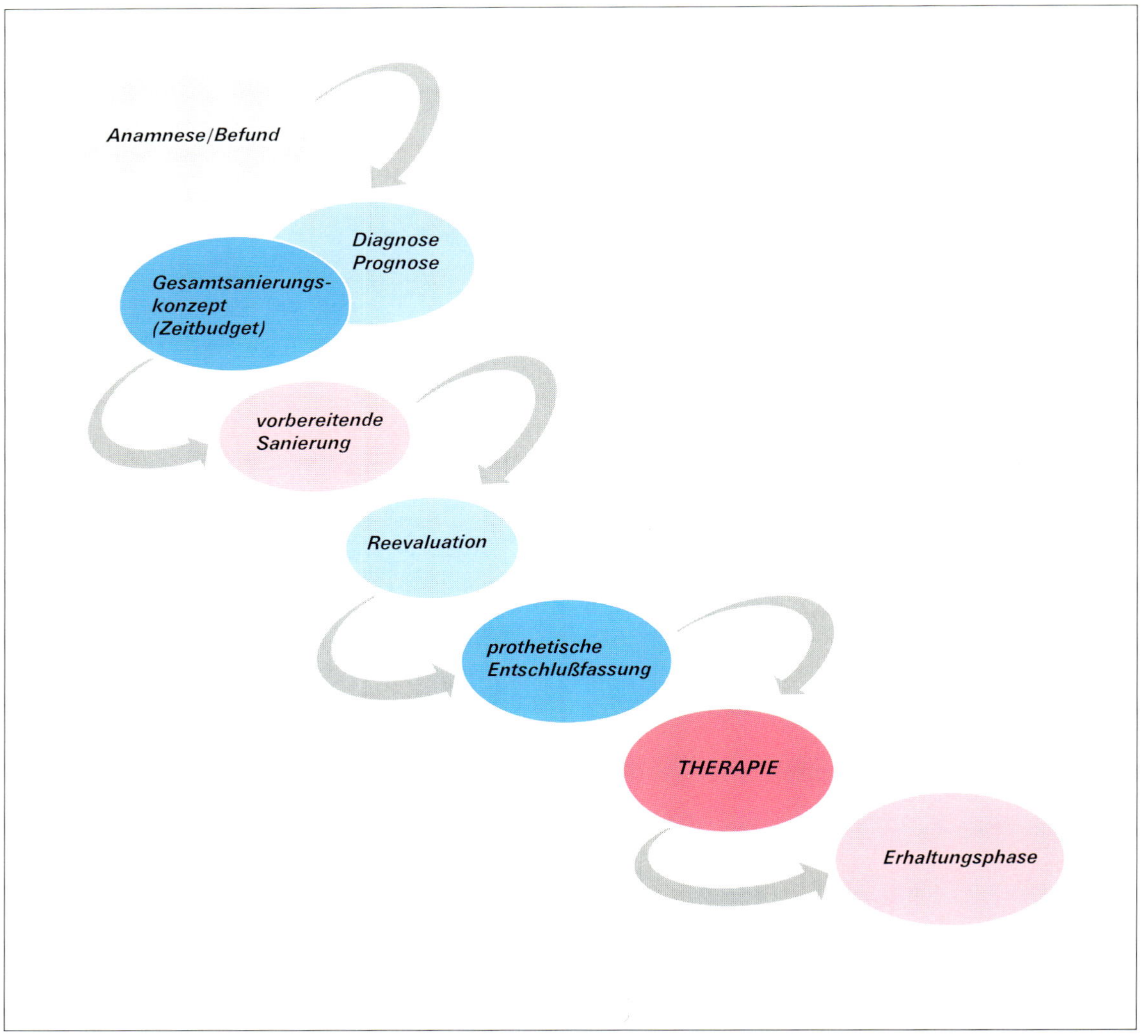

Anamnese und Befund in der partiellen Prothetik

Eine gemischt gestützte abnehmbare Prothese stellt den letzten Abschnitt eines Gesamtsanierungskonzeptes dar.

Ihre Eingliederung darf erst erfolgen, wenn alle Komponenten des stomatognathen Systems zuvor in den bestmöglichen Gesundheitszustand gebracht worden sind. Vor jeder prothetischen Planung ist daher durch eine gezielte Anamnese und Befundaufnahme festzustellen, ob an den Strukturen des Kausystems pathologische Erscheinungen und Dysfunktionen vorliegen oder zu erwarten sind. Es müssen also mannigfaltige Informationen gesammelt und ausgewertet werden. Sie ermöglichen die Diagnose und darauf basierend die adäquate Therapie.

Anamnese (nach Kerschbaum 1980)

Eine *allgemeinmedizinische* Anamnese ist von einer rein zahnärztlichen abzugrenzen.

In der ersteren werden allgemeinmedizinische Manifestationen abgeklärt.

Als besonders wichtig zu werten sind Informationen über Stoffwechselkrankheiten (z. B. Diabetes), Erkrankungen des hämatopoetischen Systems (z. B. Leukämien, Agranulozytose), Magen-Darm-Störungen sowie Durchblutungsstörungen. Im weiteren ist der allgemeine Gesundheitszustand abzuschätzen. Auch der psychischen Erscheinungsform des Patienten ist ein Augenmerk zu schenken. Es seien hier die sogenannte „psychogene Protheseninverträglichkeit" sowie der oft feststellbare psychische Hintergrund des Bruxismus erwähnt. Ebenfalls prägen psychosoziale Aspekte die prothetische Entschlußfassung. Alter, Geschlecht und Konstitution runden das Bild ab.

Die *zahnärztliche* Anamnese umfaßt vor allem den Kreis der bisher abgelaufenen Zahn-, Mund- und Kieferkrankheiten. Dabei ist der zeitliche Ablauf der Kariesaktivität und der Parodontalerkrankungen von entscheidender Bedeutung. Warum und in welcher Frist gingen die Zähne verloren?

Anamnesefragebogen

Name: ....

Vorname: ....

Geb.-Datum: ....

Adresse: ....

	ja	nein
1. Waren Sie während der letzten zwei Jahre im Spital oder in ärztlicher Behandlung?	☐	☐
2. Nahmen Sie in den letzten Wochen regelmäßig Medikamente ein?	☐	☐
Wenn ja, welche?		
3. Hatten Sie jemals ungewöhnliche oder allergische Reaktionen auf Spritzen oder Medikamente?	☐	☐
Wenn ja, welche, und worauf?		
4. Hatten Sie jemals Schwierigkeiten mit langem Bluten?	☐	☐
Sind Sie antikoaguliert?	☐	☐
5. Besteht zur Zeit eine Schwangerschaft?	☐	☐
6. Hatten Sie jemals:		
– Herz-Kreislauf-Störungen / hohen Blutdruck?	☐	☐
– Diabetes?	☐	☐
– Asthma, Heuschnupfen?	☐	☐
– Erkrankungen der Atmungsorgane?	☐	☐
– Magen- oder Darmgeschwüre?	☐	☐
– schweres Rheuma, Arthrosen?	☐	☐
– Virushepatitis?	☐	☐
– eine andere ernsthafte Erkrankung?	☐	☐

Hiermit bestätige ich, obige Angaben vollständig und wahrheitsgetreu ausgefüllt zu haben.

Basel, den .... Unterschrift: ....

201 Dieser **Fragebogen** für die medizinische Anamnese hat sich seit Jahren bewährt und erleichtert das ärztliche Gespräch.

Befund

Die Befunderhebung ergibt ein breitgefächertes Informationsspektrum, das die Angaben aus der Anamnese ergänzt und erweitert.

Eine Strukturierung der gewonnenen Erkenntnisse führt zu einem Gesamtbild des Patienten. Seine physische, psychische und soziale Präsentation und der Zustand seines Kauorgans werden festgelegt.

Die Befundaufnahme gliedert sich in 5 Abschnitte:

- die extraorale Inspektion
- die intraorale Inspektion (Weichteile, Zahnreihen)
- die Röntgenuntersuchung (Kleinbilder, OPT)
- die Aufnahme des Parodontalstatus
- die Überprüfung der Funktion

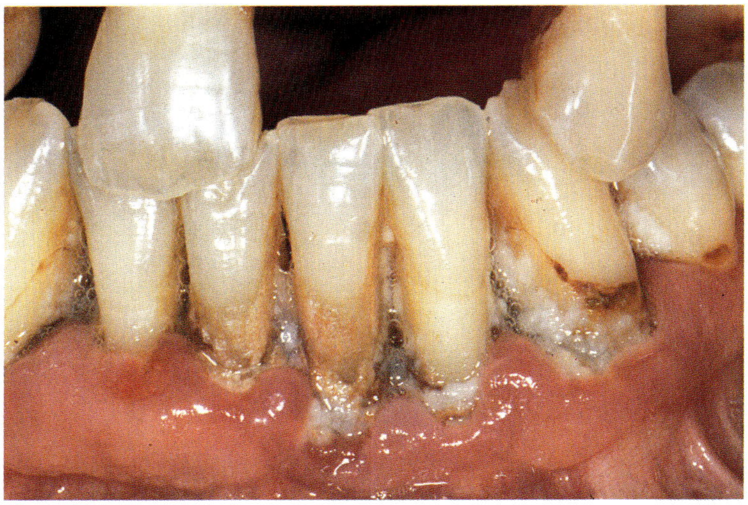

202 Als erstes ist der **Pflegezustand** des Gebisses einwandfrei abzuklären. Die Bereitschaft des Patienten zu einer tadellosen Mundhygiene muß erfaßt und seine Mitarbeit durchgesetzt werden.

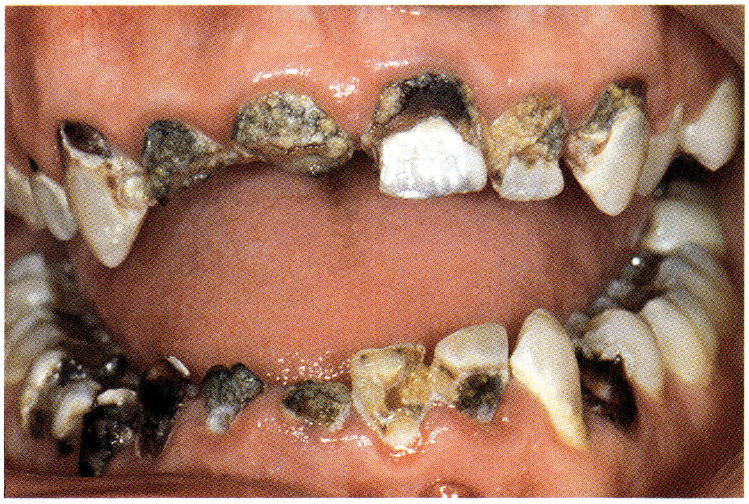

203 Die **Kariesinzidenz** ist festzulegen! Das Bild zeigt die Mundsituation eines 20jährigen Patienten!

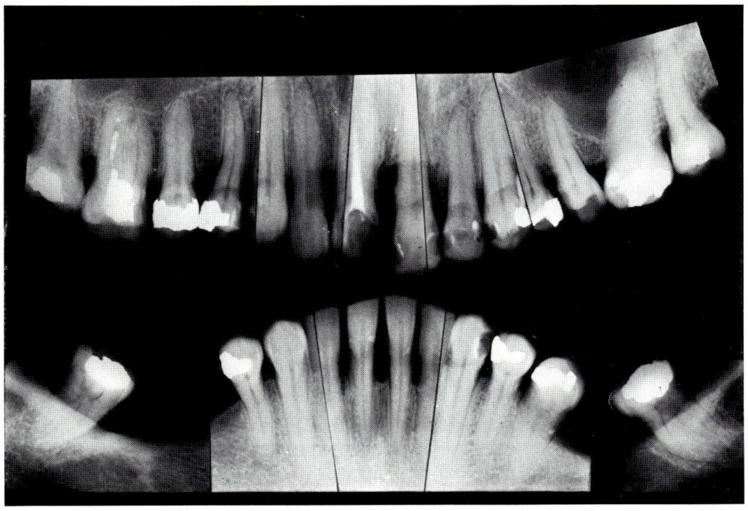

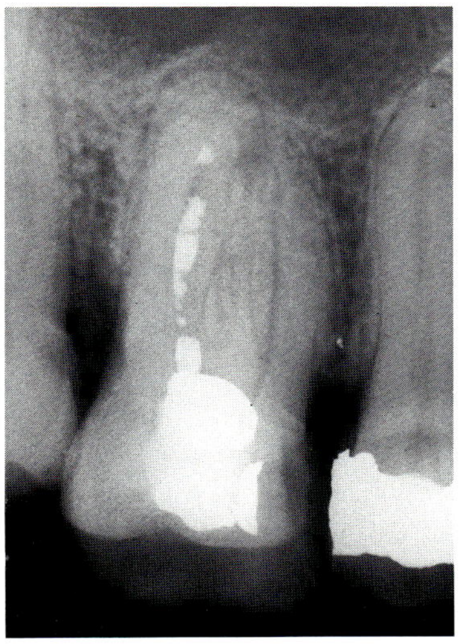

204, 205 Ein **gesamter Röntgenstatus** in Form von Einzelbildern im Bereich der Restzähne sowie der zahnlosen Kieferabschnitte ist in jedem Fall anzufertigen. Wurzelbehandlungen, Füllungen sowie Kronen- und Brückenarbeiten sind zu beurteilen.

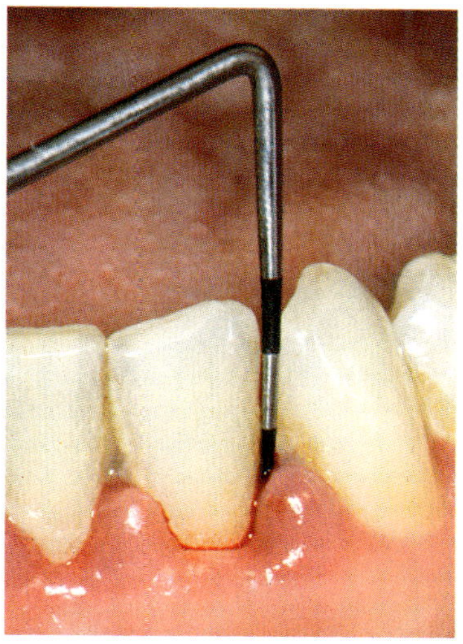

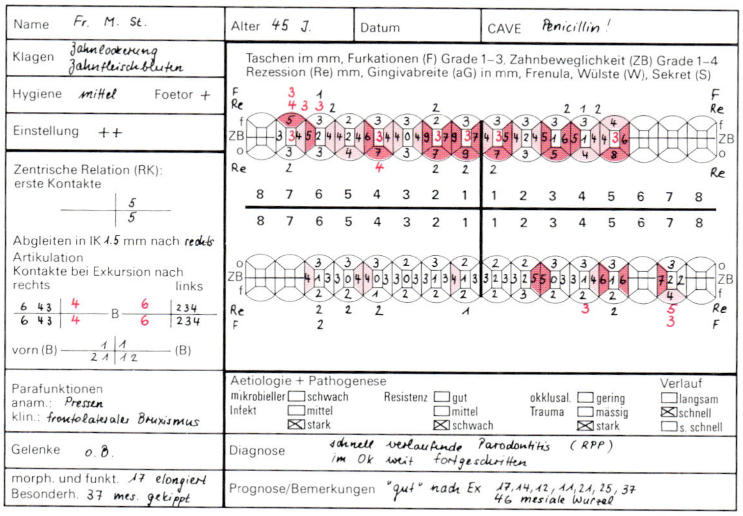

Name Fr. M. St.	Alter 45 J. / Datum / CAVE Penicillin!
Klagen Zahnlockerung, Zahnfleischbluten	Taschen im mm, Furkationen (F) Grade 1–3, Zahnbeweglichkeit (ZB) Grade 1–4, Rezession (Re) mm, Gingivabreite (aG) in mm, Frenula, Wülste (W), Sekret (S)
Hygiene mittel Foetor +	8 7 6 5 4 3 2 1 / 1 2 3 4 5 6 7 8
Einstellung ++	8 7 6 5 4 3 2 1 / 1 2 3 4 5 6 7 8
Zentrische Relation (RK): erste Kontakte 5/5. Abgleiten in IK 1.5 mm nach rechts. Artikulation: Kontakte bei Exkursion nach rechts / links: 6 43 / 4 – B – 6 / 234; 6 43 / 4 – 6 / 234; vorn (B) 1 / 1, 21 / 12 (B)	
Parafunktionen anam.: Pressen klin.: frontolateraler Bruxismus	Aetiologie + Pathogenese: mikrobieller Infekt ☐ schwach ☐ mittel ☒ stark; Resistenz ☐ gut ☐ mittel ☒ schwach; okklusal. Trauma ☐ gering ☐ mässig ☒ stark; Verlauf ☐ langsam ☒ schnell ☐ s. schnell
Gelenke o. B.	Diagnose schnell verlaufende Parodontitis (RPP) im OK weit fortgeschritten
morph. und funkt. Besonderh. 17 elongiert 37 mes. gekippt	Prognose/Bemerkungen "gut" nach Ex 17, 14, 12, 11, 21, 25, 37 46 mesiale Wurzel

206, 207 Ein vollständiger **Parodontalstatus** mit Taschenmessungen und Zahnbeweglichkeitsmessungen sowie die Ermittlung des Entzündungsgrades des marginalen Parodonts ist unerläßlich.

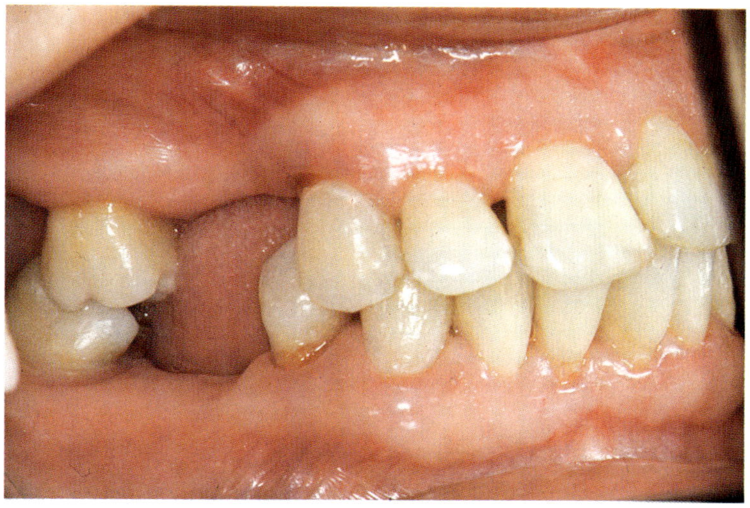

208 Man gewinnt einen **topographischen Überblick** über Zahnstellungen, Kippungen, Wanderungen und Elongationen. Der **Zustand des Alveolarknochens** sowie die **Schleimhautverhältnisse** in den zahnlosen Kieferabschnitten müssen überprüft und abgeklärt werden.

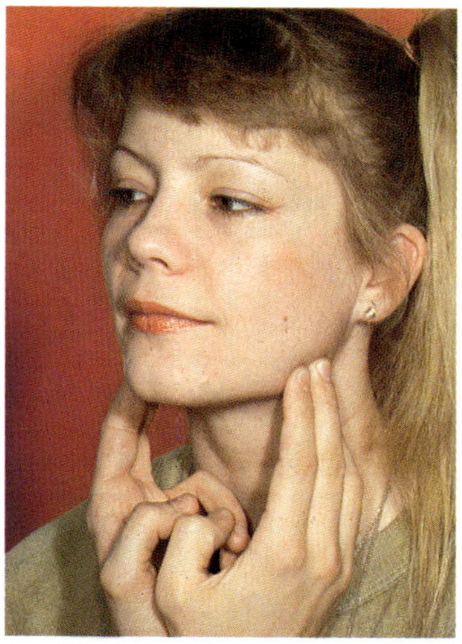

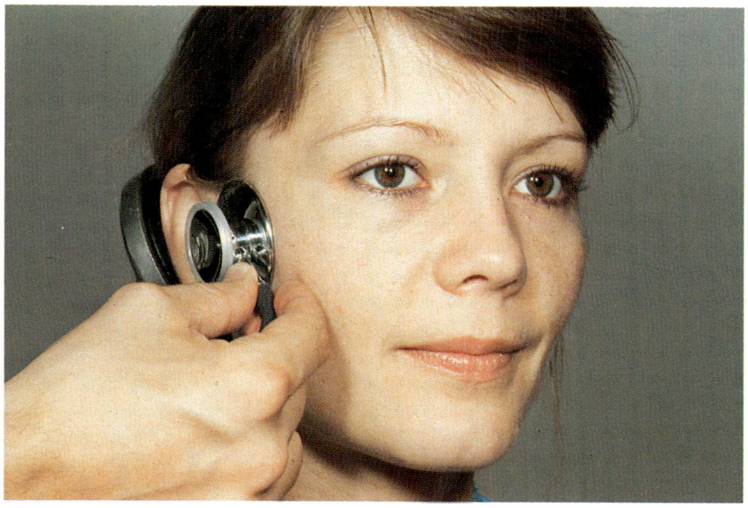

209, 210 Die Überprüfung des **Zustandes und der Funktion der Kaumuskulatur** sowie der **Gelenkfunktion** erfolgt durch Palpation, Inspektion der Mundöffnung und Auskultation der Gelenke.

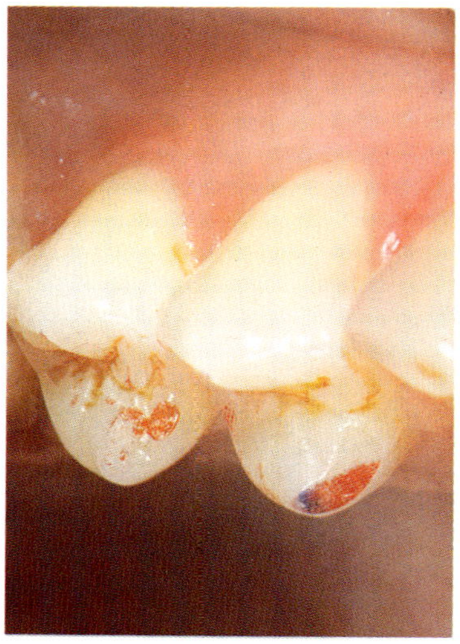

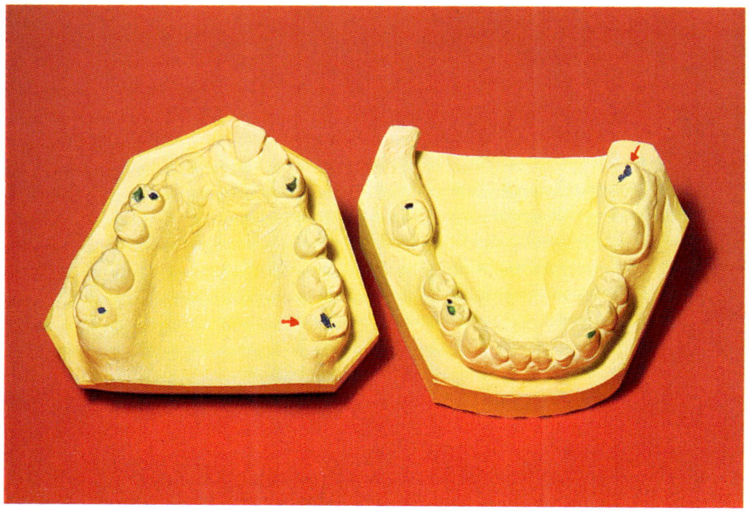

211, 212 Die **okklusale Funktionsanalyse** ist von großer Bedeutung. Sie erfolgt in der Regel direkt im Munde (links). Bei unübersichtlichen Verhältnissen dienen die Studienmodelle im Artikulator zur Visualisierung der gestörten okklusalen Funktion (rechts).

Diagnose

Die mosaikartige Zusammensetzung aller aus der Anamnese und dem Befund gewonnenen Informationen führt zu einem klar umrissenen Bild der partiellen Zahnlosigkeit mit ihren ursächlichen Zusammenhängen und deren Folgen auf den Zustand des stomatognathen Systems.

Die diagnostischen Überlegungen führen zu Schlußfolgerungen über die notwendigen therapeutischen Maßnahmen zur Gesundung und Optimierung des Kauorgans.

Festlegung eines Gesamtsanierungskonzeptes

Ein Katalog von *Sofortmaßnahmen* für die Sanierung des Kausystems wird festgelegt. Das Ausmaß und die Dauer der notwendigen Sanierungsmaßnahmen müssen in einem Zeitplan festgehalten werden. Das Ziel all dieser therapeutischen Schritte ist das gesunde und optimierte Fundament der späteren Prothese.

Die Gesamtsituation sowie das Spektrum der Therapiemöglichkeiten und vor allem das Ausmaß der nötigen Sanierungsarbeiten sind mit dem Patienten zu besprechen. Ansprüche und ökonomische Faktoren müssen hierbei beachtet werden.

Sanierungsmaßnahmen

Das Ausmaß der Sanierung, die physische, psychische und ökonomische Belastung müssen mit dem Patienten besprochen werden. Sein Einverständnis und sein Wille zur Mitarbeit sind eine der Grundlagen für eine effiziente Behandlung.

Mundhygiene und Prophylaxe

Eine wiederholte und überwachte Mundhygiene-Instruktion ist von essentieller Bedeutung. Der Papillen-Blutungs-Index (PBI) nach MUEHLEMANN (1978) und die herkömmliche Plaquefärbung sind dabei eine große Hilfe.

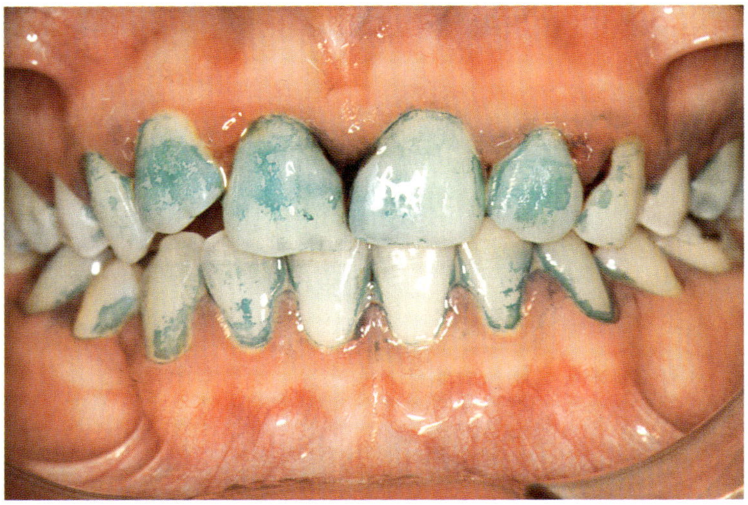

213 Patient mit schlechter Mundhygiene und Schmutzgingivitis
Für die Darstellung der Plaque haben sich blaue und grüne Lebensmittel- und Vitalfarben besonders bewährt.

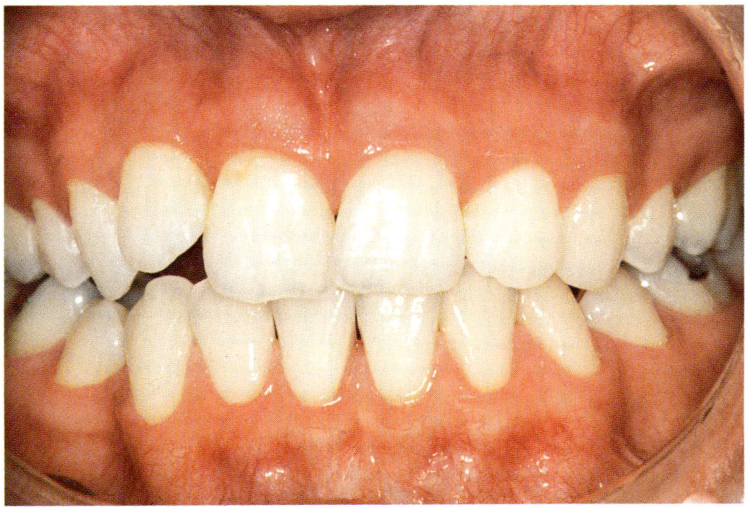

214 Derselbe Patient konnte für eine **einwandfreie Mundhygiene** motiviert und die Gingivitis zum Verschwinden gebracht werden.

Parodontalsanierung

Basierend auf dem *Parodontalstatus* wird primär festgelegt, welche Zähne erhaltungswürdig sind. Dabei ist festzuhalten, daß sich gelockerte Einzelzähne nach einer Parodontaltherapie und nach funktioneller Behandlung oft wieder festigen können. Der Entscheid, ob extrahiert werden muß, ist also nicht immer unbedingt primär zu fällen. Als parodontaltherapeutische Maßnahme kommt das gesamte Spektrum der modernen Parodontologie zur Anwendung (Rateitschak, 1984):

- supragingivale Plaque- und Zahnsteinentfernung
- Beseitigung von Plaqueretentionsstellen (Kronenränder, überstehende Füllungen)
- subgingivale Plaque- und Zahnsteinentfernung (deep scaling)
- Wurzelglättung (root planing)
- Weichteilkürettage
- Reevaluation (dann Entscheid, ob Parodontalchirurgie)
- Parodontalchirurgie (z. B. modifizierter Widman, freie Schleimhauttransplantate)

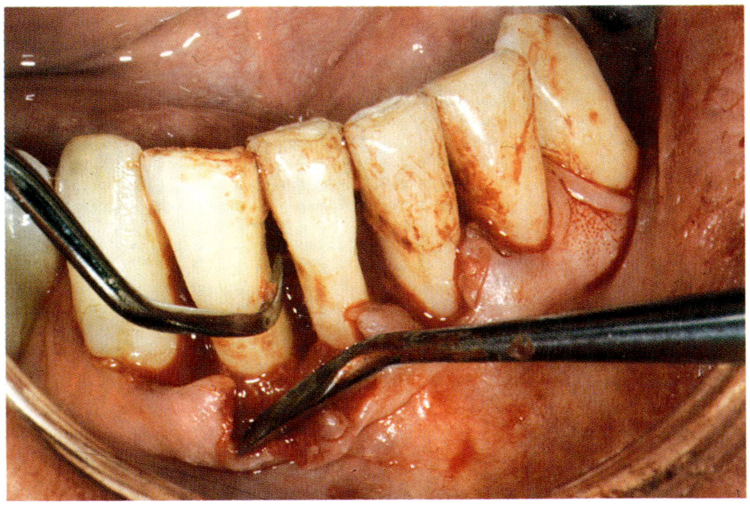

215 Der wichtigste Schritt bei **parodontal-chirurgischen Eingriffen** ist die systematische Wurzelglättung unter Sicht. Mit feinen Küretten werden Reste von Taschen- und Granulationsgewebe entfernt.

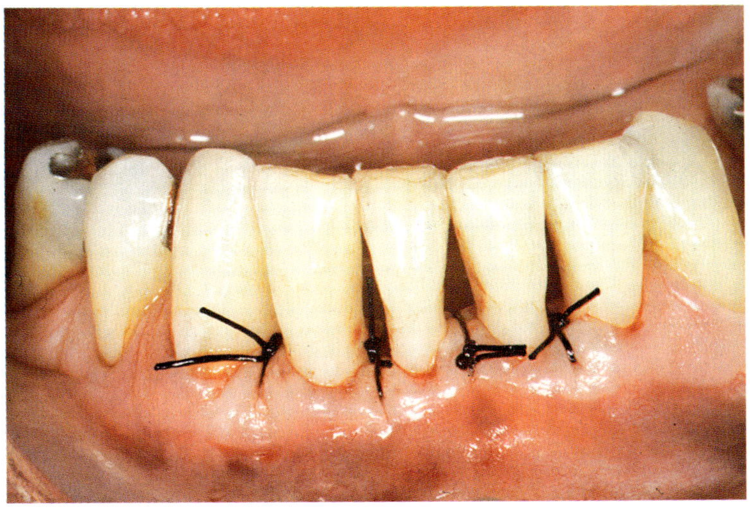

216 Nach erfolgter **Lappenoperation** (modifizierte Widman-Operation) werden die fazialen und oralen Lappen durch Interdentalnähte dicht an Knochen und Zähnen adaptiert.

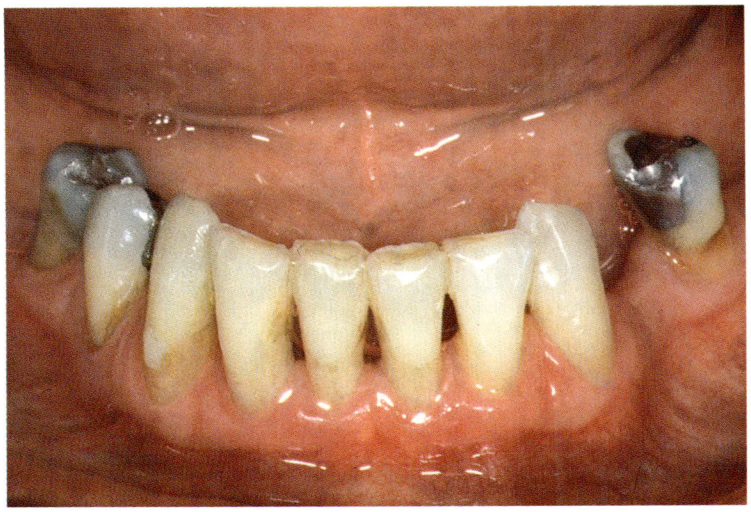

217 **Schlußbefund** nach der Nahtentfernung und Abheilung. Durch eine Lappenoperation entstehen häufig „verlängerte“ klinische Kronen und damit größere Interdentalräume. Die Interdentalhygiene ist der neuen Situation anzupassen und neu zu instruieren.

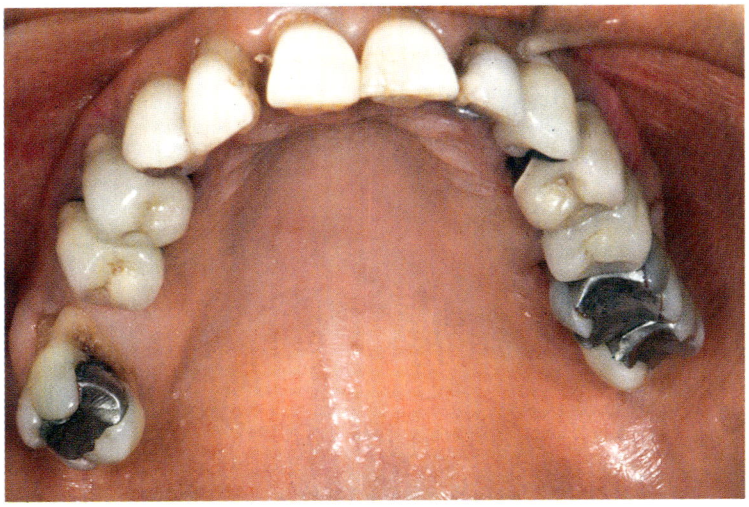

218 Im Oberkiefer der gleichen Patientin besteht eine ausgeprägte Parodontitis. Mehrere Zähne sind nicht mehr erhaltungswürdig.

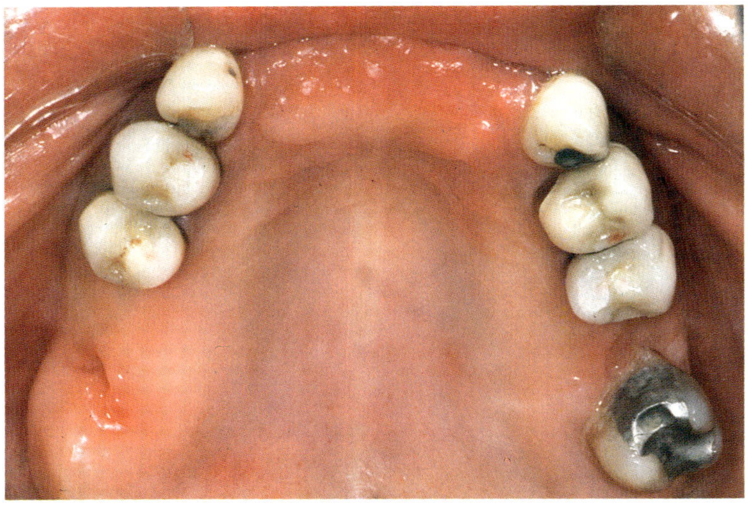

219 **Definitiver Restzahnbestand** nach Extraktionen und Revisionen

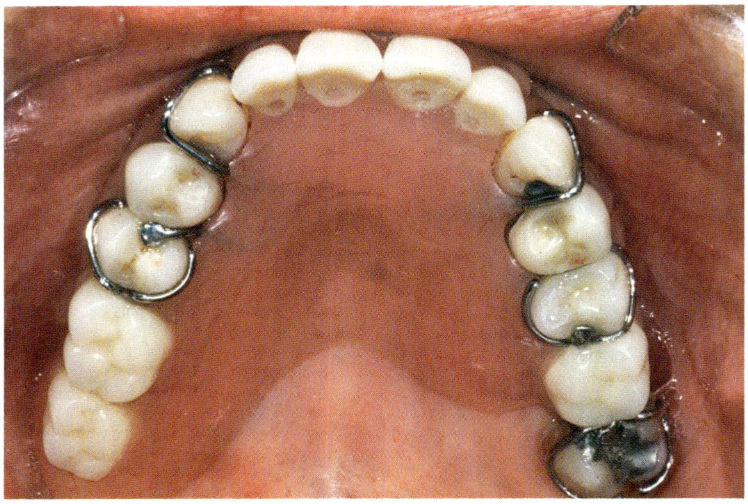

220 Die fehlenden Zähne wurden unmittelbar nach der Operation durch eine **provisorische Kunststoffprothese** ersetzt.

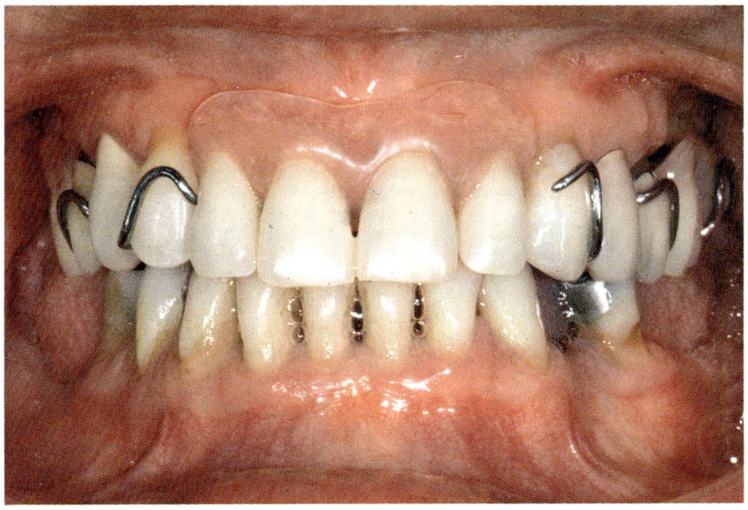

221 Frontalansicht des provisorischen Zahnersatzes. Die weitere prothetische Versorgung dieser Patientin wird bei den Falldokumentationen (s. S. 193 ff) vorgestellt.

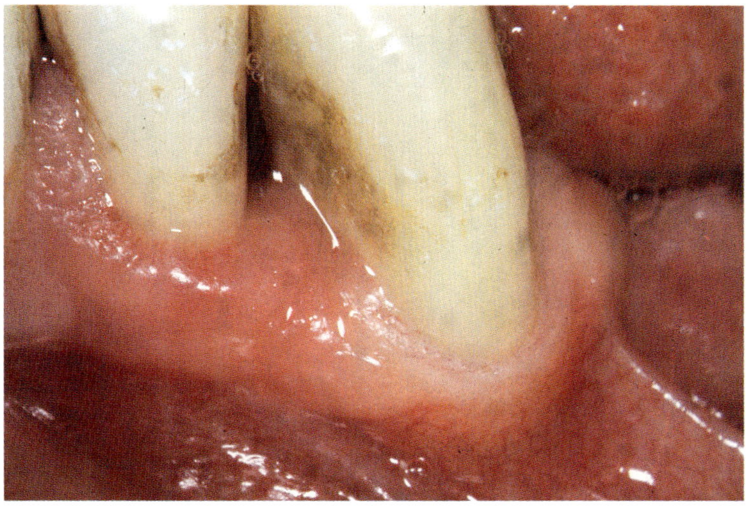

222 Gingivaextension mit freiem Schleimhaut-Transplantat (FST)
Der Zahn 33 weist eine große Rezession auf. Es ist praktisch keine angewachsene Gingiva mehr vorhanden. Beim Abspannen der Mukosa wird der Marginalsaum anämisch und ein hoch einstrahlendes Wangenband sichtbar. Ein FST ist indiziert.

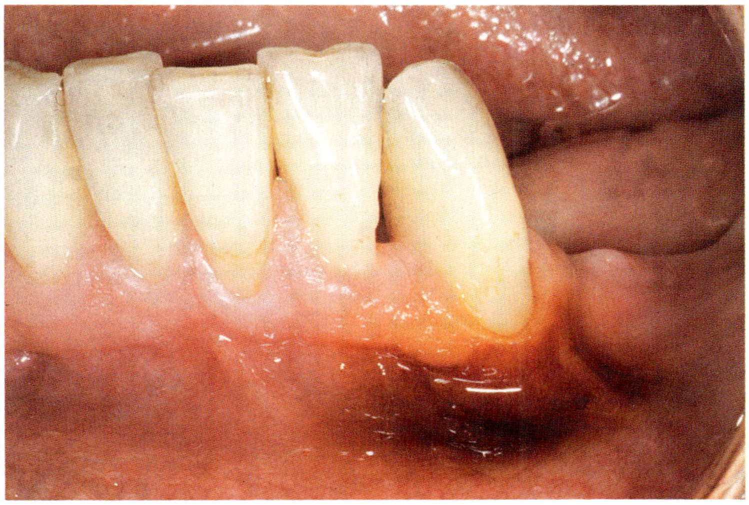

223 Durch eine **Jodfärbung** kann die Grenze zwischen freier und angewachsener Gingiva noch deutlicher dargestellt werden.

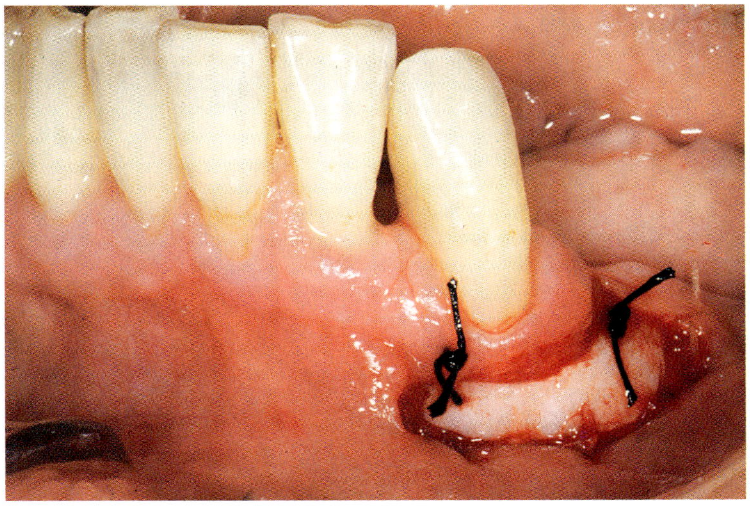

224 Ein am Gaumen entnommenes **Transplantat** soll eine verbreiterte angewachsene Gingiva schaffen.

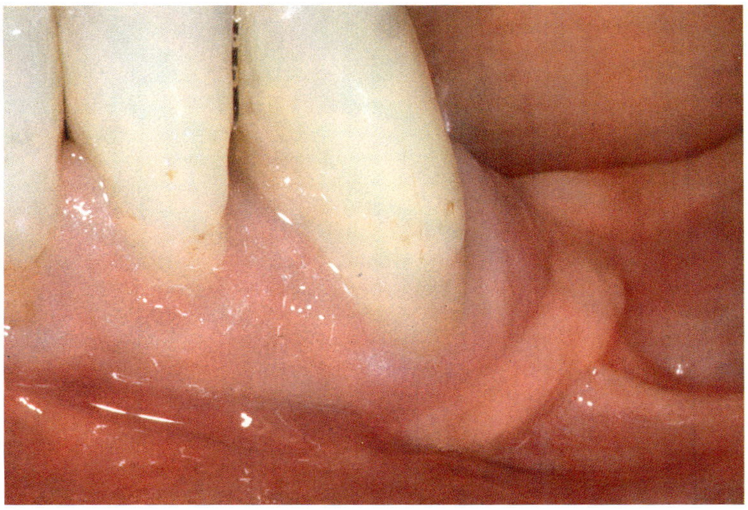

225 Nach Einheilung des FST ist bei optimaler Hygiene eine langfristige **Pfeilersicherung** gewährleistet.

Nach abgeschlossener Parodontaltherapie ist der Restzahnbestand erneut auf Pfeilertauglichkeit zu überprüfen. Zähne, die nun den Lockerungsgrad III aufweisen – speziell, wenn sie einzelstehend sind –, sind als Pfeilerzähne nicht verwendbar; dasselbe gilt für Zähne mit stark reduziertem parodontalem Attachment ($<^1/_3$ der Wurzellänge). Ebenso müssen oft stark elongierte oder stark gekippte Zähne als pfeileruntauglich extrahiert werden.

Vom Standpunkt der Parodontologie aus gesehen, sind bei behandeltem Parodont und Plaquefreiheit bezüglich verlorenem Attachment und Pfeilerwertigkeit weite Grenzen gesetzt, und man kann bei festsitzendem Zahnersatz in diesen Fällen recht weit gehen. Hingegen braucht die partielle Prothetik eine spezielle Betrachtung dieser Probleme.

Bei Verwendung von retentiven oder klemmenden Verankerungselementen treten beim Einsetzen oder Lösen der Prothese unerwünschte Kräfte auf. Ebenso machen sich horizontale Vektoren durch Rotationsbewegungen von Verlängerungsprothesen negativ bemerkbar.

Oft sind aus diesen Gründen, trotz äußerster Zurückhaltung, in der partiellen Prothetik primäre *Schienungen (Verblockungen)* indiziert. Im Gegensatz zu der sekundären Verblockung sind dabei die Pfeiler durch eine aufzementierte technische Konstruktion direkt miteinander verbunden. Dies ist der Fall, wenn die Topographie eines parodontal vorgeschädigten Restzahnbestandes eine Kompensation der auf die Pfeiler einwirkenden Kräfte nicht ermöglicht.

Bei unterbrochenen Zahnreihen mit starkem Attachmentverlust ist oft eine Devitalisation der Pfeiler angezeigt. Die primäre Verblockung wird durch ein Steggeschiebe erreicht. Bei disparallelen Wurzeln oder aus Gründen der prospektiven Planung kann der Steg auf die Wurzelkappen verschraubt werden.

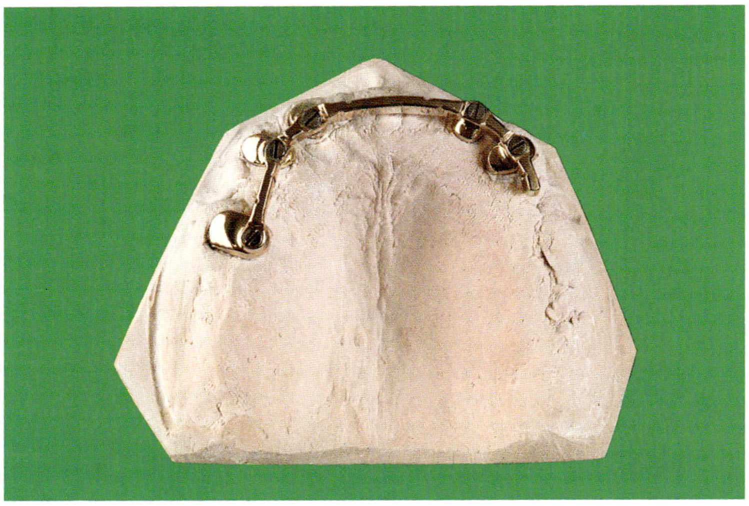

226 Die prothetisch ungünstige Pfeilerverteilung mit starkem Attachmentverlust nach Parodontalbehandlung verlangte eine **primäre Schienung des Restzahnbestandes**. Diese wurde durch einen individuell gefrästen mit Schraubenblöcken nach Schubiger auf Wurzelkappen verankerten Steg erreicht.

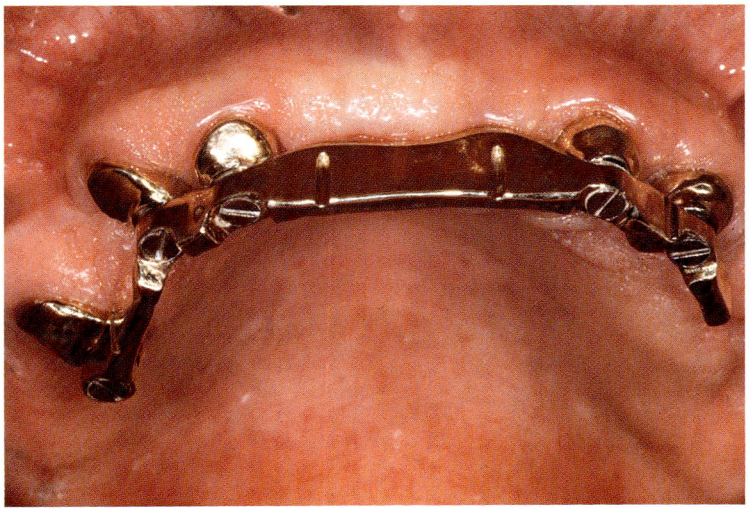

227 Mundaufnahme der Stegkonstruktion
Beachte die Fräsungen im Steg zur Aufnahme von Klemmstiftchen.

Chirurgische Maßnahmen

Die chirurgischen Sanierungsmaßnahmen weisen ein breites Spektrum auf. Es können dies sein:

- Entfernung von Wurzelresten und impaktierten Zähnen
- Zystektomien, Wurzelspitzenresektionen
- Hemisektion nicht erhaltungswürdiger Wurzeln
- Entfernung störender Wangen- und Lippenbänder
- Abrunden scharfer Knochenkanten und Ausmodellieren störender Kieferkämme in der unbezahnten Kieferregion
- Abtragen störender Tori
- Segmentumstellungen

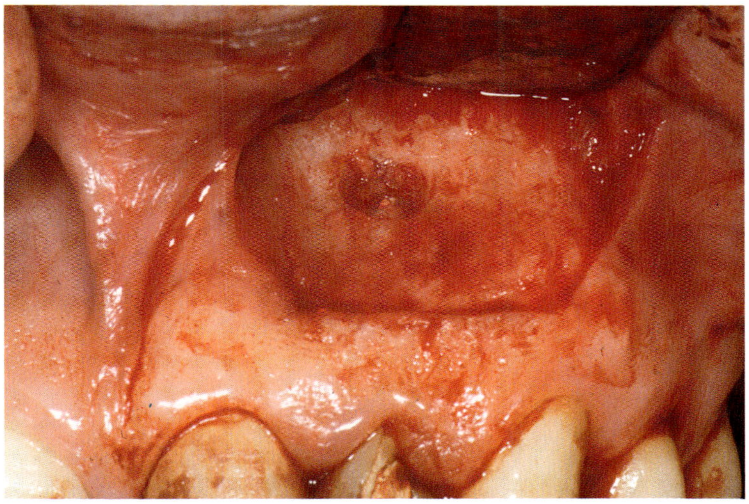

228 Wurzelspitzenresektion (WSR)
Nach einwandfreier Wurzelfüllung können Zähne mit chronischen apikalen Entzündungsprozessen durch eine WSR oft als Pfeiler erhalten bleiben. Unser Beispiel zeigt nach Ablösen des Mukoperiostlappens einen nach bukkal durchgebrochenen entzündlichen Prozeß.

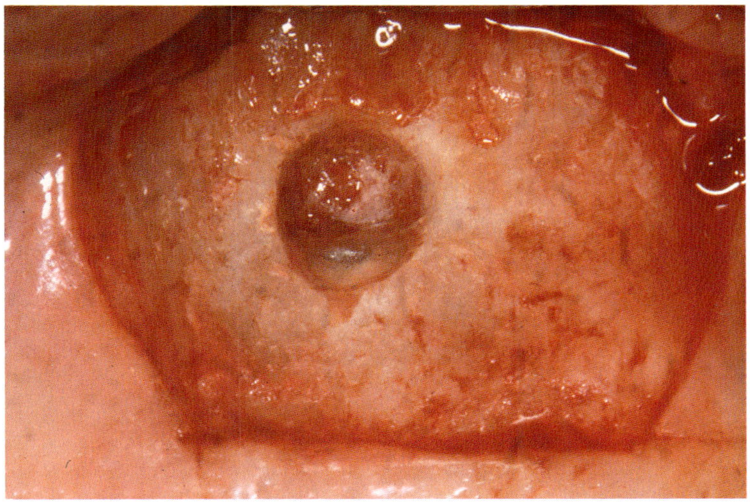

229 Nach Darstellung der Wurzelspitze wurde diese reseziert und alles Granulationsgewebe radikal auskürettiert. Durch eine retrograde Amalgamfüllung kann der Wurzelkanal optimal abgedichtet werden.

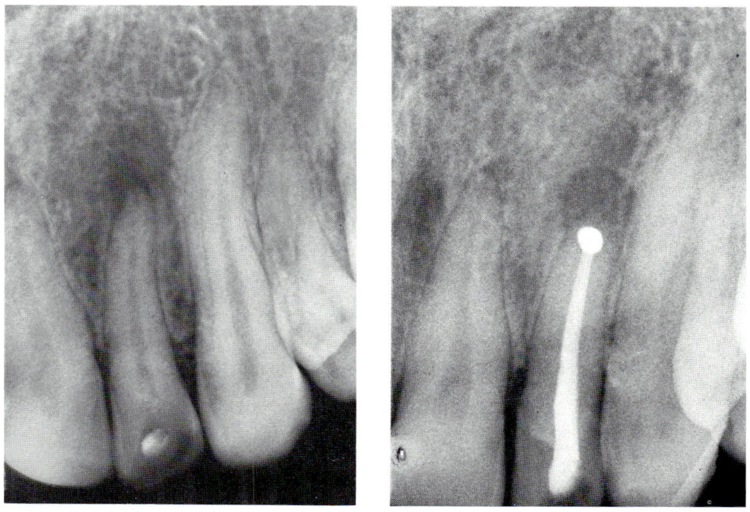

230 Röntgenbefund vor und nach erfolgter Operation

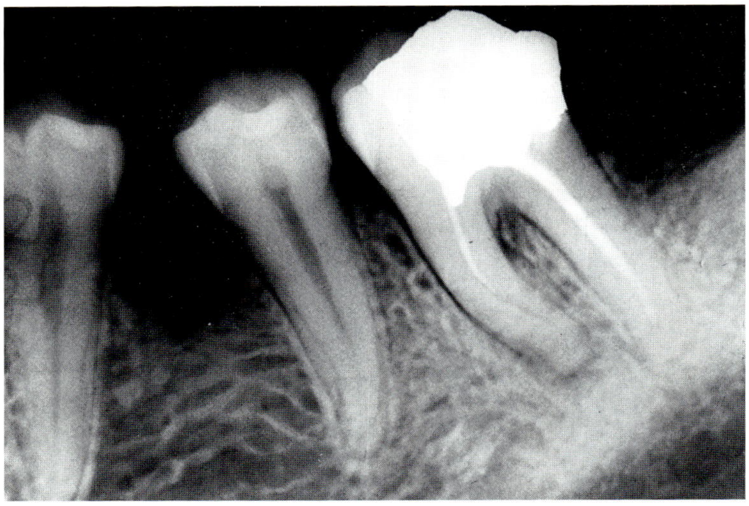

231 Durch die **Hemisektion** an unteren oder **Resektion** einzelner Wurzeln an oberen Molaren können freiliegende Furkationen „aufgehoben“ werden.
Das Röntgenbild zeigt die typische Indikation für eine Hemisektion: Infolge Parodontitis wurde die Bifurkation eröffnet. Darüber hinaus sind die beiden mesialen Kanäle weitgehend undurchgängig und endodontisch somit nicht einwandfrei zu behandeln.

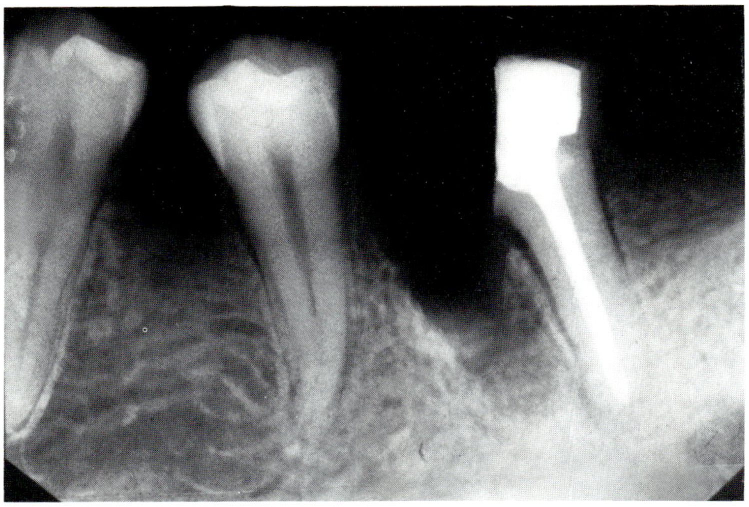

232 Nach einer sauberen endodontischen Sanierung der erhaltungswürdigen distalen Zahnwurzel wird die Zahnkrone unter leichter Aufklappung mit Diamantschleifkörpern durchtrennt und die mesiale Wurzel unter Schonung des interradikulären Knochenseptums vorsichtig extrahiert. Der prämolarisierte distale Molarenteil kann als Pfeiler für feste Brücken oder abnehmbaren Zahnersatz mit guter Prognose verwendet werden.

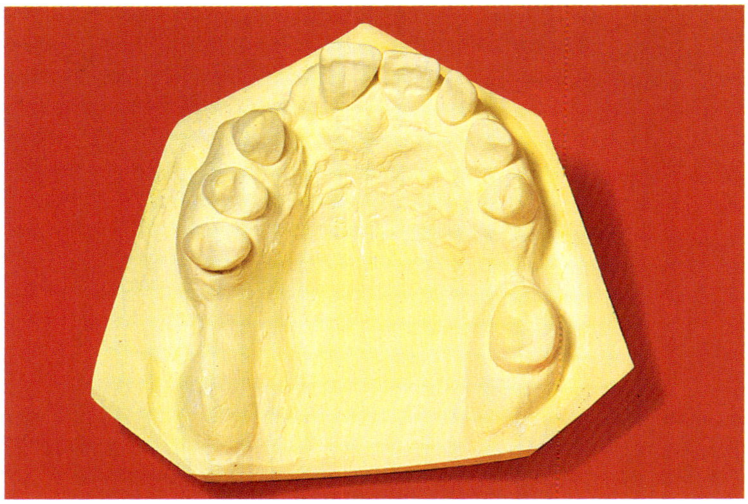

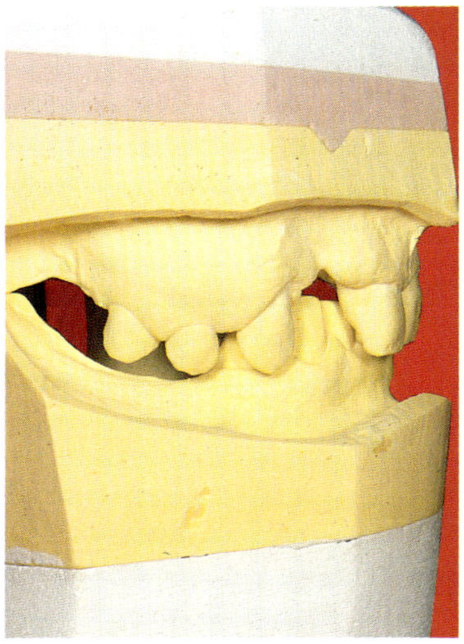

233, 234 Kieferchirurgische Segmentumstellung
Infolge des partiellen Zahnverlustes ging der Vertikalabstand der Kiefer weitgehend verloren (Bißsenkung) und die Zähne 13, 14, 15 elongierten unter Mitnahme ihrer Alveole bis zum Schleimhautkontakt mit dem Gegenkiefer.

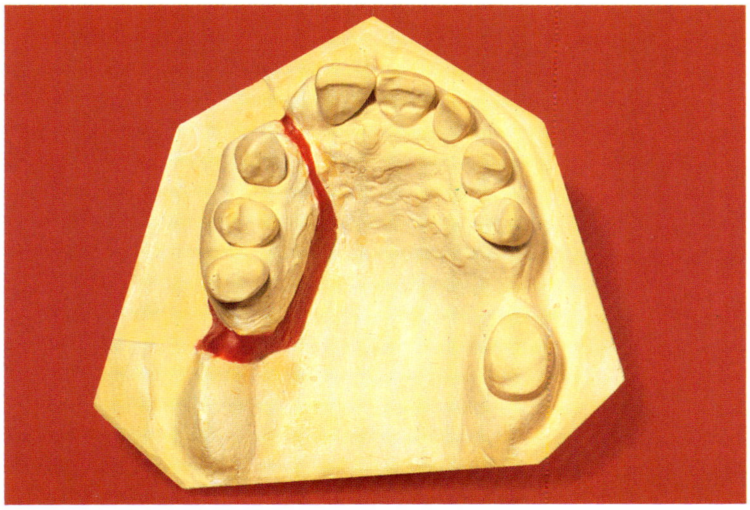

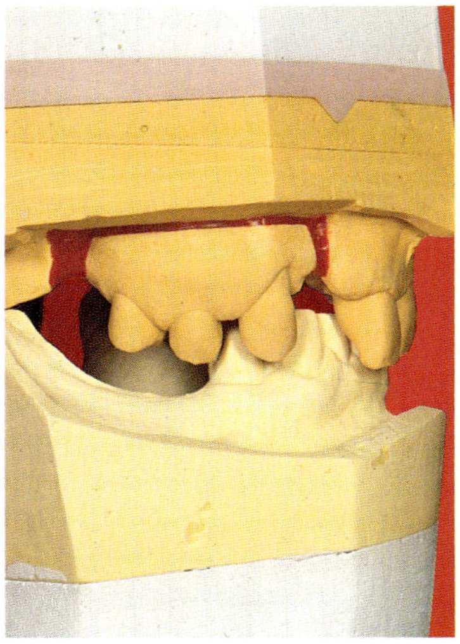

235, 236 Bei der prächirurgischen **„Probeoperation“** auf den Gipsmodellen ist es durch eine Segmentumstellung gelungen, prothetisch wesentlich günstigere Voraussetzungen zu schaffen. Nach Absprache mit dem Kieferchirurgen konnte die gewünschte Korrektur durch diesen realisiert werden.

Wiederherstellung der Normofunktion des stomatognathen Systems

Liegen Funktionsstörungen im Kausystem vor, oder sind sogar Einzelkomponenten erkrankt (Myoarthropathien), so muß im Sinne einer Sofortmaßnahme die funktionelle Harmonie wiederhergestellt werden. Das *selektive Einschleifen* des Gebisses und die *Schienentherapie* (Aufbißbehelfe) sind dabei die Mittel der Wahl. Störende Interferenzen im Bereich der Okklusion werden auf diese Weise eliminiert, und ihre Rückkoppelung auf das neuromuskuläre System wird unterbrochen. Auch Fehlstellungen in den Gelenken werden behoben.

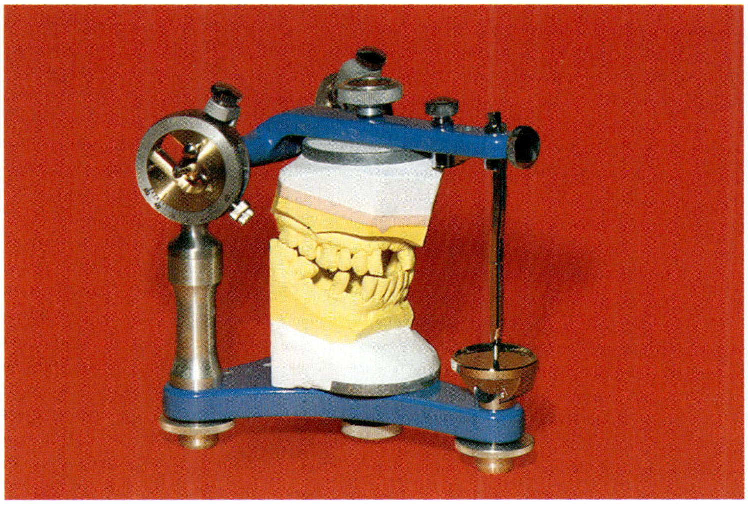

237 Die **Studienmodelle** eines prothetisch zu versorgenden Patienten mit ausgeprägten **Funktionsstörungen** wurden mit einer Schnellübertragungsmethode in den Dentatus-Artikulator übertragen (Kontrollsockelmethode, Splitcast).

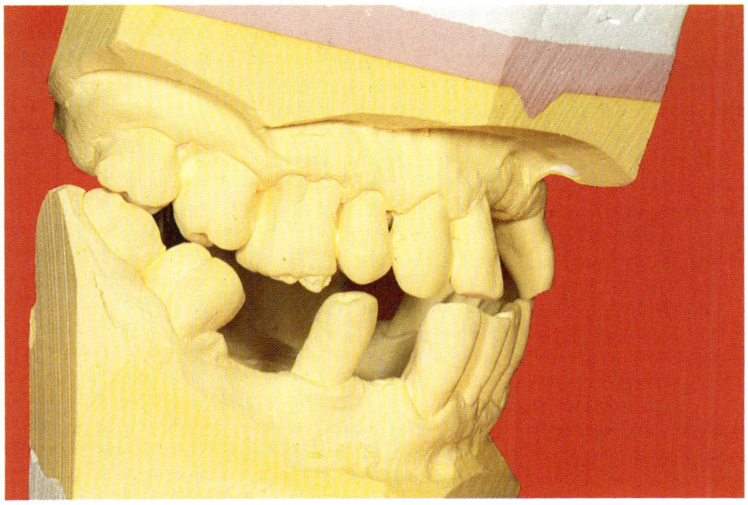

238 In der **retrudierten Kontaktposition** (RKP; Kontrollsockel geschlossen!) bestehen ausgeprägte Vorkontakte im Molarengebiet.

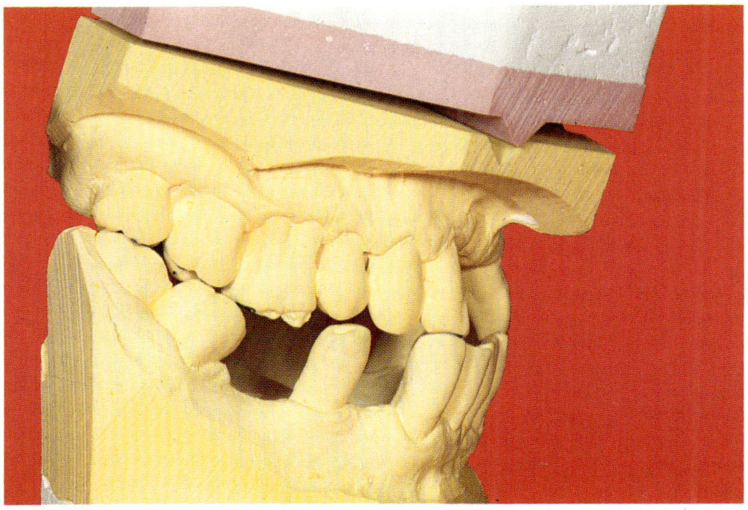

239 Die **Interkuspidationsposition** (IKP) befindet sich anterior und lateral der gelenkbezüglichen Zentrallage des Unterkiefers. Es besteht also eine frontolaterale Abweichung zwischen RKP und IKP, was durch den geöffneten Split deutlich zum Ausdruck kommt.

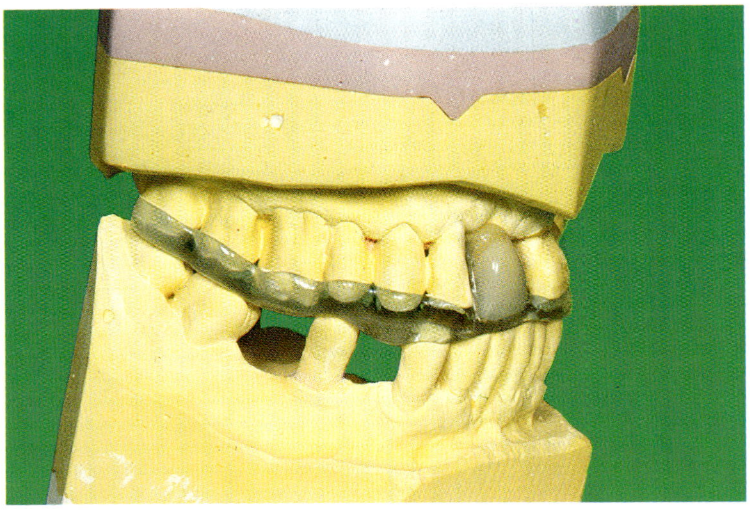

240 Durch eine gezielt aufgebaute **Aufbißschiene** wurde die Okklusion in retrudierter Kontaktposition stabilisiert und so die okkluso-artikuläre Harmonie wiederhergestellt.
Durch eine dominante Eckzahnführung konnten bestehende Gleithindernisse bei Medio- und Laterotrusion ausgeschaltet werden.

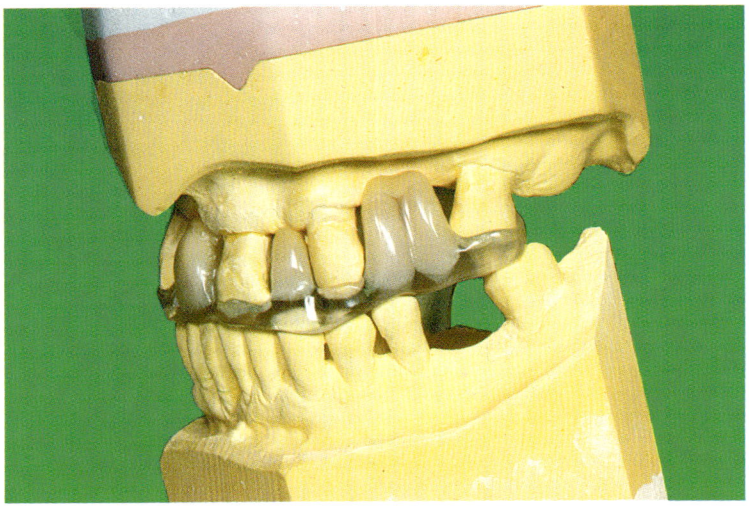

241 Linke Ansicht der gleichen Aufbißschiene. Fehlende und frisch extrahierte Zähne wurden direkt in den Aufbißbehelf einpolymerisiert.

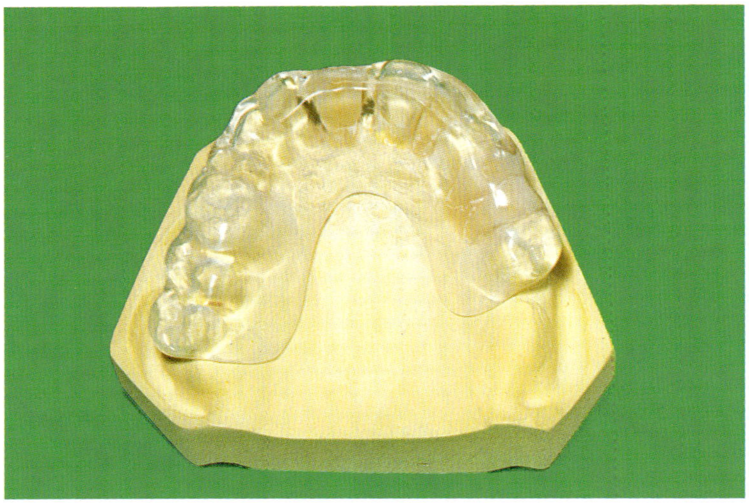

242 Aufsicht auf die modifizierte „Michigan-Schiene". Der Gaumen ist zirkulär 1 cm bedeckt. Die okklusale Fläche weist nur leichte Impressionen der antagonistischen Höckerspitzen auf und ist sonst absolut glatt gestaltet.

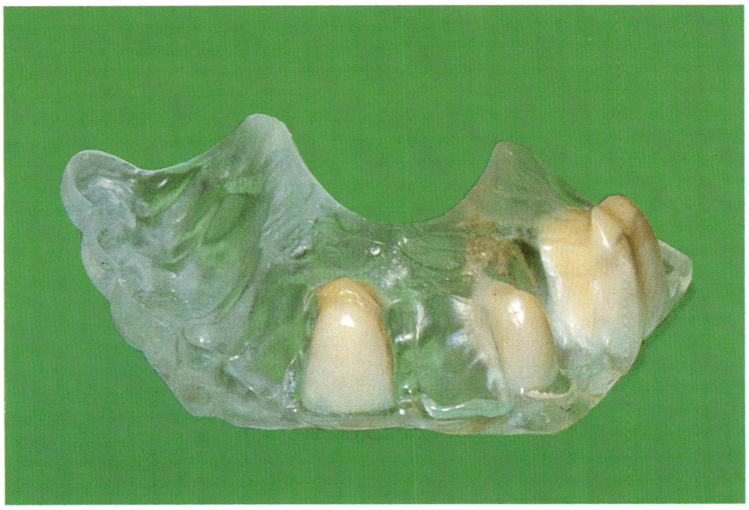

243 Frontalansicht
Die Inzisalkanten der Front- und Eckzähne sollen ca. 2 mm gefaßt werden.

Kieferorthopädische Maßnahmen

Die moderne Kieferorthopädie ist auch beim adulten Patienten durchaus in der Lage, ungünstige Zahnstellungen zu korrigieren und das Gebiß zur Aufnahme einer partiellen Prothese zu optimieren.

Als Möglichkeiten bieten sich an:

- Aufrichten gekippter Zähne
- Intrudieren elongierter Zähne
- Lückenschluß, Ausgleichen von Lücken
- Beheben von Nonokklusion einzelner Zähne

Aufgrund eines Set-up auf dem Studienmodell werden die gewünschten Änderungen mit dem Kieferorthopäden durchdiskutiert und ihre Realisierbarkeit abgeklärt.

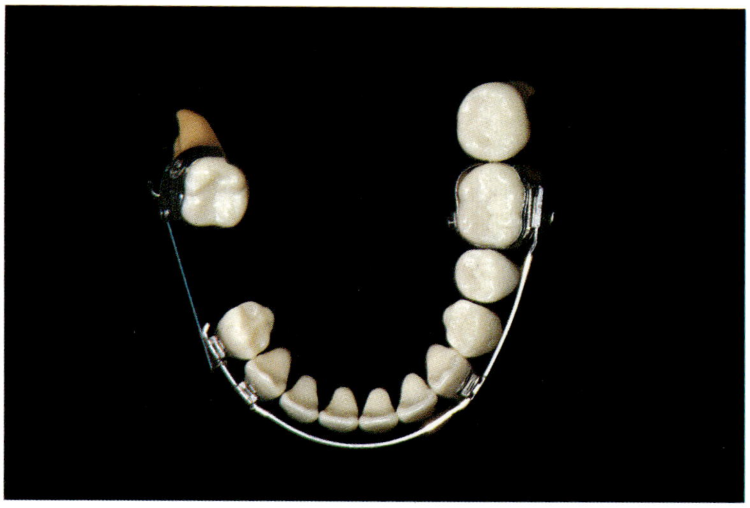

244 Prinzipien einer festsitzenden Apparatur zur **Aufrichtung eines gekippten Molaren** anhand einer didaktischen Modellsituation. Aufsicht auf die Apparatur

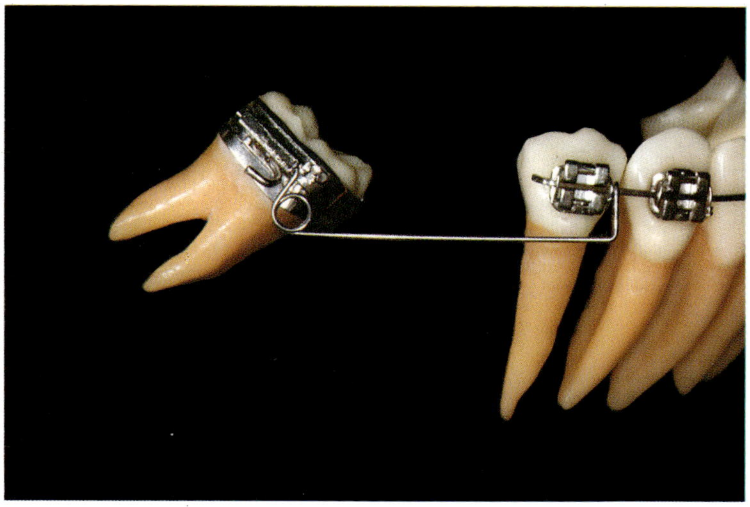

245 Detailaufnahme vor der Simulation

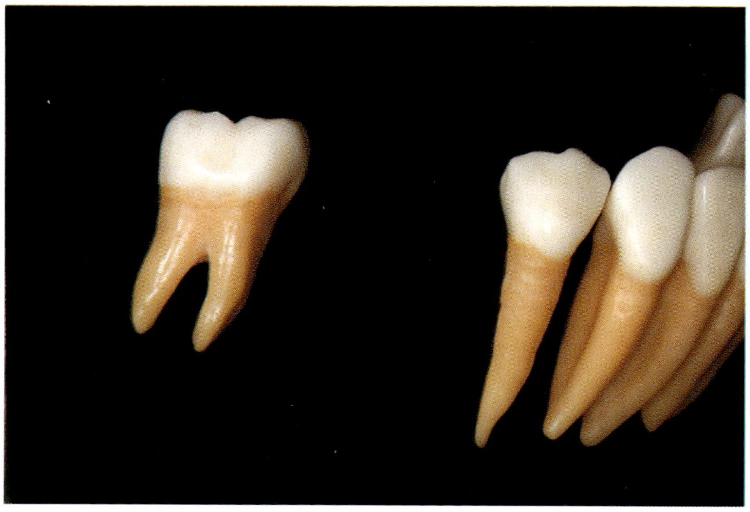

246 Endresultat

247 Klinisches Beispiel
Anfangsbefund: Als Folge der Schaltlücken im Ober- und Unterkiefer stellten sich eine starke Mesialkippung des Zahnes 37 sowie Elongationen von 35 und 26 ein.

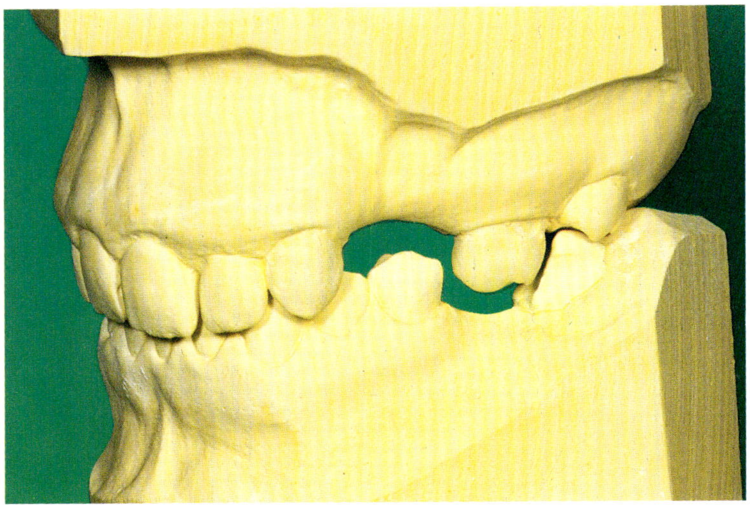

248 Röntgenologischer Anfangsbefund im Unterkiefer

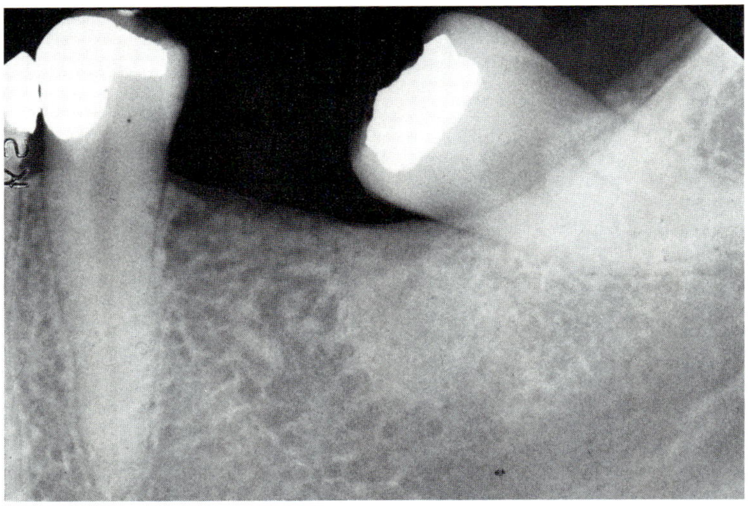

249, 250 Situation nach kieferorthopädischer Behandlung
37 wurde aufgerichtet; 26 intrudiert.

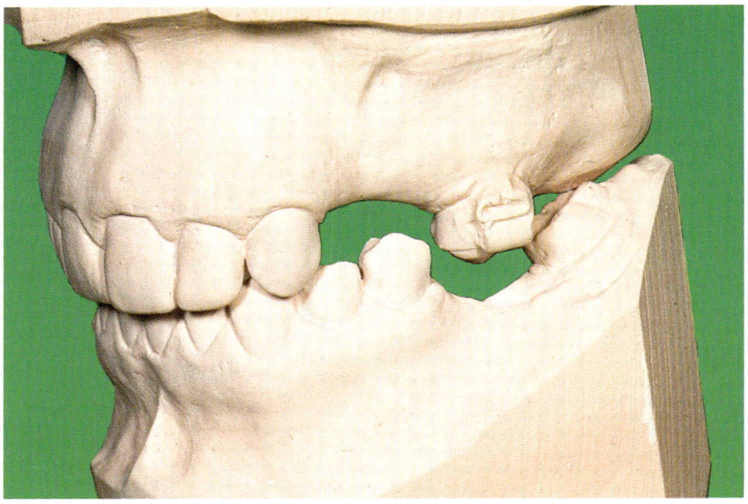

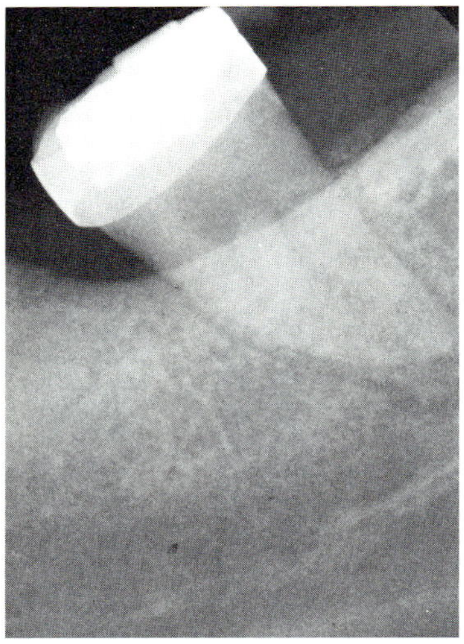

251, 252 Definitive prothetische Versorgung mit rein parodontal getragenen, festen Brücken

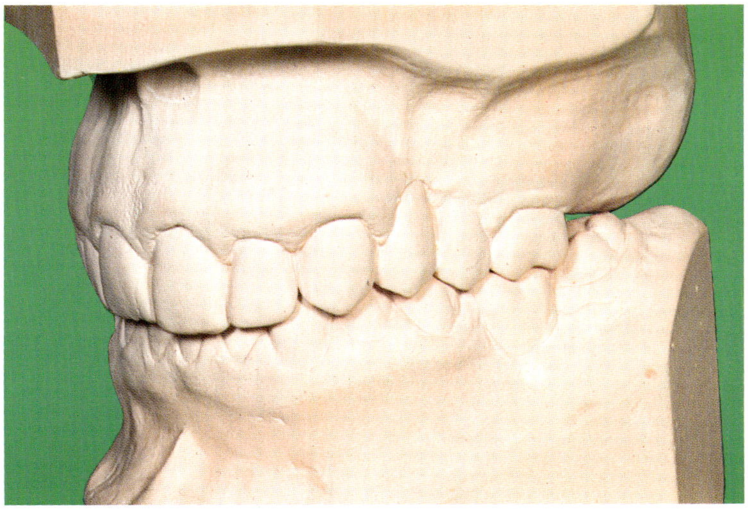

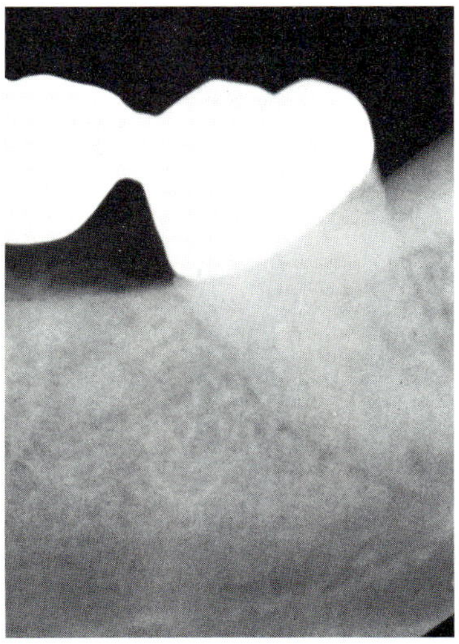

Endodontische Sanierung

Alle nicht bis zum Apex reichenden Wurzelfüllungen sind im Sinne einer *Gangränbehandlung* zu revidieren. Beherdete Zähne kommen in der Regel zur Extraktion (Ausnahme: Behandlungsversuche bei Frontzähnen). Im Molarenbereich können einzelne beherdete Wurzeln oftmals mit Erfolg entfernt werden (*Hemisektion*). Die Restwurzeln sind mit Schrauben- oder Stiftaufbauten zu versorgen, und der Zahn bleibt pfeilertauglich.

Konservierende Sanierung

Fragwürdige Füllungen sind zu erneuern. Ist die Kavität ausgedehnt und unterminierend, sind Armierungen durch *parapulpäre Stiftchen* notwendig. Um Korrosionserscheinungen zu vermeiden, müssen diese Stiftchen aus einer Titan- oder Chrom-Kobalt-Molybdän-Legierung bestehen (TMS Link plus, Parafix nach Wirz).
Ist der Zahn devital und einwandfrei wurzelgefüllt, so sind Armierungen durch *Wurzelkanalschrauben* notwendig. Auch hier kommen nur korrosionsbeständige Materialien (Endofix nach Wirz, Radix-Anker nach Spang, Rotex-System) in Frage.

Als Aufbaumaterial eignen sich am besten die modernen, γ-2-freien Amalgame.

Eine Alternative stellen die *in Edelmetall gegossenen* Stift-Stumpf-Aufbauten dar. Um Korrosion zu vermeiden, dürfen dabei nur kaltverformte angießbare Edelmetallstifte verwendet werden.

Für die praktische Anwendung bieten sich zwei Möglichkeiten an. Bei der *direkten* Methode wird der Aufbau im Mund in einem ausbrennbaren Kaltpolymerisat modelliert und vorpräpariert. Anschließend wird er im Labor in Gold gegossen. Feinpräparation und Abformung erfolgen in einer zweiten Sitzung.

Beim *indirekten* Vorgehen wird der Zahnstumpf unter Schonung des Restdentins fertig präpariert und die Abformung vorgenommen. Auf dem Meistermodell werden der Aufbau und die Krone im Labor fertiggestellt.

Seit neuerer Zeit kann auch der *konfektionierte* geschraubte Frontzahnaufbau nach Wirz empfohlen werden.

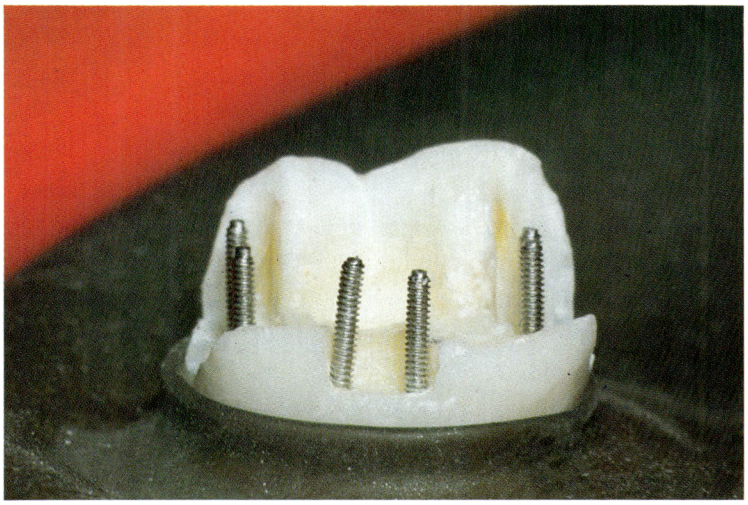

253 Bei stark zerstörten vitalen Zähnen sind Füllungen durch **parapulpäre Stiftchen** zu armieren. Dabei dürfen nur korrosionsfeste Titan- oder Chrom-Kobalt-Legierungen (Syntacoben) verwendet werden.

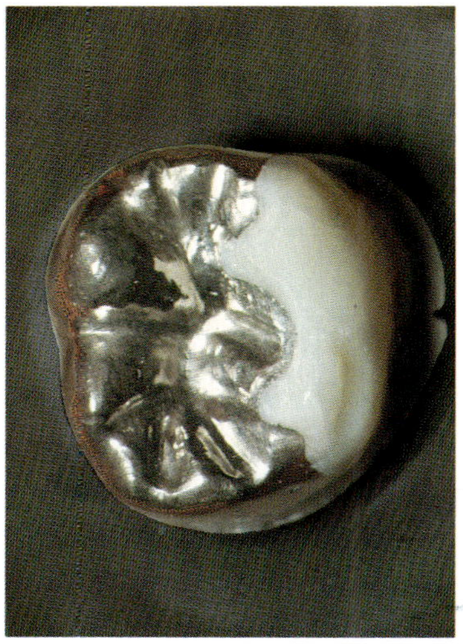

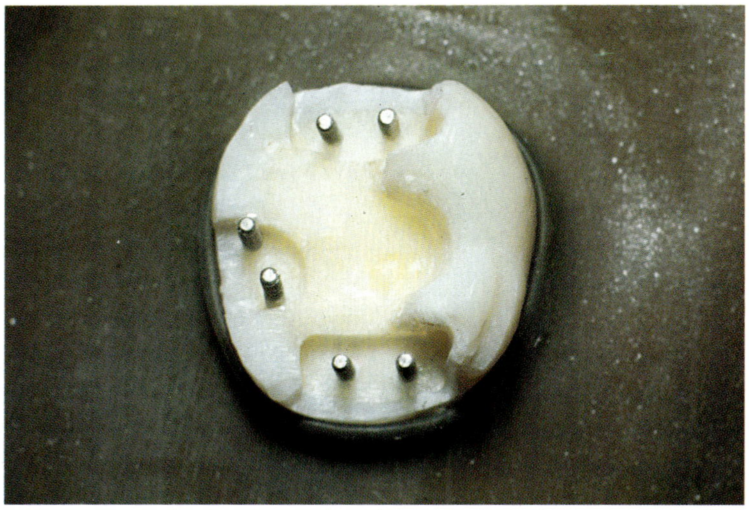

254, 255 Parapulpäre Stiftchen sollen immer paarweise und in deutlich auspräparierten Kästen im Dentin verankert werden. Zusätzliche Rillen und Nocken verleihen der Füllung die nötige Stabilität. Als Aufbaumaterial können die γ-2-freien Amalgame besonders empfohlen werden.

256, 257, 258 Endodontische Revision eines oberen Molaren mit insuffizienter Wurzelfüllung. Die drei Kanäle wurden bis zum Apex aufbereitet und nach mehreren Asphalineinlagen 6 Monate nach Behandlungsbeginn definitiv abgefüllt.

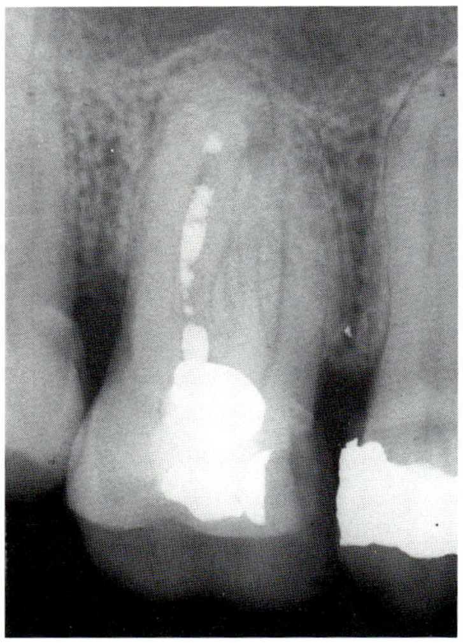

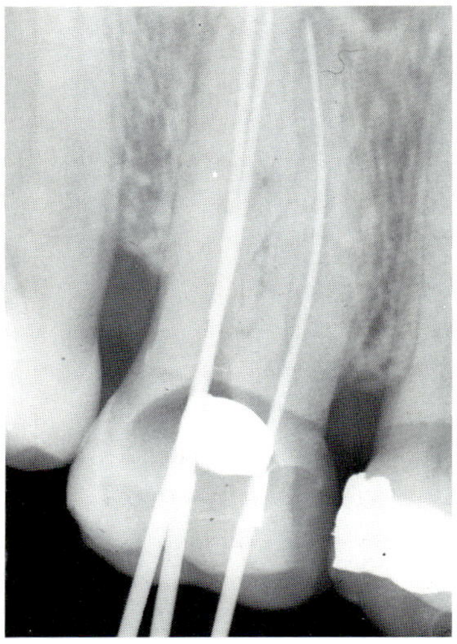

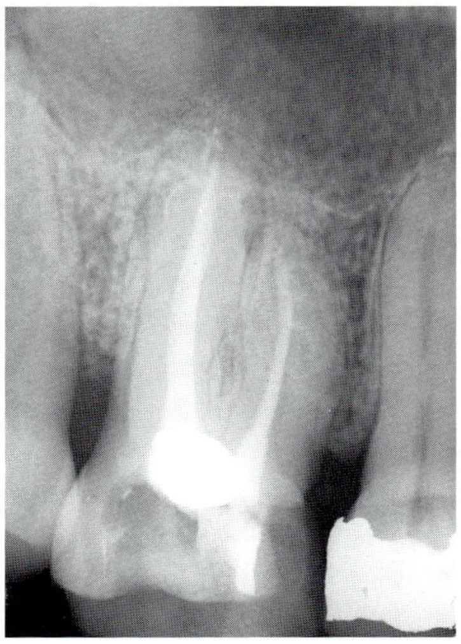

259, 260 Schraubenaufbau nach Wirz bei einem stark zerstörten, wurzelbehandelten unteren Molaren. Ein normiertes Vorbohren des Kanals und ein von Hand präzis geschnittenes Gewinde erlauben das Fixieren der Schraube ohne Zement.
Zur Abdichtung sollen der Bereich des Kanaleinganges und der Schraubenspitze mit wenig AH_{26} beschickt werden.

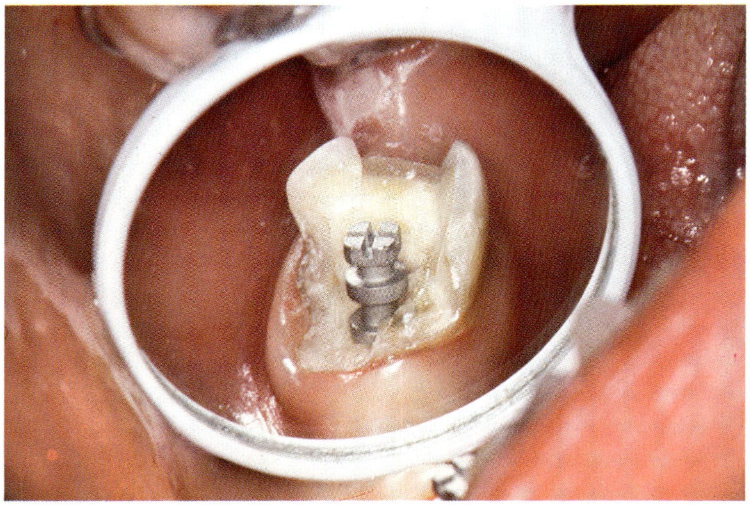

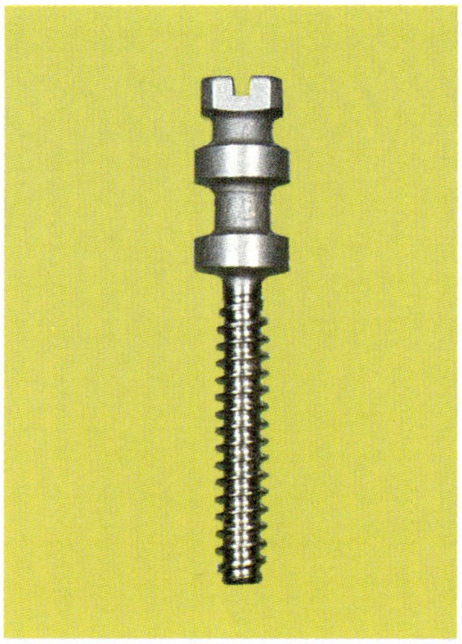

261, 262 Für den **Aufbau** dürfen nur γ-2-freie Amalgame verwendet werden.

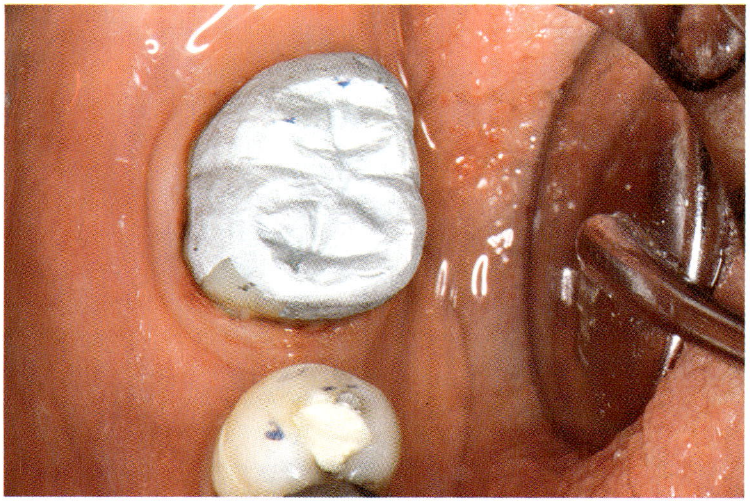

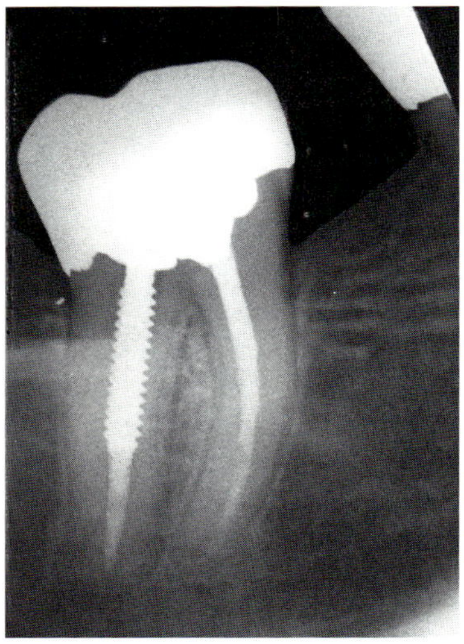

263 Bei einwurzeligen Zähnen haben sich **in Edelmetall gegossene Stift-Stumpf-Aufbauten** bestens bewährt. Besonderes Augenmerk verlangt die Torsionssicherung des Aufbaus, welche durch ein ovales Zentralinlay, entsprechend präpariertes Restdentin oder zusätzliche im Dentin verankerte Stiftchen erreicht werden kann. Auch der konfektionierte Frontzahnaufbau nach Wirz kann empfohlen werden. Er besteht aus einer korrosionsbeständigen Nichtedelmetall-Legierung.

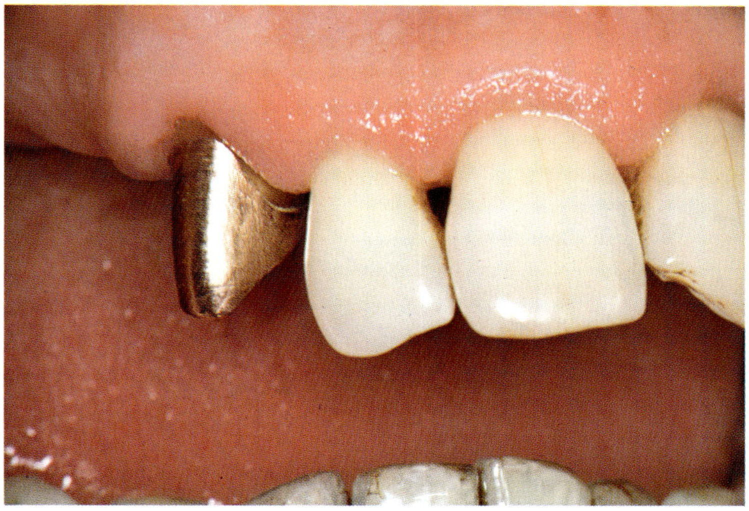

Zeitbudget

Jede der durchzuführenden Sofortmaßnahmen erstreckt sich über eine gewisse überschaubare Zeitspanne. Es ist deshalb von außerordentlicher Wichtigkeit, alle nötigen therapeutischen Schritte aufeinander abzustimmen. Nur auf diese Weise ist ein klares *Sanierungskonzept* möglich. Nie darf ein geplanter Therapieschritt infolge Zeitmangels zu Konzessionen führen; der Mißerfolg wäre vorprogrammiert.

So kann zum Beispiel die endodontische Behandlung eines Zahnes, die nicht präzise eingeplant war und daher nicht mit der nötigen Zeit budgetiert wurde, die ganze prothetische Versorgung in Frage stellen.

Das Zeitbudget wird nach ganz klaren Behandlungskriterien aufgestellt. Diese sind aufgrund folgender Fragen zu erarbeiten:

- Welche therapeutische Maßnahme dauert am längsten?
- Welche zeitlichen Intervalle benötigen die anderen Behandlungen?
- Durch welche Sanierungsmaßnahme schränke ich mein Konzept am meisten ein; wie ist sie zeitlich einzuordnen?
- Welche Änderungen im Zahnbestand treten im Lauf der Sanierung auf, und wie kann die provisorische prothetische Versorgung am besten über die ganze Zeit gewährleistet werden?
- Durch welche zeitliche Staffelung ist eine rationelle Sanierungsarbeit möglich?

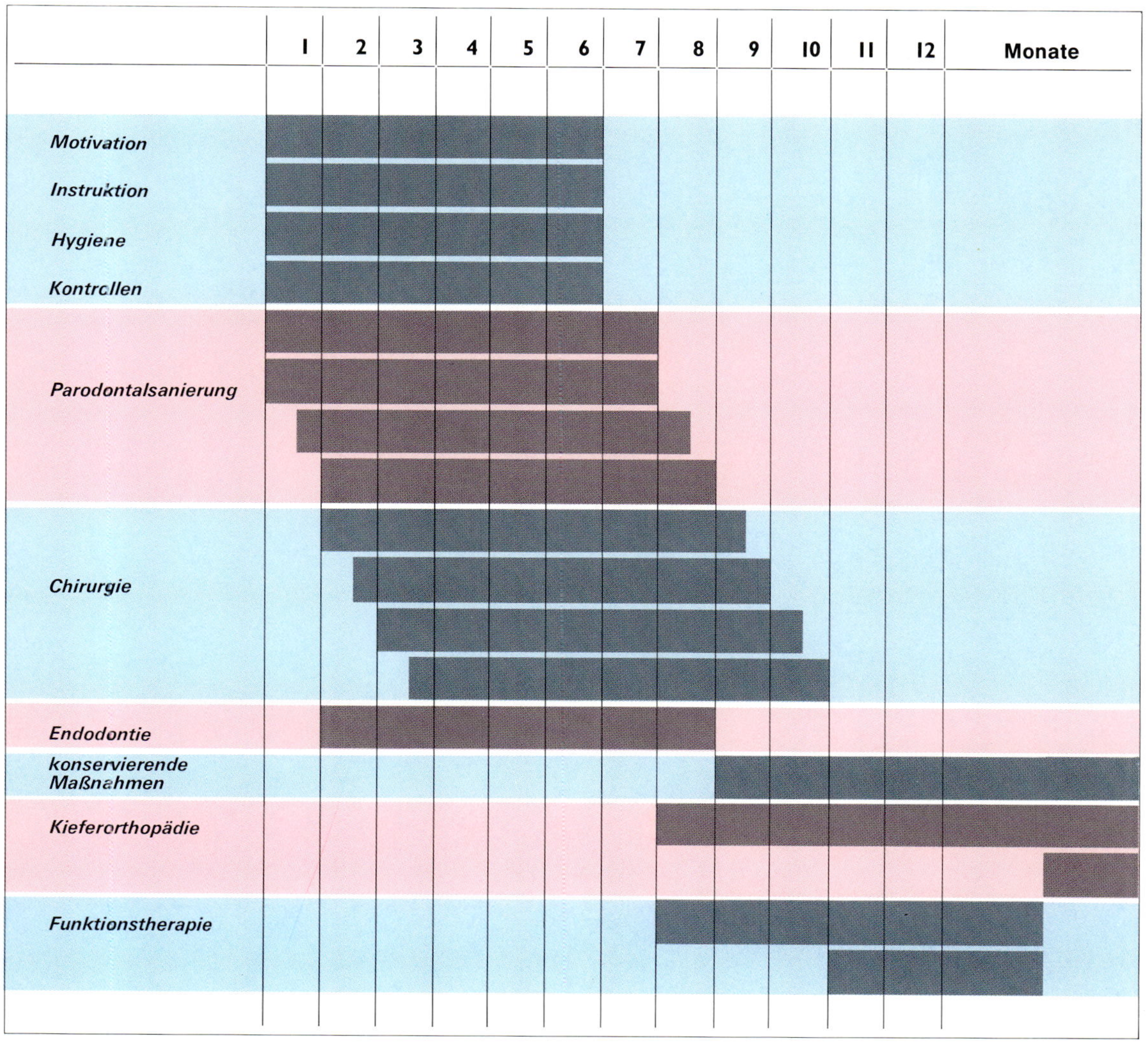

264 Beispiel eines Zeitbudgets
Das vorgestellte Schema muß für jeden Patienten individuell erarbeitet werden.

Sanierter definitiver Restzahnbestand (Reevaluation)

Die Summe der vorstehend aufgeführten therapeutischen Maßnahmen führt zum definitiven topographischen Restzahnbestand. Dieser bildet die Grundlage für die prothetische Entschlußfassung. Oft sind aufgrund der durchgeführten Sanierungsmaßnahmen neue, im Artikulator gesockelte Studienmodelle notwendig. Zeigen sich noch immer ungünstige Okklusionsverhältnisse, so sind *diagnostische Präparationen* und *diagnostisches Aufwachsen* nötig. Sie bezwecken das Studium einer optimalen therapeutischen Okklusion. Je nach Situation ist es unumgänglich, Zähne zu kürzen und zu überkronen, um einwandfreie okklusale Verhältnisse zu schaffen.

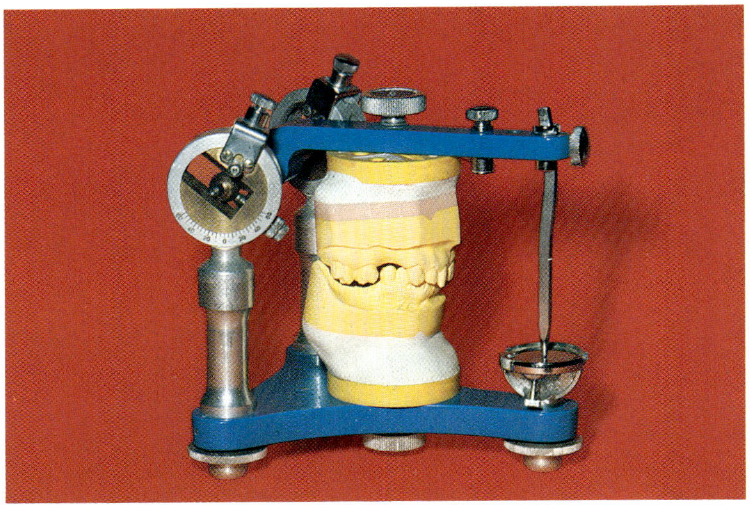

265 Nach abgeschlossener Vorbehandlung hergestellte neue **Studienmodelle** im Artikulator

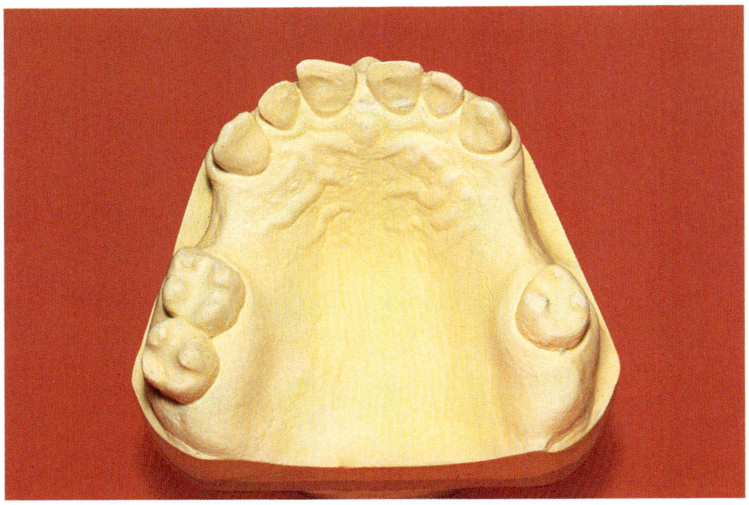

266 Aufsicht auf die unterbrochene Zahnreihe des **Oberkiefers**

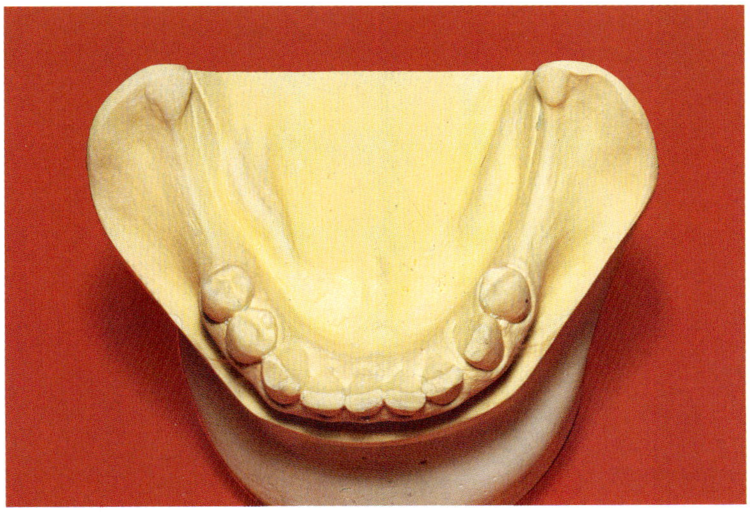

267 Aufsicht auf die verkürzte Zahnreihe des **Unterkiefers**

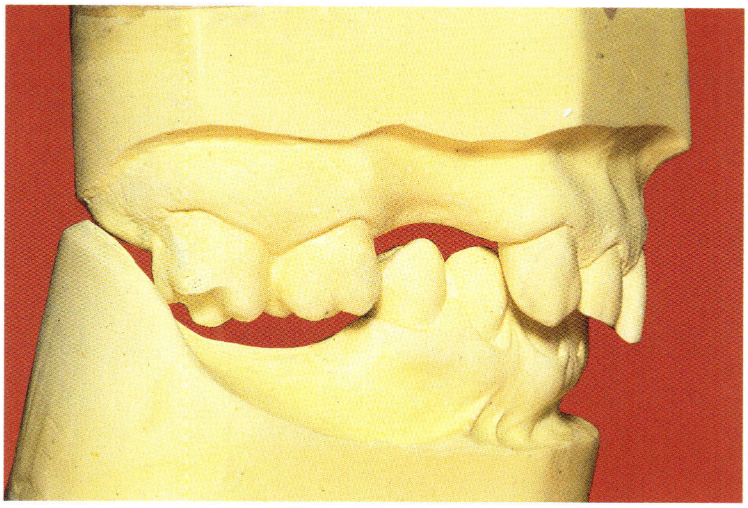

268 Die Seitenansicht zeigt, daß nach abgeschlossener Vorbehandlung noch **ungünstige okklusale Verhältnisse** bestehen. (Elongationen und Bißblockierung!)

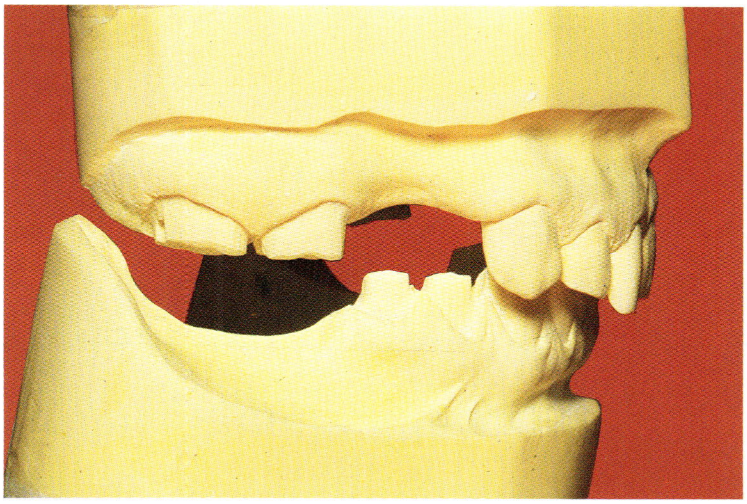

269 Durch eine **Bißhebung** und **Probepräparationen** wird versucht, möglichst günstige Voraussetzungen für die späteren Rekonstruktionen zu schaffen.

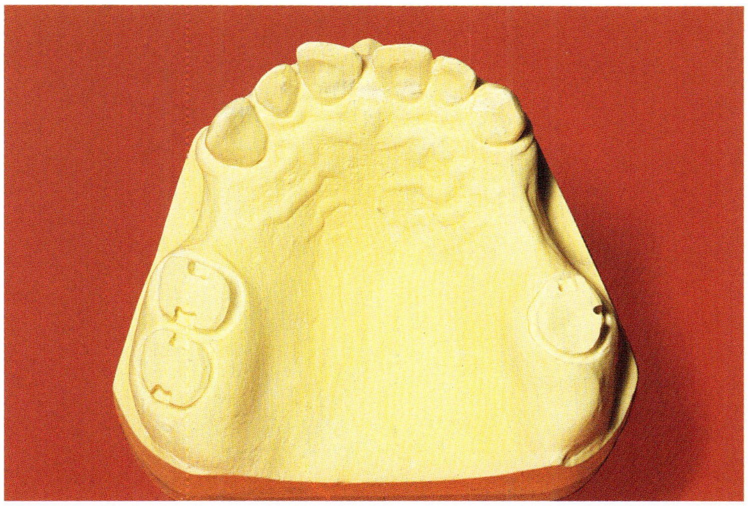

270 Da die Molaren im Oberkiefer sehr stark gekürzt werden müssen, ist einer möglichst **frikativen Präparationsform** besonderes Augenmerk zu schenken. Kästen und Rillen vergrößern die frikative Oberfläche.

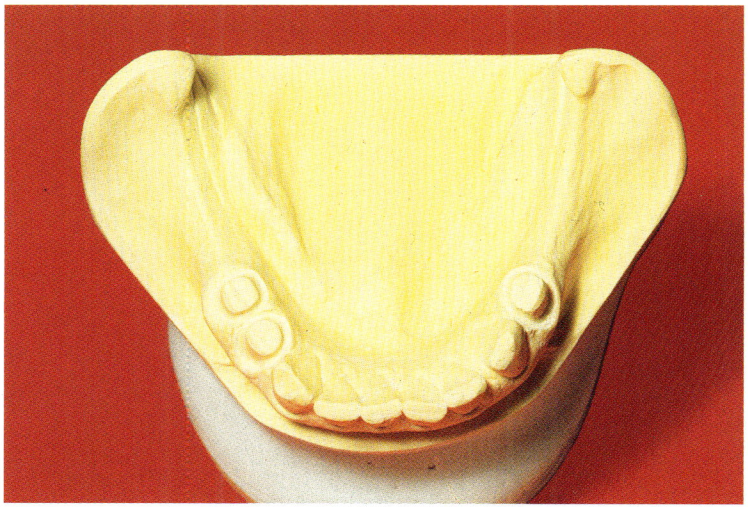

271 **Probepräparationen** der Prämolaren im Unterkiefer

272, 273 Das **diagnostische Aufwachsen** ermöglicht das Studium der geplanten Okklusion.

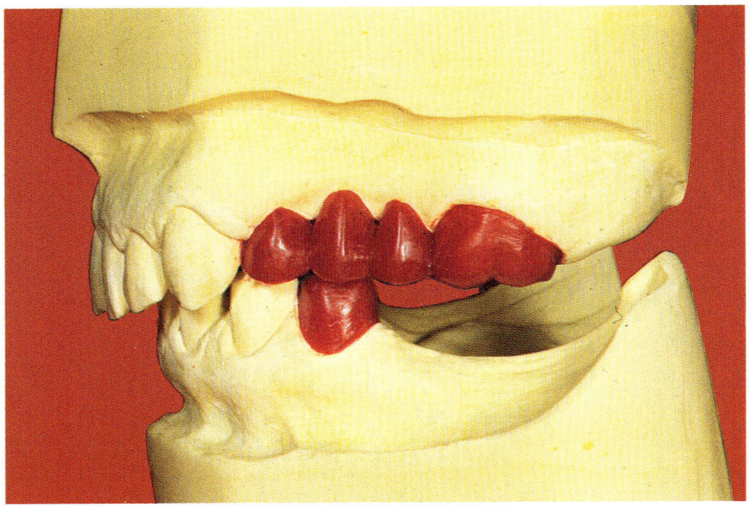

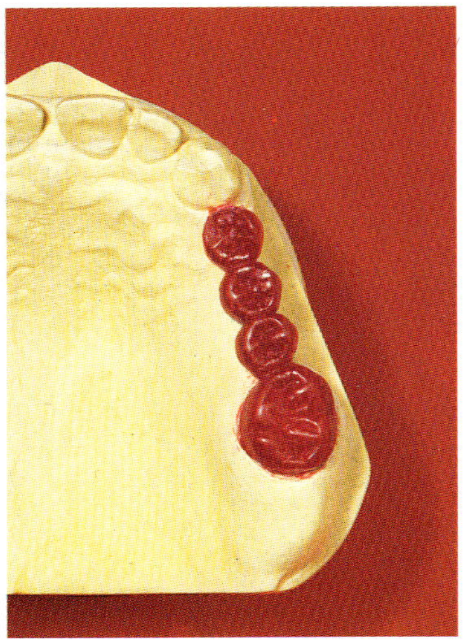

274 Rekonstruktionen in Ober- und Unterkiefer mit Einzelkronen und Modellgußprothesen. Ansicht der linken Seite

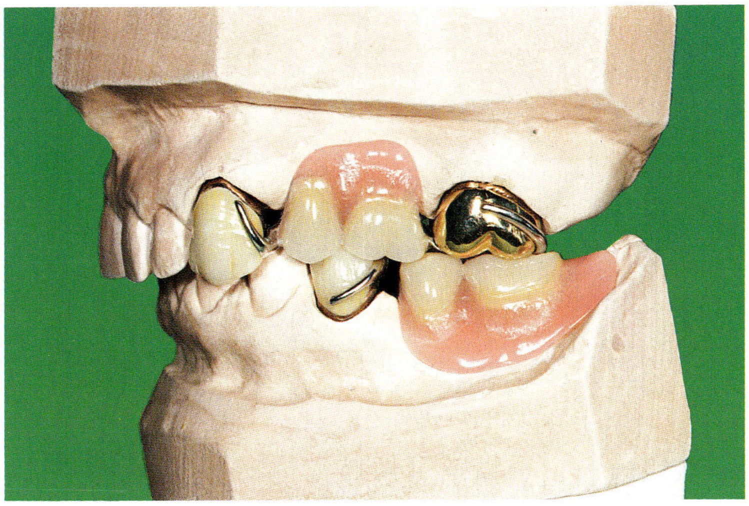

275, 276 Diagnostisch aufgewachste rechte Kieferseite

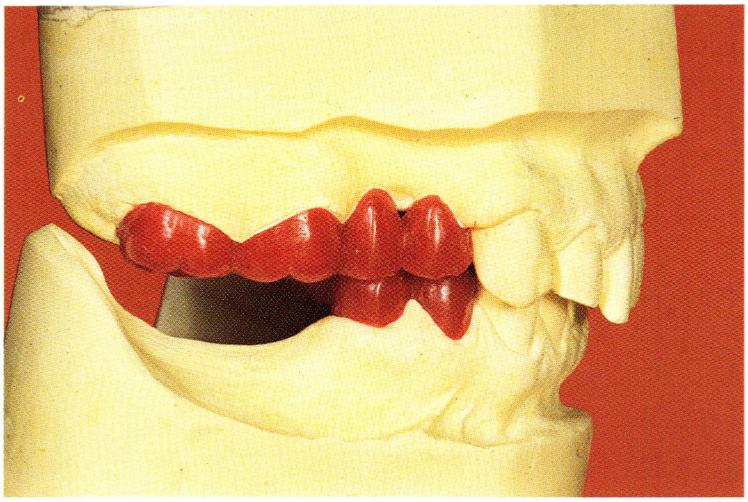

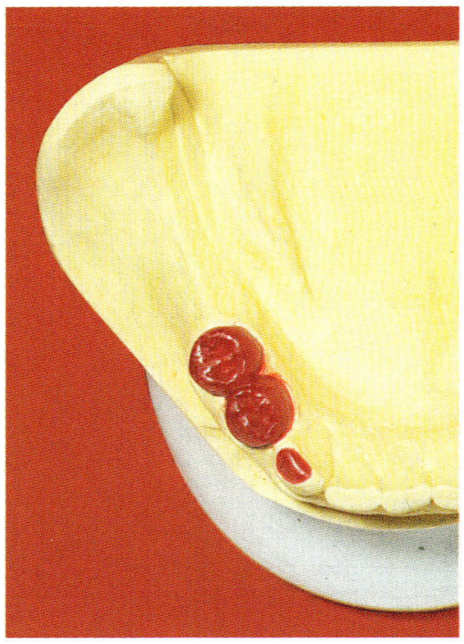

277 Definitive Rekonstruktionen
Ansicht der rechten Seite

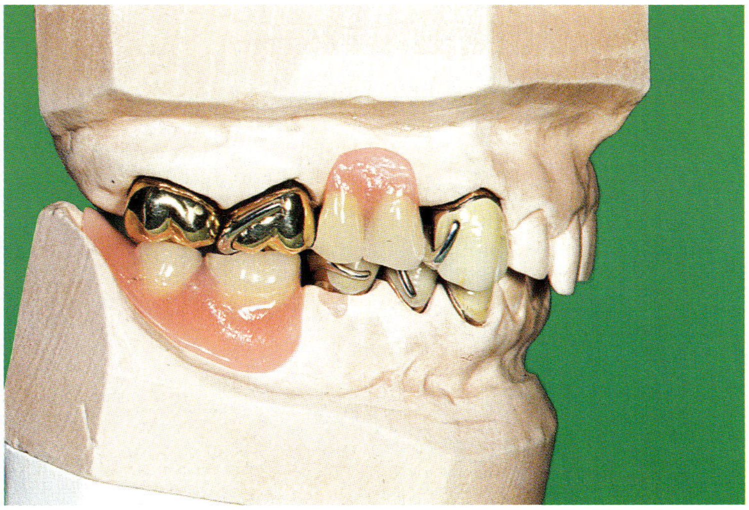

Definitive prothetische Entschlußfassung und Einsatz der prothetischen Mittel

Planen bedeutet Suchen nach *Alternativlösungen.* Alternativen stellen dabei grundsätzlich voneinander verschiedene Lösungskonzepte dar. Dabei werden diverse *Varianten* in Betracht gezogen. In der Regel sollen drei Lösungen zur Ausarbeitung kommen.

Die definitive Auswahl der prothetischen Mittel erfolgt aufgrund des *prothetischen Entschlusses.* Der Therapieplan wird mit dem Patienten besprochen. Neben funktionellen Aspekten spielen dabei ökonomische und ästhetische Faktoren eine Rolle. Das planerische Geschick, der konsequente Einsatz der prothetischen Mittel und die Erfahrung des Behandlers sind dabei wegweisend. Eine absolute Harmonie in der Kombination der verwendeten Medien ist von ausschlaggebender Bedeutung.

Soziale Mindestlösung

Sie bedeutet eine prothetische Therapie, die parodontalhygienischen, prophylaktischen und funktionellen Anforderungen möglichst Rechnung trägt. Geschickt und korrekt konzipierte Modellgußprothesen sind zumeist das Mittel der Wahl. Aufwendige und komplizierte Konstruktionselemente dürfen nicht eingesetzt werden. Ästhetische Aspekte treten dabei oft in den Hintergrund. Man denke zum Beispiel an sichtbare Klammerteile.

Beim Konzept der Soziallösung wird vielfach aus ökonomischen Gründen das Ausmaß der Sofortmaßnahmen eingeschränkt. Nicht unbedingt notwendige therapeutische Schritte fallen weg. Zähne, deren Einordnung in das prothetische Konzept zu aufwendig und deshalb nicht vertretbar ist, kommen zur Extraktion. Auch nicht unbedingt sich aufdrängende mukogingival-chirurgische Eingriffe sollen unterlassen werden.

Auf keinen Fall darf aber die parodontale Sanierung des definitiven topographischen Restzahnbestandes wegfallen. Dasselbe gilt für endodontische und füllungstherapeutische Maßnahmen. Chirurgische Eingriffe sind auf die zahnärztlich-chirurgischen Interventionen zu beschränken.

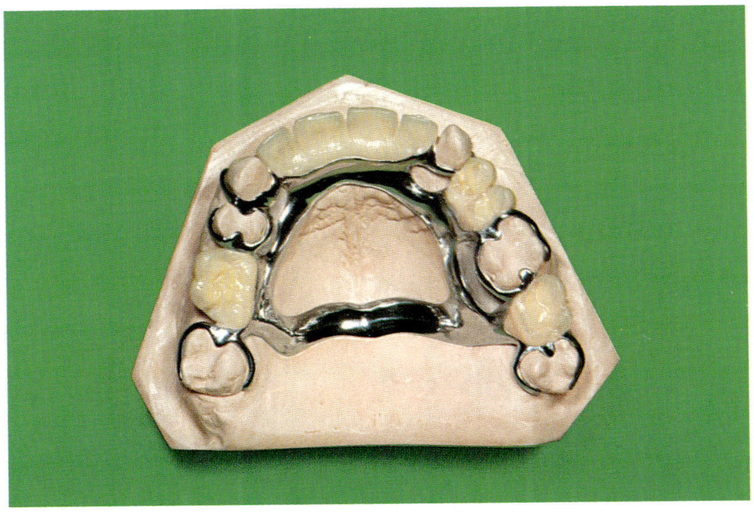

278 Typische soziale Mindestlösung
Modellgußprothese

Zwischenlösung

Auch die Zwischenlösung (Kompromiß) muß einfach und zweckmäßig konzipiert sein. Aufwendige, prospektiv geplante Elemente sind wegzulassen. Oft müssen funktionell nicht unbedingt notwendige, die Ästhetik optimierende prothetische Maßnahmen (z. B. Überkronung des ganzen Frontzahn-Eckzahn-Blocks durch Keramikkronen) weggelassen werden. Aufwendige, individuell hergestellte Verankerungen sind zu unterlassen. Zumeist werden konfektionierte Hilfsteile angewandt. Im Gebiet der Molaren kann oft auf komplizierte Verankerungen verzichtet werden. Kronen mit ausgesparten Auflagen und Schultern sowie Gußklammerverankerungen leisten dabei ausgezeichnete Hilfe.

279 Zwischenlösung
Durch die Kombination einer Modellgußprothese mit Einzelkronen können sowohl ästhetische als auch funktionell gute Resultate erzielt werden. Die Kronen sollen zur Aufnahme der einzelnen Klammern durch Fräsungen vorbereitet werden.

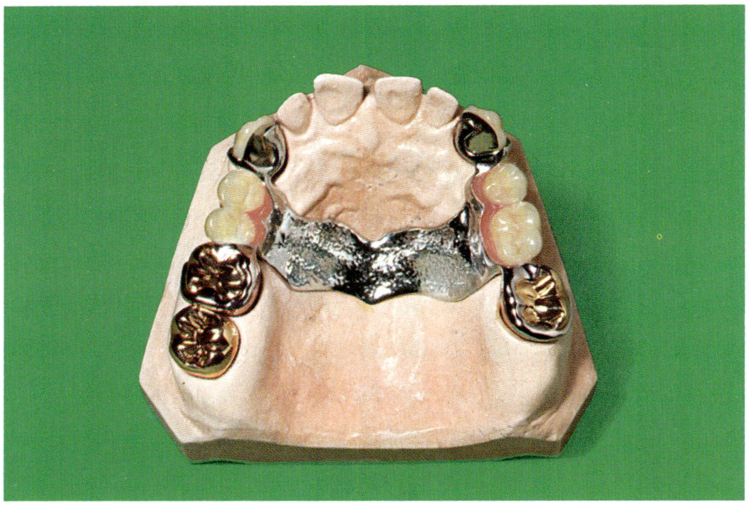

Optimale Lösung

Dem optimalen Lösungskonzept liegt eine mittelbare Zielsetzung zugrunde. Eine *prospektive Planung* mit Erweiterungsmöglichkeiten bei späteren Änderungen des Restzahnbestandes muß in vernünftigem Maße im Konzept enthalten sein. Allerdings sei vor unsinnigen Überkonstruktionen gewarnt! Sie stellen sogenannte „Alibilösungen" dar, die oft über planerische Unsicherheiten hinwegtäuschen sollen.

Jede Entschlußfassung verlangt Mut. Jedoch darf bei dieser Lösungsart nicht mit prothetischen Mitteln gespart werden, sofern ihre Verwendung gerechtfertigt ist.

Neben parodontalhygienischen, funktionellen und statisch-dynamischen Aspekten ist beim optimalen Lösungskonzept auch die *Ästhetik* gebührend zu beachten.

280 Optimale Lösung
Der parodontal und endodontisch sanierte Restzahnbestand wurde mit einem individuell gefrästen, verschraubten Steg primär verblockt. Im Bereich der Wurzelkappen wurde der Steg mit Schraubenblöcken nach Schubiger fixiert. Bei den Kronen erfolgte die Befestigung durch verschraubte Attachments. Dadurch ist die Möglichkeit für ein problemloses Umarbeiten bei weiterem Zahnverlust geschaffen.

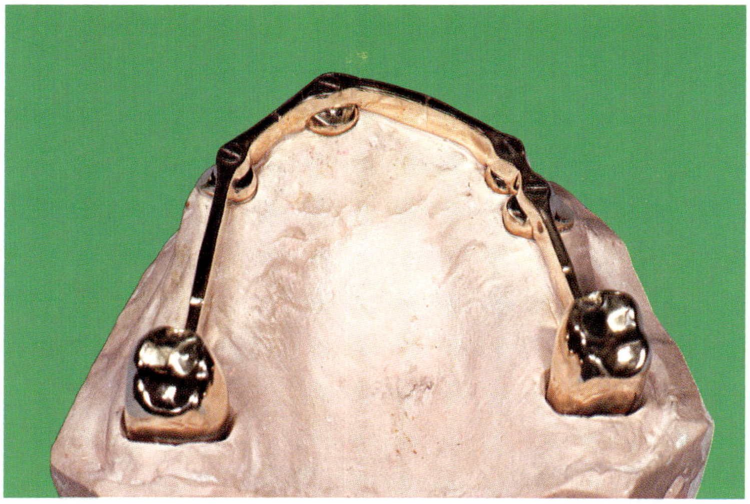

281 Aufgesetzte Prothese
Bei weiterem Zahnverlust kann diese Prothese durch Austausch der Schraubenblöcke mit Retentionszylindern nach Gerber zur Hybridprothese umgearbeitet werden.

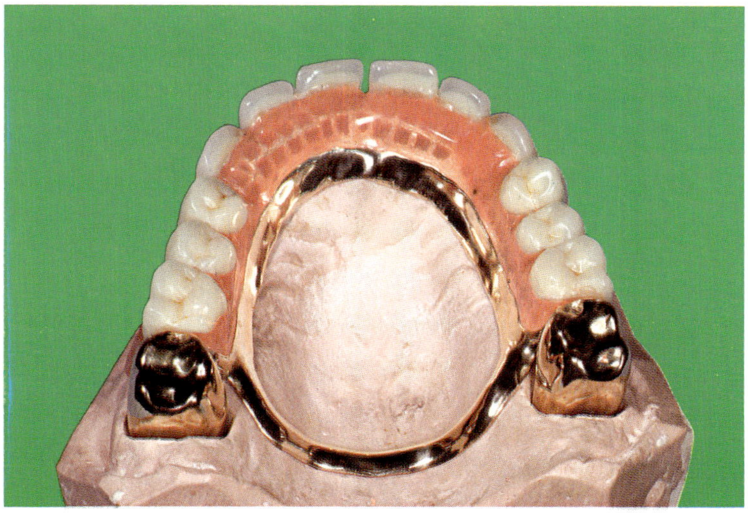

Okklusionskonzept

Bevor der definitive prothetische Entschluß festgelegt wird, muß anhand der Studienmodelle das therapeutische Okklusionskonzept bestimmt werden.

Als zentrisches Kontaktmuster drängt sich in der partiellen Prothetik die *Höckerspitzen-Fossa-Relation mit „freedom in centric“* auf.

Für die Exzentrik stehen drei Möglichkeiten zur Verfügung: die *wechselseitige Schutzokklusion* (Eckzahnführung), die *unilateral balancierte Okklusion* und die *bilateral balancierte Okklusion.*

Ist in einem Restgebiß die Okklusion durch günstige Zahnverteilung voll garantiert und werden keine Zähne überkront, so kann das zuvor optimierte Konzept, z. B. eine gruppengeführte Arbeitsseite, übernommen werden.

In allen anderen Fällen ist eine wechselseitige Schutzokklusion anzustreben. Ausnahme: Eine totale Prothese im Gegenkiefer bedingt eine bilateral balancierte Okklusion. Dieser Kompromiß drängt sich aus Gründen der Stabilisierung der totalen Prothese auf.

Vorteile der wechselseitigen Schutzokklusion:

- Durch die Eckzahnführung schließen sich beim Kauakt die Seitenzähne erst nahe der Interkuspidationsposition. Dadurch werden transversale Dislokationen im Bereich der Prothesensättel unmöglich gemacht. Es entstehen nur axiale Vektoren.
- Abziehende Kräfte auf der Mediotrusionsseite werden verhindert.
- Rotationen um eine vertikale Achse im Bereich der Distalpfeiler werden bei Vorliegen von Verlängerungsprothesen unmöglich.

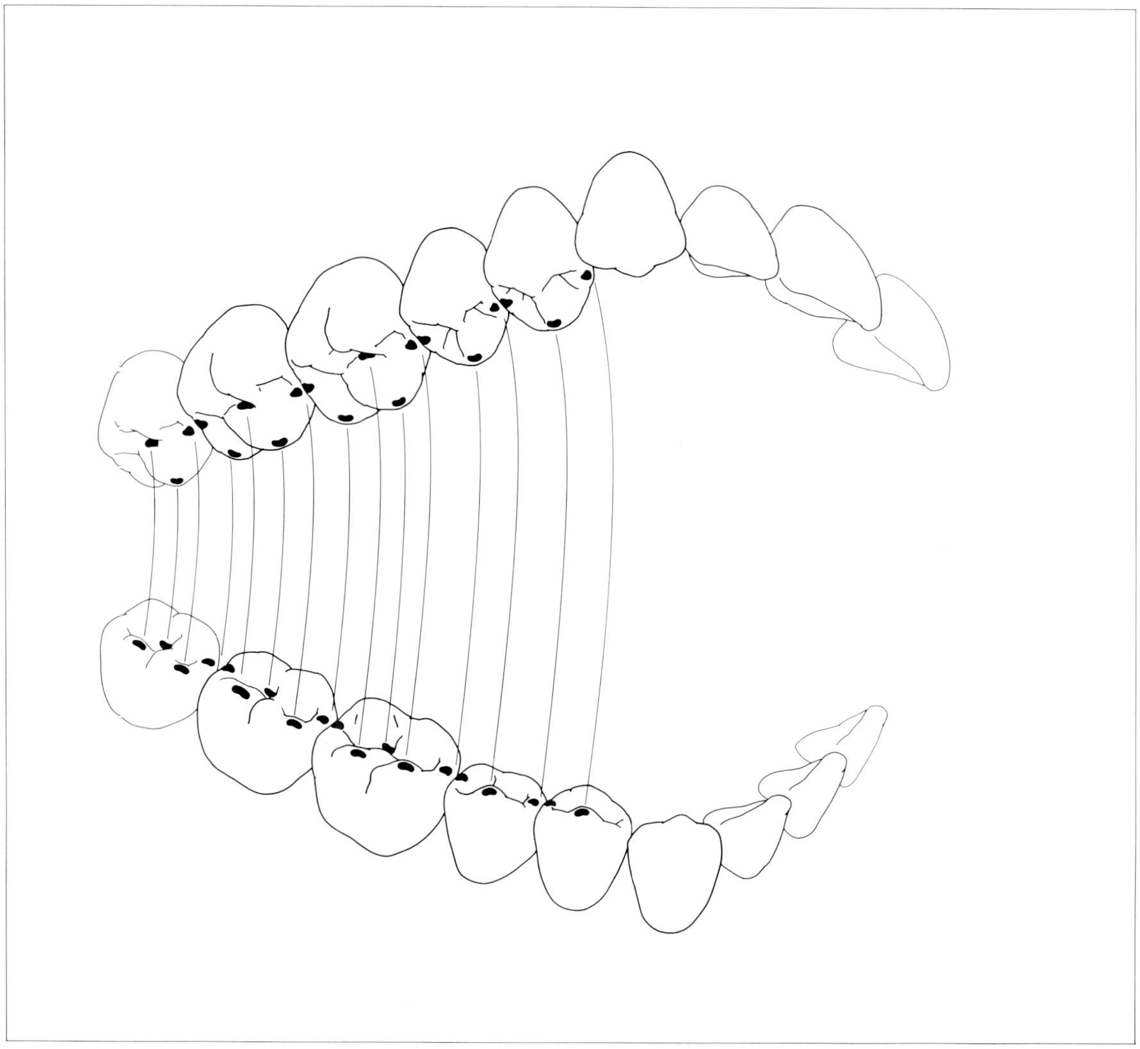

282 Höckerspitzen-Fossa-Relation
Die Spitze jedes tragenden Hökkers trifft seine antagonistische Kontaktregion flächenhaft, und es besteht eine leichte horizontale Bewegungsfreiheit in diesem Gebiet (freedom in centric).

283 Die Gleitkontakte der unilateral balancierten Okklusion liegen auf den sog. **Laterotrusionsfacetten**. Sie sollen linienförmig sein, und die Führung muß gleichmäßig über mindestens drei Antagonistenpaare erfolgen. Mediotrusionskontakte dürfen nicht vorliegen.

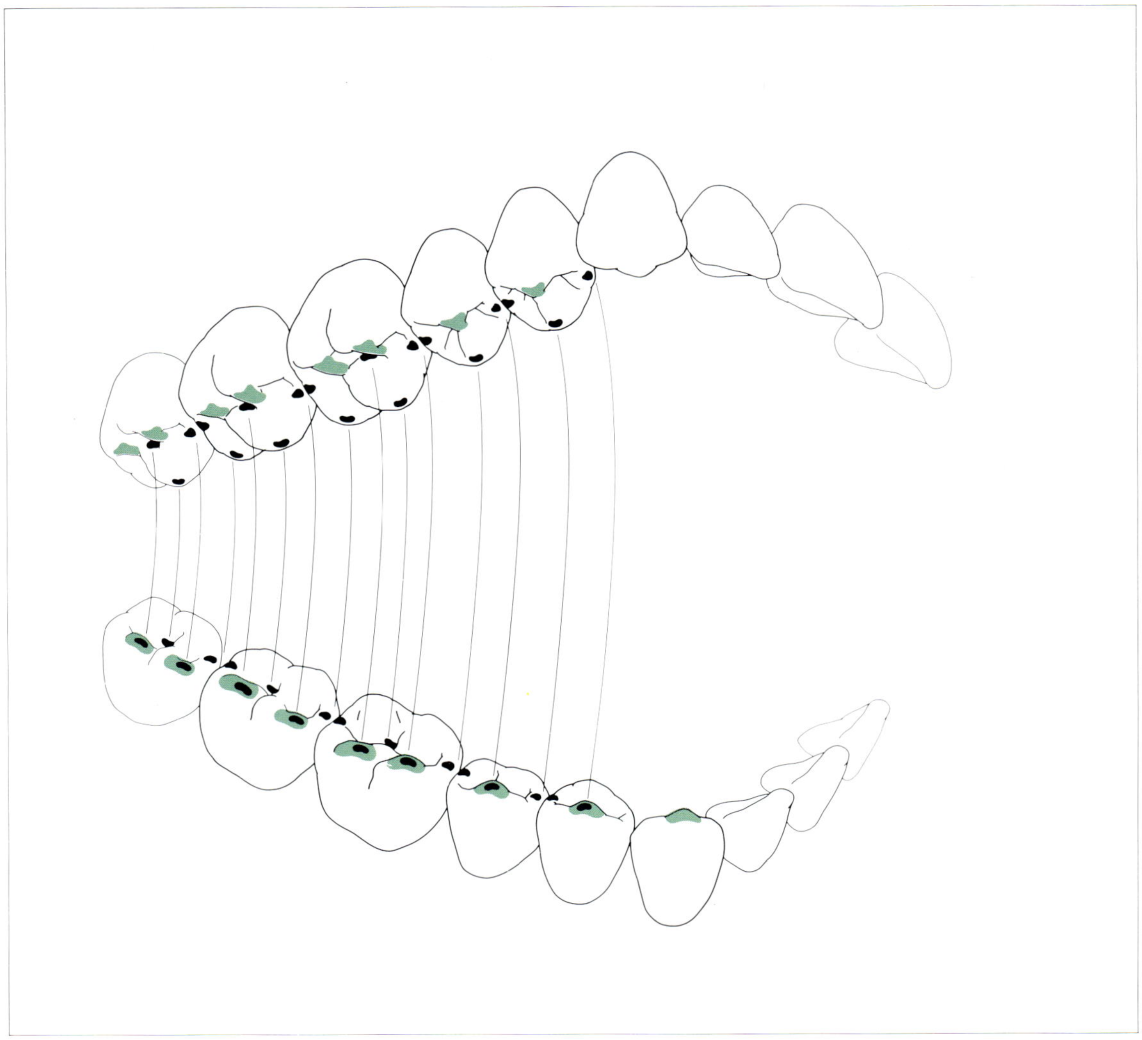

284 Muß eine bilateral balancierte Okklusion aufgebaut werden, sollen zusätzlich zu den Laterotrusionskontakten gleichmäßige, linienförmige Balancekontakte an der exkursiven Führung beteiligt sein. Sie liegen in den sog. **Mediotrusionsfurchen**.

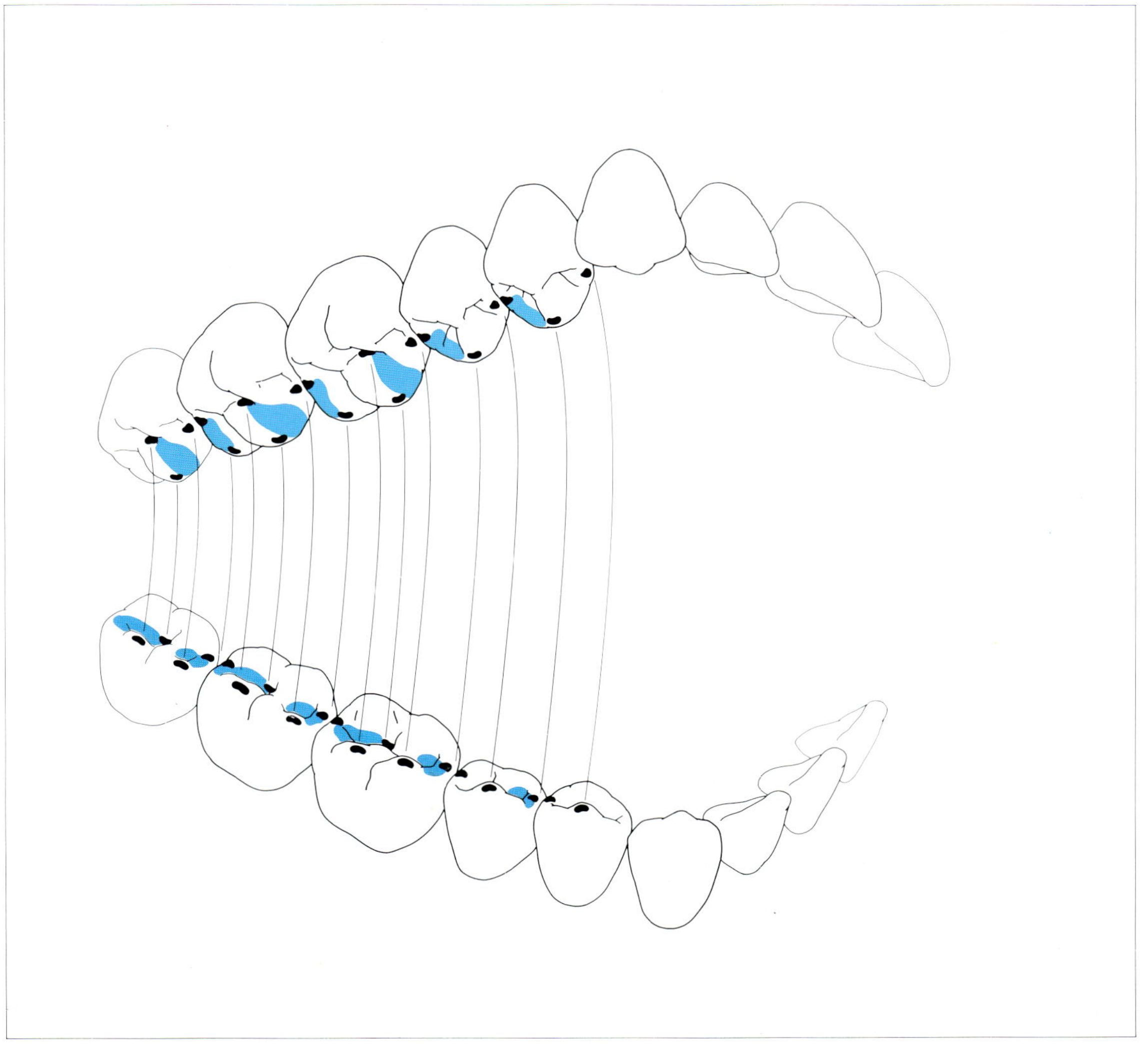

Modellgußprothese (Gerüstprothese)

Allgemeines

Im Unterschied zu den partiellen Prothesen mit konfektionierten oder individuell hergestellten Verankerungselementen werden Modellgußprothesen in einem Stück gegossen. Als Werkstoff dienen in der Regel *Chrom-Kobalt-Molybdän-Legierungen.* Diese weisen eine hohe Gewebsverträglichkeit auf und sind absolut korrosionsbeständig. Ihre Härte und hohe Elastizität ermöglichen eine feine und grazile Gestaltung der Prothese.

Im Handel werden zur Herstellung von Gerüstprothesen auch Edelmetall-Legierungen angeboten. Ihre physikalischen Eigenschaften bedingen aber eine massivere Gerüstgestaltung als dies bei den Chrom-Kobalt-Legierungen der Fall ist.

Die Modellgußprothese enthält alle Elemente einer gemischt-gestützten Prothese. Die konstruktive Besonderheit der Gerüste stellen ihre Verankerungselemente, die *vermessenen und gegossenen Klammern,* dar. Sie müssen die Eigenschaften eines Hülsengeschiebes aufweisen:

- nur einen Bewegungsfreiheitsgrad, nämlich die Einführrichtung
- klar determinierte arretierte Endlage
- körperliche Umfassung der Pfeiler
- sanftes Ein- und Ausgleiten
- genügend Friktion, in diesem Fall Retention

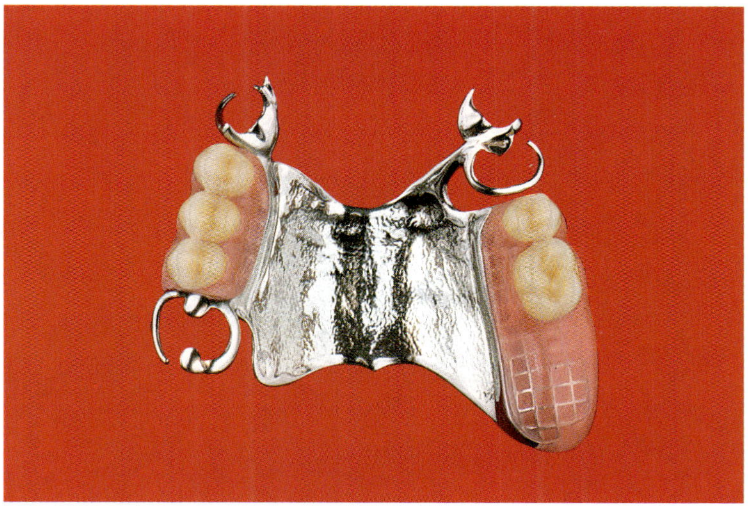

285 Typisches Beispiel einer oberen Modellgußprothese

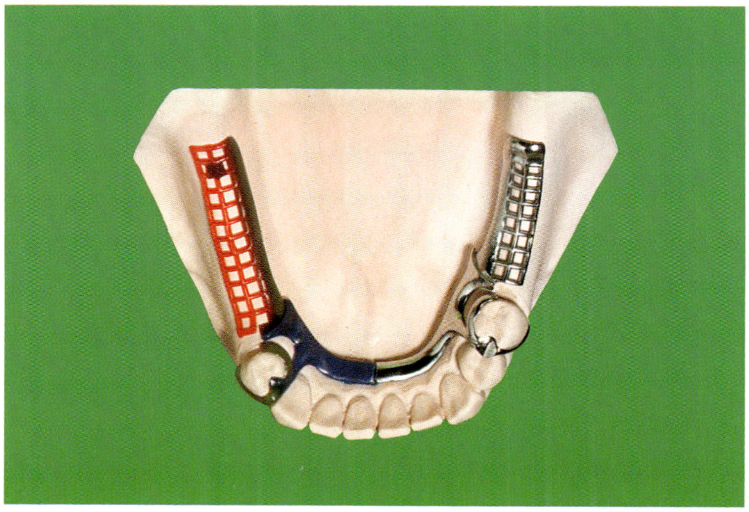

286 Beispiel einer Modellgußprothese bei bilateral verkürzter Zahnreihe im Unterkiefer. Die rechte Gerüsthälfte veranschaulicht die Modellation mit vorfabrizierten Wachsschablonen.

Gegossene Klammer als Verankerungselement

Eine gegossene Klammer besteht aus den folgenden Einzelteilen:

- dem Führungsarm
- dem Retentionsarm
- der Klammerschulter
- der Auflage
- dem Verbinder

Führungsarm (Stabilisierungsarm)

Der Führungsarm liegt in der terminalen Lage der Klammer oberhalb des prothetischen Äquators und hat drei Aufgaben zu erfüllen:

1. Er garantiert das *atraumatische Einschieben* der Klammer in ihre Endlage und deren *atraumatisches Lösen* aus dieser Position. Zu diesem Zweck muß er beim Einschub den Pfeiler stabilisieren, bevor der retentive (elastische) Teil des Retentionsarms den prothetischen Äquator berührt und überschreitet. Beim Lösen der Verankerung verhindert er ebenfalls horizontale Schubkräfte auf den Pfeiler, die durch das Überspringen des Äquators durch den terminalen Anteil des retentiven Armes auftreten würden. Diese Aufgabe des Führungsarmes wird oft erst möglich, wenn der Äquator durch Abtragen von Bombierungen in eine günstigere Lage verlegt worden ist.
2. Zusammen mit den Elementen der Klammerschulter und mit dem Retentionsarm übernimmt der Stabilisierungsarm die hülsengeschiebeartige *körperliche Umfassung* des Pfeilers (270°).
3. Er stabilisiert den Prothesenkörper gegen horizontale Translationen und Rotationen um vertikale Achsen.

Aufgrund dieser drei Funktionen muß der Stabilisierungsarm starr sein und die nötige Robustheit aufweisen.

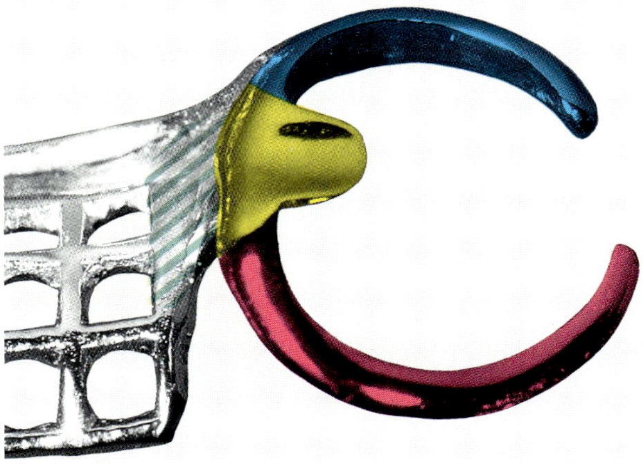

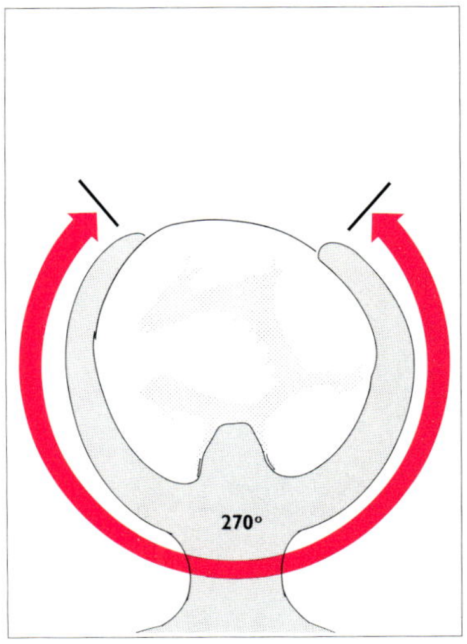

287, 288 Die **vermessene gegossene Klammer** umfaßt den Pfeilerzahn in der Regel um 270°. Sie besteht aus:
- Führungsarm (blau)
- Retentionsarm (rot)
- Klammerschulter und Auflage (gelb)
- Verbinder (grün)

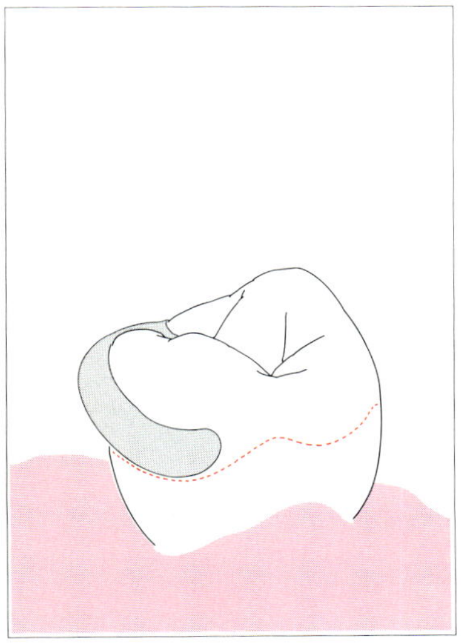

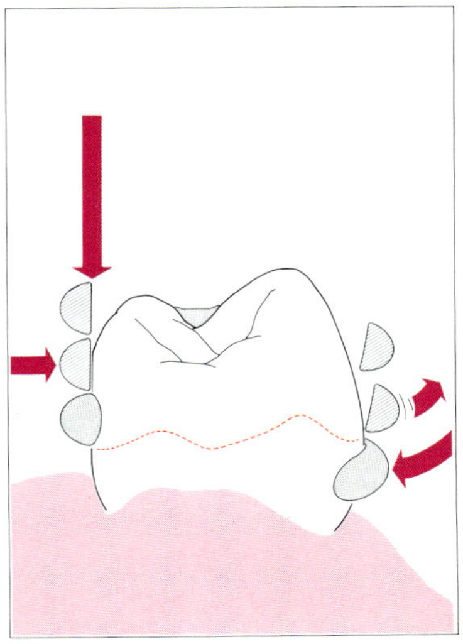

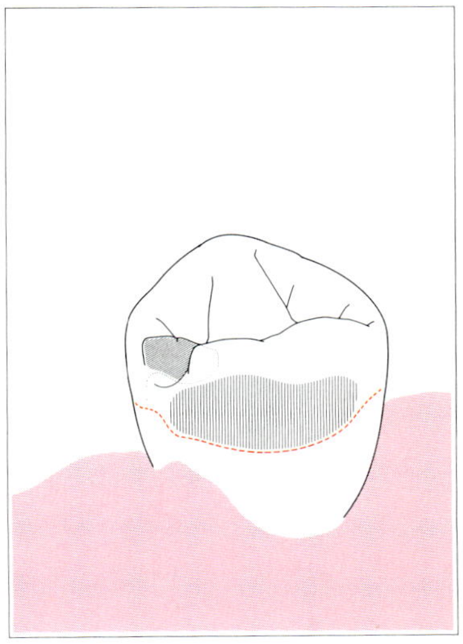

289, 290, 291 Der **Führungsarm** liegt in seiner Endposition oberhalb des Äquators (links). Er stabilisiert den Zahn beim Einführen der Klammer, bevor der Retentionsarm den Äquator überschreitet (Mitte).
Um das harmonische Eingleiten und die Funktion des Führungsarmes zu ermöglichen, sind starke Bombierungen abzutragen (rechts). Auf diese Weise kann der Äquator in eine günstigere Region verlegt werden.

Retentionsarm

Unter Führung durch den starren Stabilisierungsarm wird der Retentionsarm bis an den gewählten Äquator geleitet, welchen er anschließend mit seinem federnden Endteil unter leichtem Druck überspringt. Dieser distale Teil des Retentionsarmes gewährt die gewünschte Retention.

Um eine optimale, klar dosierte Retention zu erhalten, ist vor der Planung der Klammer der gewünschte Retentionswert durch *Vermessen* zu ermitteln. Durch Festlegen des günstigsten gemeinsamen Äquators im Pfeilerverband können die entsprechenden retentiven untersichgehenden Stellen eruiert werden.

Im Gegensatz zum Führungsarm ist der Retentionsarm in seinem terminalen Anteil graziler gestaltet. Sein Querschnitt nimmt in Richtung der Klammerspitze kontinuierlich ab. Wie der Stabilisierungsarm ist er auf der der Pfeilerkrone zugekehrten Seite leicht abgeplattet.

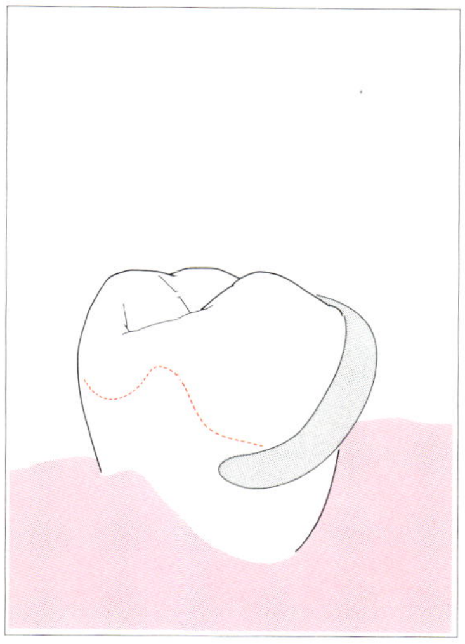

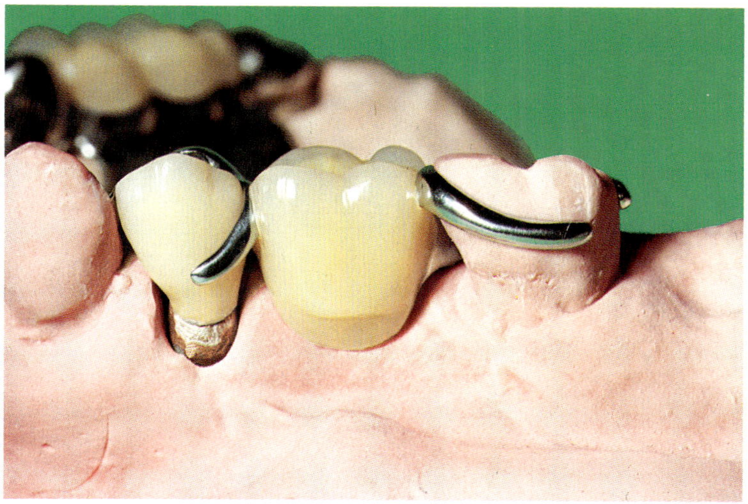

292, 293 In der Endposition liegt der **Retentionsarm** der Klammer mit seinem federnden Ende unterhalb des Äquators und greift so in untersichgehende, retentive Regionen.

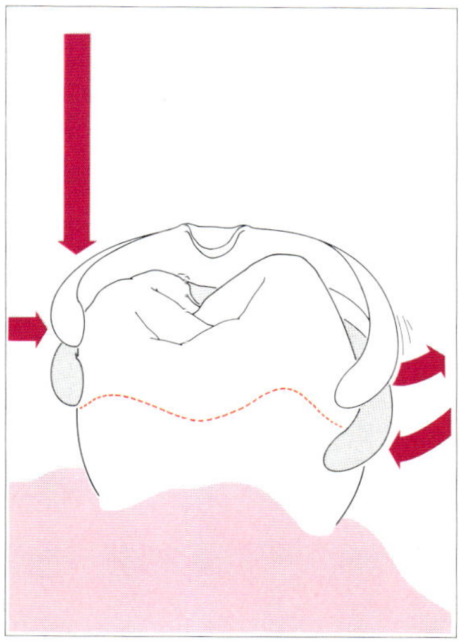

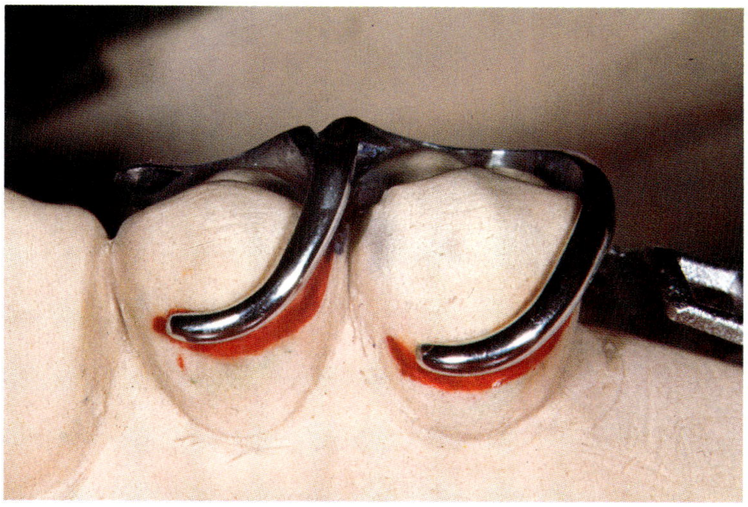

294, 295 Damit horizontale Kraftvektoren auf den Pfeilerzahn vermieden werden können, muß der Führungsarm mit dem Zahn in Kontakt stehen, bevor der federnde Klammerarm den Äquator überspringt.

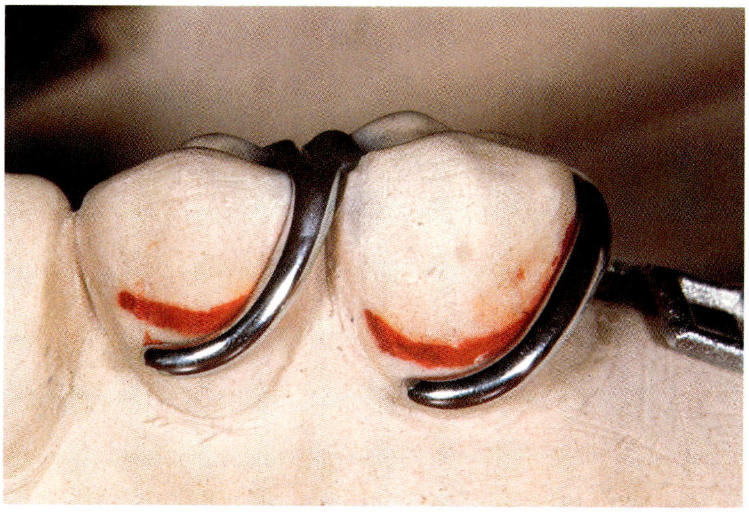

296 Klammern in der Endposition
Die subäquatoriale Lage des retentiven Klammerendes ist deutlich sichtbar.

Klammerschulter und Auflagen

Führungsarm und Retentionsarm sind durch die Klammerschulter verbunden. Sie liegt der Pfeilerkrone im Gebiet einer Randleiste auf und geht okklusalwärts in die Auflage über. Die Schultern müssen absolut interferenzfrei in die Okklusion eingeordnet sein. Die zentrischen Kontakte in der retrudierten Kontaktposition wie auch in der Interkuspidationsposition dürfen nie mit Elementen der Klammerschulter oder mit der Auflage koinzidieren. Die Propriozeptivität der Pfeilerzähne ist vollumfänglich zu erhalten. Die gleichen Anforderungen müssen auch im Bereich exkursiver Bewegungen erfüllt werden. Aus diesen Gründen sind bei der Planung von Klammern die okklusalen Verhältnisse präzise zu studieren. Notwendige Schleifkorrekturen an den Zähnen sollen vorgenommen werden. Zur Aufnahme der Klammerschulter sind im Bereich der Randleisten oft Retouchen nötig. Für die Auflagen ist der Zahn durch *löffelförmige Präparationen* vorzubereiten.

Die Klammerschulter und die Auflagen haben folgende Funktionen:

- Präzise terminale Arretierung der Klammer
- Ableitung des auf den Prothesenkörper wirkenden Kaudrucks auf die Pfeilerzähne (gemischte Abstützung)
- Stabilisierung der Prothese an den Pfeilern und Verhinderung von Dislokationen in transversaler und sagittaler Richtung
- Verhindern von Translationen in der Vertikalen
- Sistierung von Rotationen um eine sagittale und vertikale Achse

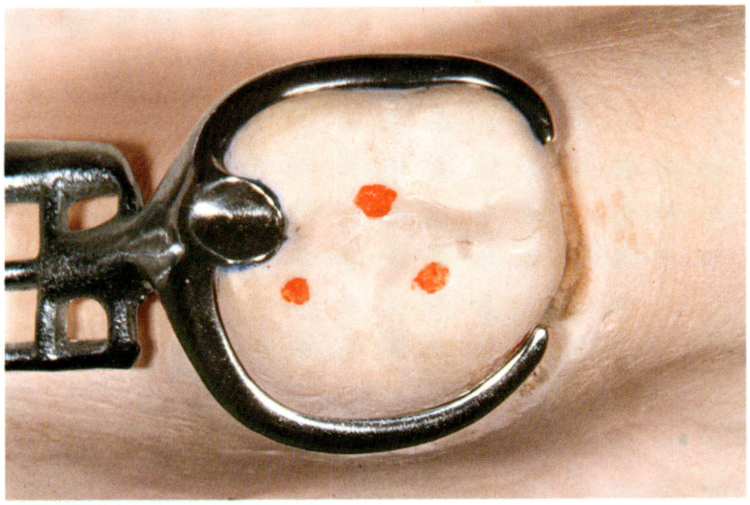
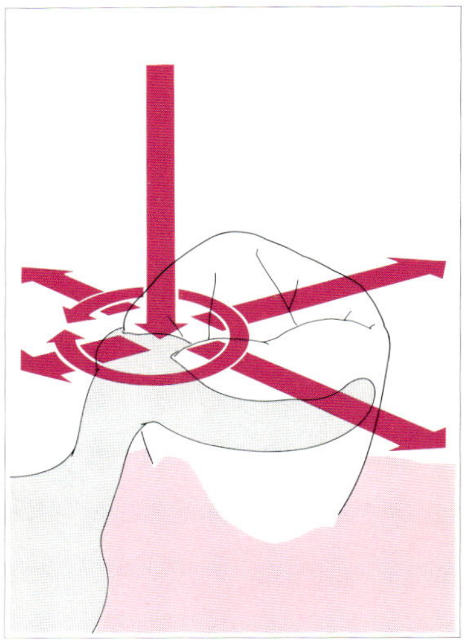

297, 298 Die **Klammerschulter** stabilisiert die Prothese gegen horizontale und vertikale Krafteinwirkungen (rechts). Ihre Elemente und speziell auch die Klammerauflage dürfen nicht im Bereiche okkusaler Kontakte liegen.

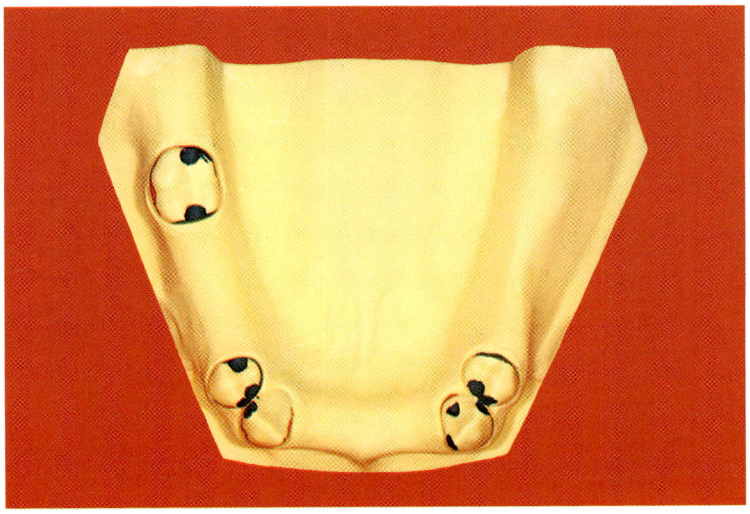
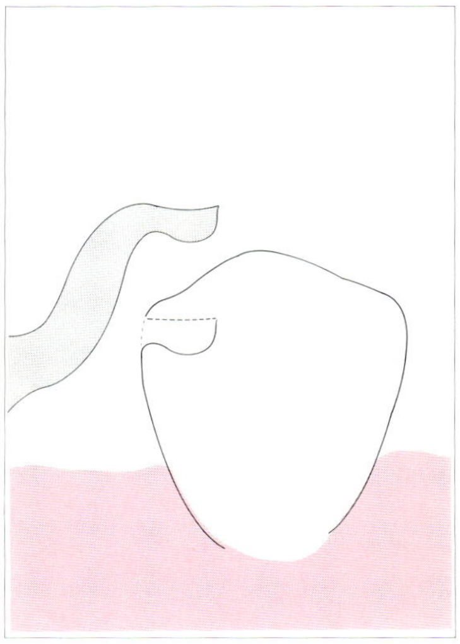

299, 300 Oft sind Schleifkorrekturen notwendig. Für die **Auflagen** sind löffelförmige Präparationen im Schmelz oder in Füllungen vorzunehmen.
Es ist darauf zu achten, daß Randleisten genügend reduziert werden, um beim Übergang der Auflage in die Klammerschulter eine potentielle Bruchstelle zu vermeiden (rechts).

Verbinder (Klammerstiel)

Der Klammerstiel stellt das Verbindungsglied zwischen Prothesenkörper und Klammer dar. Er überträgt die auf die Prothesensättel auftreffenden Kräfte auf die Klammer und damit auf den Pfeilerzahn.

Bei Modellgußprothesen kommen zwei Arten von Verbindern zur Anwendung:

- der *sattelnahe* (direkte) Verbinder
- der *sattelferne* (indirekte) Verbinder

Beide haben ihre Vor- und Nachteile. Die Auswahl der Verbindungsarten hat nach parodontalprophylaktischen und funktionellen Gesichtspunkten zu erfolgen.

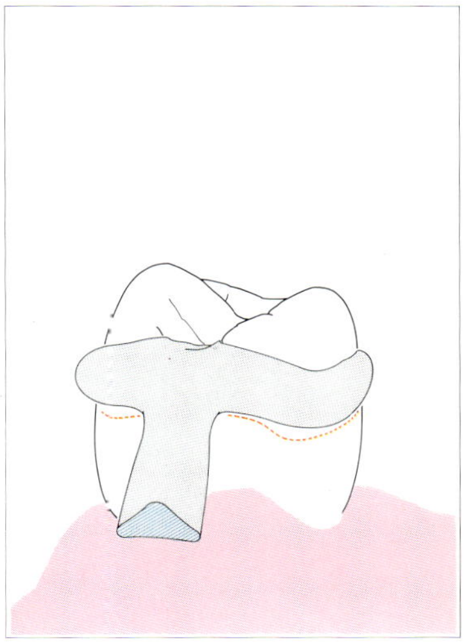

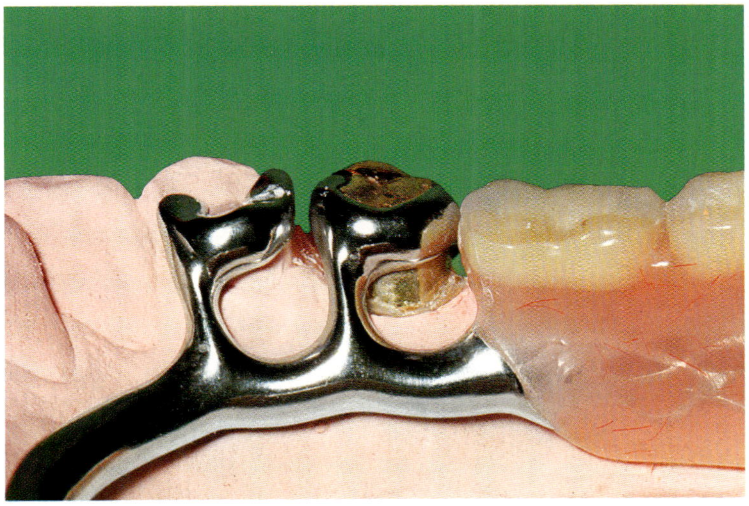

301, 302 Aufgrund ihrer exponierten Lage sind die **Verbinder** starken Druck- und Torsionskräften ausgesetzt; daher müssen sie entsprechend gestaltet werden. Ein abgerundeter **dreieckiger Querschnitt** ist am günstigsten. Im Bereich der Approximalpapillen von Pfeilerzähnen sind die Verbinder für die Gingiva absolut atraumatisch zu gestalten. Diese Bezirke sind hohl zu legen (vgl. auch Abb. 303).

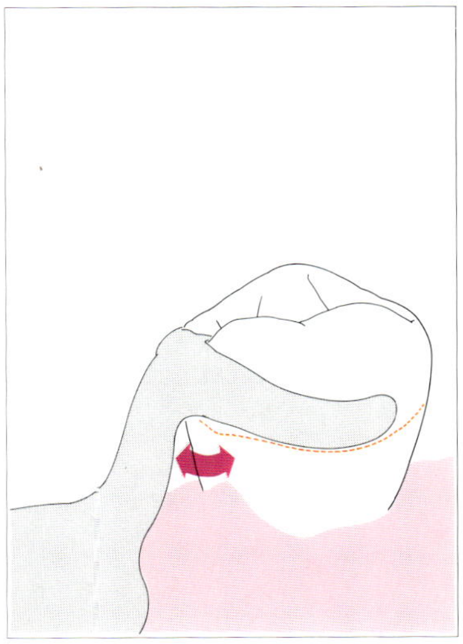

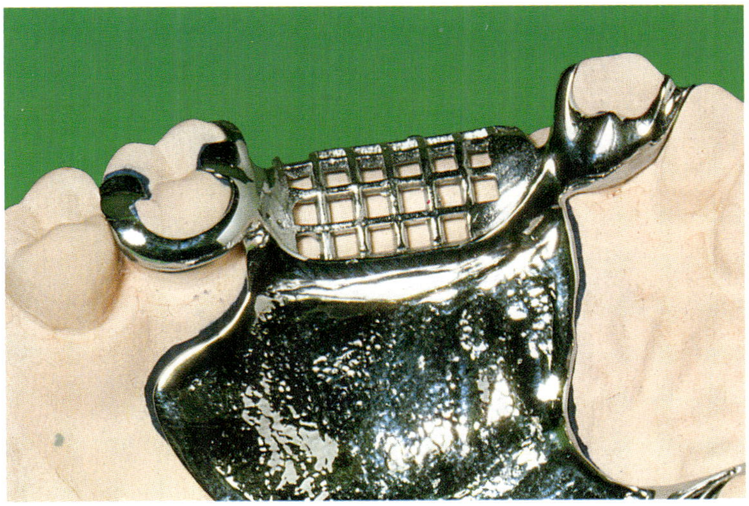

303, 304 Sattelnahe Verbinder kommen hauptsächlich bei Schaltprothesen zur Anwendung. In diesen Fällen ist speziell auf eine parodontalschonende Anlage zu achten.

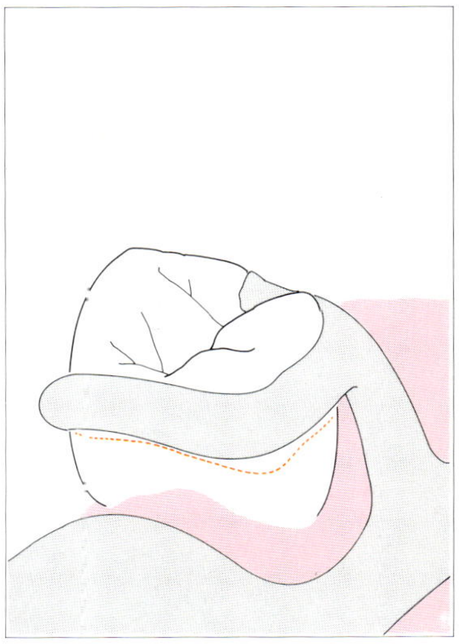

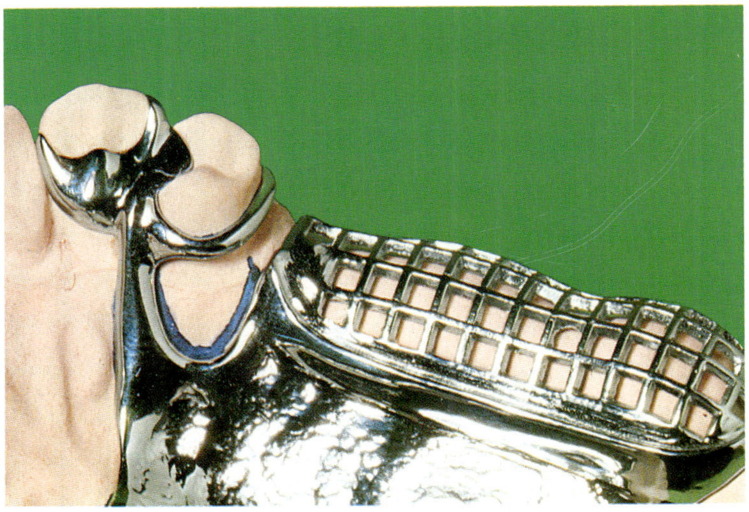

305, 306 Sattelferne Verbinder finden ihre Anwendung vor allem bei Verlängerungsprothesen.

Einzelne Klammertypen

In der Literatur werden die mannigfaltigsten Klammertypen und Klammerarten beschrieben (Spiekermann 1977, Brunner 1979).

Ney (1965) hat sie auf fünf Grundformen reduziert. Diese Neyschen Konstruktionstypen waren jedoch für Modellgußprothesen aus Edelmetall-Legierungen konzipiert und können deshalb nicht unbedingt für Chrom-Kobalt-Molybdän-Legierungen empfohlen werden.

Akers-Klammer oder E-Klammer

Bei der Klammer nach Akers übernimmt ein Arm die retentive Funktion, der andere dient der Führung und Stabilisierung. Ein atraumatisches Ein- und Ausführen auf dem Pfeilerzahn ist dadurch möglich. Im weiteren entspricht die Konstruktion den physikalischen Eigenschaften der Chrom-Kobalt-Legierungen am besten. E-Klammern können sowohl mit sattelnaher wie auch mit sattelferner Abstützung gestaltet werden *(umgekehrte E-Klammer)*. Das Anwendungsgebiet erstreckt sich hauptsächlich auf *Schaltprothesen* und in umgekehrter Form auf *Verlängerungsprothesen.*

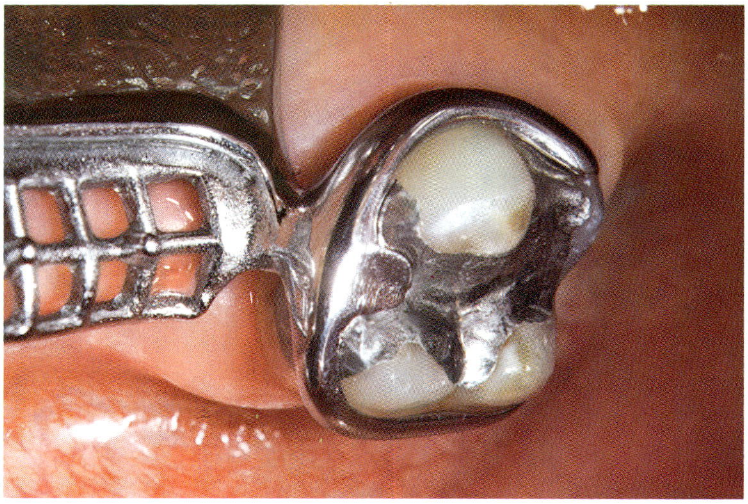

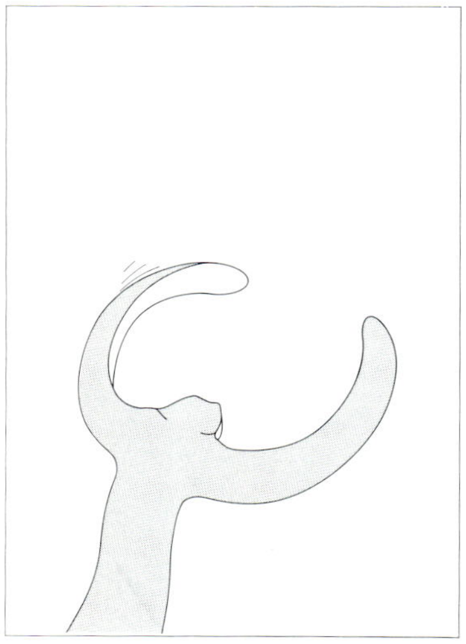

307, 308 E-Klammer an einem Molaren

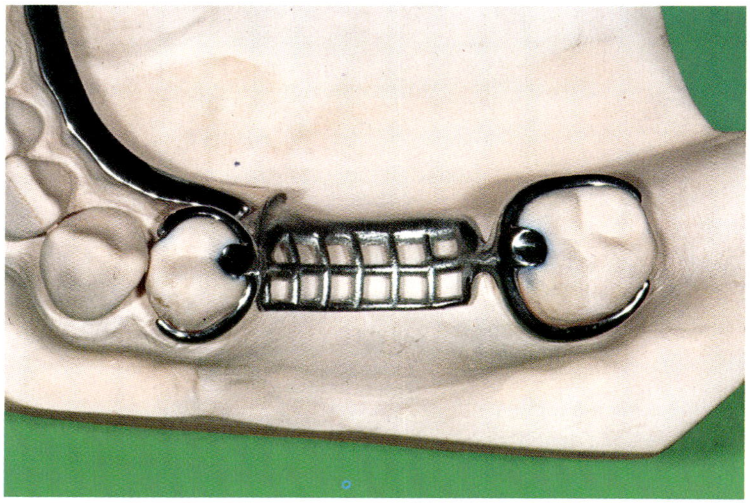

309 Zwei E-Klammern mit sattelnaher Verbindung bei einer unteren Schaltprothese

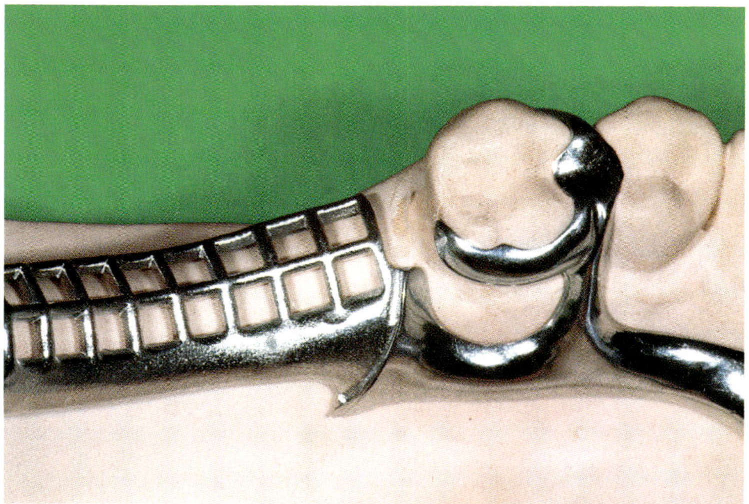

310 Umgekehrte E-Klammer mit sattelferner Verbindung bei einer unteren Verlängerungsprothese.
Der Verlauf des Retentionsarmes von mesial wirkt sich ästhetisch und funktionell oft ungünstig aus.

Bonwill-Klammer (Doppelklammer)

Sie besteht aus zwei Schulter-an-Schulter verbundenen E-Klammern. Ihre großflächige Bedeckung im Gebiet der Randleisten der Pfeilerzähne bringt oft Schwierigkeiten in der okklusalen Einordnung der Klammerschultern mit sich. Schleifkorrekturen sind notwendig, um vorzeitige Kontakte und Gleithindernisse zu verhindern.
Aufgrund ihres hohen Retentions- und Stabilisationswertes kommen Bonwill-Klammern hauptsächlich bei *unilateralen Verlängerungsprothesen* auf der kontralateralen Seite des Verlängerungssattels zur Anwendung.

Ein weiteres Indikationsgebiet stellen Schaltprothesen in Fällen mit *frontaler,* bogenförmiger *Unterbrechung* dar. Bonwill-Klammern in der posterioren Region bilden ausgezeichnete Widerlager gegen Abzugskräfte. Als Nachteile sind der kariesprophylaktisch sich ungünstig auswirkende große Bedeckungsgrad sowie die parodontal ungünstige Anlage des gemeinsamen Verbinders zu erwähnen.

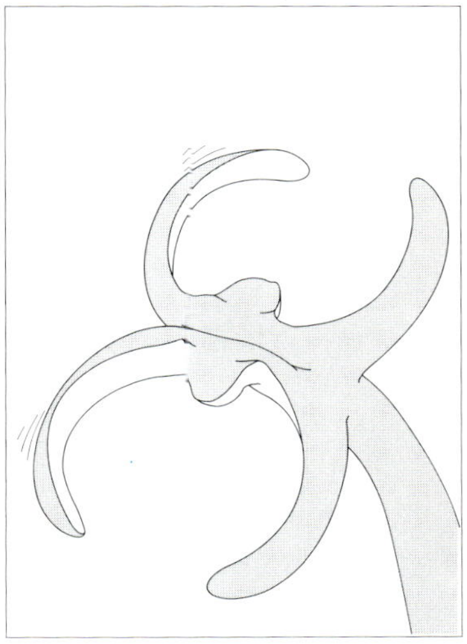

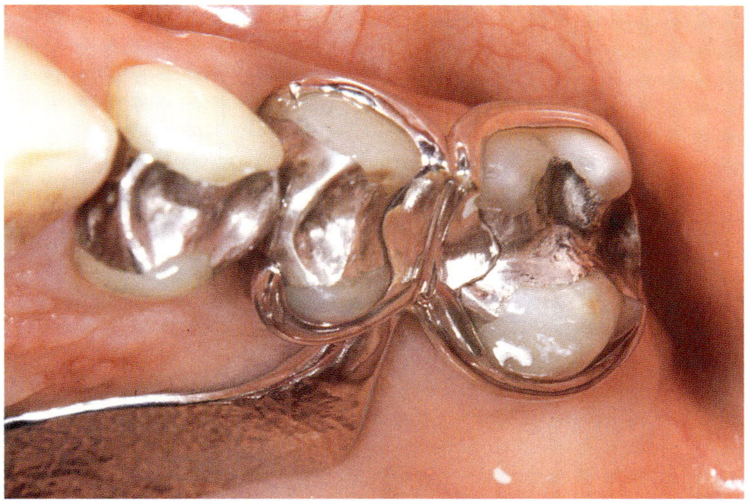

311, 312 Bonwill-Klammer an einem oberen Prämolaren und Molaren

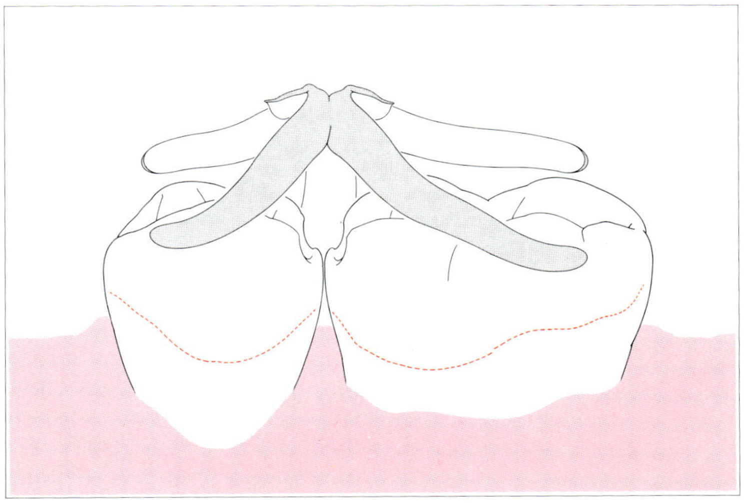

313 Zur Aufnahme der vereinigten Klammerschultern sind oft ausgedehnte **Schleifkorrekturen** notwendig.

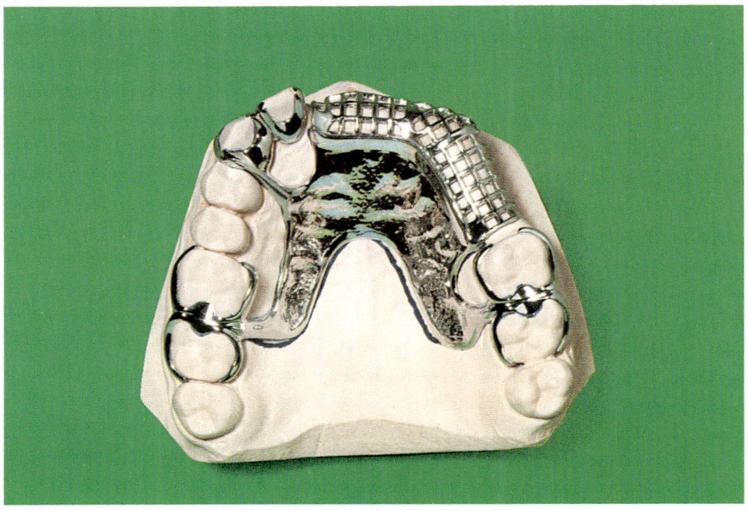

314 Große bogenförmige, frontolaterale Unterbrechung
Durch zwei Bonwill-Klammern im Molarengebiet erhält die Prothese bei Belastung in der Region der künstlichen Zähne (Abbeißen!) die nötige Retention.

Ringklammer

Ringklammern weisen in der Regel zwei Auflagen auf und umfassen den Zahn weitgehend. Von einer sattelnahen Abstützung mit direktem Verbinder ausgehend, führt die Klammer über eine sattelferne Auflage in eine sattelnahe Retentionsregion. Die Ringklammer ist geeignet für *gekippte Molaren* und bietet für den Pfeilerzahn optimale Belastungsmomente. Aufgrund des geringen Retentionswertes ist ihr Anwendungsbereich aber beschränkt.

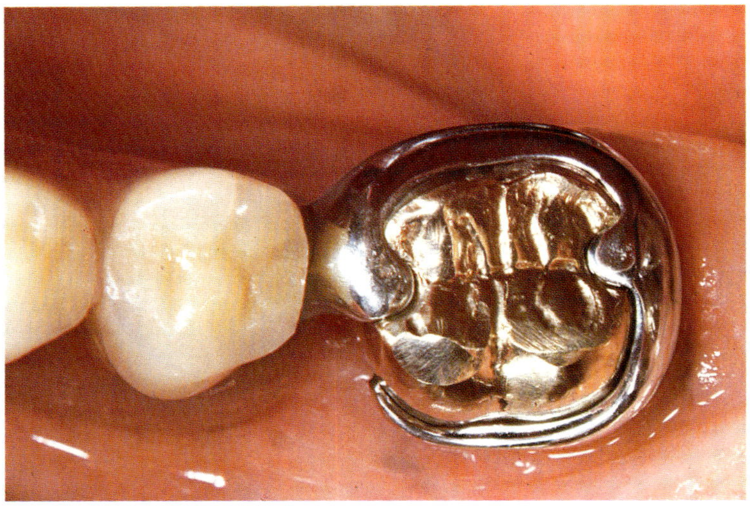

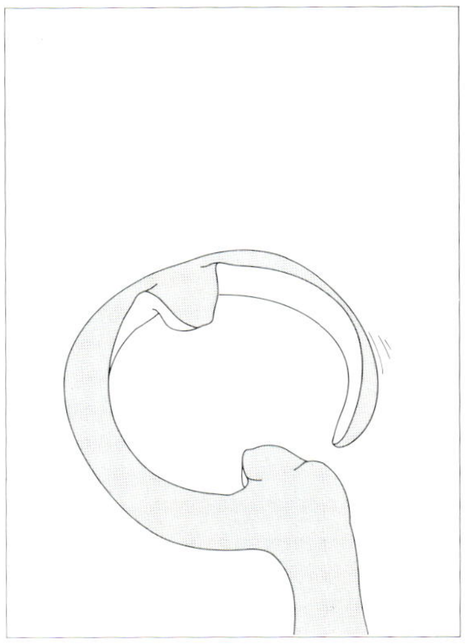

315, 316 Ringklammer an einem überkronten Molaren

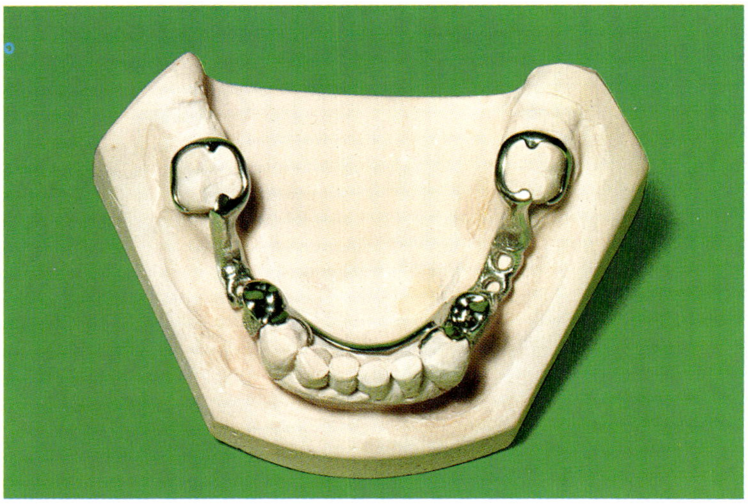

317 Untere Schaltprothese mit zwei posterioren Ringklammern
Bei beiden Molaren ergab die Modellvermessung nur retentive Regionen im mesiobukkalen Bereich. Eine sinnvolle Verankerung war aus diesem Grund nur mit Ringklammern möglich.

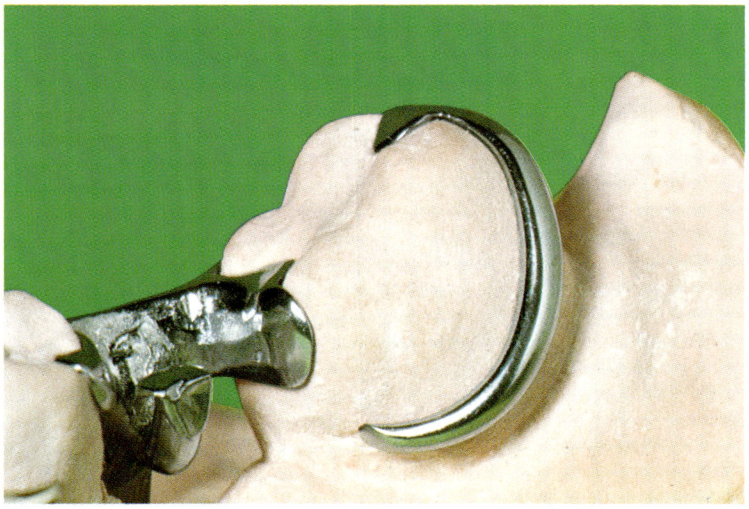

318 Ringklammer an einem gekippten Molaren

Back-action-Klammer

Diese von Nally u. Martinet (1968/1984) empfohlene Klammer besitzt eine sattelferne Auflage mit einem direkt ansetzenden, sattelfernen Verbinder und wird hauptsächlich als Verankerung von *unilateralen* und *bilateralen Verlängerungsprothesen* angewendet.

Ihre Vorteile sind:
- indirekte Vergrößerung des Freiendsattels nach mesial
- stabilisierende Mesialabstützung des Pfeilers auch bei nach distal gekippten Zähnen

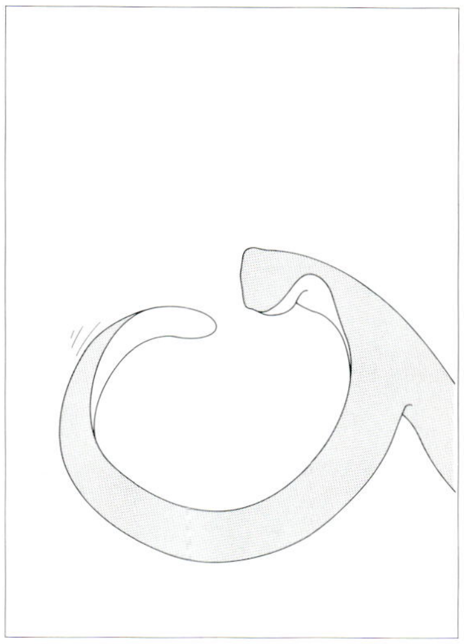

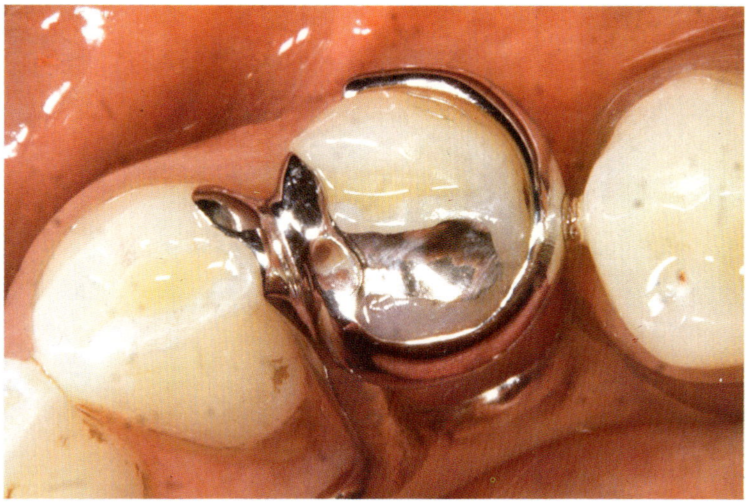

319, 320 Typisches Beispiel einer **Back-action-Klammer** an einem Prämolaren

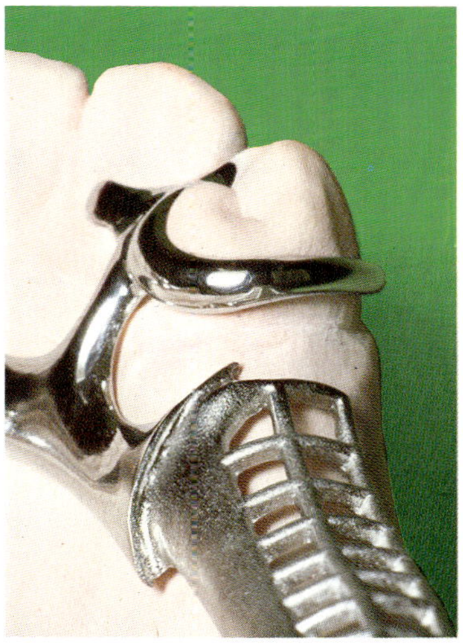

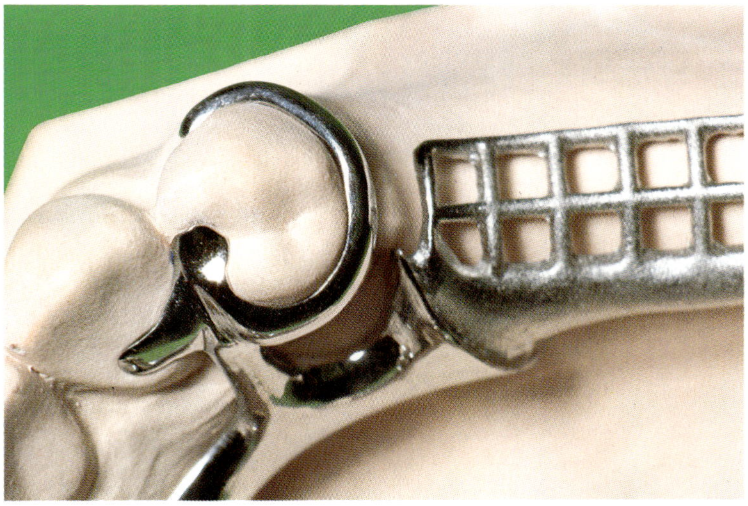

321, 322 Die Klammerführung und der sattelferne Verbinder der Back-action-Klammer erlauben das Freihalten der marginalen Pfeilerregion und wirken sich daher parodontal besonders günstig aus.

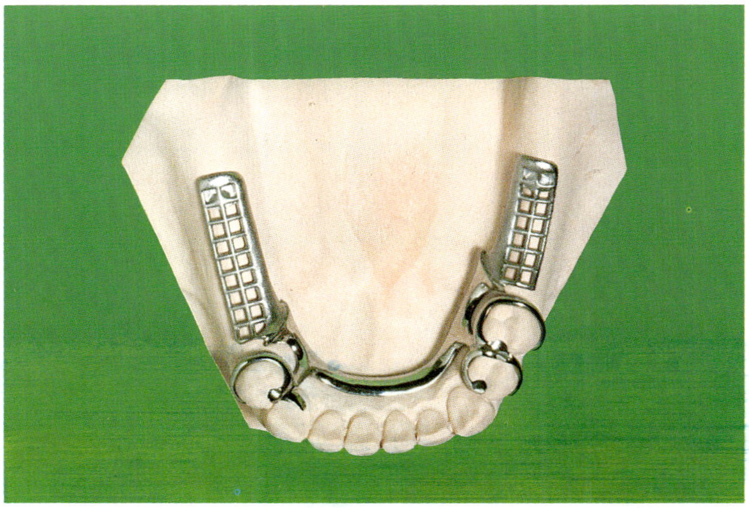

323 Anwendung der Back-action-Klammer bei einer bilateralen Verlängerungsprothese im Unterkiefer.
Zur optimalen Stabilisierung der Prothese, speziell gegen abziehende Kräfte, wurden im dritten Quadranten zwei verbundene Back-action-Klammern und im vierten Quadranten eine zusätzliche Auflage auf dem Eckzahn gestaltet.

Klammerformen im Frontzahnbereich

Im Frontzahnbereich stellen Klammern oft große Probleme dar. Einerseits muß eine Frontzahnklammer alle Anforderungen an eine gegossene Klammer erfüllen, und andererseits prägt die Ästhetik die Gestaltung der sichtbaren Anteile. Die Retentionsarme müssen, um der Ästhetik zu genügen, oft in Regionen des Pfeilerzahns verlegt werden, in denen sie sich parodontalhygienisch negativ auswirken. Irritationen des marginalen Parodonts sind daher möglich. Bei Pfeilerzähnen mit wenig ausgeprägten, untersichgehenden Regionen muß die Zahnform zumeist durch Überkronung optimiert werden.

E-Klammer im Frontzahnbereich

Die Hauptprobleme dieser Klammervariante stellen die orale Auflagekavität sowie die gingivale Anlagerung des Retentionsarmes dar. Er hat im Frontzahngebiet aus ästhetischen Gründen möglichst gingivalwärts zu liegen. Der marginale Saum darf aber auf keinen Fall berührt werden. Eine Distalkippung des Modells hilft zumeist, eine günstige Einschubrichtung zu finden. Allerdings können sich dabei im Bereich der posterioren Pfeilerzähne Schwierigkeiten einstellen. Als Auflageflächen kommen die Gestaltung einer tuberkulären Schulter, die uni- oder bilaterale Präparation einer balkonförmigen Auflage und die inzisale Abstützung durch Krallen in Frage.

Die okklusalen Beziehungen der Pfeilerzähne bestimmen die Auswahl. Oft ist es nötig, Pfeilerzähne zu überkronen, da die Klammerelemente nicht außerhalb der Region der zentrischen Stops sowie der Exkursivbahnen gelegt werden können, oder weil die Vestibularflächen des Pfeilers zu wenig retentive Gebiete aufweisen.

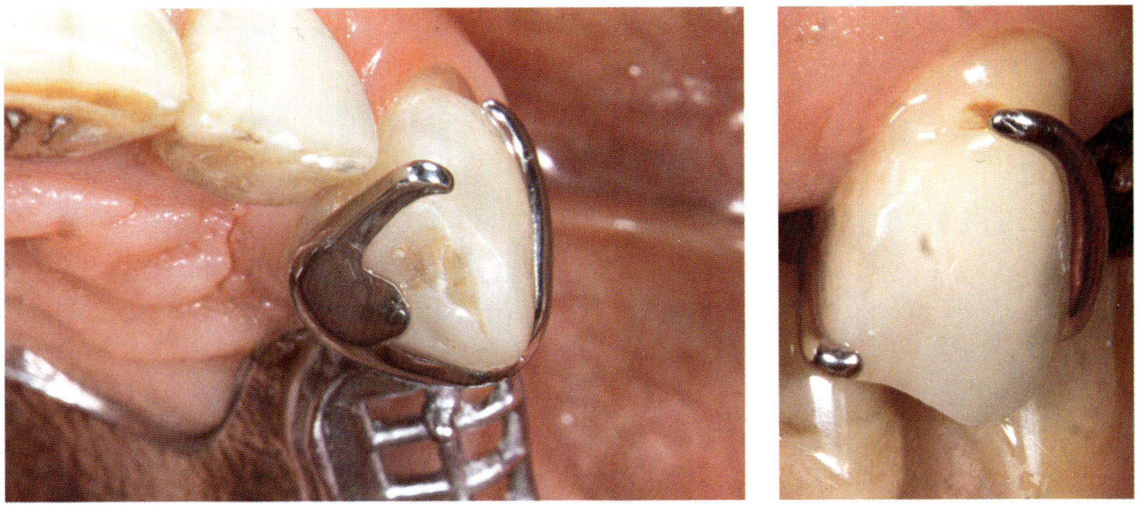

324, 325 Typische E-Klammer mit tuberkulärer Auflage und mesialer Kralle an einem oberen Eckzahn

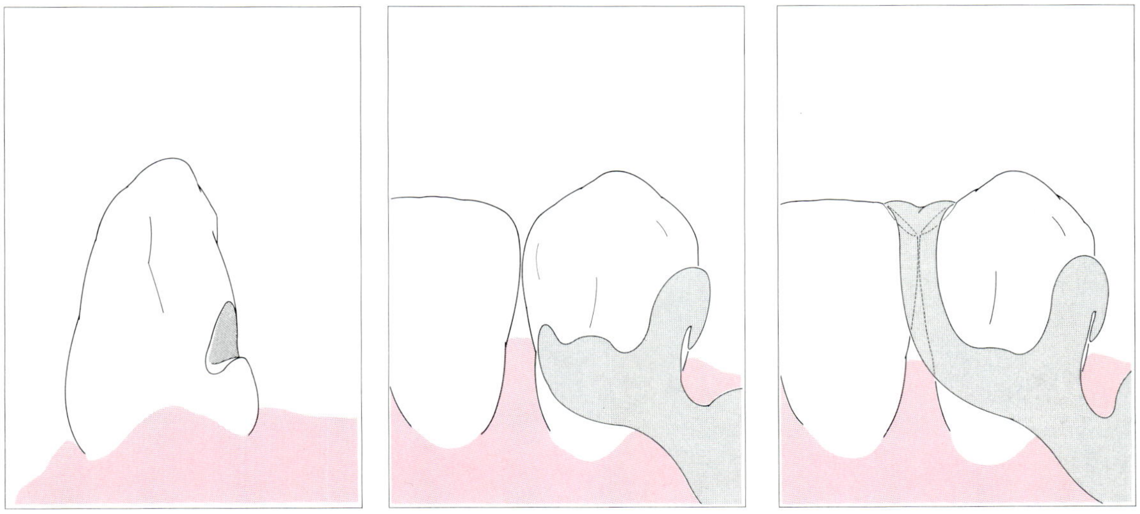

326, 327, 328 In der Regel wird durch Präparation einer nockenförmigen **Auflagekavität** im Tuberkulum die Voraussetzung für eine günstige Klammerabstützung geschaffen (links, Mitte). Ist dies nicht möglich, kann die Stabilisierung durch eine mesiale Kralle erreicht werden (rechts).

Roach-Klammer (geteilte Klammer)

Bei diesem Klammertyp ist der Retentionsarm von der Klammerschulter und dem Führungsarm abgetrennt. Er erreicht, ausgehend von der Metallbasis der Prothese (Gerüst), die retentive Region des Pfeilers.

Diese besondere Konstruktionsart hat verschiedene Nachteile:

- relativ geringe Stabilität des Retentionsarmes
- unsichere körperliche Fassung der Pfeilerzähne
- parodontal ungünstiger Verlauf
- durch die gingivale Führung des Retentionsarmes entstehen Irritationen im Bereich der Lippen (orofaziale Parafunktionen)

Als Vorteil kann erwähnt werden:

- primär gute Retention, auch bei ungünstigem Retentionsfeld

Als Indikationsbereich kann vor allem die Anwendung bei Frontzähnen sowie bei Eckzähnen und Seitenzähnen mit ungünstiger Retention empfohlen werden.

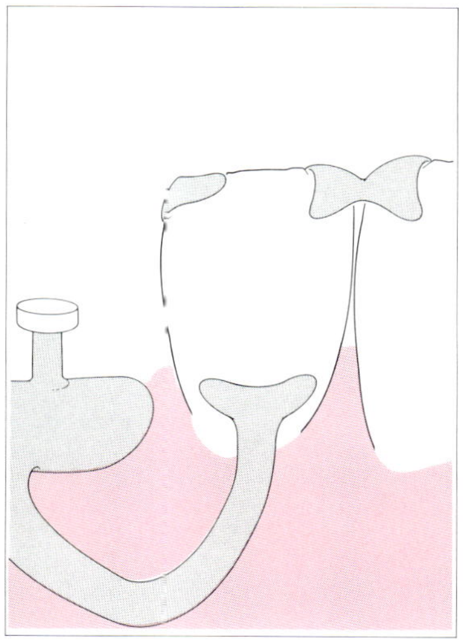

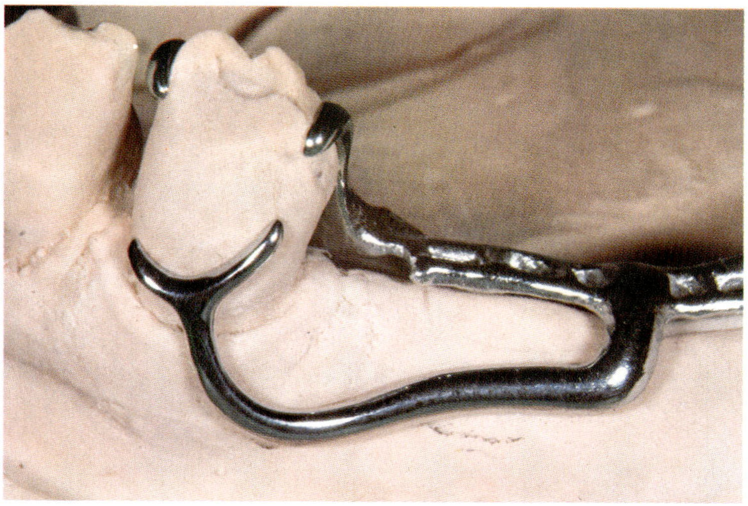

329, 330 Roach-Klammern können im Frontzahngebiet des Oberkiefers (links) wie auch des Unterkiefers (rechts) verwendet werden. Um eine körperliche Fassung der Pfeilerzähne zu ermöglichen, sind oft Krallenanlagen notwendig. Diese wirken sich in der Regel ästhetisch ungünstig aus.

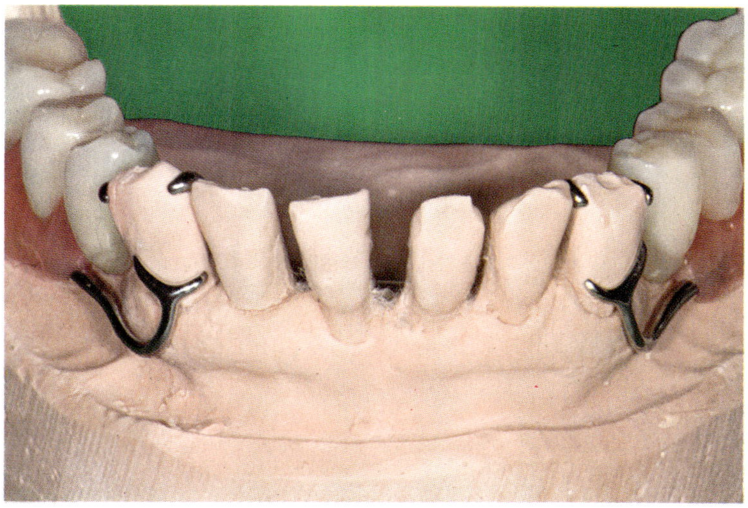

331 Typisches Beispiel der Anwendung von Roach-Klammern bei einer bilateralen Verlängerungsprothese im Unterkiefer. Aufgrund der Distal- und Bukkalkippung der beiden Eckzähne konnte bei der Modellvermessung (vgl. S. 90 ff.) keine gemeinsame Einführrichtung für E-Klammern gefunden werden. Die geteilte Klammerform stellte daher die einzige Möglichkeit dar, untersichgehende Retentionsfelder auszunutzen.

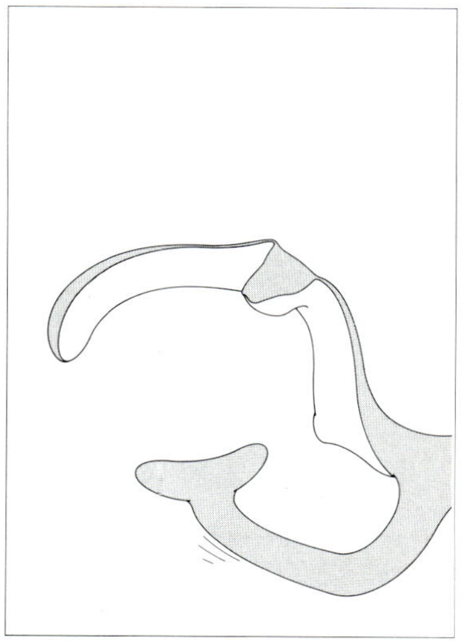

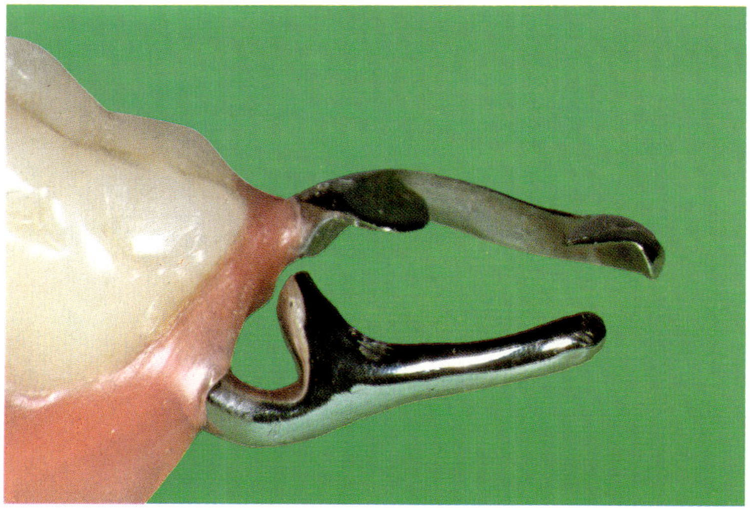

332, 333 Auch im **Molarengebiet** können bei ungünstigen Einschub- und Retentionsverhältnissen Roach-Klammern angewandt werden.

Gabelklammer oder Greiferklammer

Der Retentionsarm der Gabelklammer verläuft im distalen Teil des Pfeilerzahns nahezu axial aus einer disto-okklusalen Auflage in ein zervikales Retentionsfeld.

Eine Variante stellt die Greiferklammer mit je einem mesialen und distalen Retentionsarm dar.

Die kurze Gestaltung der retentiven Teile der Klammer sowie ihre grazile Formgebung zur Erlangung der nötigen Elastizität haben einen geringen Retentionsgrad zur Folge.

334, 335 Durch die Verwendung einer **Gabelklammer** als Verankerungselement an einem oberen seitlichen Schneidezahn konnte ein ästhetisch akzeptables Resultat erzielt werden.

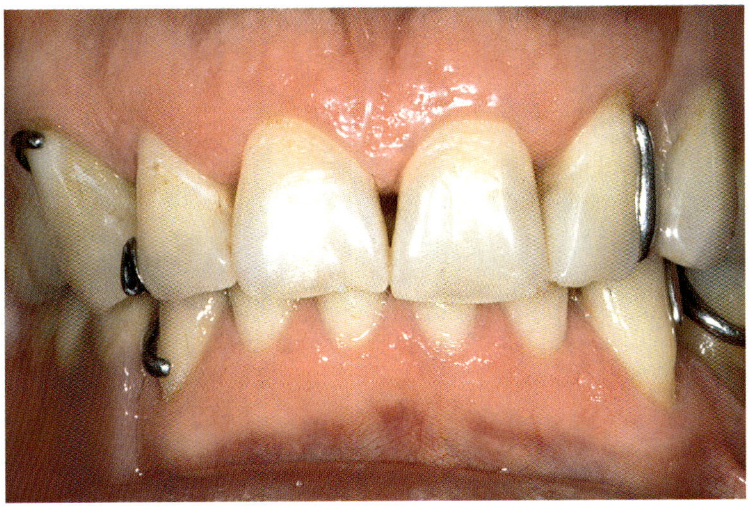

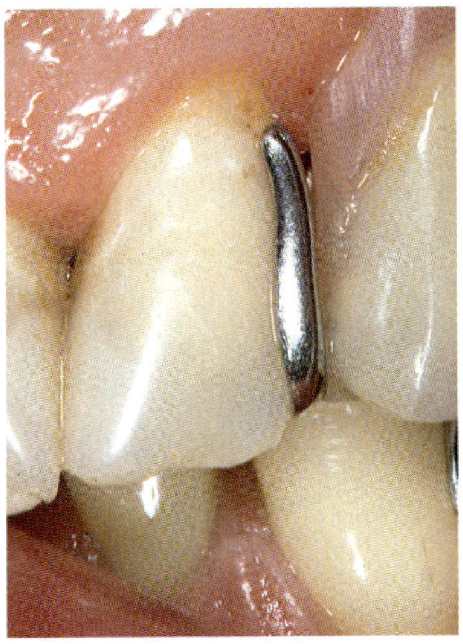

336 Gerüst desselben Patientenbeispiels

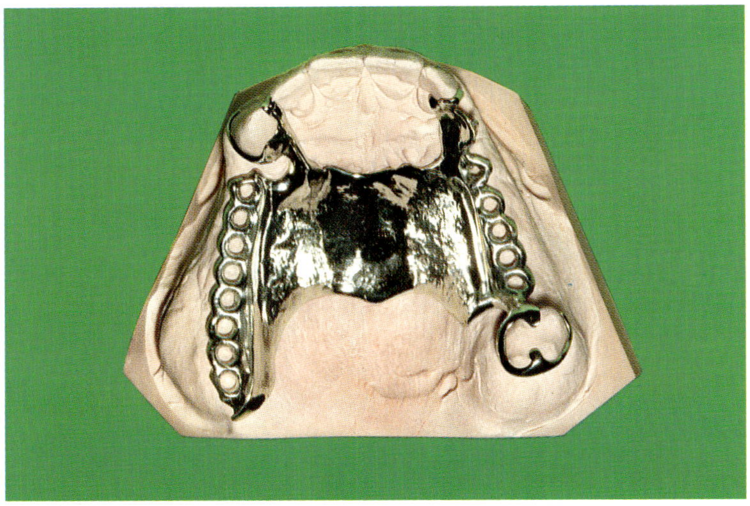

337, 338, 339 Schematische Darstellung einer **Gabelklammer** von bukkal und von lingual (links, Mitte). Im Bereich der tuberkulären Auflage und des inzisalen Klammerübergangs sind entsprechende Präparationen notwendig. Ist die gewünschte Haltekraft durch einen Klammerarm nicht zu erreichen, ist einer **Doppelklammer** (rechts) der Vorzug zu geben.

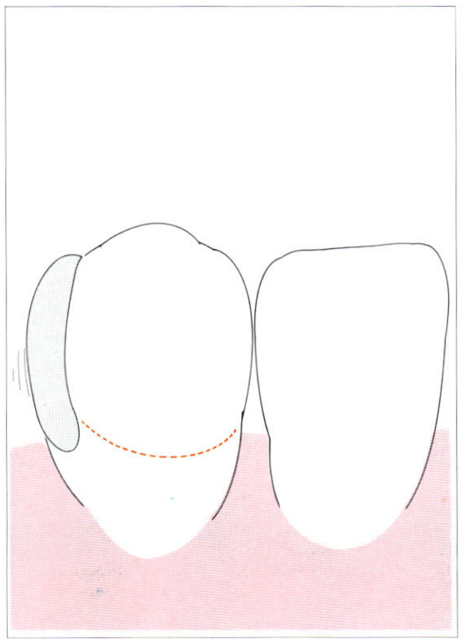

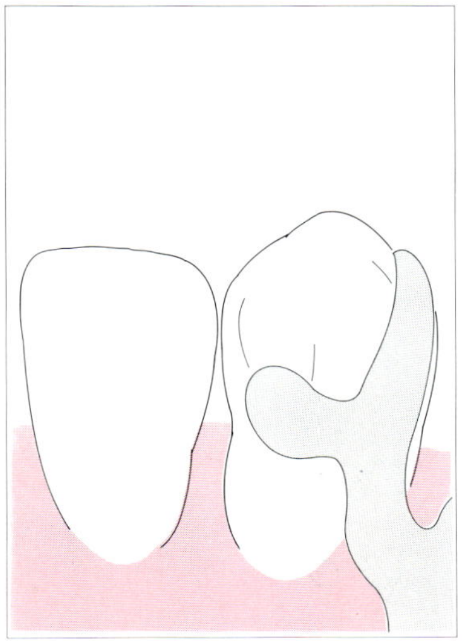

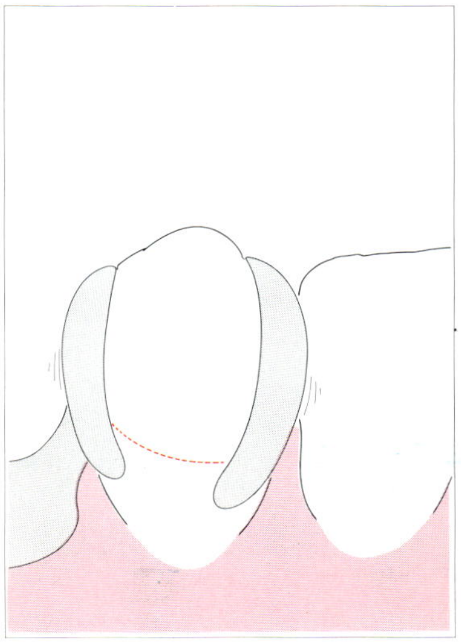

Planung von Modellgußprothesen

Modellgußprothesen haben ein breites Indikationsgebiet. Sie kommen als Schaltprothesen, Verlängerungsprothesen und Kombinationsprothesen zur Anwendung.

Neben der Anzahl und Verteilung der Restzähne spielen bei der Planung einer Gerüstprothese statische und prothesendynamische Aspekte eine wesentliche Rolle. Sind nicht genügend Pfeilerzähne in einem Kiefer vorhanden oder ist deren Verteilung prothesendynamisch gesehen ungünstig, so muß oft auf eine Modellgußprothese verzichtet werden. Andere, funktionell bessere Lösungskonzepte sind auszuwählen (Steg-Gelenk-Prothesen, Hybridprothesen).

Statische und biodynamische Aspekte der Gerüstplanung

Die Planung einer Modellgußprothese ist sehr anspruchsvoll. Statisch-dynamische Aspekte, kaufunktionelle Belange, hygienische und ästhetische Anforderungen müssen in ein ausgewogenes Gleichgewicht gebracht werden (Brunner 1979, Henderson 1973, Nally 1968, Spiekermann 1977). Speziell die statisch-dynamischen Aspekte der prothetischen Versorgung eines Lückengebisses prägen die Entschlußfassung. Es ist dabei von grundlegender Wichtigkeit zu erkennen, welche Kräfte durch Lückenschluß oder Verlängerung der Zahnreihen auf die Restzähne und die Kieferkämme zur Auswirkung gelangen werden. Einflüsse auf die das Cavum oris begrenzende Muskulatur sowie auf die Zunge sind zu beachten. Grundsätzlich muß der prothetische Entschluß zu einer technischen Lösung führen, die alle einwirkenden Vektoren kompensiert oder wenigstens in physiologischen Grenzen hält. Aus diesem Grunde ist es wichtig zu wissen, mit welchen technischen Mitteln sie kompensiert, vermindert oder abgeleitet werden können.

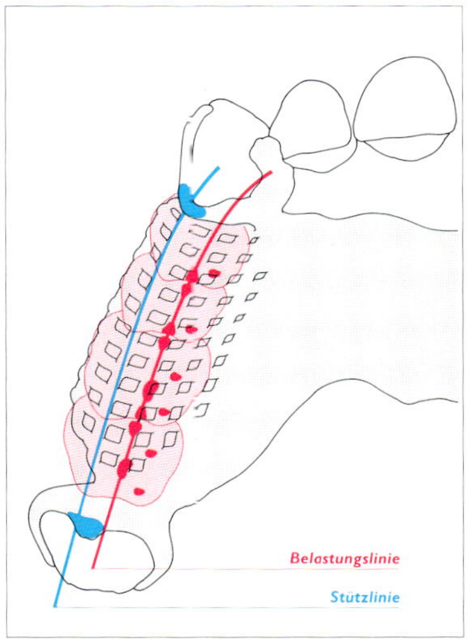

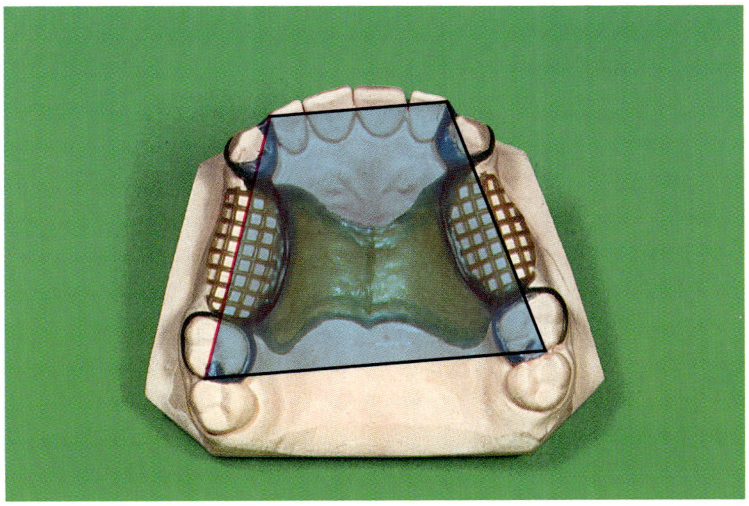

340, 341 Eine **Stützlinie** verbindet jeweils die okklusalen Auflagen eines Kiefersegmentes (rote Strecke, rechts).
Das **Abstützungspolygon** (blau) stellt die Fläche dar, die durch die Verbindung aller Stützlinien gebildet wird (rechts).
Die **Belastungslinie** ist die Verbindungslinie der zentrischen Stops eines Kiefersegmentes. Sie soll möglichst auf oder oral der Stützlinie liegen, um ein Abheben der Prothese auf der Gegenseite zu verhindern (links).

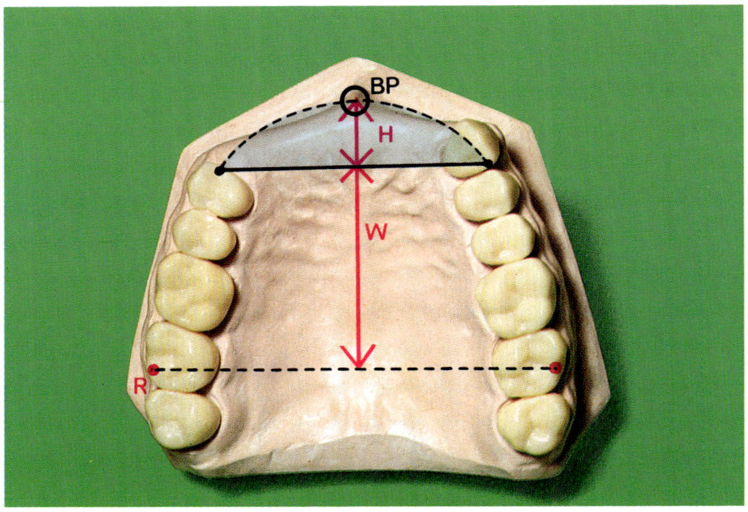

342 Hebelarm und Widerstandsarm
Der Hebelarm (H) wird gebildet durch den Abstand zwischen einer möglichen Rotationsachse (z. B. transversale Stützlinie) und einem Belastungspunkt (BP). Der Widerstandsarm (W) wirkt dem Hebelarm entgegen und soll möglichst lang sein. Er wird im vorliegenden Beispiel begrenzt durch die Verbindung der distalen Retentionsarmendpunkte (R).

Rotation um eine transversale Achse

Drehmomente um eine transversale Achse im Bereich der Distalpfeiler spielen eine besondere Rolle bei bilateralen Verlängerungsprothesen.
Vertikal belastende Kräfte auf die künstlichen Zahnreihen können durch gezielte Anlage der okklusalen Auflagen und größtmögliche Ausdehnung der Prothesensättel kompensiert werden.
Bei bilateralen Verlängerungsprothesen muß die Stützlinie durch Verwendung zusätzlicher sattelferner Elemente nach mesial ausgebaut werden. Die Klammern, die die Rotationsbewegung auffangen, müssen robust sein, und ihre Retentionskraft muß den auftretenden Kräften widerstehen.

Neben vertikal belastenden Kräften spielen vertikal abziehende Vektoren eine Rolle. Sie stellen sich vor allem beim Kauen klebriger Speisen ein, zeigen sich aber im Oberkiefer auch als Resultat des Eigengewichts des Prothesenkörpers. Sie finden ihre Kompensation in den sattelfernen Auflagen. Speziell durch klammerunabhängige indirekte Auflagen (Kippmeider) wird das Abstützungspolygon der Prothese nach anterior vergrößert (Nally 1968, Henderson 1973, Spiekermann 1977).

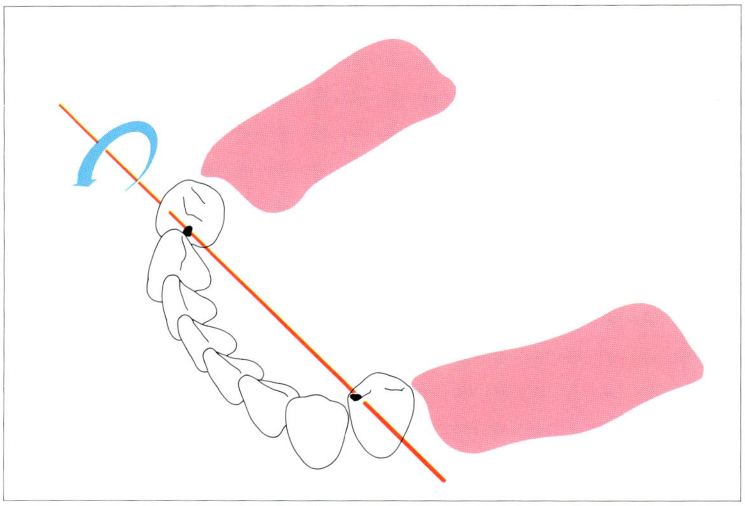

343 Bilateral verkürzte Zahnreihe. Bei der prothetischen Versorgung stellen sich Rotationen um eine **transversale Achse** ein.

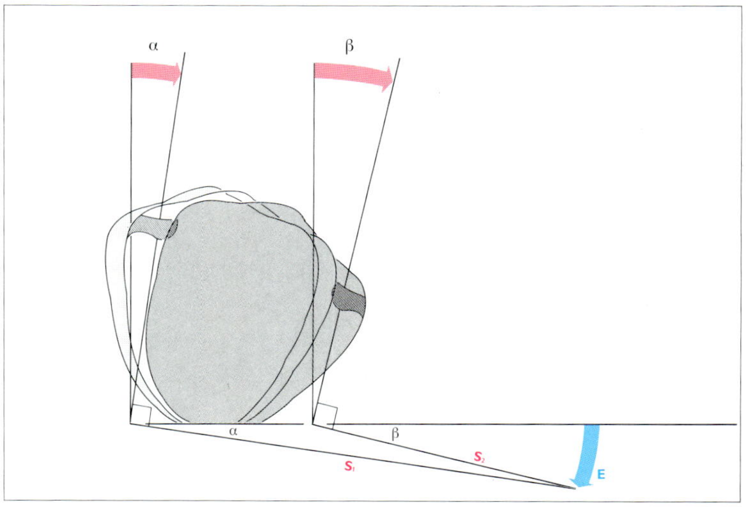

344 **Sattelferne Auflagen** vermindern ein nach distal auslenkendes Drehmoment auf die Pfeilerzähne und vergrößern funktionell den Prothesensattel.
Bei gleicher Einsinktiefe E der Prothesensättel S_1 und S_2 ist der Winkel der Auslenkung bei sattelfernen Auflagen kleiner als bei sattelnaher Abstützung, d.h. also $\alpha < \beta$.

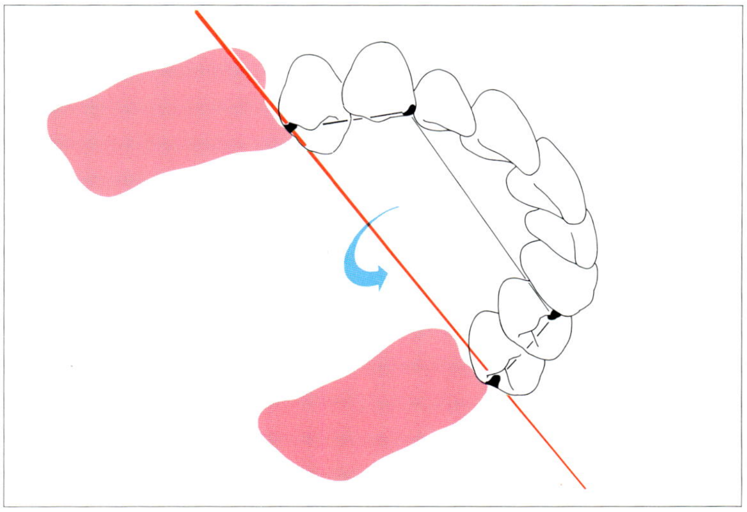

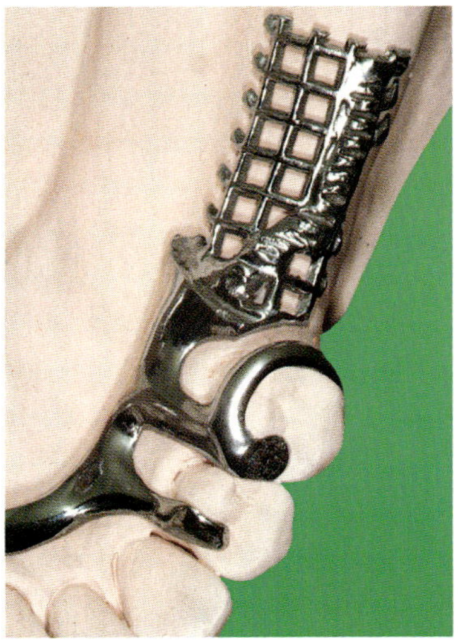

345, 346 Abziehenden Kräften wirken zusätzliche klammerunabhängige, anteriore Auflagen als **Kippmeider** entgegen. Sie vergrößern das Abstützungspolygon.

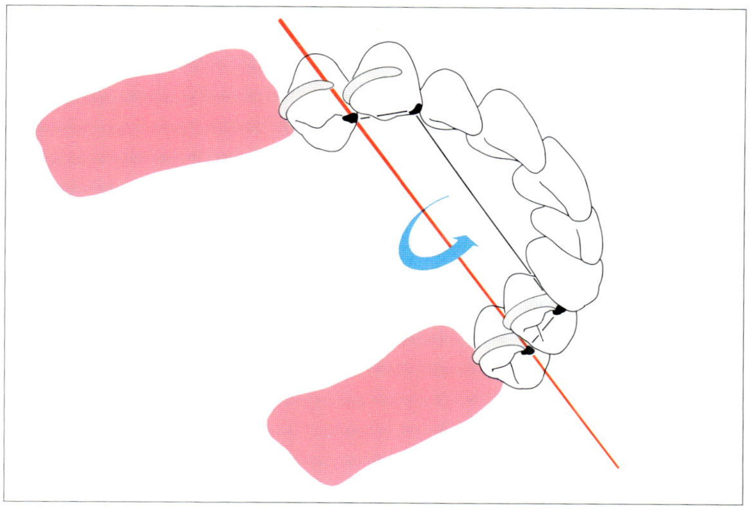

347 Durch eine vor der Rotationsachse liegende **zusätzliche Klammer** kann der Widerstandsarm nach anterior verlängert werden. Dies wirkt dem Absinken der Sättel entgegen.

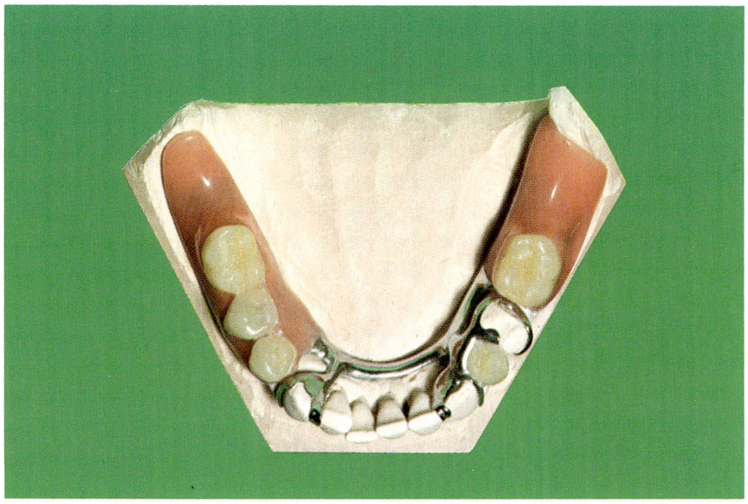

348 Die Ausdehnung der Prothesensättel und die Anzahl der aufgestellten künstlichen Zähne haben einen wesentlichen Einfluß auf die Kompensation axialer Kräfte. Dabei gilt die Faustregel: möglichst **ausgedehnte Sättel,** nur unbedingt notwendige Anzahl künstlicher Zähne (vgl. auch Abb. 350).

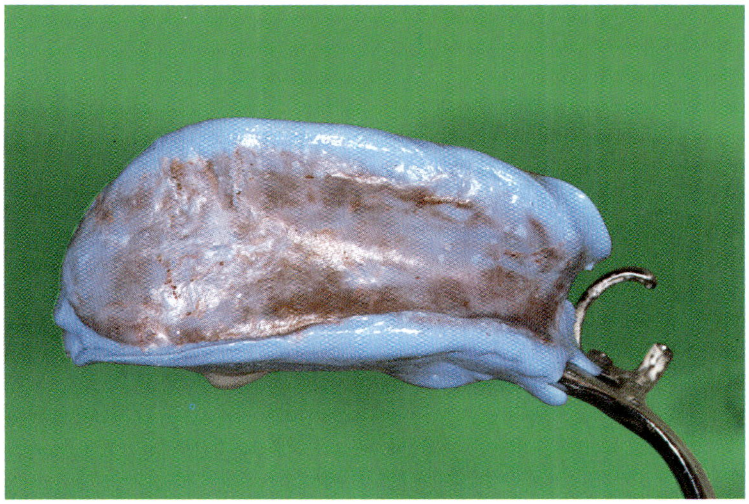

349 Durch einen **Kompressionsabdruck** wird die Resilienz der Schleimhaut berücksichtigt. Dadurch können bei Verlängerungsprothesen Rotationen um eine horizontale Achse vermindert werden.

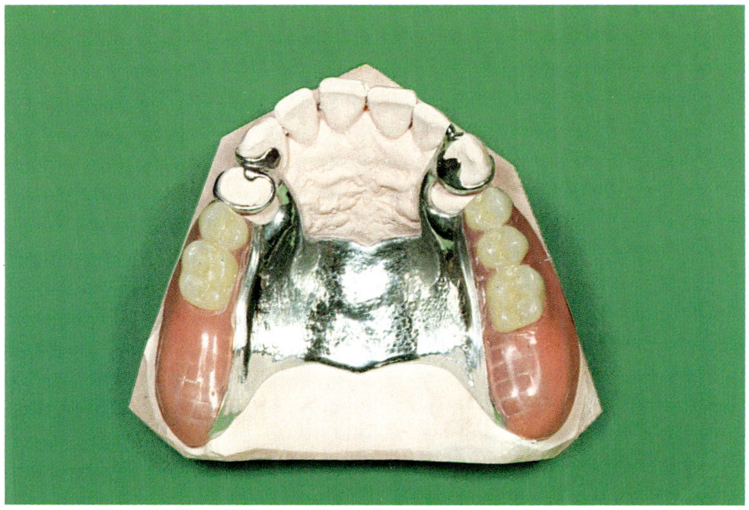

350 Im Oberkiefer wird der Druck durch ein breites **Palatinalband** (Versteifungselement) auf den harten Gaumen übertragen.

Rotation um eine diagonale Achse

Bei unilateraler Verkürzung der Zahnreihe soll die sagittale Stützlinie auf der bezahnten Kieferseite prinzipiell möglichst lang sein.

Das Abstützungspolygon kann dadurch maximal ausgedehnt werden. Dem Retentionswert der anterioren Klammer auf der intakten Seite der Zahnreihe ist besondere Aufmerksamkeit zu schenken.

Rotation um eine sagittale Achse

Drehmomente, die durch Rotation um eine sagittale Achse auf einer Kieferseite entstehen, führen zu abziehenden Kräften auf der kontralateralen Seite.

Durch die Anlage der sagittalen Stützlinie fazial der Belastungslinie (vgl. Abb. 340) und durch optimale Gestaltung des Abstützungspolygons können diese Vektoren eliminiert werden. Die Retentionswerte der kontralateralen Seite müssen einen genügenden Widerstand gegen Abzug aufweisen.

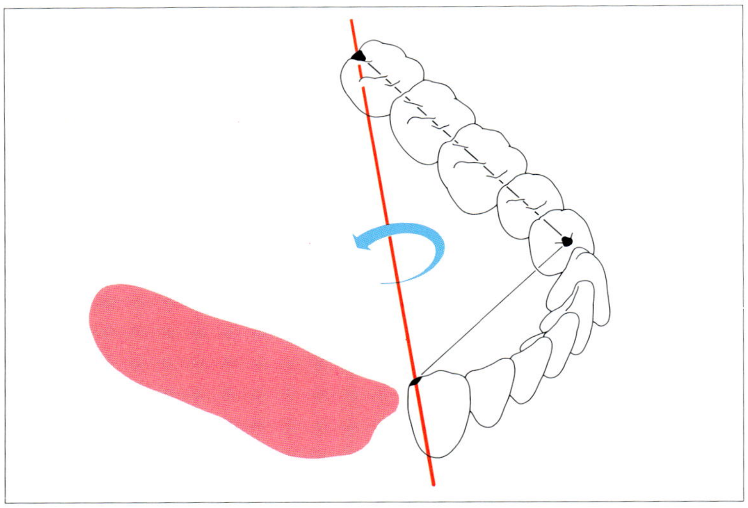

351 Unilateral verkürzte Zahnreihe. Bei der prothetischen Versorgung stellen sich Rotationen um eine **diagonale Achse** ein. Durch eine lange sagittale Stützlinie auf der bezahnten Kieferseite wird das Abstützungspolygon optimal vergrößert.

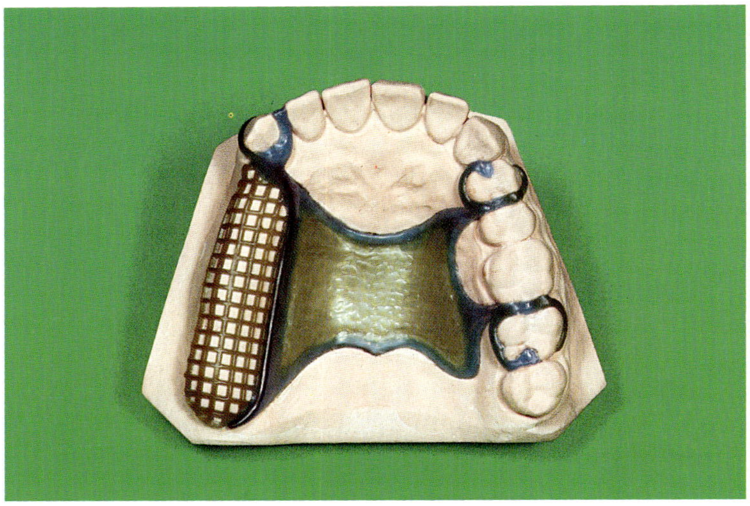

352 Typisches Gerüst zur Versorgung einer unilateral verkürzten Zahnreihe im Oberkiefer. Ein maximal ausgedehnter Sattel in Kombination mit einem breiten Transversalband wirkt der Rotation entgegen. Retentiv gestaltete Klammern auf den anterioren Pfeilern, speziell auf der bezahnten Seite, verhindern ein Ausklinken der Prothese in diesem Bereich.

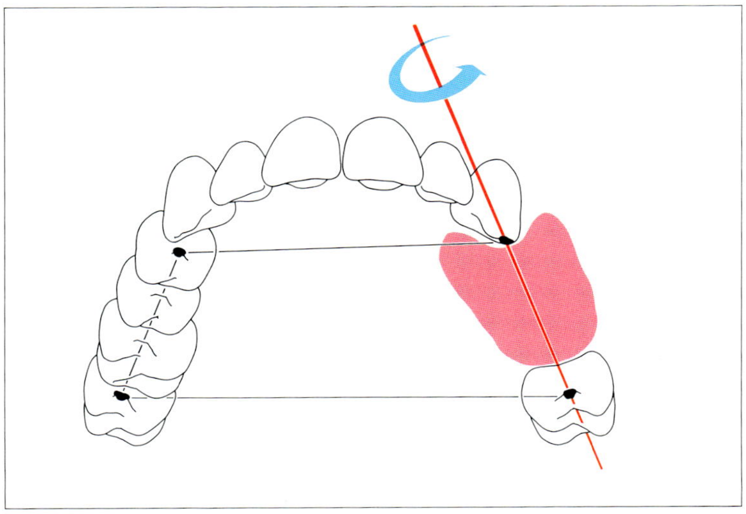

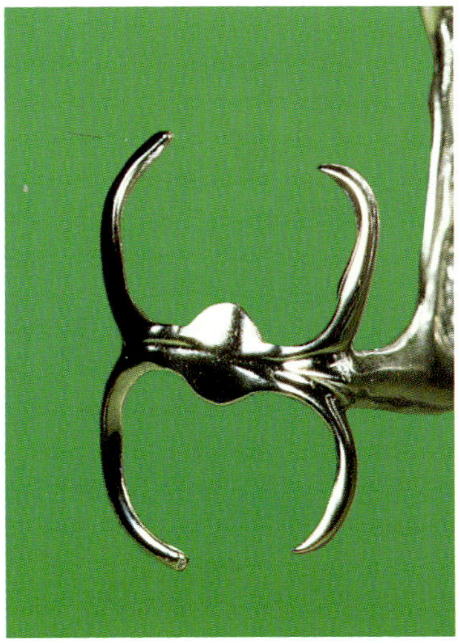

353, 354 Unilateral unterbrochene Zahnreihe. Bei der prothetischen Versorgung stellen sich Rotationen um eine **sagittale Achse** ein.
Auch in diesem Fall soll das Abstützungspolygon möglichst groß sein. Auf der vollbezahnten Seite sind retentive Klammern, z.B. Bonwill-Klammern, auszuwählen.

Auswahl der Pfeilerzähne

Drei Aspekte prägen die Pfeilerauswahl:

- die *Anzahl* und *Verteilung* der Restzähne
- deren *parodontale Wertigkeit* (Belastbarkeit)
- die Analyse der *statisch-dynamischen Situation* der zu versorgenden Kiefer

Der Einbezug zu vieler Pfeilerzähne in eine Modellgußprothese wirkt sich negativ aus. Eine große Zahl von Verbindern bringt parodontale Probleme mit sich. Zudem ist der Schienungseffekt sehr fraglich, da nur eine labile Schienung erzielt werden kann. Speziell die vertikale Zahnbeweglichkeit ist in keiner Weise kompensiert. Erhöhte Zahnbeweglichkeit einzelner Pfeilerzähne wird auf die gesamten Gebißabschnitte übertragen.

Bei der Pfeilerauswahl soll man sich daher auf ein notwendiges, aber effektives Minimum beschränken.

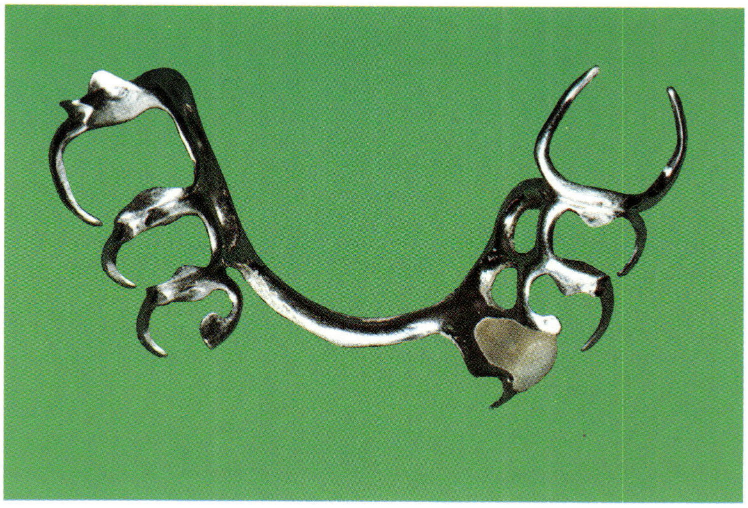

362 Paradebeispiel einer Überkonstruktion
Für den Ersatz eines unteren Eckzahnes waren offenbar acht Pfeilerzähne notwendig!

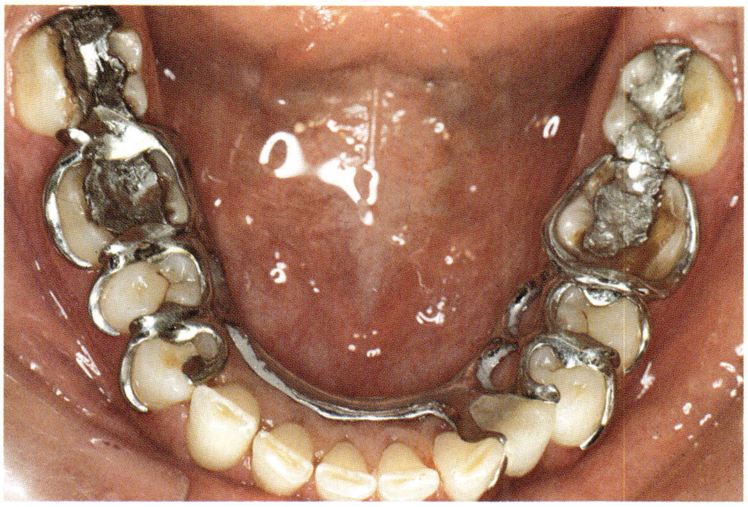

363 Prothese in situ
Vorbereitende Schleifarbeiten für Auflagen und Klammerschultern wurden unterlassen. Deshalb lagen die meisten okklusalen Kontakte auf Klammerelementen. Die unstabile Okklusion führte zu exzessiven Parafunktionen.

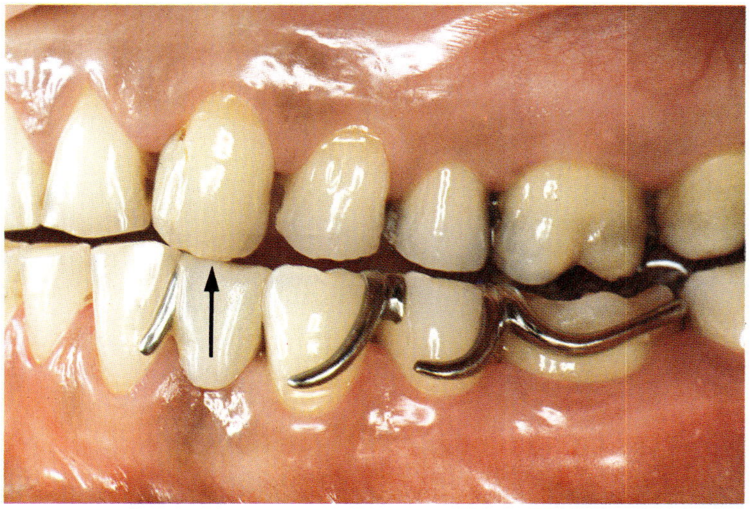

364 Die laterotrusive Führung erfolgte ausgerechnet exklusiv über dem Prothesenzahn.

365, 366 Die Anwendung von **Krallenschienen** im Frontzahnbereich ist nur dann gerechtfertigt, wenn bei weitgehender Zahnlosigkeit der Eckzahn fehlt und ein Schneidezahn als anteriorer Pfeiler verwendet werden muß. Für die interferenzfreie Lage der Krallen sind die entsprechenden Präparationen an den Inzisalkanten vorzunehmen (rechts).

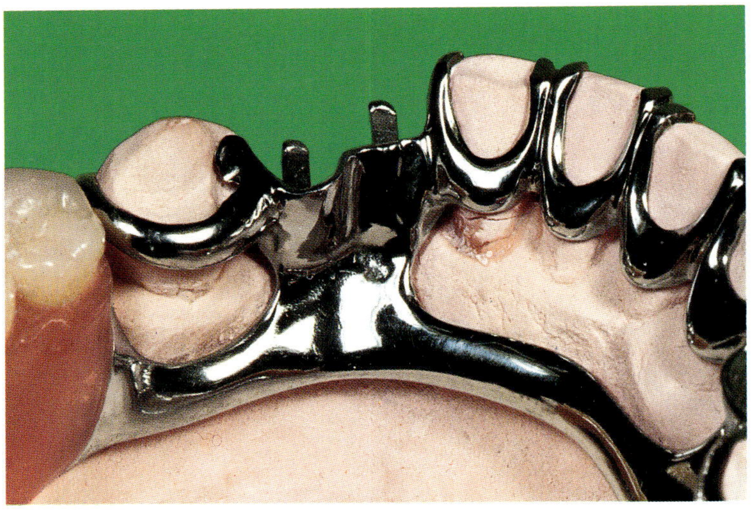

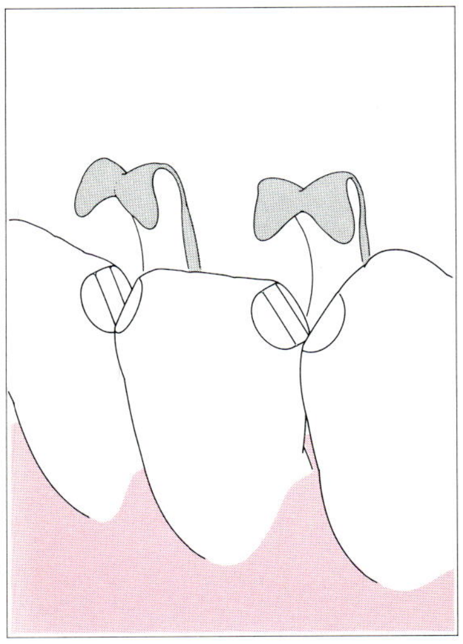

367 Beispiel der Pfeilerauswahl und Chassisgestaltung bei einer Kombinationsprothese im Oberkiefer. Man beachte, daß der linke laterale Schneidezahn sowie der rechte erste Prämolar nicht in die Konstruktion einbezogen wurden.

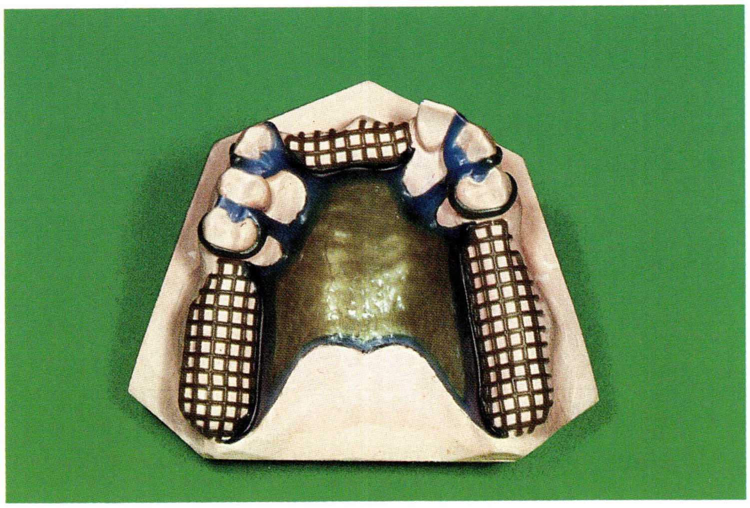

368 Auswahl der Pfeilerzähne bei einer unilateralen Verlängerungsprothese im Unterkiefer

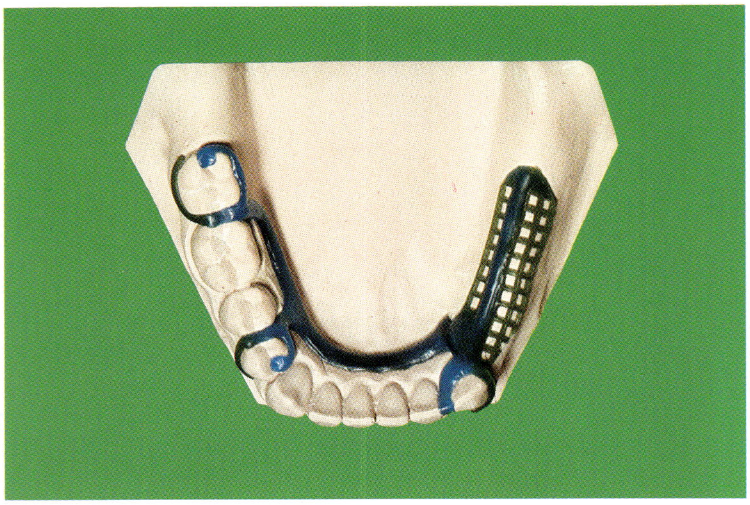

369 Pfeilerauswahl bei einer frontalen Schaltprothese

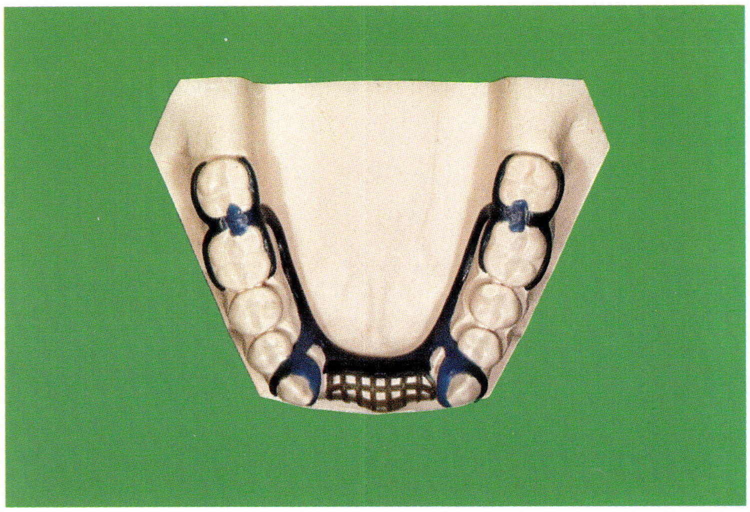

Studium der Okklusion in bezug auf mögliche Klammerführungen

Die okklusalen Beziehungen des Restzahnbestandes dürfen in keiner Weise durch Elemente einer Modellgußprothese beeinträchtigt werden. Die Propriozeptivität aller Restzähne muß voll erhalten bleiben.

Störende Klammerteile, die vorzeitige Kontakte oder Gleithindernisse bilden, führen zu einer instabilen Okklusion mit all ihren möglichen Folgen, wie zum Beispiel Bruxismus.

Zudem bedingen okklusale Interferenzen auf Klammern Spannungen im Modellgerüst, was Unbehagen und Intoleranz gegenüber der Prothese hervorrufen kann.

Ein präzises Studium der okklusalen Situation des Restgebisses und gezielte Einordnung aller Klammeranteile sind integrierender Bestandteil jeder Planung.

Die Gipsmodelle der optimierten Zahnreihen werden mittels einer Schnellübertragungsmethode in einen Artikulator eingebettet. Die zentrischen Stops sowie die Leerlauffurchen für Mediotrusion und Laterotrusion sind zu markieren. Auflagen und Klammerschultern sind so zu planen, daß sie nicht mit den Markierungen koinzidieren.

Zwingen prothetische Gründe, Klammerelemente in den markierten Bereich zu legen, sind die okklusalen Relationen durch Umschleifen zu verändern.

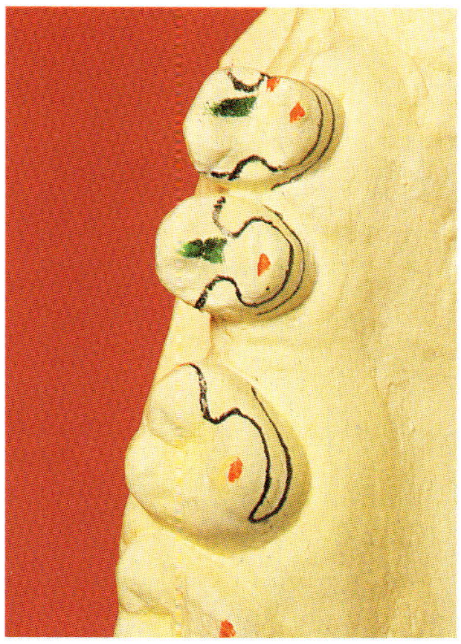

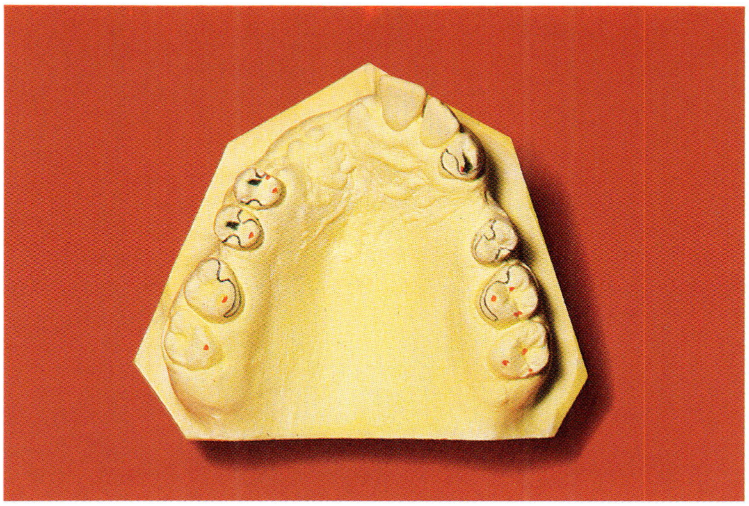

370, 371 Im Artikulator werden die **okklusalen Kontakte** in Zentrik und Exzentrik auf den Studienmodellen angefärbt.
Durch die funktionelle Vorbehandlung (vgl. S. 55f.) wurden optimierte Verhältnisse geschaffen.
Farbcode: rot = Zentrik
grün = Laterotrusion
Die Einordnung der geplanten Klammertypen und Klammerführungen in die okklusalen Verhältnisse ist zu studieren und kann provisorisch markiert werden.

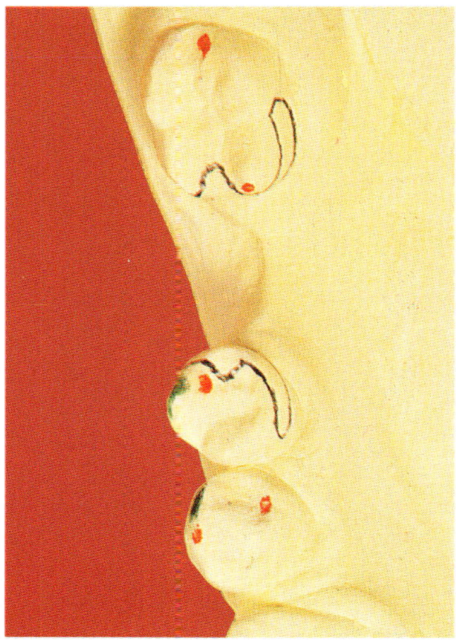

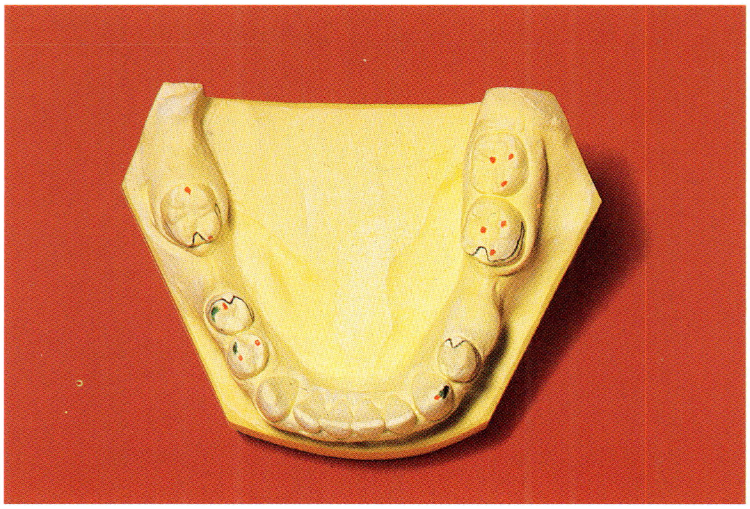

372, 373 Sowohl im Oberkiefer wie auch im Unterkiefer ist es gelungen, die Koinzidenz von Klammerelementen und okklusalen Kontakten zu vermeiden.

Prinzipien der Modellvermessung und des Klammerdesigns

Die Kiefermodelle mit Markierung der zentrischen Stopareale und der Leerlauffurchen sowie die prinzipiell bestimmten Pfeilerzähne stellen die Grundlagen für das Klammerdesign dar. Entsprechend den statisch-dynamischen Überlegungen werden die Stützlinien, das Abstützungspolygon und die Rotationsachsen bestimmt. Daraus ergibt sich die Auswahl der Klammertypen und deren topographische Verteilung.

Den nächsten Schritt stellt die Beurteilung des notwendigen *Retentionswertes* der geplanten Klammern dar. Im Prinzip sollen bei einer Modellgußprothese alle Klammern in etwa denselben Wert aufweisen. Der aktive Widerstand gegen Dislokation (Retention) beträgt ungefähr 5 bis 10 Newton. Manchmal – beispielsweise bei prothetischer Versorgung frontaler Unterbrechungen oder unilateraler Verkürzungen – ist es zwingend, im posterioren Bereich größere Retentionskräfte anzustreben.

Um den gemeinsamen Retentionswert eines Klammerverbandes festzulegen, müssen an allen Pfeilerzähnen die für retentive Funktionen brauchbaren untersichgehenden Räume gesucht und in Übereinstimmung gebracht werden.

Zu diesem Zweck wird das Modell in ein *Parallelometer* eingespannt und – ausgehend von der sogenannten Null-Lage – empirisch durch Kippung in allen Richtungen auf günstige adäquate Retentionszonen im Gebiet der Pfeiler untersucht. Parodontalhygienische, funktionelle und ästhetische Erwägungen sind dabei ebenso maßgebend.

Sehr oft bieten sich in der Null-Lage des Modelles, bei der die Kauebene parallel zur Horizontalebene verläuft, keine brauchbaren gemeinsamen Retentionsfelder im Rahmen des Gesamtpfeilerverbandes dar. Eine günstigere Lage durch Kippung des Modelles muß gefunden werden. Mit einem im Parallelometer eingespannten Suchstab werden die möglichen Retentionsfelder für jeden Einzelpfeiler ausgesucht und mit denen der anderen Pfeilerzähne verglichen.

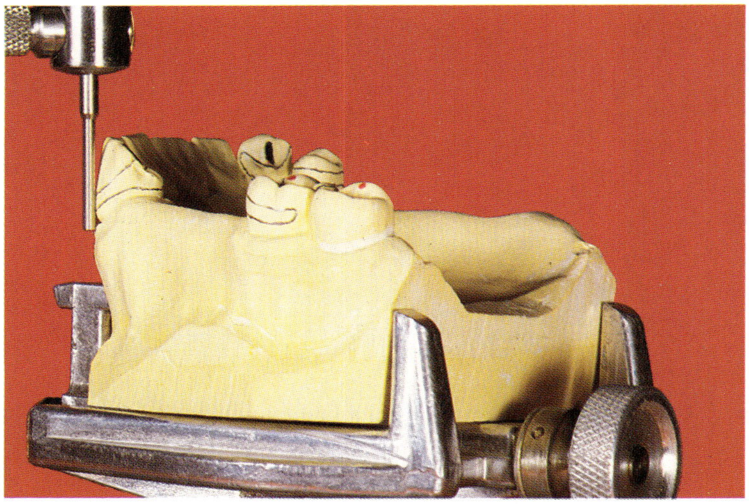

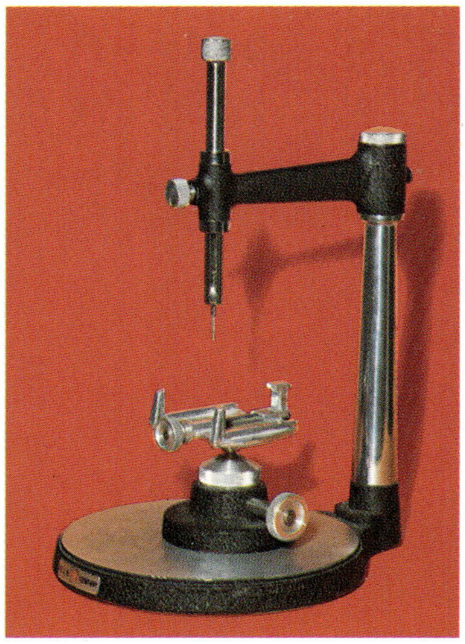

374, 375 Montage des Studienmodelles im **Parallelometer**
In der **Null-Lage** werden im Bereich der geplanten Retentionsarmenden mit einem speziellen Suchstab untersichgehende Räume dargestellt.

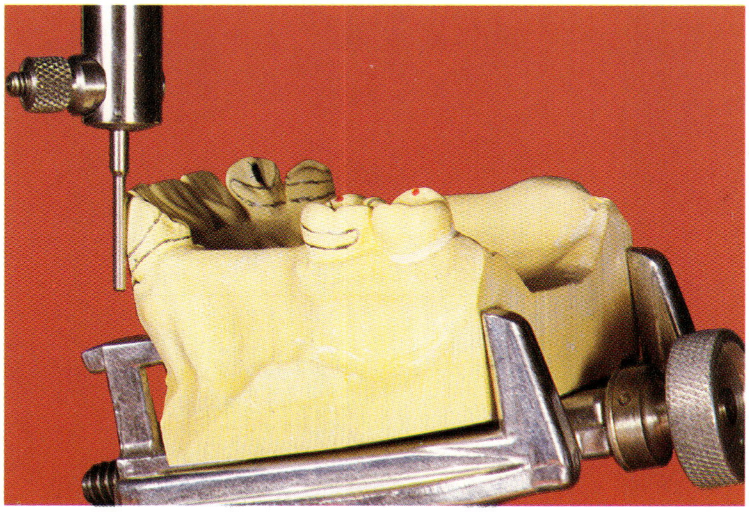

376 Zeigen sich in der Null-Lage nicht an allen Pfeilerzähnen günstige retentive Zonen, müssen durch **Kippung des Modelles** bessere Verhältnisse gesucht werden.
Vergleiche Abstehen des Suchstabes im Zervikalbereich des Pfeilers.

Sind gemeinsame, adäquate Retentionsfelder für den ganzen Pfeilerbestand gefunden, stellt diese Modell-Lage die *definitive Einschubrichtung* der Prothese dar. Auf allen Pfeilerzähnen erfolgt sodann die Markierung der prothetischen Äquatore (Führungslinien). Diese trennen die Pfeilerzähne in zwei Zonen:

- die *positive* (nicht untersichgehende, nicht retentive) Region
- die *negative* (untersichgehende, retentive) Region

Sind beim Festlegen der Einschubrichtung durch ungünstigen Äquatorverlauf störende Zahnflächen vorhanden, so ist zu studieren, ob nicht durch Beschleifen eine bessere Situation erreicht werden kann. Ist dies nicht möglich, ist eine andere, eventuell günstigere Einschubrichtung zu suchen, oder der Pfeilerzahn ist durch Überkronen zu optimieren. Letzteres gilt auch für Pfeilerzähne mit geringen retentiven Flächen.

Das gingivale Retentionsfeld eines Pfeilers stellt sich im Vertikalschnitt in Dreiecksform dar. Es wird gebildet durch den Meßstab, die Kontur des Zahnes und den den Zahn berührenden Meßteller. Dieser stellt die sogenannte *Eindringtiefe* (Unterschnittiefe) dar. Die *Eindringdistanz* ist der Abstand des Meßtellers zum Äquator; Eindringtiefe, Eindringdistanz sowie Länge und Querschnitt des Retentionsarmes bestimmen den Retentionswert einer Klammer.

Diese vier Faktoren müssen im Gesamtpfeilerverband in Übereinstimmung gebracht werden. In praxi ist bei den Stelliten eine Eindringtiefe von 0,10–0,50 mm zu bestimmen. Sie ergibt bei den physikalischen Eigenschaften dieser Legierungen eine optimale Relation zwischen Retention und Elastizität der Klammer.

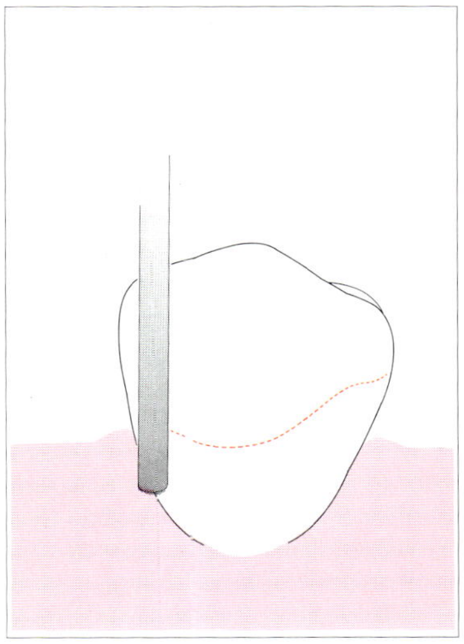

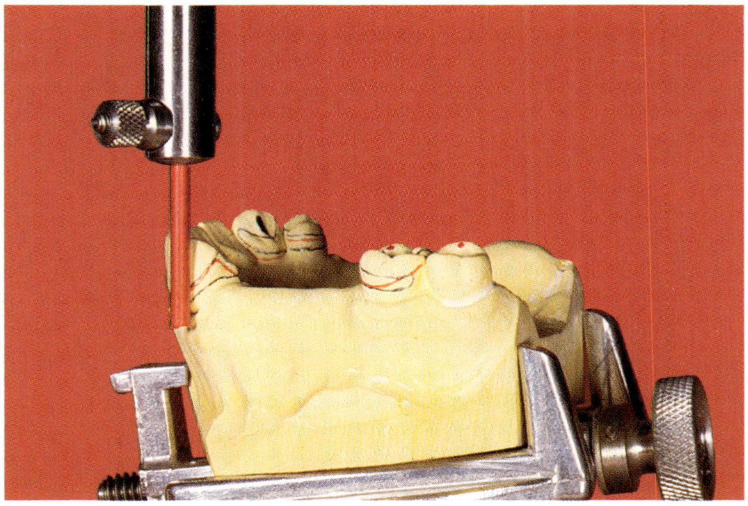

377, 378 Nach Festlegung der **definitiven Einschubrichtung** werden mit einer Schreibmine die Äquatoren (Führungslinien) der Pfeilerzähne eingezeichnet.

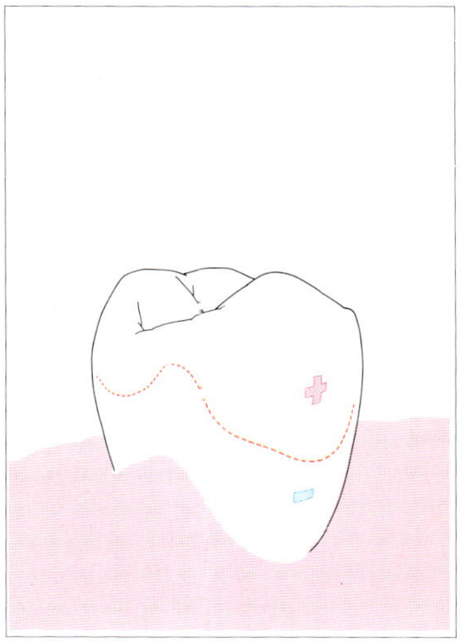

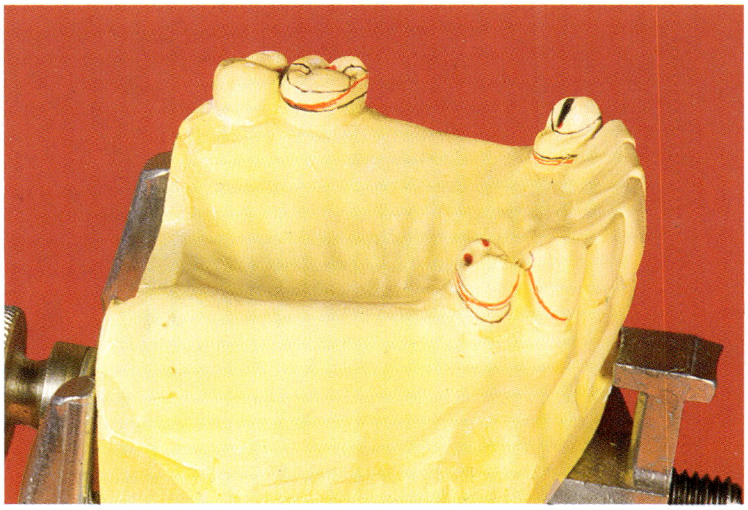

379, 380 Die **Führungslinien** unterteilen die Pfeilerzähne in positive und negative (untersichgehende) Regionen.

381, 382 **Meßteller** in verschiedenen Größen dienen zur Ausmessung des gingivalen Retentionsfeldes eines Pfeilers.

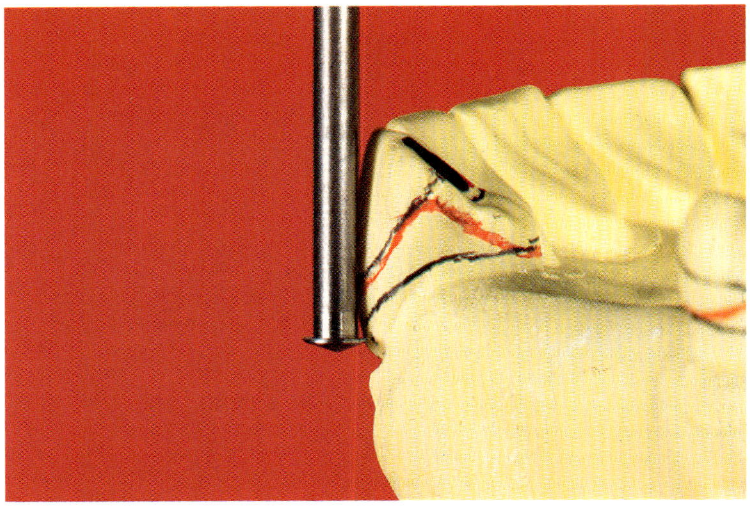

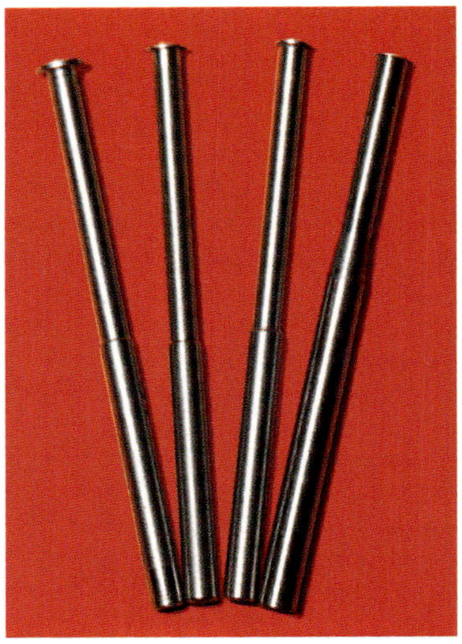

383, 384, 385 Schematische Darstellung des **gingivalen Retentionsfeldes** bei angelegtem Meßteller:
a = Eindringdistanz
b = Projektion der Eindringdistanz auf die Zahnoberfläche
c = Eindringtiefe

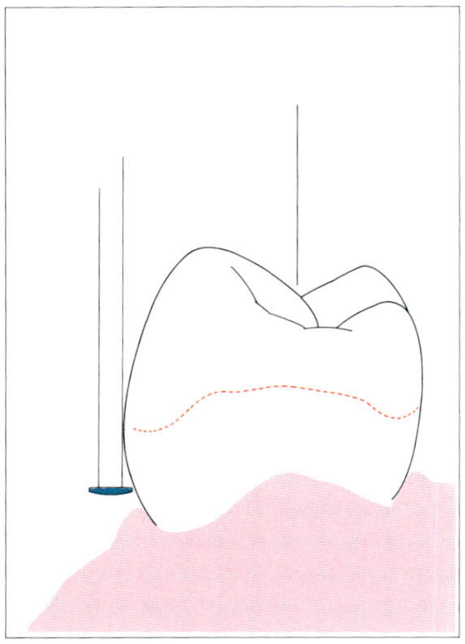

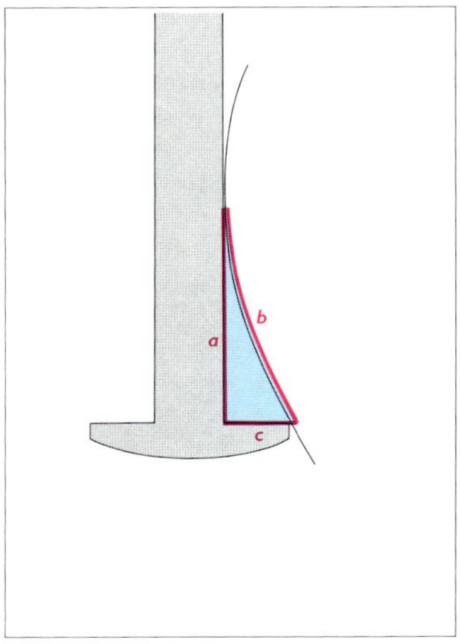

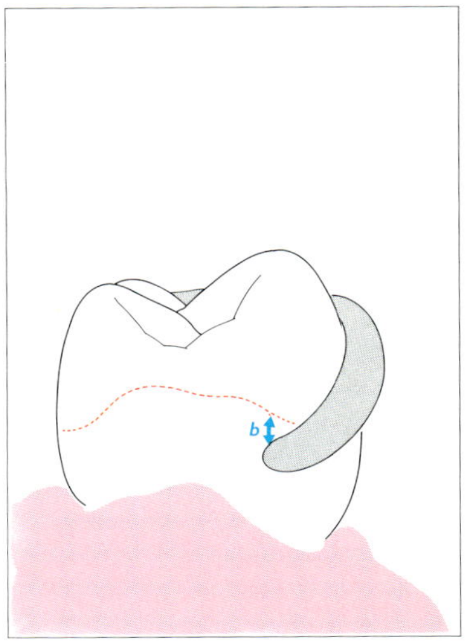

386, 387 Aufgrund des gewünschten Retentionswertes der Klammer wird mit dem entsprechenden Meßteller der **Klammerendpunkt** gesucht und markiert. Beachte: Der vermessene Klammerendpunkt ist nicht mit dem provisorisch eingezeichneten Klammerende identisch.

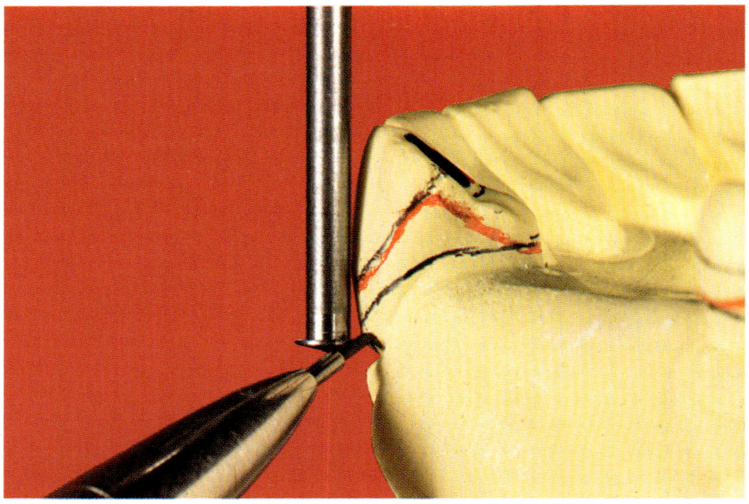

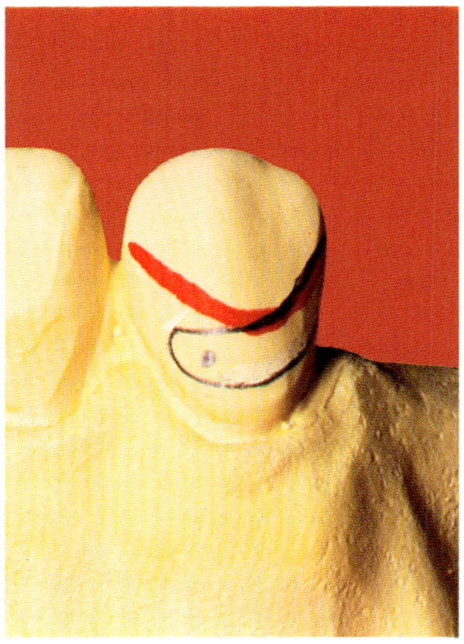

388 Die **festgelegte Einschubrichtung** bedingt im Bereich des Führungsarms und der Klammerschulter ungünstige Äquatorlagen. Durch Abtragen von Bombierungen können Äquatore günstiger gelegt werden. Alle Retouchen werden auf dem Modell markiert.

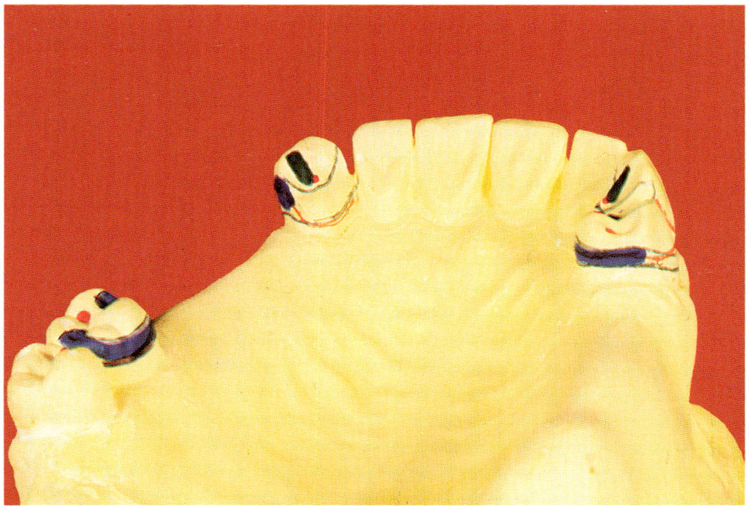

Die nachstehende Tabelle repräsentiert die verschiedenen Klammertypen mit der jeweiligen Unterschnittstiefe für den Retentionsarm. Es sind Mittelwerte, die sich aus den Elastizitätswerten der Co-Cr-Mo-Legierung Vitallium, den Abzugswerten und der Klammerlänge zusammensetzen.

Die Tabelle empfiehlt die entsprechenden Flexseal-Klammerschablonen.

Da es sich um die Originaltabelle handelt, wurde die Nomenklatur nicht verändert.

Unterschnitt-Tiefe = Eindringtiefe
Elastischer Klammerarm = Retentionsarm
Gegenlager = Führungsarm

	Klammertyp	Unterschnitt-Tiefe	Flexseal Nummer Elastischer Klammerarm	Flexseal Nummer Gegenlager
kleiner Prämolar	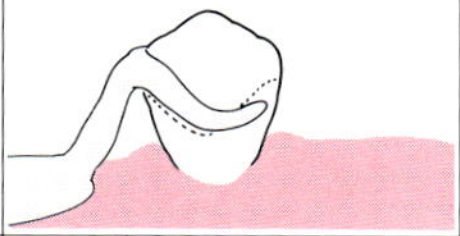	*0,10 - 0,15 mm*	*B1AL*	*3BA40*
großer Prämolar	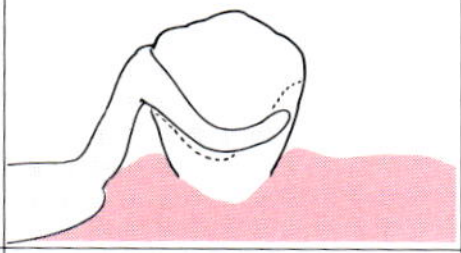	*0,15 - 0,20 mm*	*B2AH*	*3BA43*
kleiner Molar	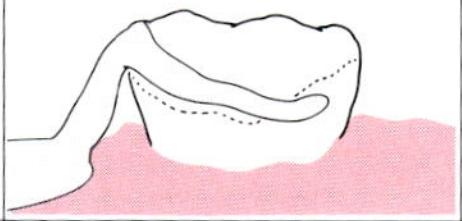	*0,20 - 0,25 mm*	*M1AH*	*4MA44*
großer Molar	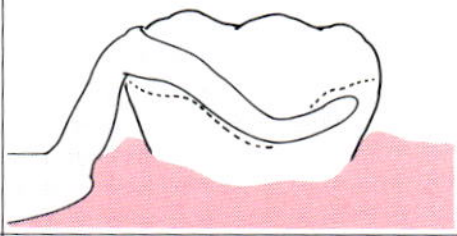	*0,25 - 0,35 mm*	*M2AS*	*4MA60*
Ring-Klammer	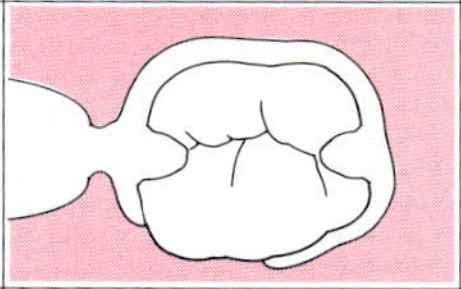	*bis 0,50 mm*	*M1AL*	
Back-action-Klammer (Equi-Poise)	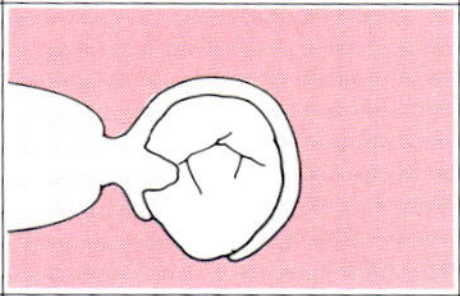	*0,15 mm*	*B1AL*	
Roach-Klammer Prämolar	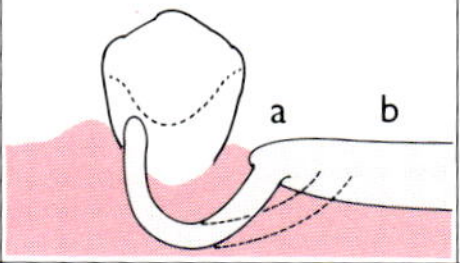	a *kurzer Arm, 0,30 - 0,40 mm* b *langer Arm, bis 0,50 mm*	*65R35*	*3BA40*
Roach-Klammer Molar	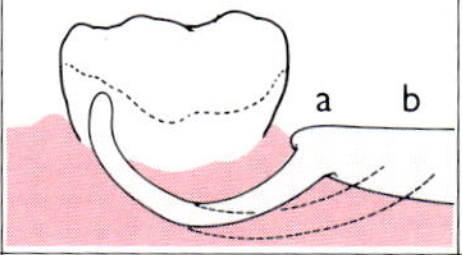	a *kurzer Arm, 0,30 - 0,40 mm* b *langer Arm, bis 0,50 mm*	*MRAL MRAH*	*4MA44*
T-Roach-Klammer Prämolar	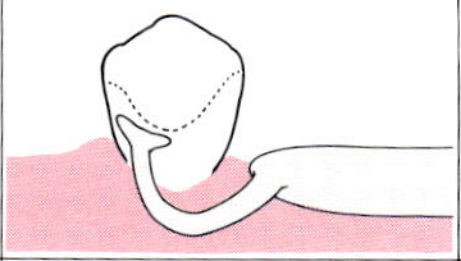	*0,30 - 0,40 mm*	*BRAL BRAH*	*3BA40*
T-Roach-Klammer Molar	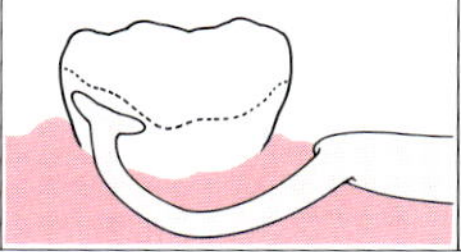	*bis 0,50 mm*	*MRAL MRAH*	*4MA44*

389 Tabelle
Verschiedene Klammertypen und die Eindringtiefe für die Retentionsarme

Bios-Klammersystem

Beim Bios-System wird die Retentionskraft der Klammern in Beziehung zur Eindringtiefe und zur Klammerlänge gebracht. Alle Klammern sollen annähernd die gleichen Retentionswerte aufweisen.

Diese sind abhängig von folgenden Faktoren:

- der Klammerlänge (= Länge des Retentionsarmes von der Spitze bis zum Befestigungspunkt)
- dem Klammerprofil
- der Metall-Legierung
- den Unterschnittswerten (Eindringtiefe)

Als Grundlage für alle Klammern liegt ein *Einheitswachsprofil* vor. Es weist einen halbelliptischen Klammerquerschnitt auf (Breite : Höhe = 10 : 8), welcher kontinuierlich zunimmt.

Aufgrund dieses Einheitsprofils konnte eine Tabelle geschaffen werden, in welcher die Retentionskraft, die Unterschnittswerte, die Klammerlänge und die Dimension des Klammerprofils aufgeführt sind.

Die Länge der Klammer wird mit einem dem Kilometermesser für Landkarten ähnlich konstruierten Gerät gemessen.

Um bei festgelegter Eindringtiefe und bei bekannter Klammerlänge den gewünschten Retentionswert zu erhalten, muß in der Tabelle abgelesen werden, um wieviel Millimeter das Einheitswachsprofil von der Spitze her zu kürzen ist.

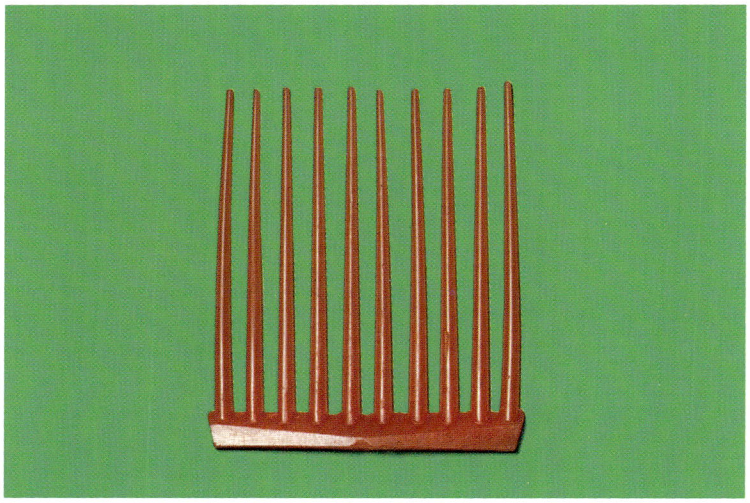

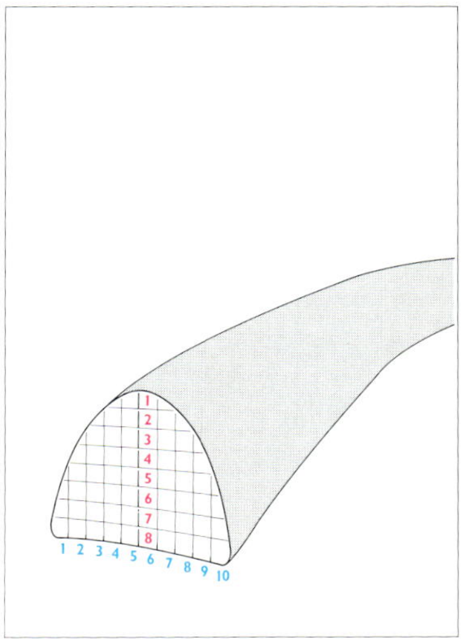

390, 391 Als Grundlage für alle Klammerarten dient das **Bios-Klammereinheitsprofil.** Dieses wird je nach gewünschtem Retentionsgrad der Klammer von der Spitze her um einen bestimmten Betrag gekürzt.

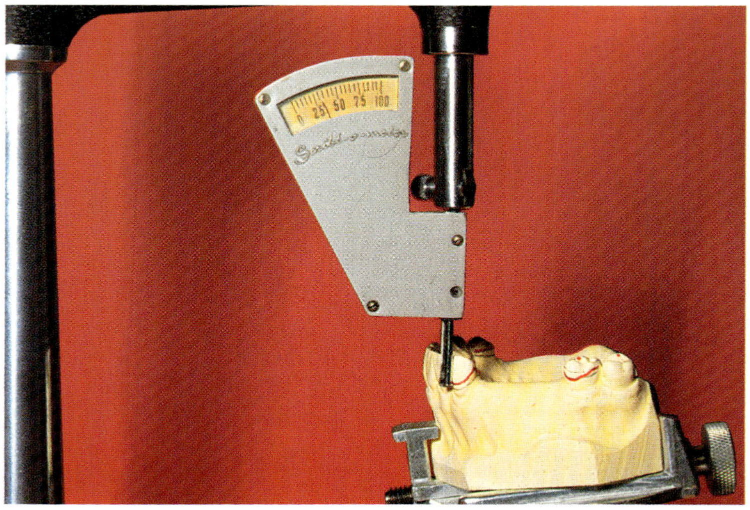

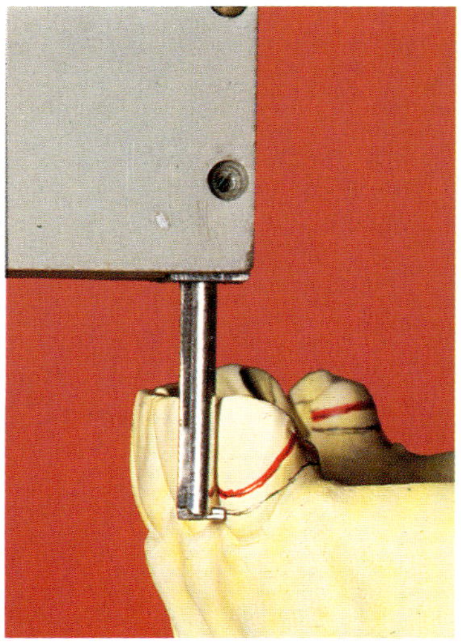

392, 393 Mit einem speziellen Meßgerät wird für den zuvor eingezeichneten Klammerendpunkt die genaue **Eindringtiefe** bestimmt. Diese kann direkt abgelesen werden (Bereich 0–1 mm).

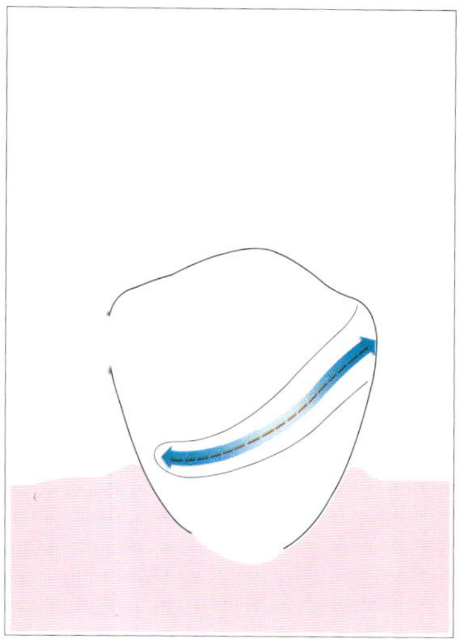

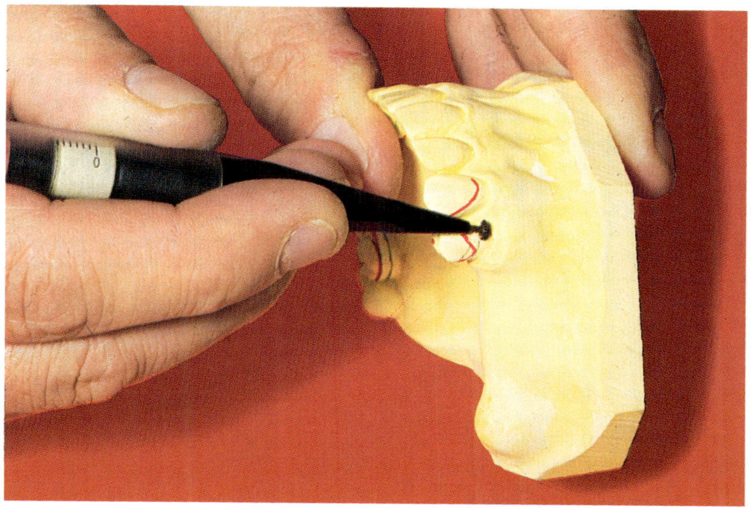

394, 395 Die **Klammerlänge** (Retentionsarm) wird mit dem entsprechenden Längenmeßgerät bestimmt. Gemessen wird die Strecke vom Klammerendpunkt bis zur Klammerschulter.
Die mit dem Rädchen abgefahrene Klammerlänge kann in mm oder cm direkt abgelesen werden.

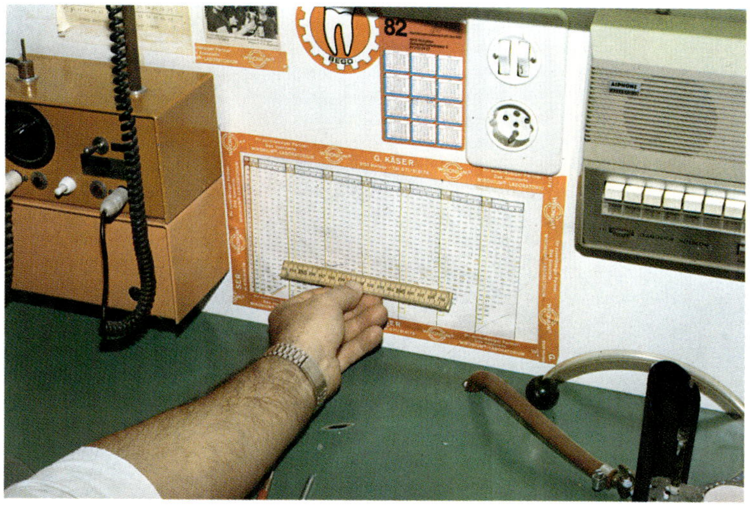

396 Die **Werttabelle für Klammerkräfte** erlaubt aufgrund der zuvor ermittelten Daten abzulesen, um welchen Betrag das Wachsprofil für die geforderte Klammerkraft gekürzt werden muß.

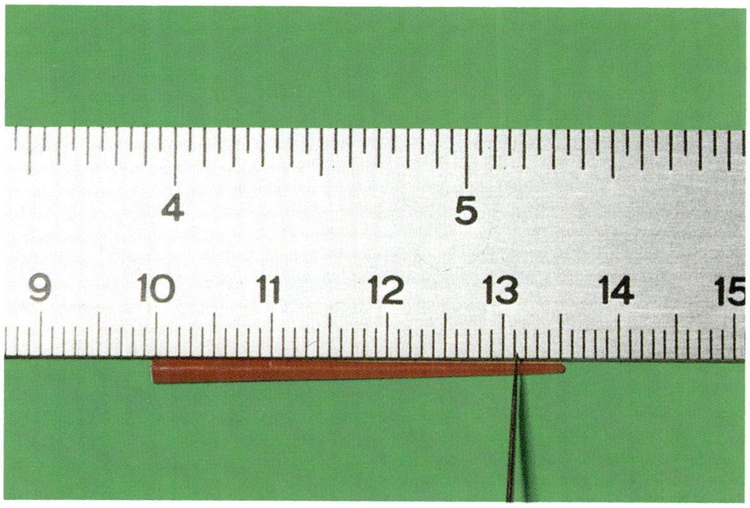

397 Kürzen des Einheitswachsprofils um den abgelesenen Betrag

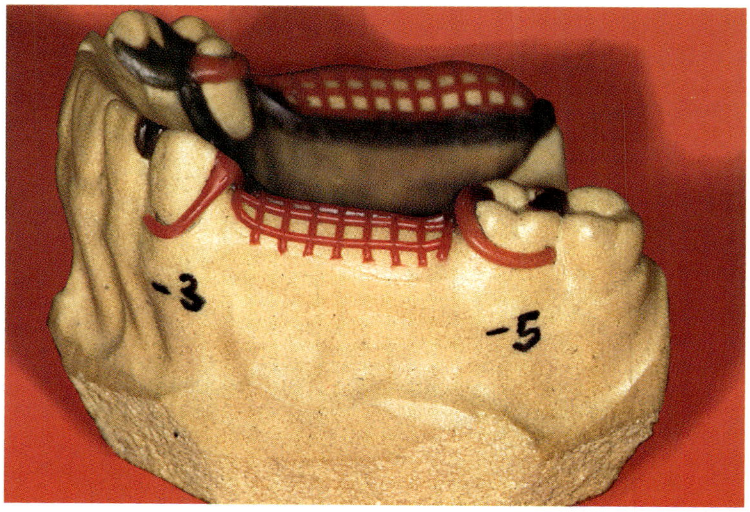

398 Die entsprechend gekürzten Wachsprofile (–3 mm, –5 mm) werden auf dem **feuerfesten Duplikatmodell** am Klammerendpunkt angelegt und in die Klammerschulter geführt. Um die physikalischen Eigenschaften der späteren Klammer nicht zu beeinflussen, darf die Form des Profiles in keiner Weise verändert werden.

Chassisdesign

Sind die einzelnen Klammern in ihrem Gesamtkonzept festgelegt, erfolgt das Design des Prothesenkörpers. Die Kombination aller Prothesenanteile hat aufgrund statisch-dynamischer sowie auch parodontalhygienischer und -prophylaktischer Überlegungen zu erfolgen. Auch myofunktionelle Gesichtspunkte – speziell in der Lingualgegend – spielen dabei eine Rolle.
Ein Hauptproblem stellen die Anzahl und Anlage der Verbinder dar. Sie übernehmen die direkte Verbindung der Klammer mit dem Prothesengerüst.
Aufgrund ihrer Funktion müssen sie den marginalen Gingivalrand überbrücken und können deshalb – wenn ungünstig angelegt – parodontale Insultfaktoren darstellen.
Verbinder können prinzipiell auf mehrere Arten den Margo überschreiten:
- interdental
- oral
- distal
- mesial

399 Ein **interdentaler Verbinder** einer Back-action-Klammer bei Verlängerungsprothesen erlaubt ein optimales „Umgehen" der marginalen Bezirke und schafft speziell im distalen Pfeilerbereich beste parodontale Verhältnisse. Es ist allerdings besonders darauf zu achten, daß interdentale Klammerstiele im Überbrückungsraum gingival genügend abstehen (s. auch Bonwill-Klammer in Abb. 400).

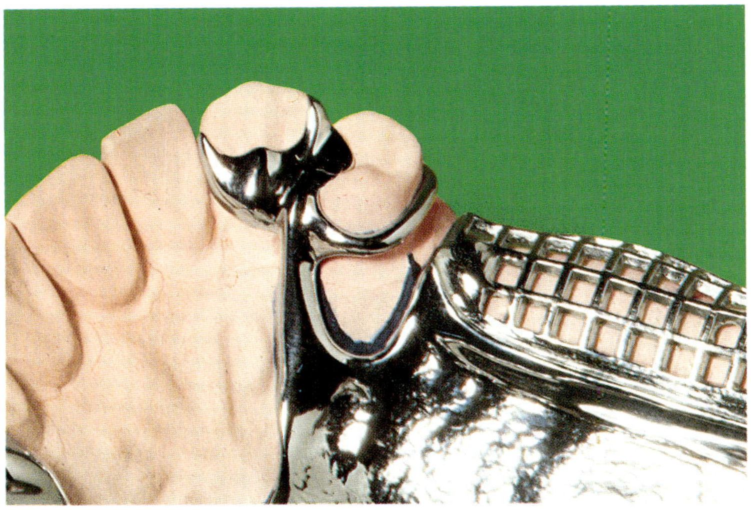

400 **Orale Verbinder** (Eckzahn) können parodontal ebenfalls sehr günstig angelegt werden, sofern auch sie hohlgelegt werden.

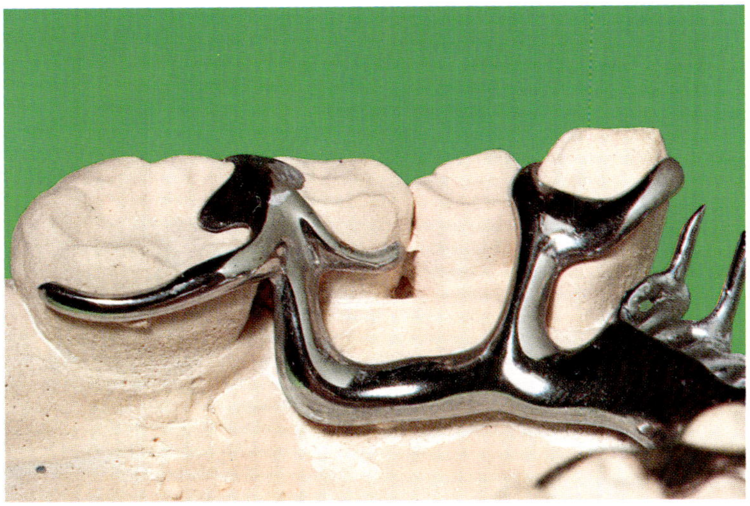

401 **Distale und mesiale Verbinder** kommen in der Regel bei Schaltprothesen zur Anwendung und sind ebenfalls durchspülbar zu gestalten. In anterioren Sattelpartien können sich deshalb oft ästhetische Probleme einstellen. Aus diesem Grund ist es meistens vorteilhaft, den ersten Prothesenzahn als Brückenzwischenglied (Pontic) zu gestalten.

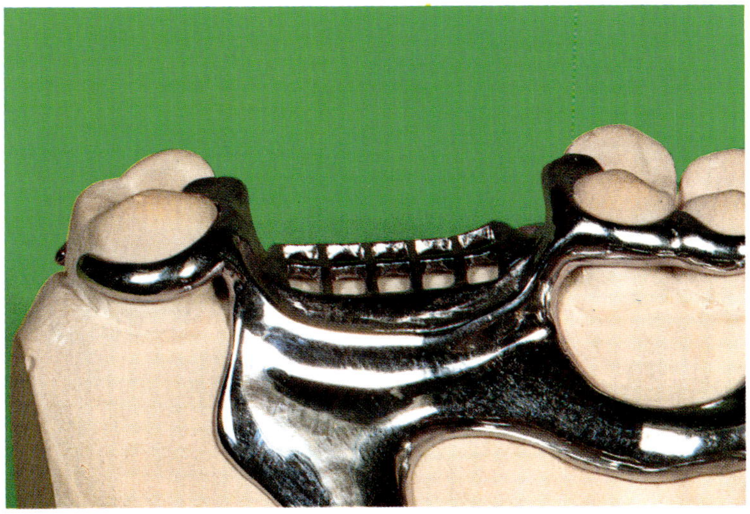

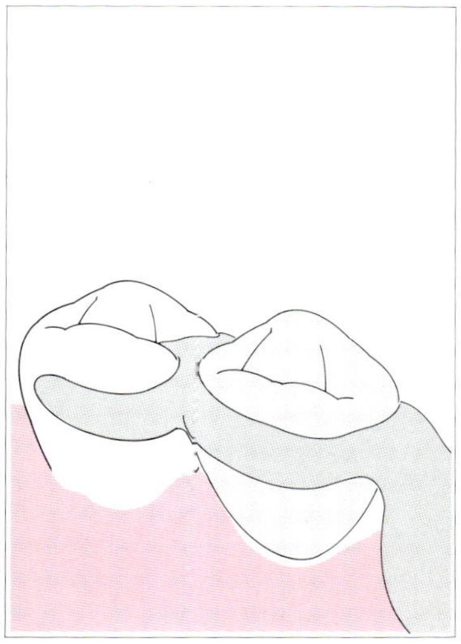

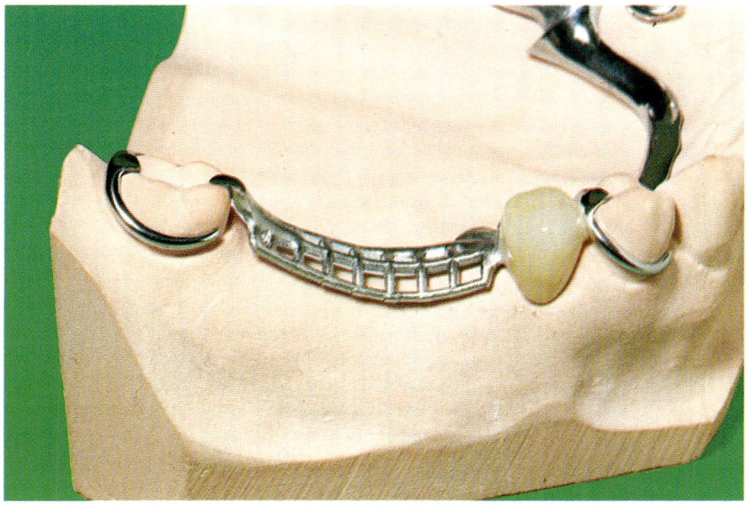

402, 403 Anwendungsbeispiel
Bilaterale Schaltprothese. Die kurze klinische Krone des rechten Prämolaren macht eine parodontalschonende und ästhetisch gute Verbinderanlage unmöglich. Mit einem sattelfreien Pontic konnten diese Probleme befriedigend gelöst werden.

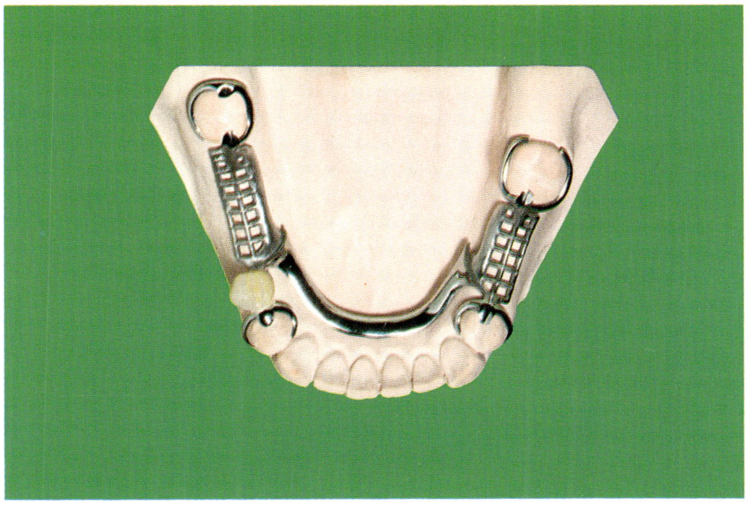

404 Aufsicht auf dasselbe Gerüst wie in Abb. 403. Deutlich sichtbar sind die **Abschlußkanten** an den zahntragenden Sattelteilen. Sie gewährleisten bei der Zahnmontage einen optimalen Übergang des Prothesenkunststoffes zum Versteifungselement. Unerwünschte Spaltbildungen können so vermieden werden.

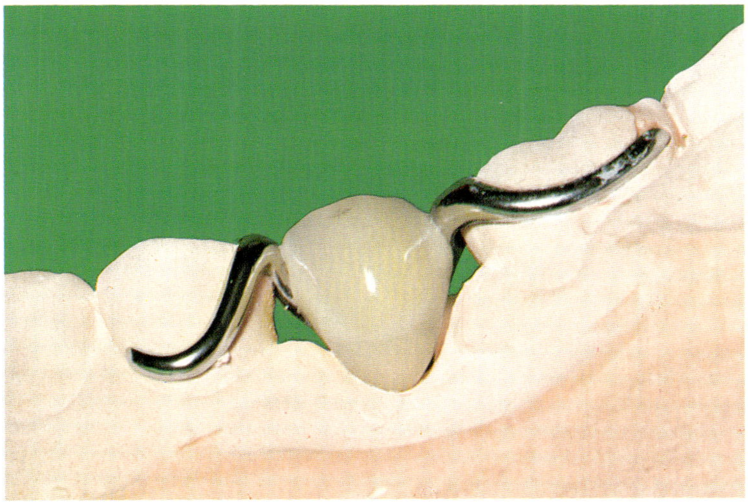

405 Bei **kleineren Schaltlücken** ist die brückenkörperartige Gestaltung des Zahnersatzes aus parodontalen und ästhetischen Gründen sehr empfehlenswert.

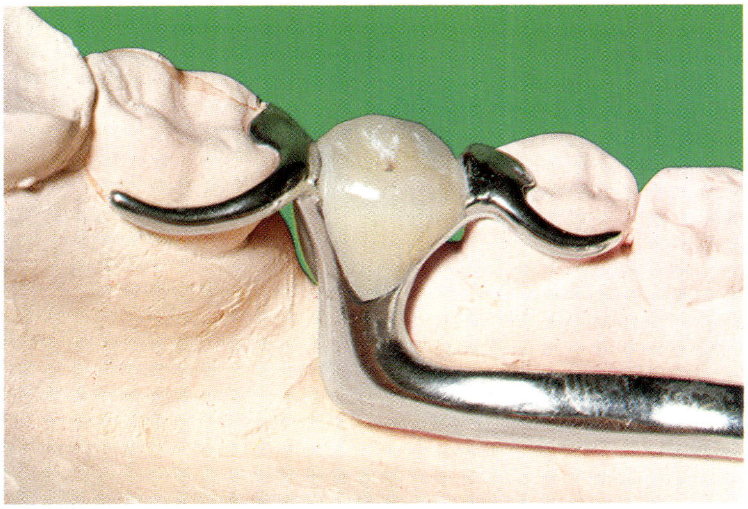

406 Als besonders günstig erweist sich bei dieser Gestaltung die Möglichkeit, das **Versteifungselement** (in diesem Fall den Lingualbügel) direkt **aus dem Zwischenglied** herauszuführen.

Ein weiteres Problem stellen die Übergänge der Klammerstiele in den Prothesenkörper dar. Es muß darauf geachtet werden, daß weder durch die Verbindung noch durch die Elemente des Prothesenkörpers parodontale Irritationen entstehen können. Im weiteren muß eine optimale Selbstreinigung möglich sein.

Als Grundsatz gilt:

- Es sollen möglichst wenige, dafür aber zweckmäßig angelegte Verbinder vorhanden sein.
- Die Klammerstiele müssen geradlinig (senkrecht) zum Prothesenkörper führen.
- Sind mehrere Verbinder nötig, so müssen sie mindestens 5 mm auseinander liegen.
- Die Klammerstiele dürfen nach Überbrücken des marginalen Gingivalrandes den Prothesenkörper erst in 5 mm Distanz treffen.
- In den interdentalen Bezirken haben sie möglichst weit vom Gingivalsaum abzustehen.

Alle diese Anforderungen bedingen einfache, zweckmäßige und funktionell ausgerichtete Konstruktionen.

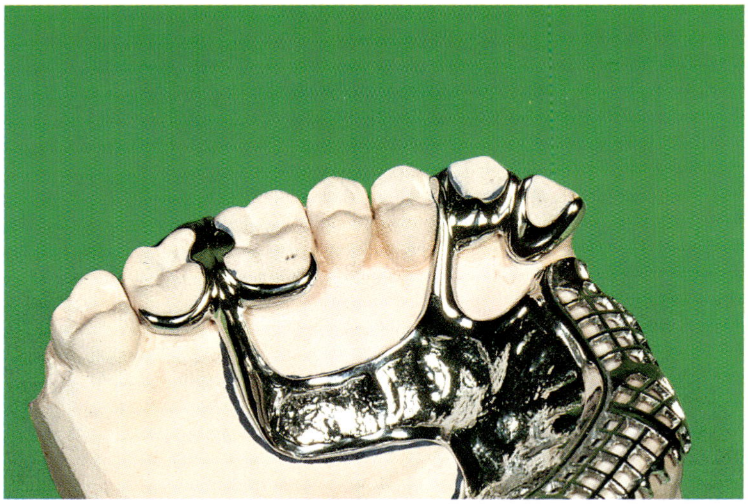

407 Zweckmäßiges Chassisdesign mit wenigen und senkrecht in das Versteifungselement einstrahlenden Verbindern. Auf einen mesialen Verbinder am lateralen Schneidezahn wurde verzichtet.

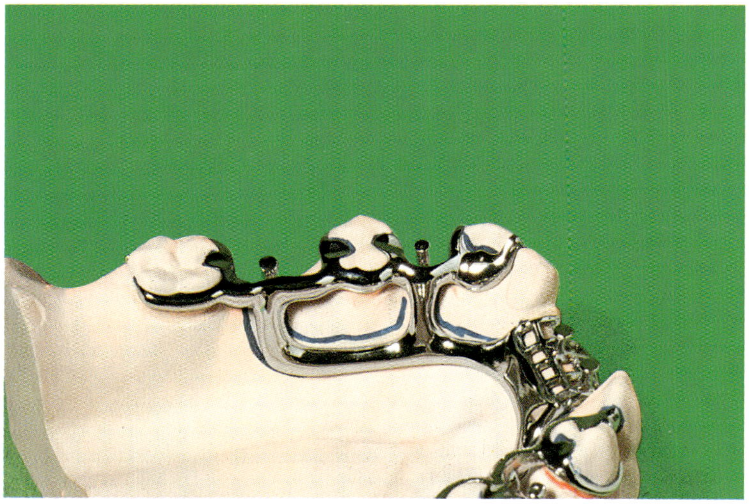

408 Bei multiplen Unterbrechungen werden die Verbinder oft direkt aus **„Zwischengliedern"** in das Versteifungselement geführt. Ihre Zahl kann daher auf ein Minimum beschränkt bleiben. Auch in diesem Beispiel konnten aufgrund der geschickten Verteilung der Verbinder Klammerelemente im Frontbereich weggelassen werden.

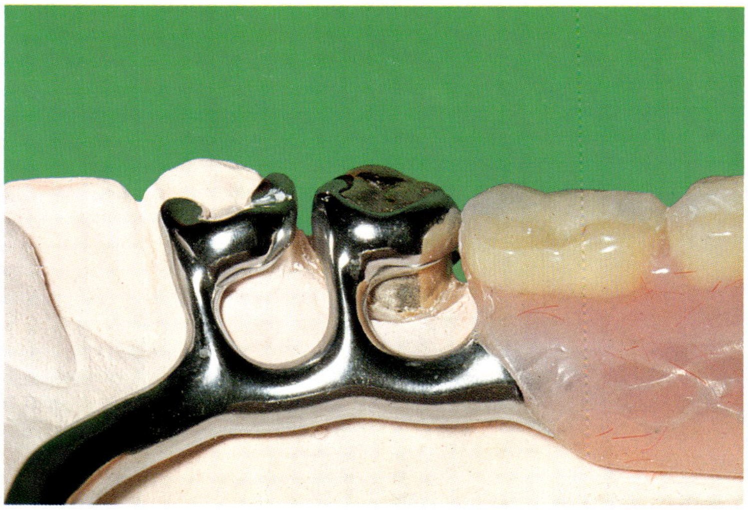

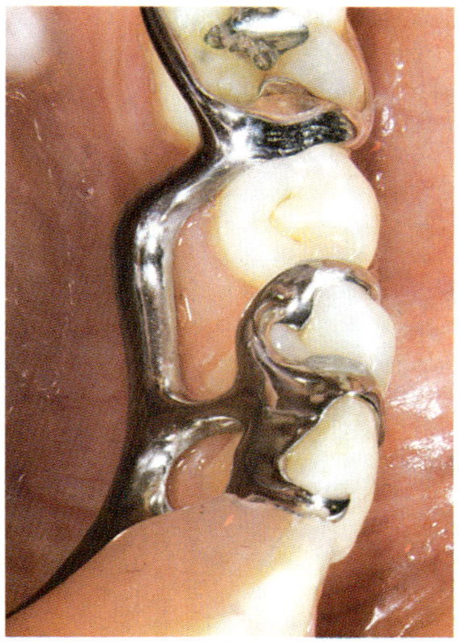

409, 410 Günstige Lage zweier benachbarter Verbinder

Kombination von Modellgußprothesen mit Kronen und Brücken

In manchen Fällen erlauben ungünstige Zahnformen oder stark geschwächte, aufgebaute Zähne keine direkte Klammeranlage. Im ersten Fall sind zumeist nicht genügend retentive Zonen vorhanden, im zweiten Fall fehlt die nötige Stabilität des Pfeilerzahns zur Aufnahme einer Klammer.

Sind *Überkronungen* notwendig, muß der Zahnform besondere Aufmerksamkeit geschenkt werden. Auflagekavitäten, Schultern zur Aufnahme des Führungsarmes sowie artifizielle Retentionsräume sind direkt in der Krone zu gestalten. Stehen zwei Pfeiler nebeneinander und müssen beide überkront werden, ist speziell im Falle von Verlängerungsprothesen von einer Verblockung abzusehen. Diese erfolgt sekundär durch das Gerüst. So können ungünstige parodontale Verhältnisse sowie unerwünschte Hebelwirkungen (axialer Zug), im besonderen auf den Mesialpfeiler, vermieden werden.

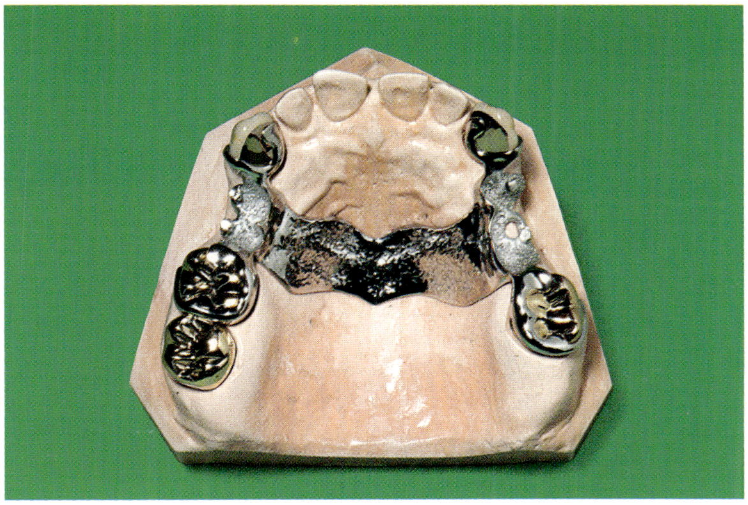

411 Bilaterale Schaltprothese im Oberkiefer mit **Überkronung der Pfeilerzähne.** Die Kronen sind durch Fräsungen für die Aufnahme der Klammern vorbereitet.

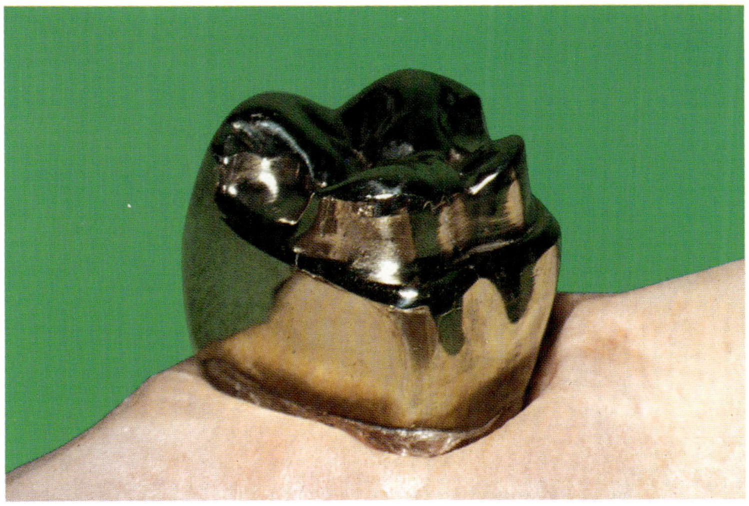

412 Die Fräsung einer **Stufe** im okklusalen Drittel der oralen Fläche und die deutliche Ausformung der okklusalen Auflagen im Approximalbereich ermöglichen eine ausgewogene Gestaltung des Führungsarmes und der Klammerschulter. Somit können Überkonturierungen vermieden werden. Der Führungsarm liegt fern vom marginalen Parodont.

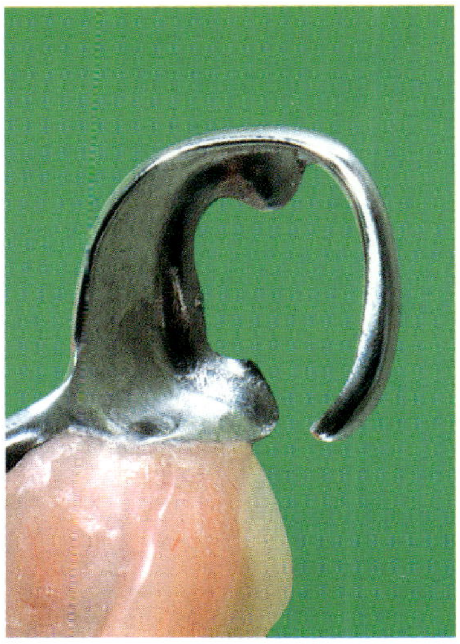

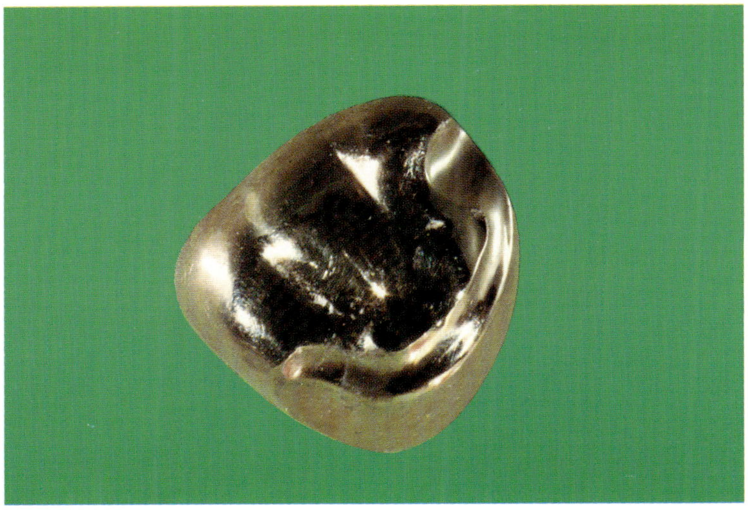

413, 414 Ist die Gestaltung einer markanten Stufe aus Platzgründen nicht möglich, kann man sich bei der Fräsung auf eine **okklusale „Kehlung“** beschränken. In diesen Fällen muß aber die ganze Oralfläche teilhülsenförmig parallel gefräst sein. Der Führungsarm reicht dann auslaufend bis in die Nähe der marginalen Bezirke.

415 Im Eckzahn- und Prämolarenbereich können bei Überkronungen der Pfeilerzähne durch Gestaltung einer **gefrästen Klammeranlage** funktionell und ästhetisch gute Resultate erzielt werden. Diese besondere Klammerart zeichnet sich durch ein mesiales individuell gefrästes Geschiebe mit Einführtrichter und einer zirkulären Stufe aus.

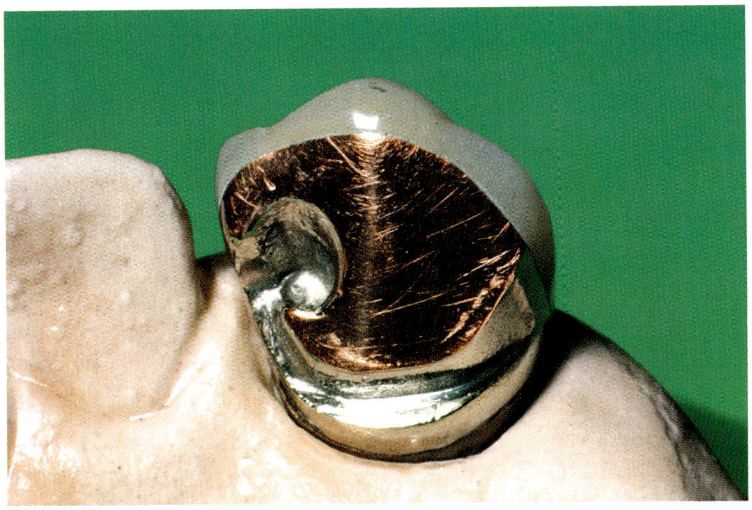

416, 417 Aufgesetzte Klammer mit distalem Verbinder. Der Retentionsarm ist gabelklammerartig und endet in einer ästhetisch unauffälligen Region.

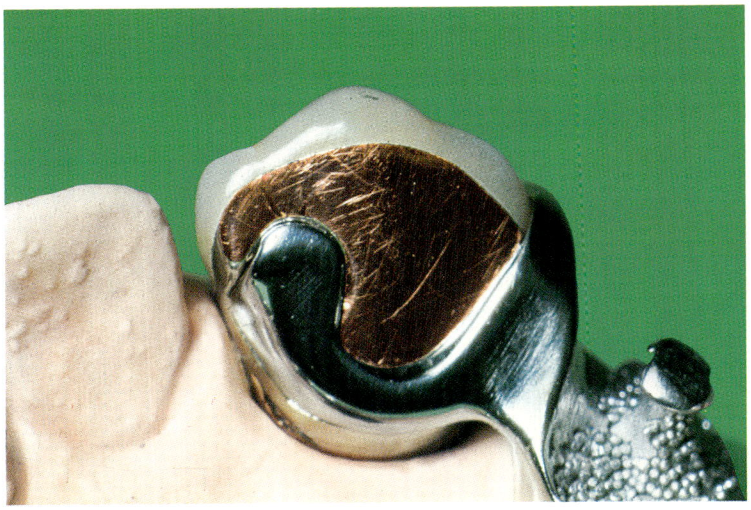

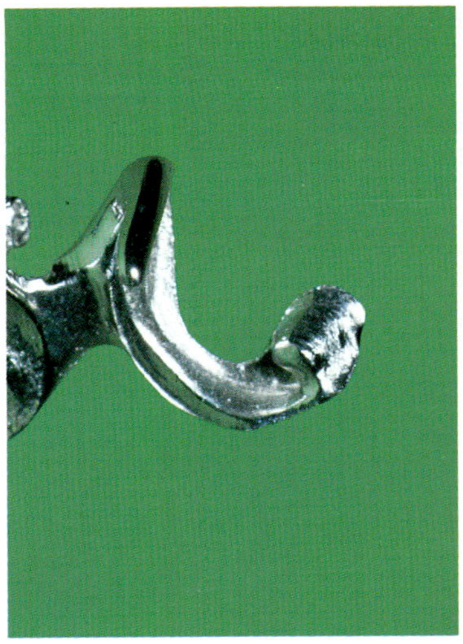

418 Fräsungen für zwei verbundene Klammern im Prämolarenbereich mit einem gemeinsamen, interdentalen Verbinder

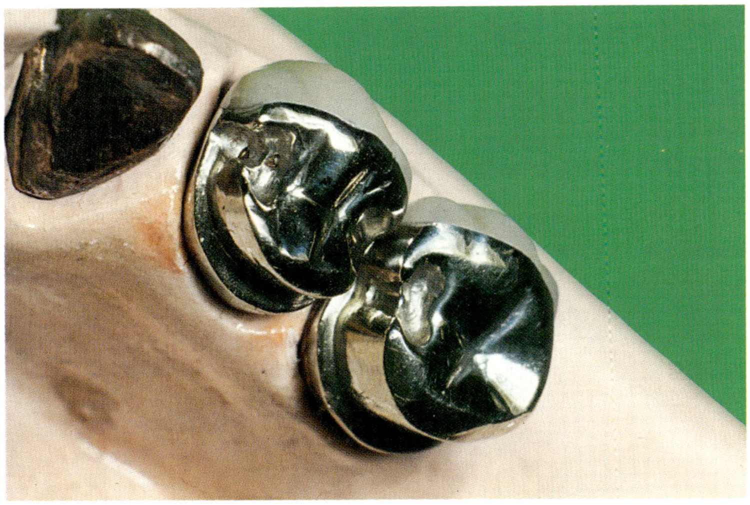

419, 420 Aufgesetztes Gerüst Die distale Klammer besitzt die Form einer Back-action-Klammer.

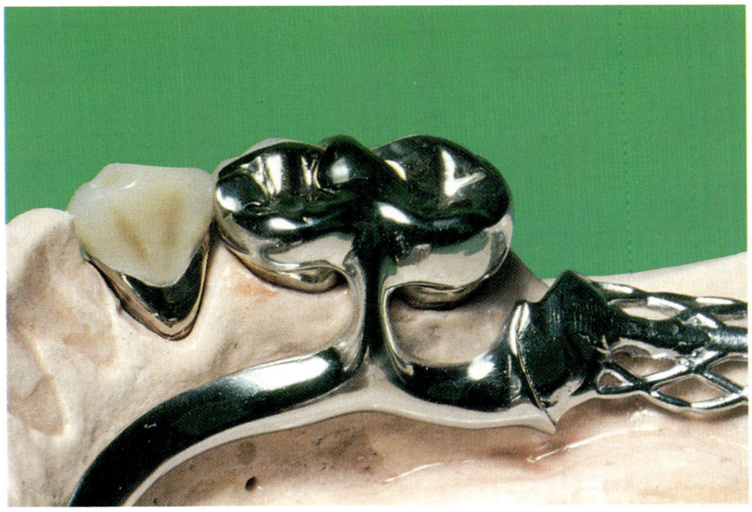

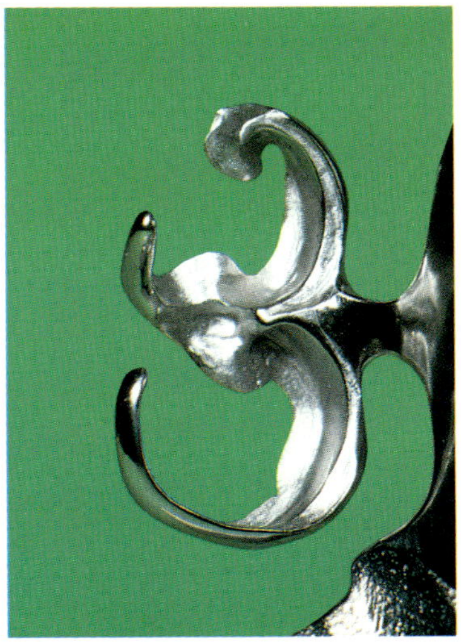

Lückenschluß durch *feste Brücken* ist immer dann angezeigt, wenn einzelne freistehende Pfeilerzähne bei Verlängerungsprothesen vorhanden sind. Ein freistehender Einzelpfeiler erleidet ungünstige Belastungen, denen er nur kurzfristig widerstehen kann. Ebenso stellen kleine Schaltlücken in der frontalen Region in Kombination mit Verlängerungsprothesen oft eine Indikation für einen Lückenschluß durch eine Brücke dar. Auf diese Weise können parodontal ungünstige Konstruktionen wie skelettierte Chassis mit frontalen Auflagen, Kragenschienen oder fortlaufende Klammern vermieden werden.

Eine weitere, oft angewandte Art der Verbindung einer Gerüstprothese mit devitalen Pfeilerzähnen bildet die Verwendung *vorfabrizierter Hülsen-Stift-Systeme* als sogenannte „verdeckte“ Verankerungselemente. Um Bruchgefährdungen vorzubeugen, wird entweder um den abnehmbaren Teil (Matrize) der Verankerung eine Verblendkrone angefertigt oder aber eine gegossene Rückenplatte mit Retentionsarmen und Abstützung auf der Wurzelkappe hergestellt. Die Anlage wird durch einen aufgestopften Kunststoffzahn verdeckt (Brunner 1979).

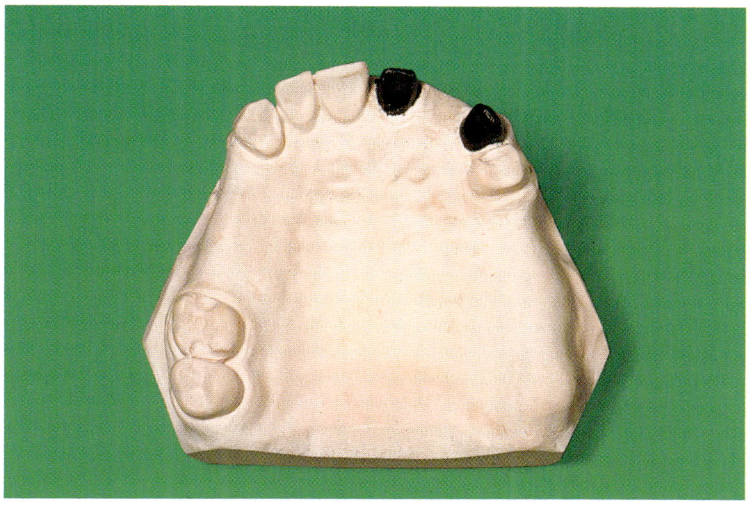

421 Verkürzte und unilateral sowie frontal unterbrochene Zahnreihe
Um ein unvorteilhaftes Chassis zu vermeiden, soll die kurze frontale Unterbrechung mit einer **festen Brücke** geschlossen werden.

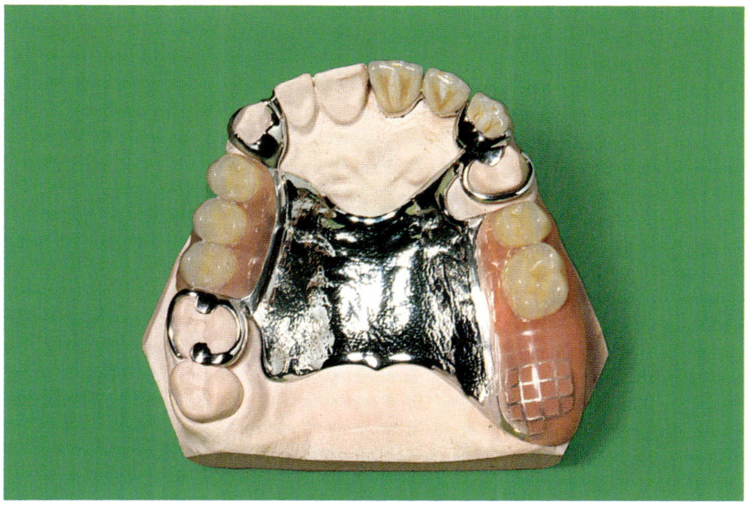

422 Frontzahnbrücke 21 × 23 und aufgesetzte Kombinationsprothese

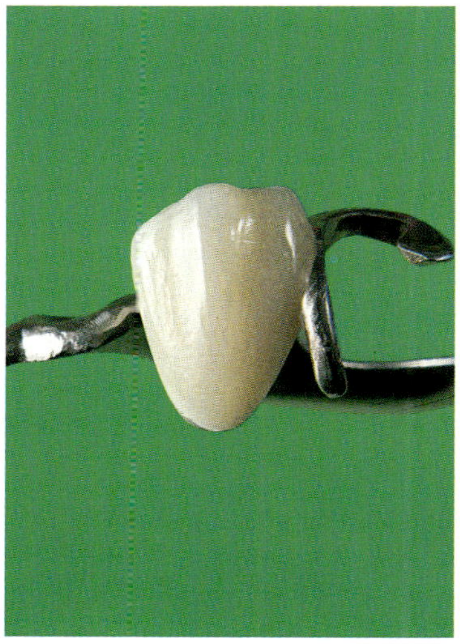

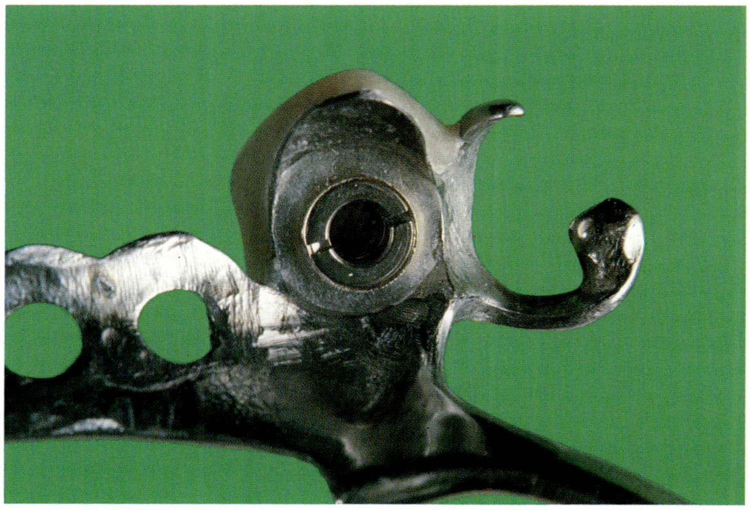

423, 424 Kombination einer Modellgußprothese mit einem vorfabrizierten **Hülsen-Stift-System** (Gerber-Retentionszylinder). Die Matrize ist mit Kunststoff in die gegossene sekundäre „Ringkappe“ einpolymerisiert (rechts).
Ein aufgestopfter Kunststoffzahn bedeckt das Verankerungselement (links).

Modellgußprothetik bei wenigen, ungünstig verteilten Restzähnen

Stehen in einem Kiefer nur noch einzelne und zudem ungünstig verteilte Restzähne, so ist eine Modellgußprothese zumeist eine unbefriedigende prothetische Lösung.

Infolge des reduzierten Abstützungspolygons führen Rotationen des Prothesenkörpers um vertikale und horizontale Achsen zu Instabilität der Prothesen und Lockerung der Pfeilerzähne. Im weiteren sind übermäßige Atrophien der Kieferkämme nicht zu vermeiden. Rein schleimhautgetragene Prothesen mit resilienten Verankerungen *(Hybridprothesen)* weisen diese Nachteile nicht auf und sind daher vorzuziehen.

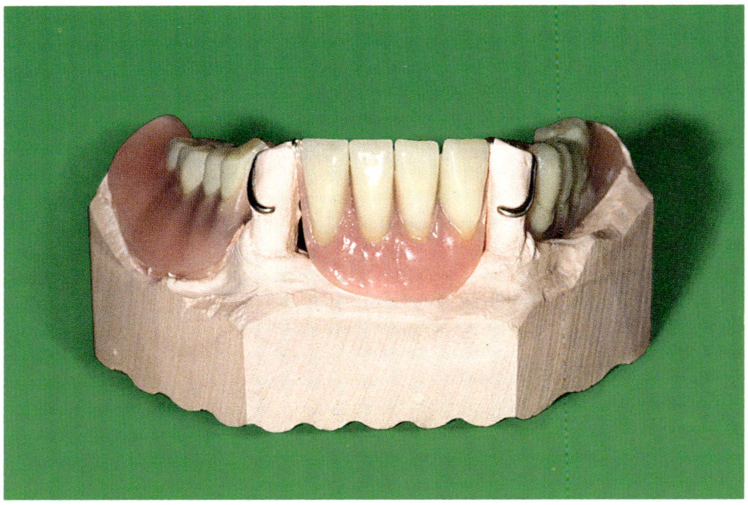
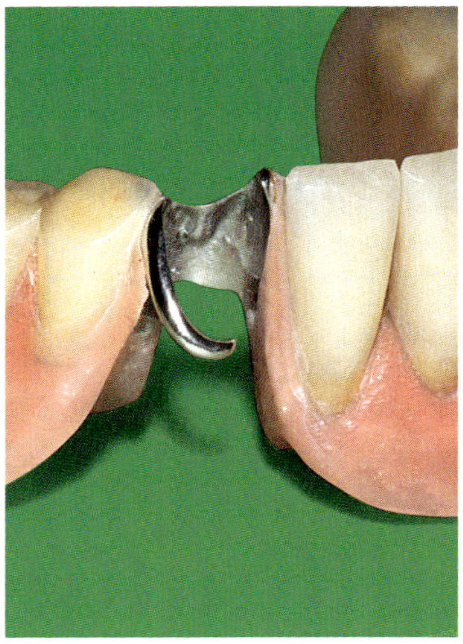

425, 426 Fragwürdige Modellgußprothese auf zwei parodontal geschwächten unteren Eckzähnen. Eine „Hybridlösung" wäre vorzuziehen (s. Abb. 427).

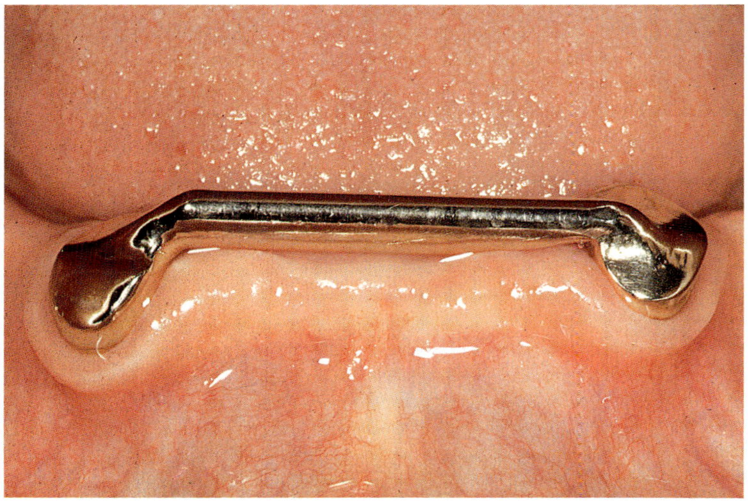

427 Steg-Gelenk-Konstruktion (Dolder-Steg) zur Verankerung einer Hybridprothese

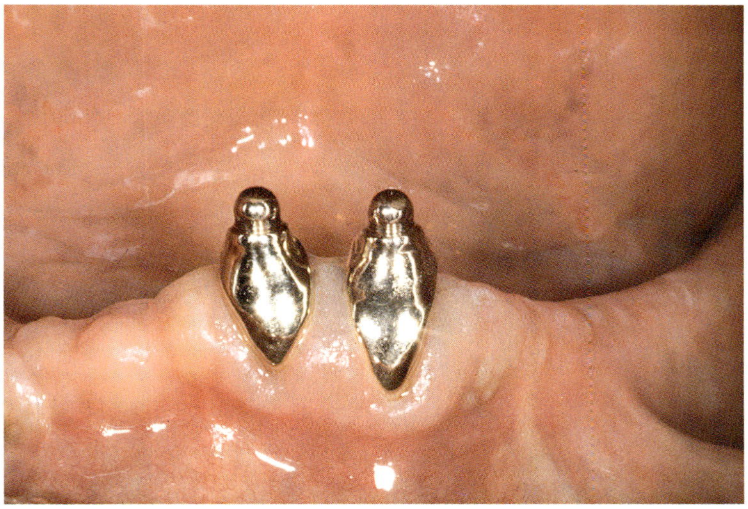

428 Resilienz-Verankerungen nach Dalla-Bona sind in der Hybridprothetik weit verbreitet.

Praktisches Vorgehen bei der Herstellung von Modellgußprothesen

Grundlagen

Die wichtigste Grundlage stellen die *im Artikulator gesockelten Modelle* der definitiven sanierten Restzahnsituation (definitiver Restzahnbestand) dar. Als technische Systeme werden dabei zumeist teilweise einstellbare Artikulatoren und die sogenannte „Schnellübertragungsmethode“ verwendet.

Auf den Modellen sind die zentrischen Stops aller Restzähne markiert, Mediotrusions- und Laterotrusionssowie Protrusionswege angefärbt.

Ein *Röntgen- und ein Parodontalstatus* bestätigen den Erfolg der vorangegangenen Sanierungsmaßnahmen. Die Mundhygiene ist durchgesetzt und die Kollaborationsbereitschaft des Patienten gesichert.

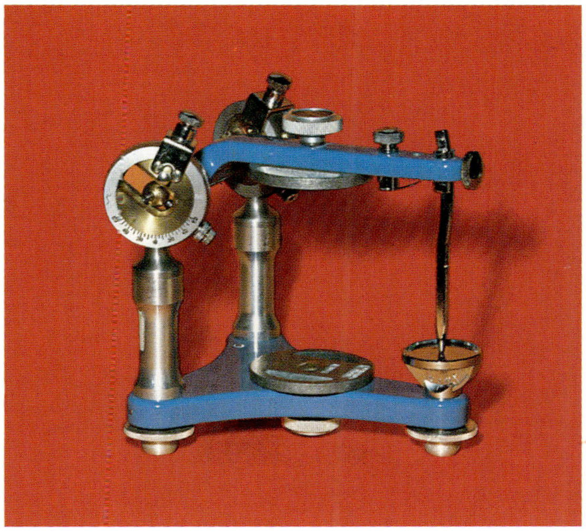

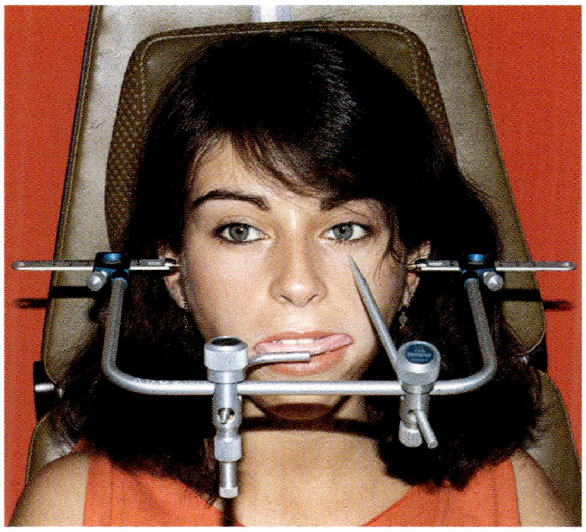

429, 430 Dentatus-Artikulator Typ ARH (links) und auf eine arbiträre Axis-Orbital-Ebene eingestellter Schnellübertragungsbogen am Patienten (rechts)

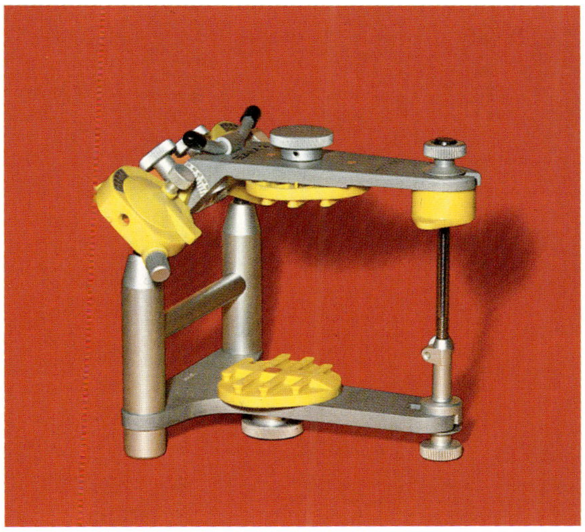

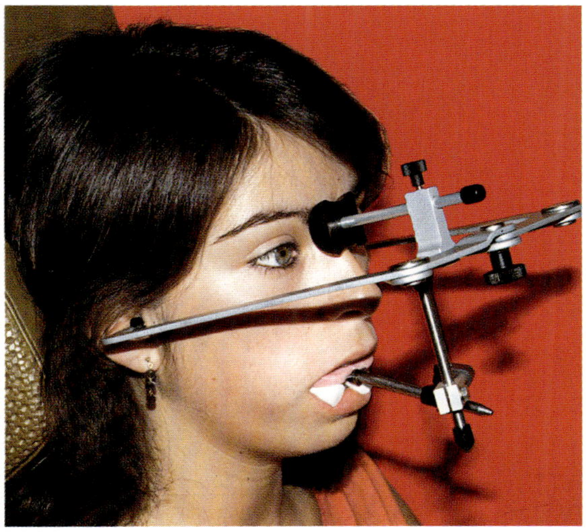

431, 432 SAM-Artikulator und anatomischer Transferbogen. Die Übertragung erfolgt bei dieser Methode nach anatomischen Gegebenheiten. Es sind dies die Glabella und die beiden äußeren Gehörgänge.

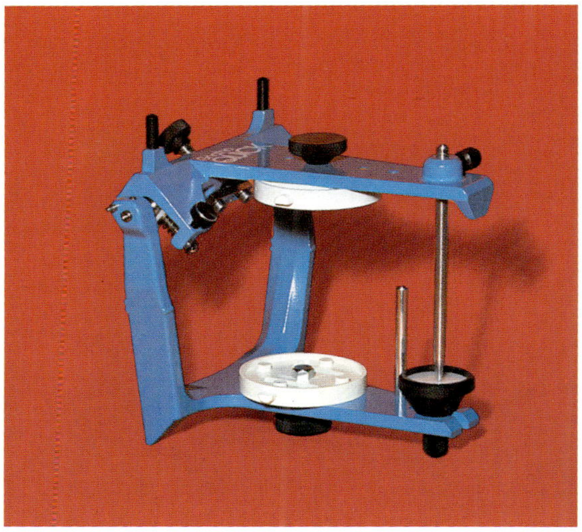

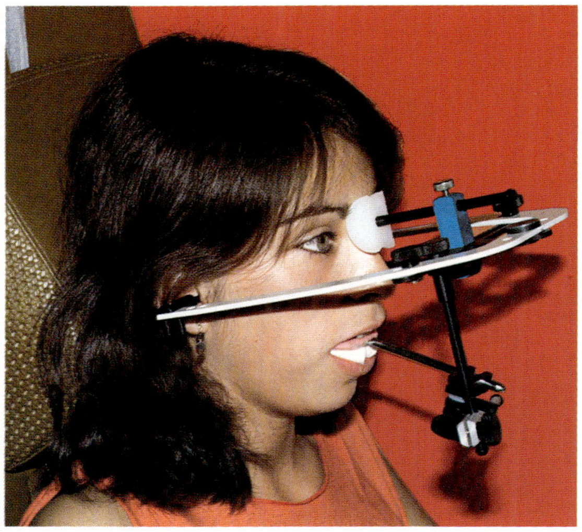

433, 434 Gnatho-Quick-Artikulator und Universal Gesichtsbogen am Patienten. Auch hier geschieht die Übertragung nach denselben anatomischen Gegebenheiten wie beim SAM-System.

Modellvermessung und Festlegung des Gerüstdesigns

Die enge Zusammenarbeit und die Arbeitsteilung zwischen Zahnarzt und Zahntechniker vor der definitiven Realisierungsphase sind von größter Wichtigkeit.
Der *Zahnarzt* bestimmt die einzelnen Pfeilerzähne sowie die Klammertypen und die Lage der okklusalen Auflagen. Er legt auch das prinzipielle Chassisdesign fest und fertigt eine Werkzeichnung an. Der *Zahntechniker* vermißt die Modelle und ermittelt die definitive Klammerführung. Er schlägt auch alle an den Zähnen vorzunehmenden Schleifkorrekturen vor.

Zuerst wird auf den vorbereiteten Studienmodellen der Retentionswert eines jeden Pfeilerzahns bestimmt und die günstigste Einführrichtung der Prothese fixiert. Anschließend schleift er auf diesem Modell die okklusalen Auflagen und schafft die Voraussetzungen für eine interferenzfreie Klammerführung. Er korrigiert stark gewölbte Zahnflächen und ungünstige Randwülste. Diese Korrekturen sind zu markieren.

Zum Schluß werden die Klammerführung, die Verbinder und die übrigen Anteile des Prothesenkörpers definitiv festgelegt und auf dem Modell eingezeichnet.

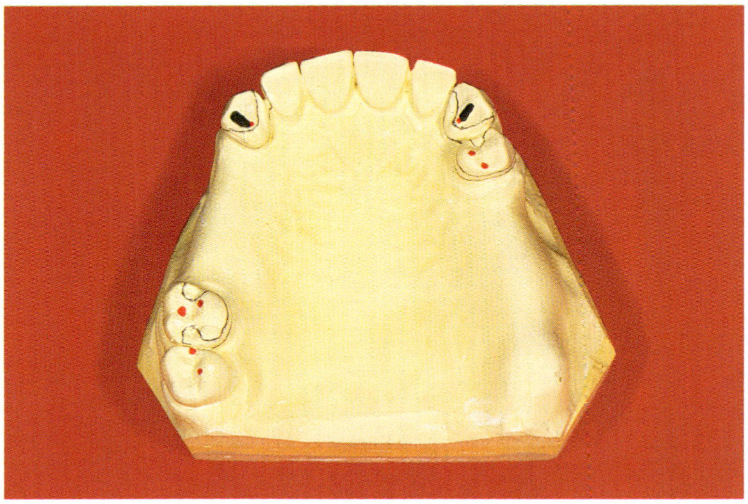

435 Studienmodell mit gefärbter Zentrik (rot) und Laterotrusion (grün). Die vom Zahnarzt geplante Klammerart und deren Verlauf sind mit Bleistift provisorisch eingezeichnet. Das definitive Design wird anschließend vom Techniker festgelegt.

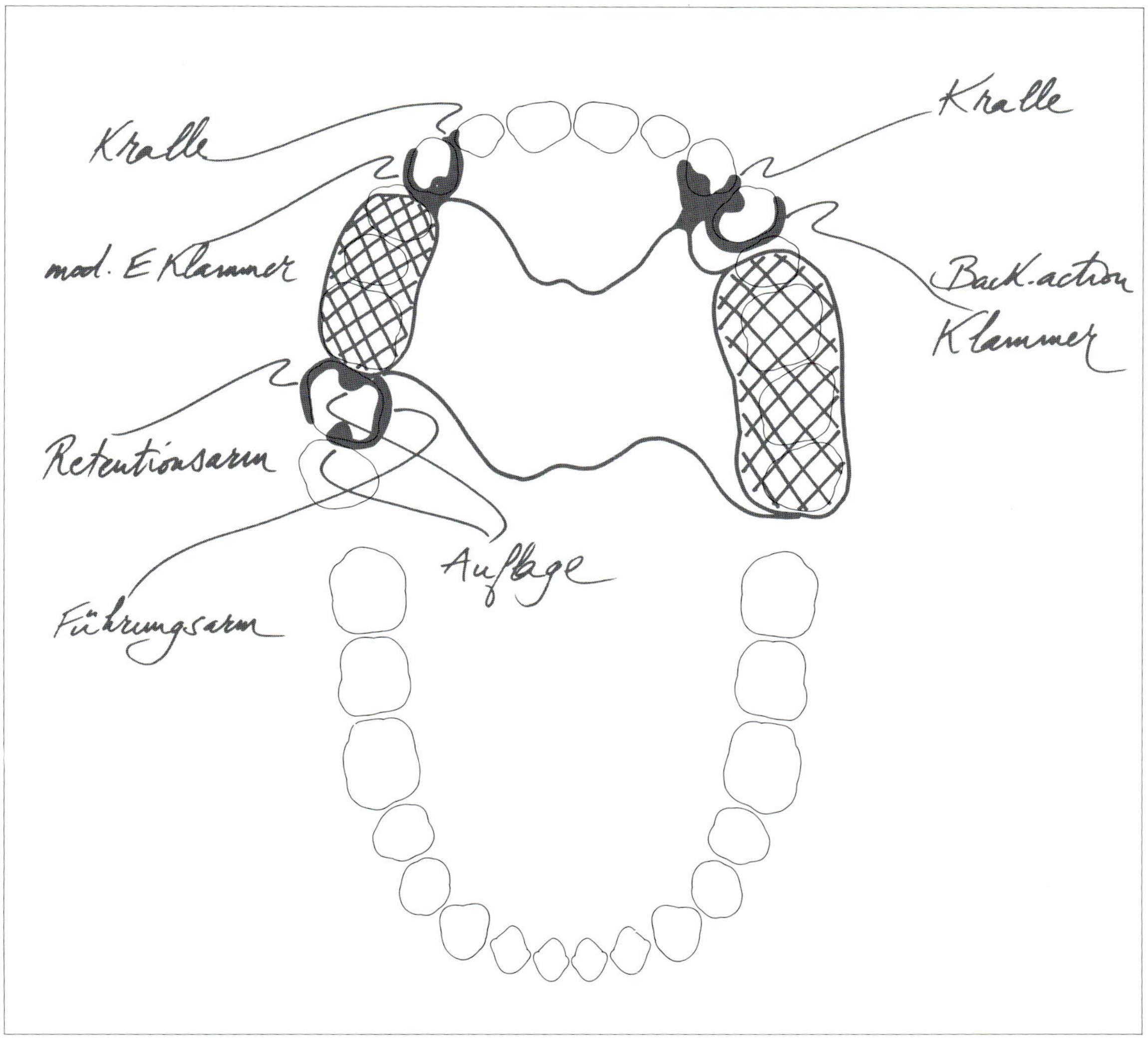

436 Werkzeichnung mit ausgewählten Pfeilerzähnen, geplanten Klammerarten und Design des Prothesenkörpers

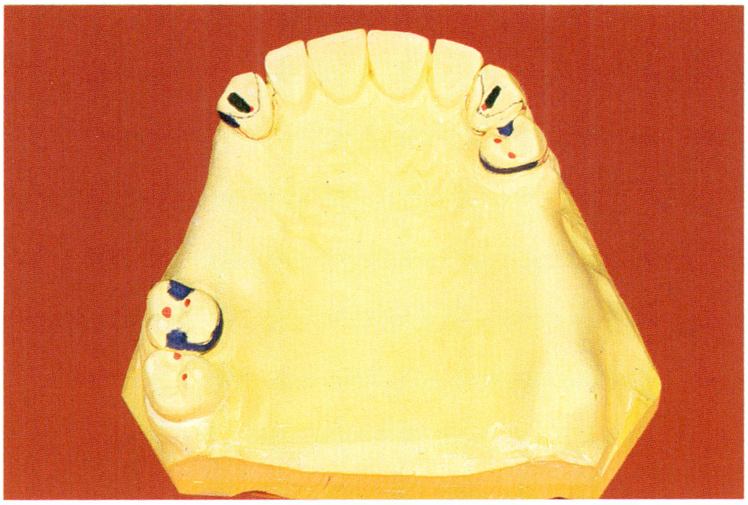

437 Studienmodell mit markierten Retouchen und Auflagen
Die vom Zahntechniker markierten Retouchen erleichtern dem Behandler später die Schleifarbeiten im Munde.

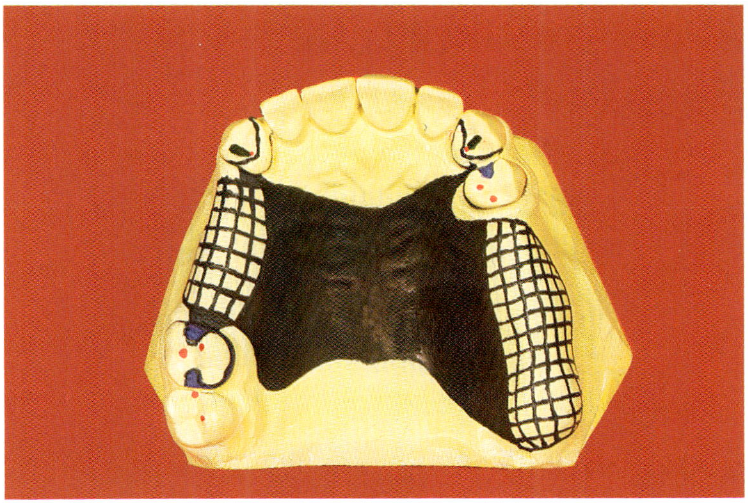

438 Das **Gerüstdesign** wird auf dem Modell eingezeichnet.
Merke: Kein Gerüstanteil liegt im Bereich okklusaler Kontakte.

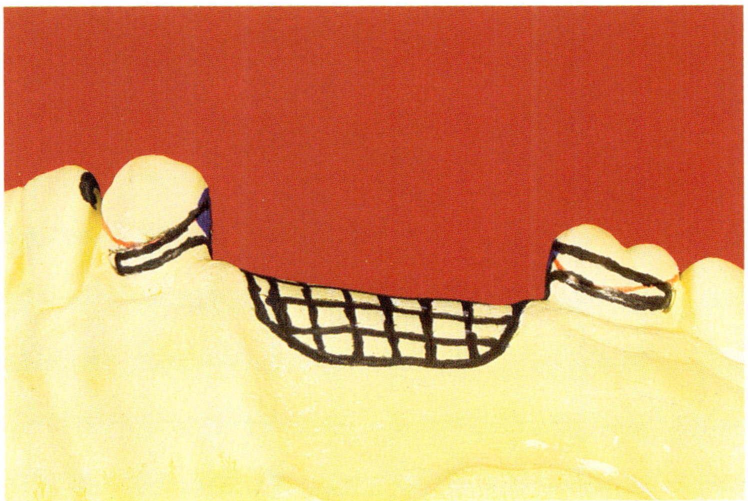

439 Eingezeichnete definitive Klammerführung
Die definitive Klammerführung wird bestimmt durch die vermessenen Klammerendpunkte und die angebrachten Retouchen.

Vorbereitende Schleifarbeiten

Entsprechend dem Modellstudium werden in einem ersten klinischen Schritt die verbessernden Schleifkorrekturen an den Zähnen und die Präparation der Auflagekavitäten vorgenommen. Es dürfen nur feinkörnige Diamantschleifkörper in hochtourigen Winkelstücken mit Spraykühlung verwendet werden. Es ist darauf zu achten, daß kein Dentin angeschliffen wird. Ist dies aber der Fall, muß der entstandene Defekt mit einer entsprechenden Füllung versorgt werden. Die Schliffflächen müssen abschließend mit Arkansas-Steinchen und Gummipolierern geglättet und refluoridiert werden. Sind Zähne zu überkronen, erfolgt deren Präparation, Dentinwundverband und provisorische Versorgung.

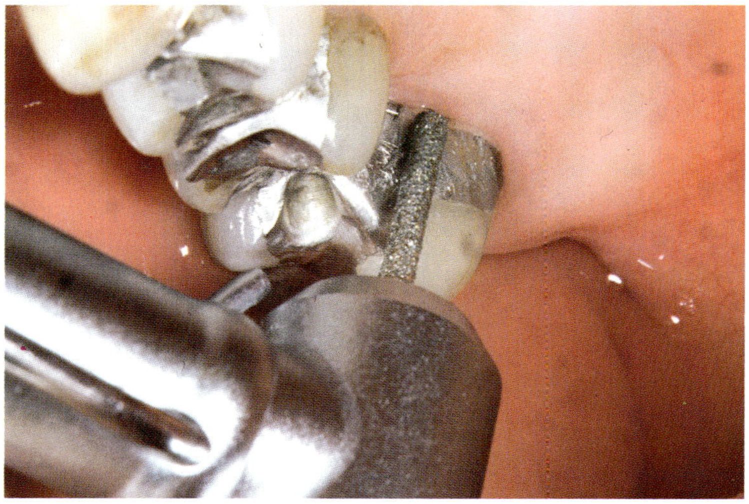

440 Abtragen einer oralen Bombierung mit einem walzenförmigen Diamantschleifkörper. Dadurch wird eine für den Führungsarm **günstigere Äquatorlage** erreicht.

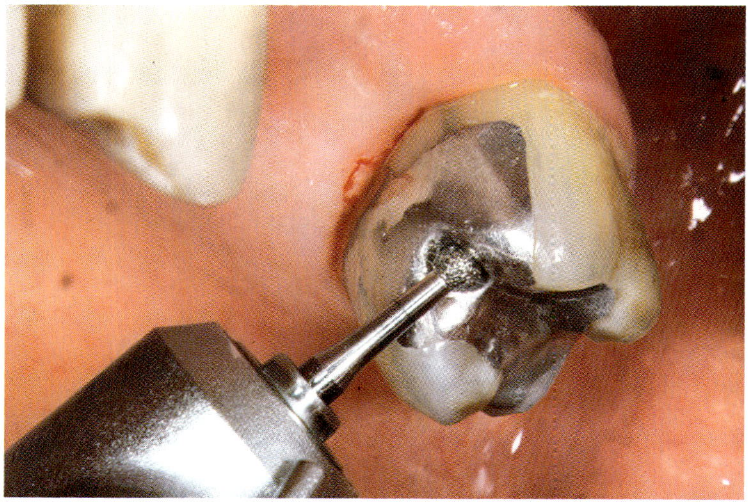

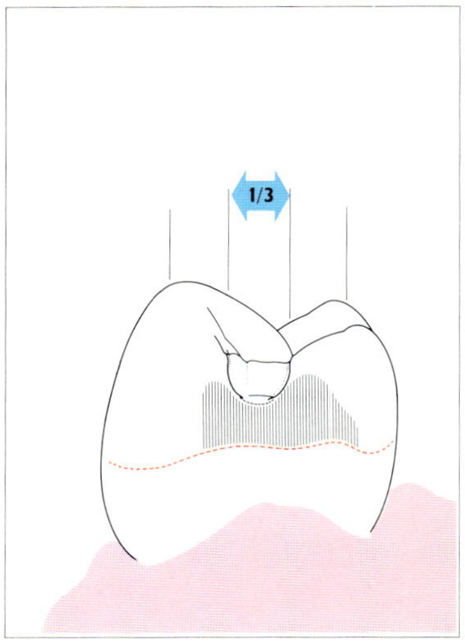

441, 442 Präparation einer löffelförmigen okklusalen Auflage
Ihre orofaziale Ausdehnung soll ca. $^1/_3$ des Höckerabstandes betragen (rechts). Meistens müssen bei freistehenden Zähnen zur Aufnahme der Klammerschulter Bombierungen unterhalb der Auflage abgetragen werden.

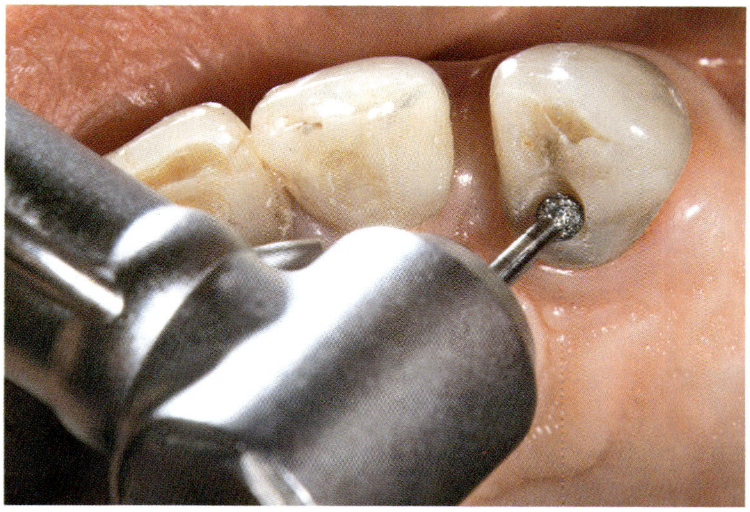

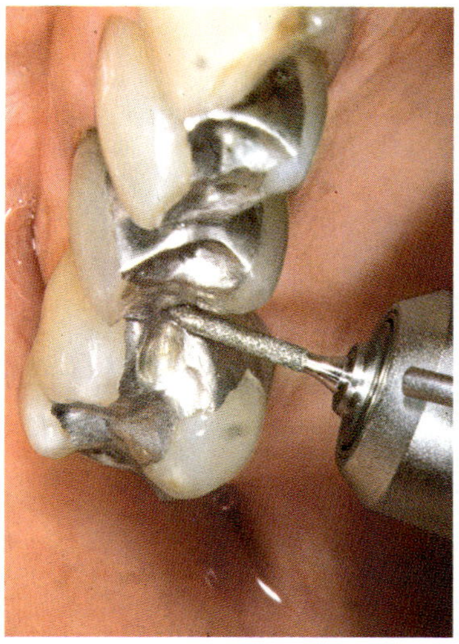

443, 444 Präparation einer tuberkulären Auflage bei einem oberen Eckzahn (links) und für eine interdentale Klammerschulter bei einer geplanten Bonwill-Klammer (rechts)

Abformung der vorbereiteten Zahnreihen und Kiefer

Für die Abformung wird ein *individueller Löffel* aus Kaltplast verwendet.

Er hat folgende Anforderungen zu erfüllen:

- Er muß bei der Abformung formstabil sein, d. h. seine Dimensionen sind so zu wählen, daß während des Abdrucks jede elastische Verformung ausgeschaltet ist.
- Er soll auch nach der Abformung formstabil bleiben. Man beachte: Kaltplast erreicht seine definitive Stabilität erst nach 24 Stunden.
- Seine Gestaltung hat so zu erfolgen, daß in seinem gesamten Bereich eine gleichmäßig dicke Schicht des Abdruckmaterials gewährleistet ist.
- Die vestibulären Löffelränder dürfen in bezahnten Abschnitten die „attached" Gingiva nicht überschreiten.

Als Abformmaterial verwendet man am besten eine additionsvernetzende Silikonmasse. Ein gespritzter einphasiger Abdruck bringt beste Resultate (z. B. President regular body). Zu beachten sind die materialspezifischen Eigenschaften der Abformmassen. Die von uns empfohlenen Polyvinylsiloxane dürfen nicht vor drei Stunden ausgegossen werden.

Ist für den Prothesenkörper im Oberkiefer ein breites Transversalband geplant, so ist ein Kompressionsabdruck angezeigt. Er trägt der Resilienz der Schleimhaut am besten Rechnung. Vor der definitiven Abformung wird mit plastischer Kerrmasse am Ort der gewünschten Kompression ein Erstabdruck gewonnen. Erst darauf erfolgt die Gesamtabformung.

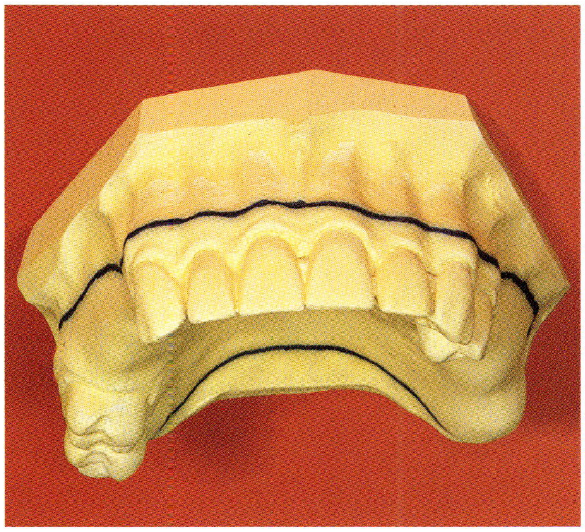

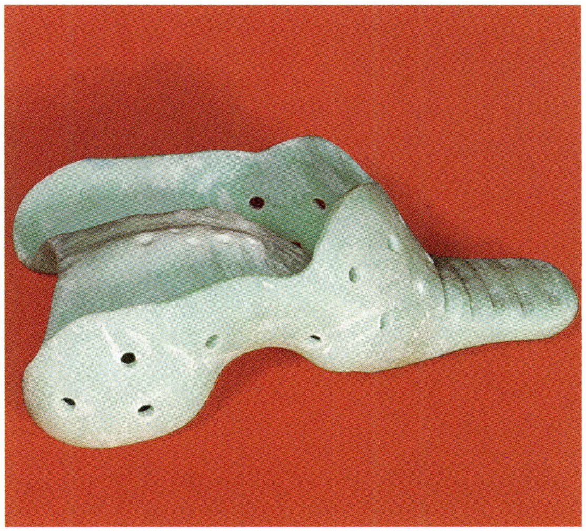

445, 446 Vor der Herstellung des **individuellen Löffels** werden die Grenzen auf dem Studienmodell eingezeichnet. Sie liegen im Bereich der angewachsenen Gingiva und im zahnlosen Abschnitt in der passiv-beweglichen Zone der Mukosa (links). Der individuelle Kunststofflöffel mit Griff (rechts) besitzt Retentions- und Abflußlöcher.

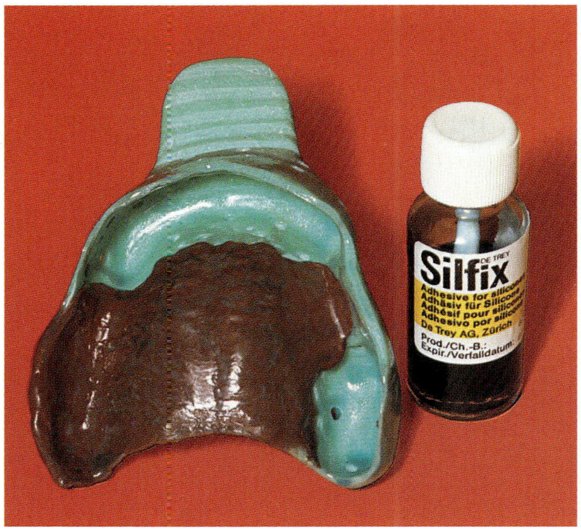

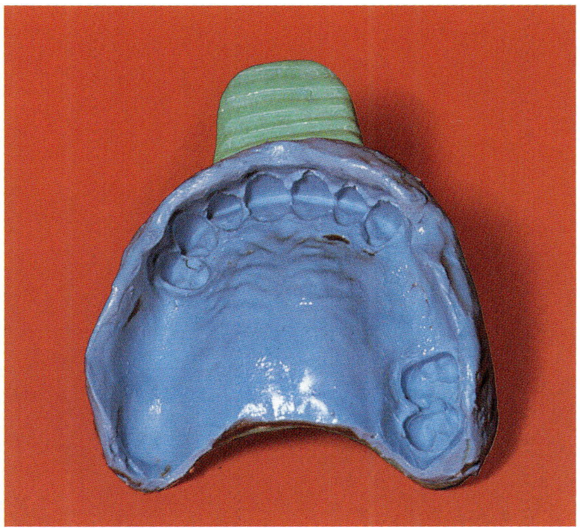

447, 448 Nach der **Erstabformung** mit Kerr-Masse unter Kompression der Schleimhaut wird der Löffel mit einem produktspezifischen Haftvermittler beschickt (links). Anschließend erfolgt die Zweitabformung mit einer additionsvernetzenden Silikonmasse (rechts).

Schädelbezügliche Übertragung der Modelle in den Artikulator

Der nächste Schritt ist die schädelbezügliche Montage des Oberkiefermodells in den Artikulator. Sie erfolgt in der Regel mittels einer Schnellübertragung. Ist die Abstützungsmöglichkeit im Oberkiefer beidseits bis in den Molarenbereich gewährleistet, so kann die mit Moycowachs beschichtete Bißgabel direkt verwendet werden. Die Übertragung erfolgt unmittelbar nach der Abformung.

Besteht im Oberkiefer eine ungünstige Restzahnsituation oder -topographie, muß der Techniker auf dem Meistermodell zuvor eine *Bißschablone* in Kunststoff mit Hartwachs- oder Kunststoffwällen herstellen. Die Bißgabel wird in der Schablone befestigt.

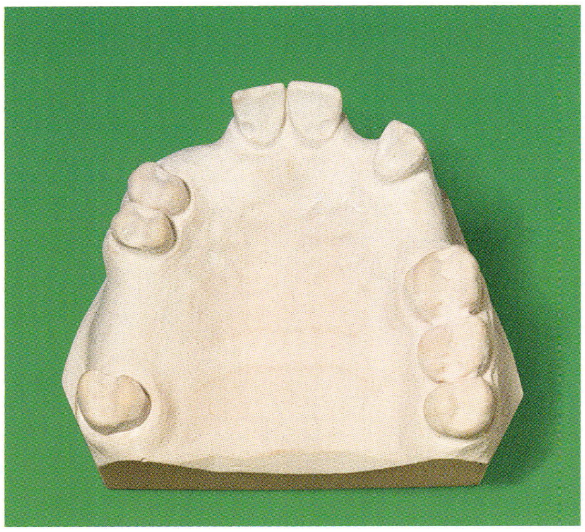

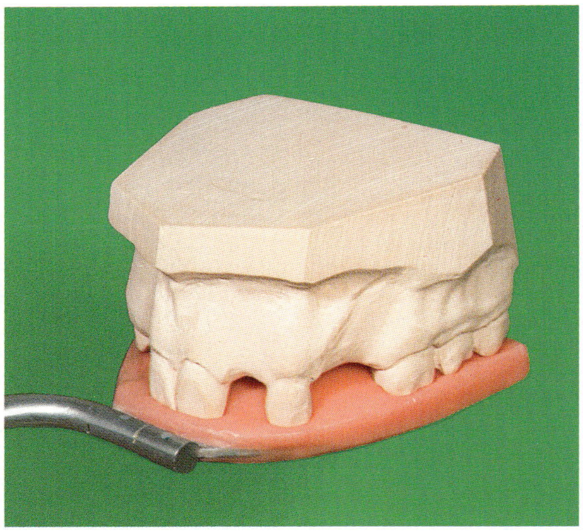

449, 450 Bei günstiger Pfeilerverteilung im Oberkiefer wird die Bißgabel des Übertragungsbogens mit **Moycowachs** belegt und gegen die obere Zahnreihe gedrückt. Es sollen dabei jedoch nur kleinflächige Impressionen der tragenden Höckerspitzen entstehen, damit das Modell schaukelfrei reponiert werden kann (rechts).

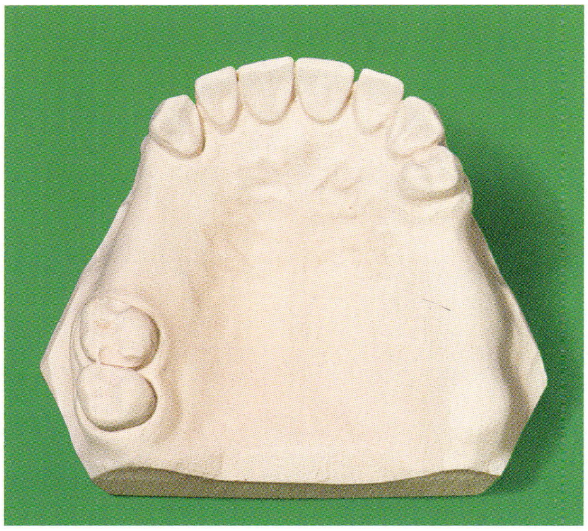

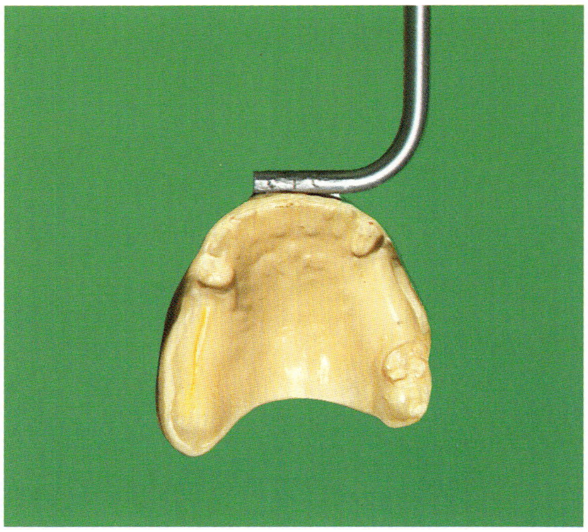

451, 452 Bei ungenügender Abstützung, speziell im posterioren Seitenzahngebiet, wird die Bißgabel durch den Techniker direkt in eine **Kunststoff-Bißschablone** einpolymerisiert (rechts).

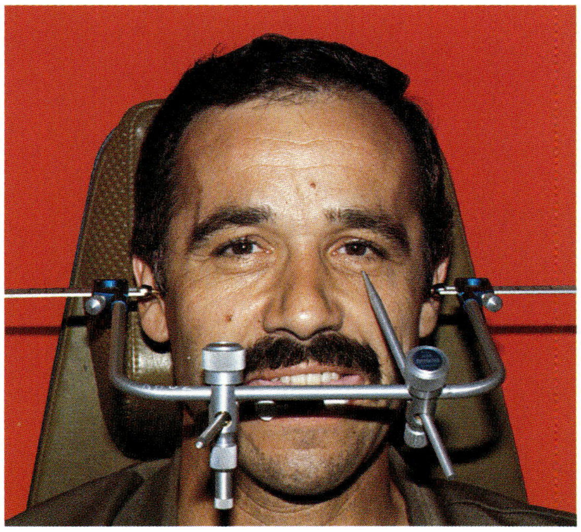

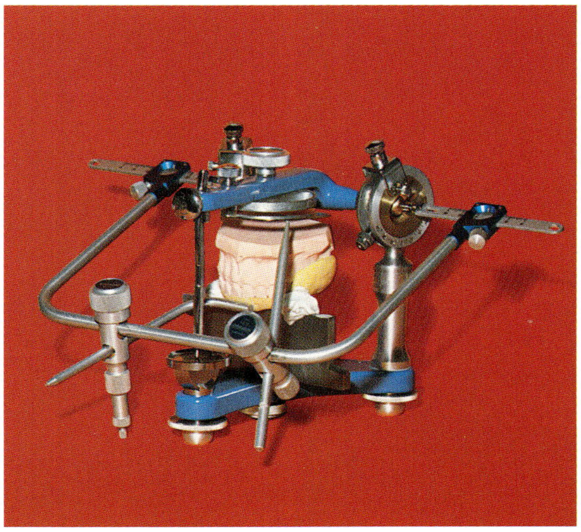

453, 454 Schnellübertragung mit dem Dentatus-Gesichtsbogen aufgrund arbiträr bestimmter Referenzpunkte (links)
Der Übertragungsbogen wird anschließend an den Artikulator angelegt, auf die drei Referenzpunkte ausgerichtet und die Bißgabel unterlegt. Das Oberkiefermodell kann auf die Bißgabel reponiert und eingegipst werden (rechts).

Als nächstes wird die gelenkbezügliche Relation des Unterkiefers zum Oberkiefer bestimmt.

Folgende Möglichkeiten bieten sich an:

1. *Geführte Handbißnahme.* Bei großem Abstützungspolygon genügt zur Relationsbestimmung eine Moycowachsplatte doppelter Schichtdicke. Als Alternative bieten sich 0,8 mm dicke, mit Zinkoxid-Eugenol-Paste unterfütterte Zinnplatten an.
   Bei ungünstiger Pfeilerverteilung, z. B. bilateral verkürzten Zahnreihen, kann für die Handbißnahme auf dem Meistermodell eine Kunststoffplatte mit Hartwachswällen vorbereitet werden. Diese sind im Mund so zu adaptieren, daß bei der Bißnahme nur Impressionen der antagonistischen Höckerspitzen entstehen. Auch hier empfiehlt sich eine Korrektur mit Zinkoxid-Eugenol-Paste.

2. *Intraorale Stützstiftregistrierung* und Aufzeichnung des gotischen Bogens.
   Die Kiefer werden in der Spitze des Pfeilwinkels verschlüsselt.

Für die Einstellung der Gelenkführung im exkursiven Bereich genügt bei linear einstellbaren Artikulatoren eine Mittelwerteinstellung.

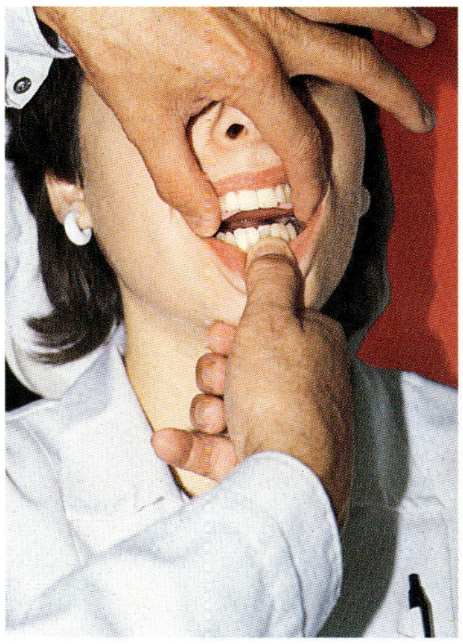

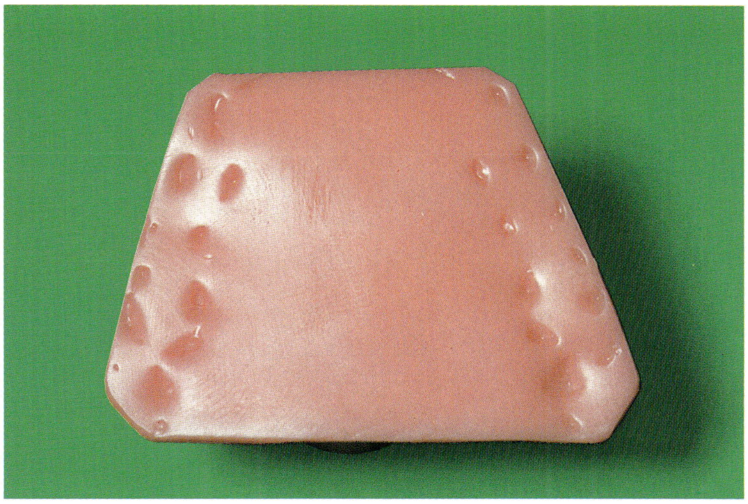

455, 456 Die geführte Handbißnahme mit Moycowachsplatten doppelter Schichtdicke ist nur bei günstiger Restbezahnung (großes Abstützungspolygon) im Ober- und Unterkiefer indiziert. Es ist unbedingt darauf zu achten, daß im Wachs nur kleine Impressionen der Höckerspitzen entstehen. Diese können bei Bedarf mit einer Zinkoxid-Eugenol-Paste „unterfüttert" werden.

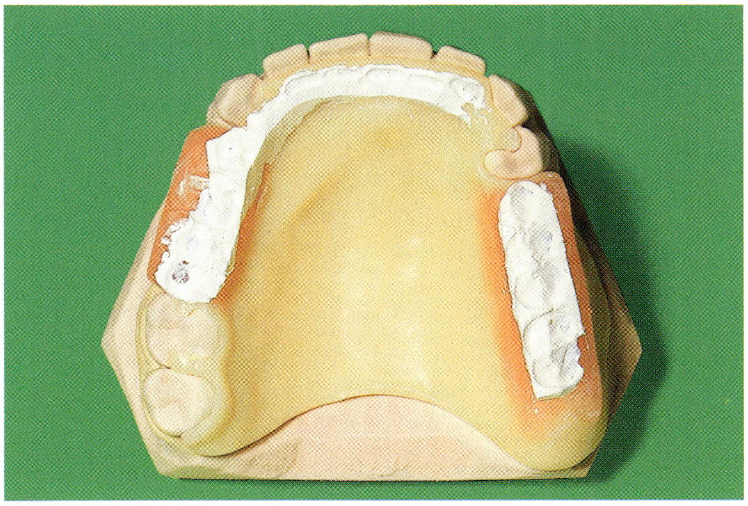

457 Speziell bei uni- oder bilateral verkürzter Zahnreihe soll die Handbißnahme mittels einer auf dem Meistermodell hergestellten **Kunststoffplatte mit Wachswällen** erfolgen. Auch hier können die Impressionen mit einer Zinkoxid-Eugenol-Paste korrigiert werden.

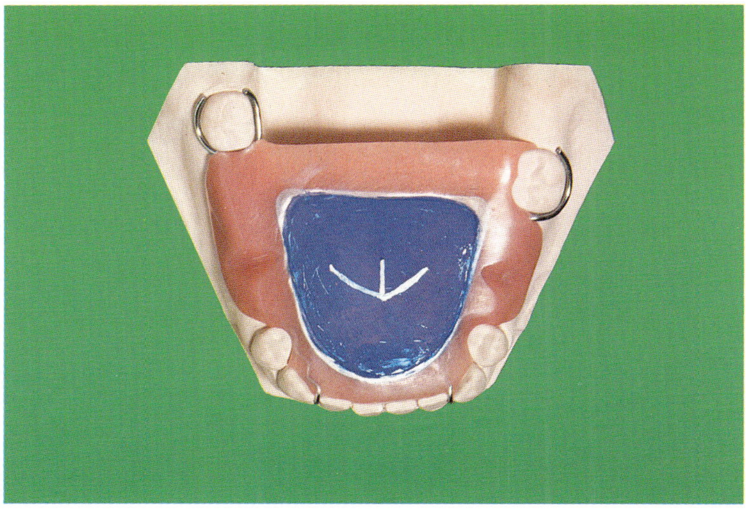

458 Bei der **intraoralen Registrierung** nach Gerber/McGrane zeichnet der zentrale Stützstift bei lateralen und protrusiven Bewegungen einen „Pfeilwinkel". Seine Spitze entspricht der zentrischen Relation.

In schwierigen Fällen kann eine zuvor erfolgte *exakte* Ermittlung der *Scharnierachse* große Vorteile bringen. Für die schädelbezügliche Einordnung der Modelle in ein technisches System eignen sich dann am besten Artikulatoren, bei denen kurvative Gelenkboxen aufgrund einer Schnellanalyse ausgesucht werden können:

- Axiographie und SAM-Artikulator
- SM-Indikator und TMJ-Artikulator
- Panadent-System

Speziell in Situationen simultaner Versorgung beider Kiefer durch partielle Prothesen ist das beschriebene Verfahren angezeigt. Durch die kurvenförmige Gestaltung der Boxen in Protrusion, Mediotrusion und Laterotrusion werden die exkursiven mandibulären Bewegungen praktisch patientenidentisch im technischen Gerät wiedergegeben.

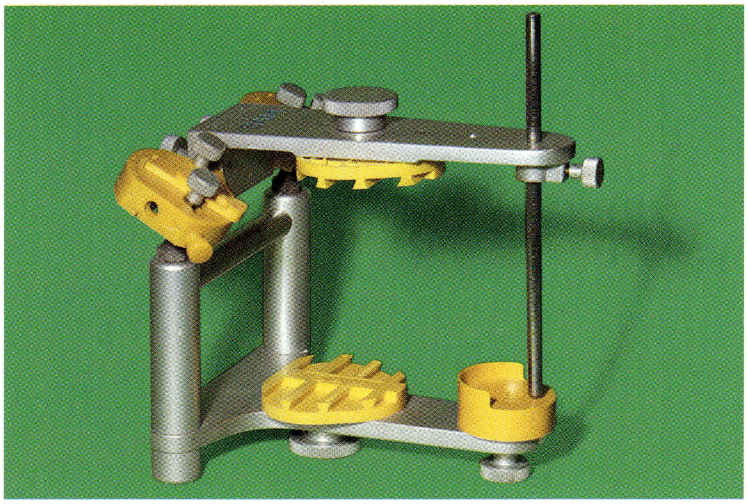

459 SAM-Artikulator
Seine auswechselbaren kurvativen Gelenkboxen machen ihn zu einem äußerst vielseitigen Gerät, speziell auch für größere prothetische Rekonstruktionen.

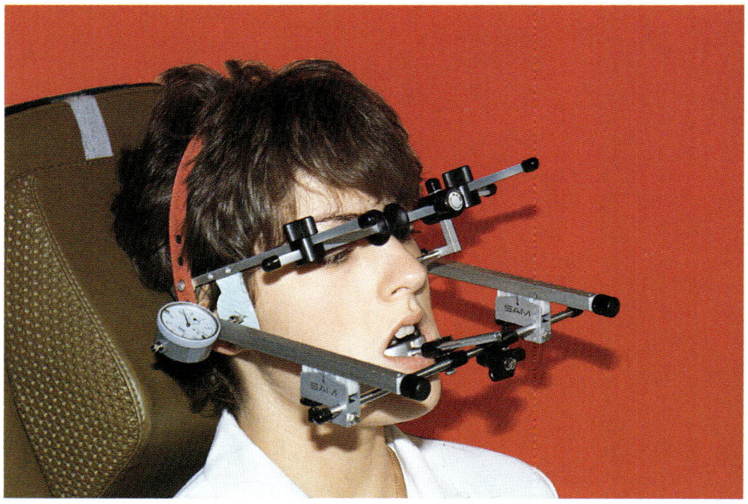

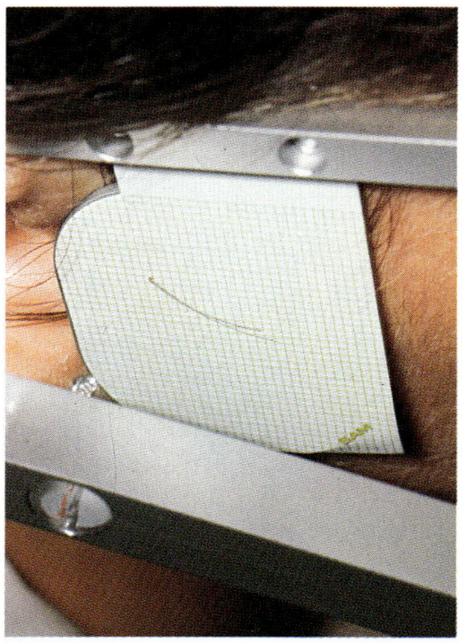

460, 461 Der Artikulator kann aufgrund der **Axiographie** individuell programmiert werden (rechtes Bild: Aufzeichnung der Protrusions- und Mediotrusionsbahn).

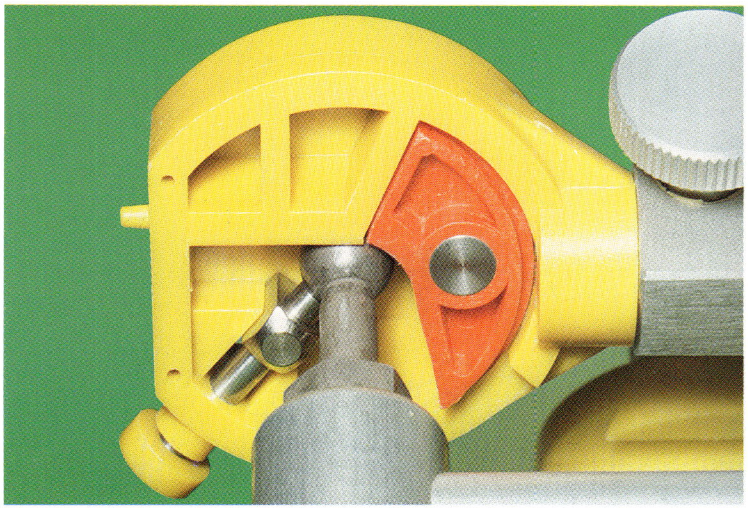

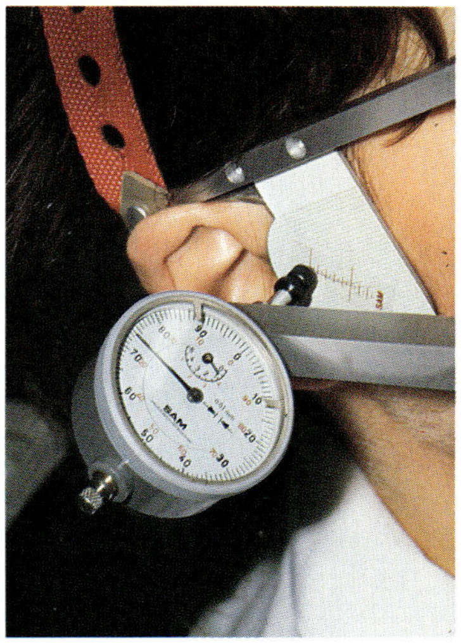

462, 463 Durch die Ermittlung der Kondylarbahn und speziell durch die Darstellung der Mediotrusionsbahn (Meßuhr im rechten Bild) können die entsprechenden **kurvativen Boxen** ausgesucht werden.

Gerüstherstellung im Labor

Auf dem Meistermodell werden alle untersichgehenden Partien mit Wachs ausgeblockt. Dies gilt besonders für die Regionen, in denen Verbinder die marginale Gingiva überschreiten. Auch im Bereich der Prothesensättel muß zwischen dem abgeformten Kieferkamm und dem Metallgerüst durch Auswachsen ein Hohlraum geschaffen werden. Dieser erlaubt, das Gerüst in das Kunstharz des Sattels einzubauen und läßt Unterfütterungen zu. Im Unterkiefer wird eine 0,2–0,5 mm dicke Wachsschicht als Voraussetzung für eine adäquate Lagerung des Lingualbügels aufgetragen.

Nach der Modellvorbereitung erfolgt ein Abdruck mit einer Silikonmasse. Dieser wird mit einer für den Guß der Stellite spezifischen Einbettmasse ausgegossen. Es entsteht das definitive Arbeitsmodell, auf dem mit standardisierten Wachs- oder Plastikprofilen im Baukastensystem das Gerüst modelliert wird. Um okklusale Interferenzen auf Klammerteilen zu vermeiden, ist es zweckmäßig, auch hier im Artikulator zu arbeiten.

Es ist von großem Vorteil, wenn der Zahnarzt die Wachsmodellation kontrolliert. Notwendige Änderungen können so noch vorgenommen werden.

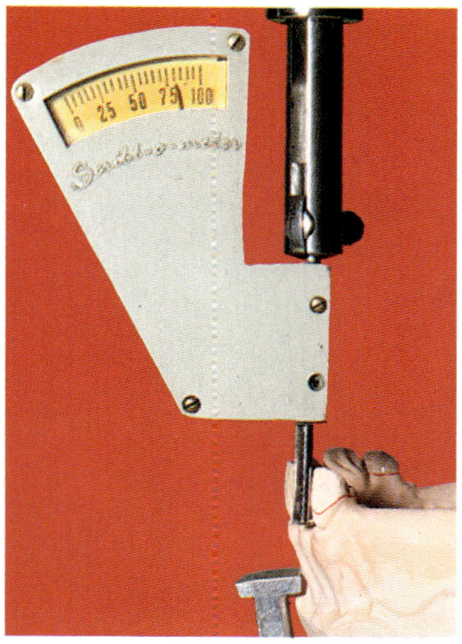

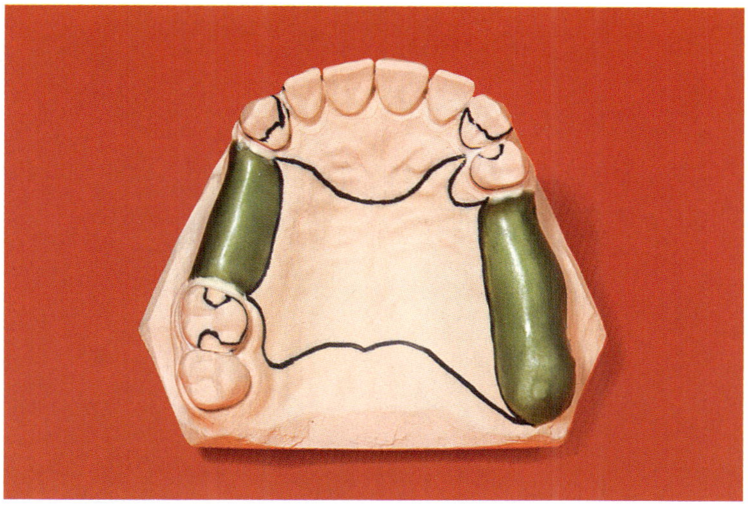

464, 465 Das **Meistermodell** wird definitiv vermessen (links) und zur Duplikatherstellung vorbereitet. Die zahnlosen Kieferabschnitte sind mit einer Wachsschicht bedeckt, um eine direkte Berührung des Gerüstes mit der Schleimhaut zu vermeiden.

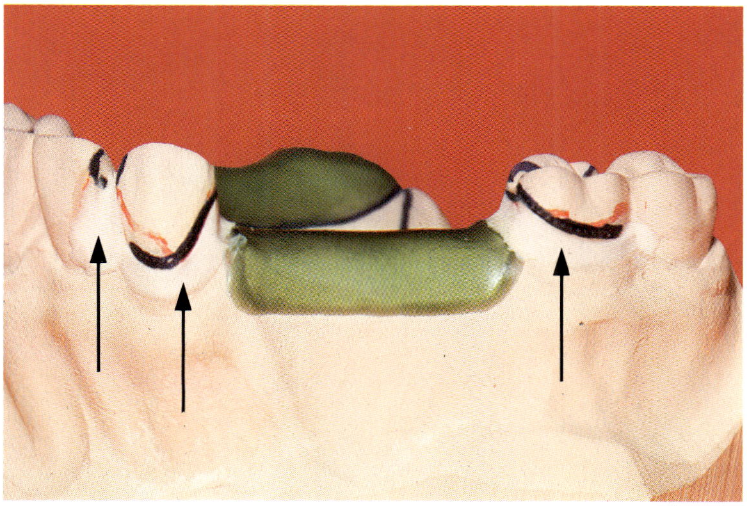

466 An den Pfeilerzähnen des Meistermodells werden die Regionen unterhalb der eingezeichneten Klammern mit Wachs so ausgeblockt, daß auf dem Duplikatmodell einerseits der Klammerverlauf klar ersichtlich wird und andererseits die Verbinder hohlgelegt werden können.

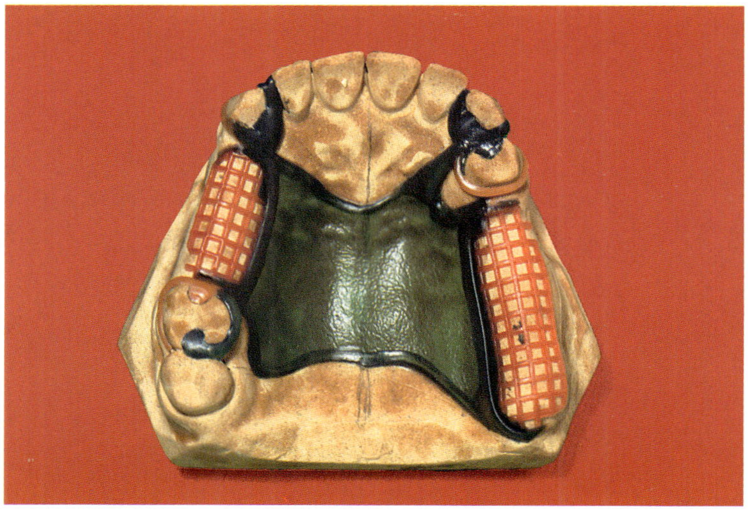

467 In Wachs modelliertes Gerüst auf dem feuerfesten **Duplikatmodell** (Arbeitsmodell). Aufgrund des ausgedehnten Palatinalbandes und der Schaltprothesensituation im ersten Quadranten ist die Lage des Gerüstes auch bei der Montage des Prothesenkunststoffes eindeutig definiert. Auf Stops im Bereich des zahntragenden Sattelteiles im zweiten Quadranten kann daher verzichtet werden (vgl. Abb. 813/814).

Nach dem Guß muß das Gerüst ausgearbeitet und poliert werden. Dies hat absolut substanzschonend zu erfolgen.

Da die zur Modellation eines Gerüstes verwendeten Wachsprofile auf die Elastizitätswerte der jeweils verwendeten Metallegierungen präzise abgestimmt sind, dürfen sie bei der Politur in keiner Weise verändert werden. Dies gilt sowohl für die Klammern, die Verbinder wie auch für den Prothesenkörper. Jede Veränderung führt zu Schwachstellen und daher zu Bruchgefahr.

Die Politur durch Sandstrahlung, mit feinen Steinchen, im elektrogalvanischen Bad, mit Poliergummi und Bürsten garantiert die Erhaltung der Dimension am besten.

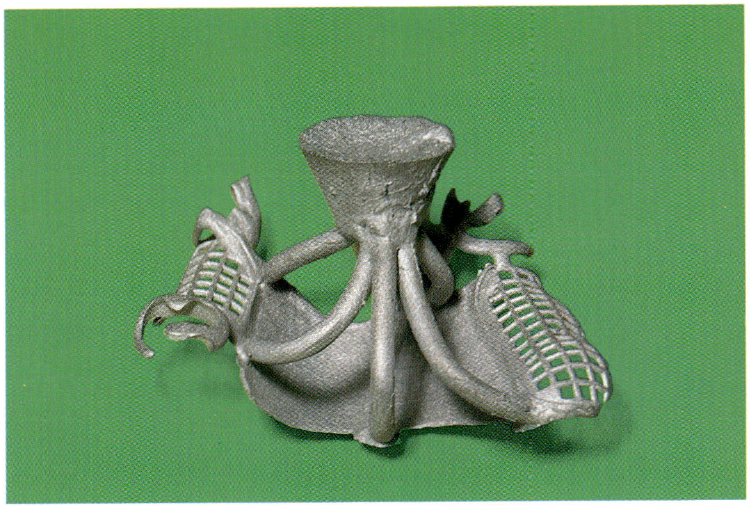

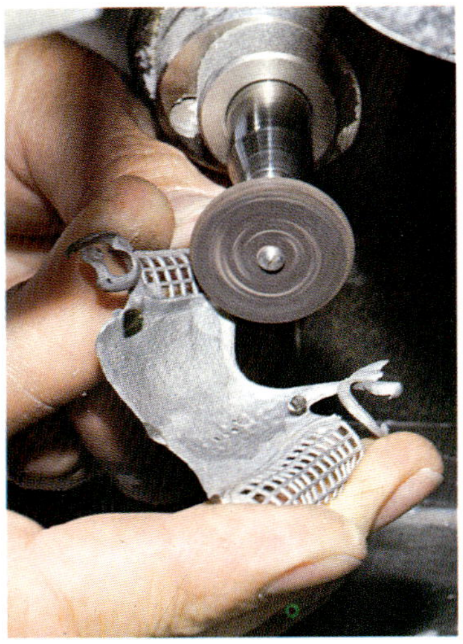

468, 469 Rohguß mit Eingußkanälen und Gußkegel (links). **Grobbearbeitung** des Gerüstes vor der Politur (rechts)

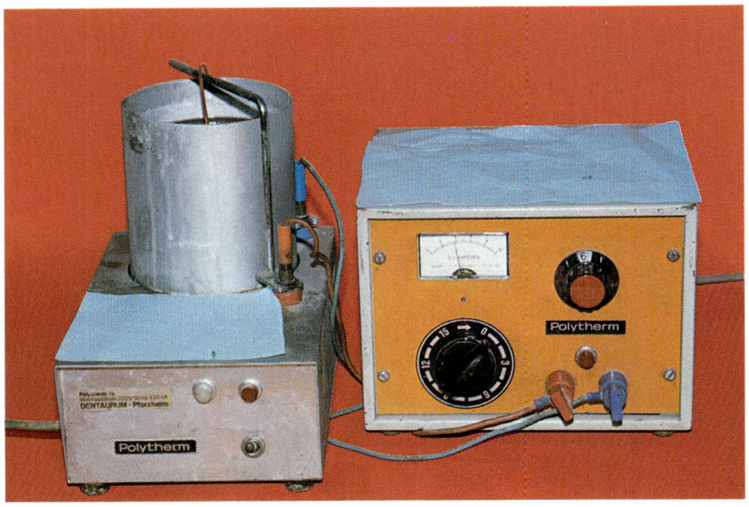

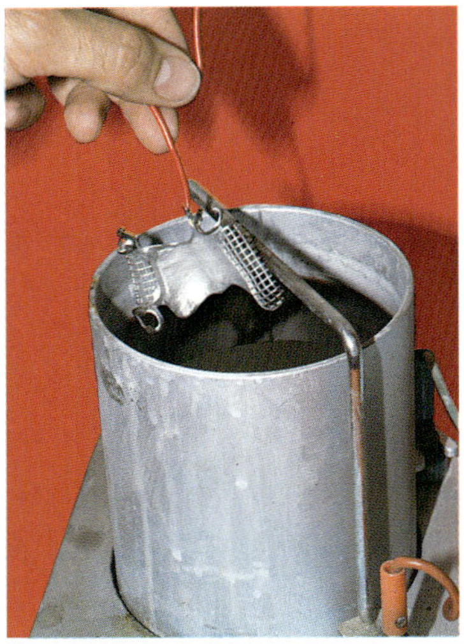

470, 471 Elektrogalvanisches Glanzbad
Um den Substanzverlust, speziell im Bereich der Klammern, auf einem Minimum zu halten, ist die Glanzzeit auf wenige Minuten zu beschränken.

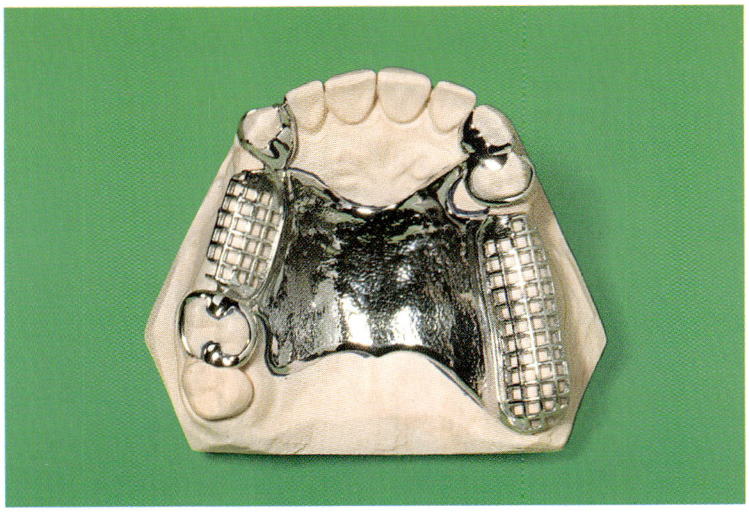

472 Fertig ausgearbeitetes Gerüst auf dem Meistermodell

Gerüsteinprobe

Das fertige Gerüst wird am Patienten einprobiert und kontrolliert.
Da im Oberkiefer die Relation der komprimierten Schleimhaut zu den Restzähnen durch den Kompressionsabdruck primär festgehalten ist, können die künstlichen Zähne bereits in Wachs aufgestellt werden. Eine Okklusionskontrolle im Mund ist möglich.
Im Unterkiefer dagegen muß die Resilienz der Schleimhaut sekundär erfaßt werden. Zu diesem Zweck werden mit Wachswällen versehene Kunststoffsättel angefertigt. Diese werden anschließend mit einer Silikonmasse unterfüttert. Die Ausdehnung der Sättel soll maximal sein, ohne jedoch die Zonen der aktiv beweglichen Schleimhaut zu erreichen. Nach der Unterfütterung erfolgt eine zentrische Bißnahme. Im Labor wird im Bereich der abgeformten Sattelteile das Modell zurückgetrimmt, mit Gips untergossen und, wenn notwendig, im Artikulator neu montiert. Erst jetzt kann die Prothese fertiggestellt werden. Als Alternative ist es auch möglich, die Prothese fertigzustellen und erst sekundär zu unterfüttern.

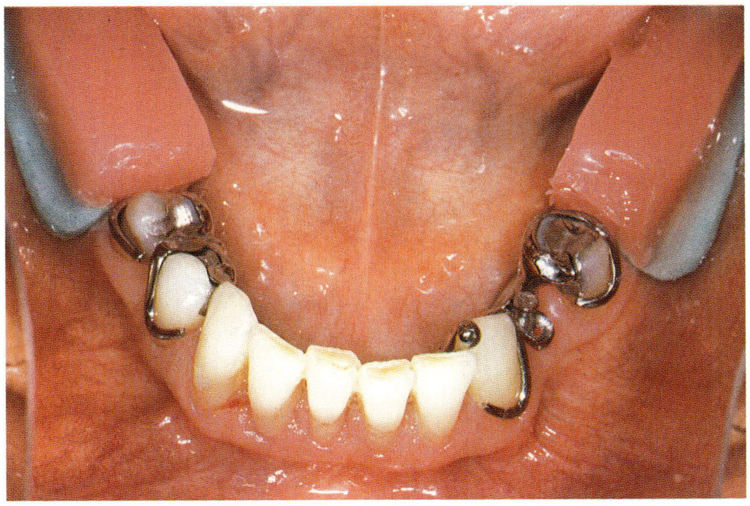

473 Gerüsteinprobe einer unteren bilateralen Verlängerungsprothese
Als Basis für die Kompressionsabformung werden mit Wachswällen versehene Kunststoffsättel montiert. Die Abdrucknahme erfolgt mit einer Silikonmasse unter Aufbiß auf die zuvor adaptierten Wachswälle. Um das Lösen der Klammern zu verhindern, sind diese vom Behandler in situ zu halten.

Checkliste der Einprobe

1. Harmonisches Eingleiten aller Verankerungselemente
2. Präzise Anlagerung aller Anteile der Klammern wie Auflagen, Klammerschulter, Führungsarm und Retentionsarm in der terminalen Arretierungsstellung
3. Spannungsfreiheit des Gerüstes
4. Halt, Retention
5. Richtige, atraumatische Lage aller Verbinder und Stabilisierungsbügel
6. Okklusion im Bereich des Restzahnbestandes; kein Aufbiß auf Klammerelementen (Zentrik–Exzentrik)
7. Bißkontrolle
8. Klammerführung in bezug auf Ästhetik

474 Checkliste für Gerüsteinprobe

475, 476 Unterfütterte Sattelpartien
Beachte deren Ausdehnung und Randgestaltung (links). Zur Weiterverarbeitung sollen die zahnlosen Abschnitte des ursprünglichen Meistermodelles (rechts) weggetrimmt werden.

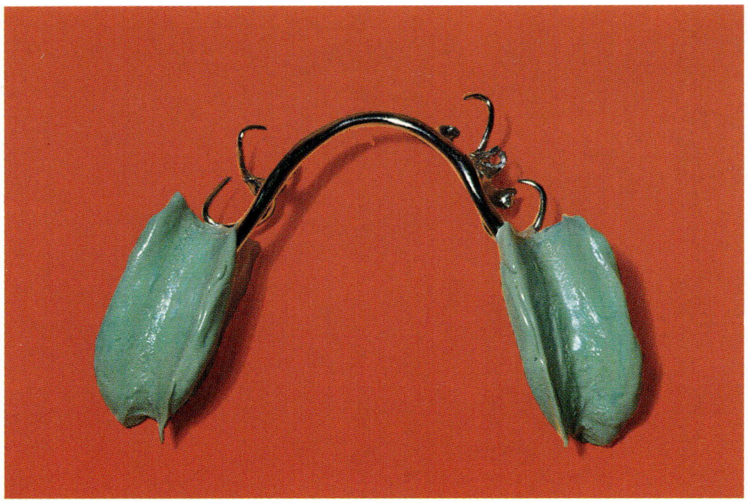

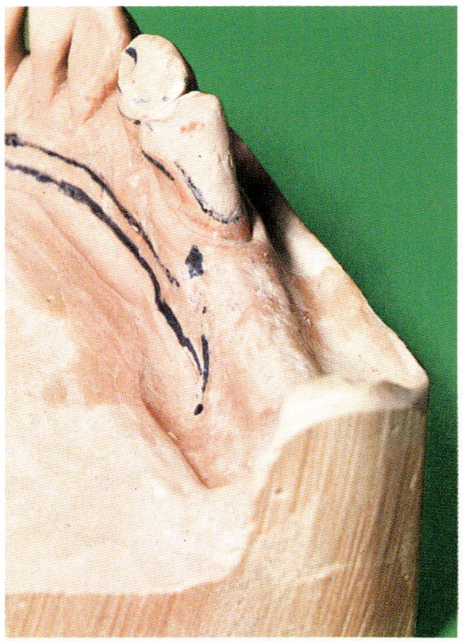

477 Für das Untergießen vorbereitetes Meistermodell mit Retentionslöchern im Gips

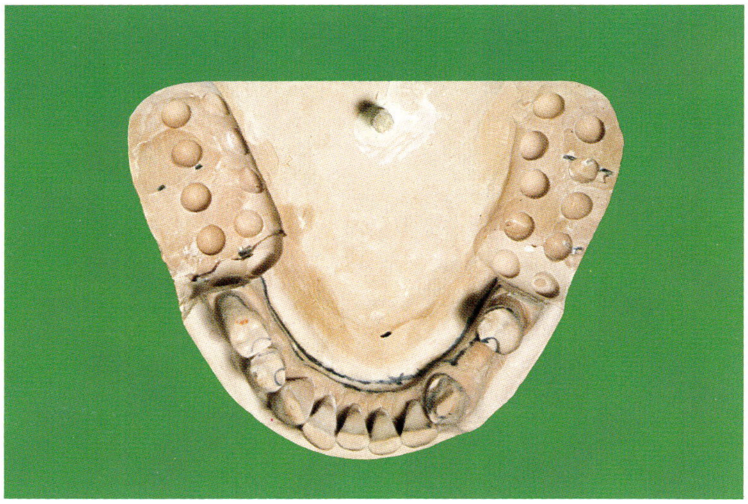

478, 479 Untergießen der Sattelpartien
Das Gerüst wird auf dem Meistermodell reponiert. Die Sattelteile sind oral, bukkal und mesial mit einer Wachsmanschette abzudichten (links). Das Untergießen mit dünnflüssigem Hartgips gelingt am besten mit einer Plastikspritze (rechts).

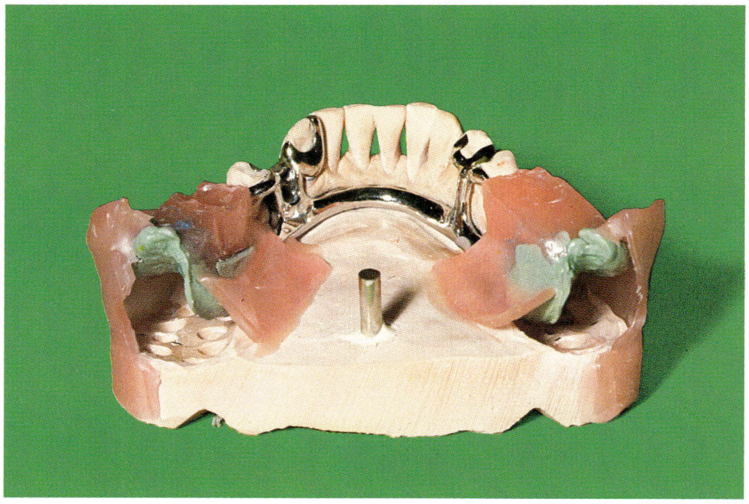

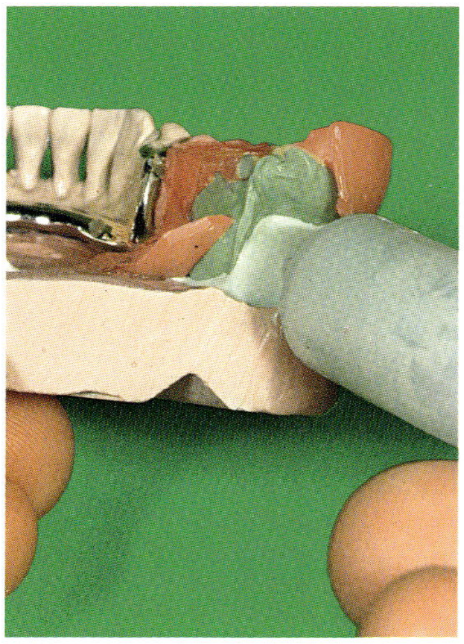

480 Untergossenes Meistermodell

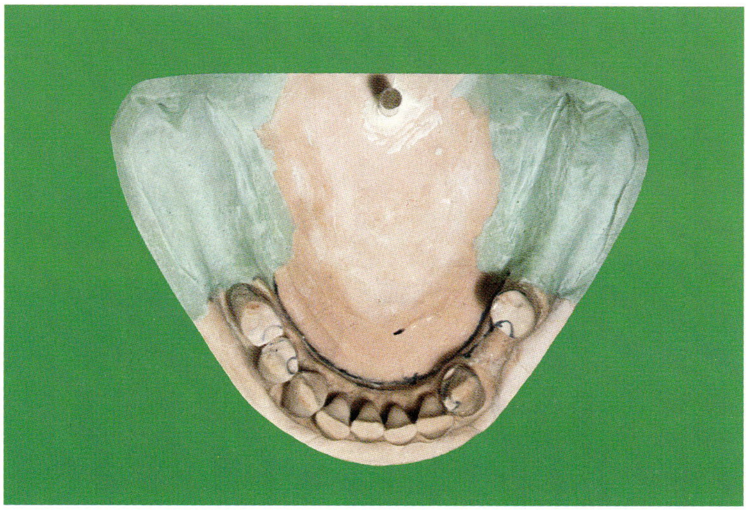

Abgabe der fertigen Prothese – Prothesennachsorge

Beim Einsetzen der fertiggestellten Prothese wird der Sitz der Sättel sowie des gesamten Gerüstes nochmals inspiziert. Zeigt die ebenfalls notwendige Kontrolle der Okklusion Interferenzen, so kann in leichteren Fällen im Mund direkt eingeschliffen werden. Liegen größere Störungen vor, ist eine Remontage in den Artikulator unumgänglich.

Bei der Abgabe einer fertigen Modellgußprothese ist der Patient eingehend über deren Funktion zu orientieren. So muß zum Beispiel darauf hingewiesen werden, daß die Prothese nur durch Fingerdruck in ihre Endlage gebracht werden darf. Ein Herunterbeißen ist unbedingt zu unterlassen. Ebenso soll der Patient nie selbst an den Klammern irgendwelche Aktivierungs- oder Entaktivierungsversuche vornehmen (Bruchgefahr!).

Eine erneute, ausführliche, prothesenbezogene *Mundhygieneinstruktion* mit stetigen periodischen Kontrollen ist für die langfristige Funktion und die Gesunderhaltung des Restzahnbestandes von essentieller Bedeutung. Die Mundhygiene muß bei jedem Prothesenträger konsequent durchgesetzt werden.

Dem Patienten ist zu erklären, daß die Funktionsstabilität einer partiellen Prothese nur durch regelmäßige Kontrollen und Korrekturen (z.B. Unterfütterungen) aufrechterhalten bleibt. Eingesunkene Lingual- oder Transversalbügel führen zu Läsionen der Schleimhaut.

Abrasionen im Bereich der künstlichen Zähne bedingen okklusale Disharmonien, Überlastungen der Pfeiler und Restzähne sowie Parafunktionen mit all ihren Folgen.

Die kariöse Zerstörung von Pfeilerzähnen führt ebenfalls zu Veränderungen in der Prothesenstatik und -dynamik. Müssen solche Pfeiler unter Klammern überkront werden, so ist es äußerst schwierig, sie einwandfrei in die Prothese zu integrieren.

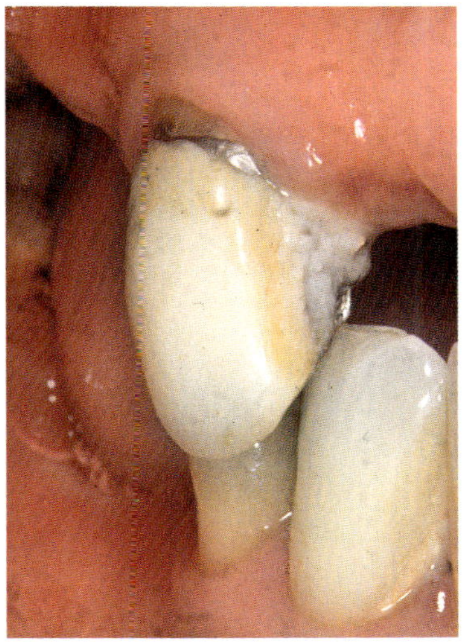

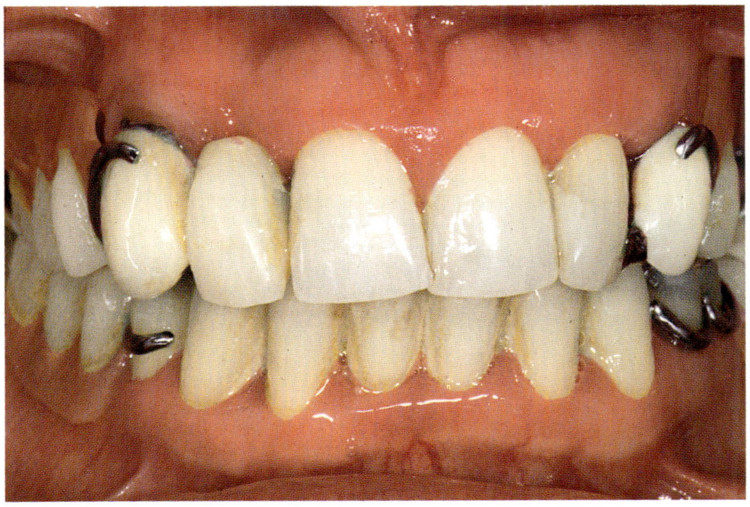

481, 482 Schlechte Mundhygiene bei einem Teilprothesenträger
Der Patient entging einer periodischen Nachkontrolle. Plaqueansammlung, Zahnstein und Gingivitis waren die Folgen.

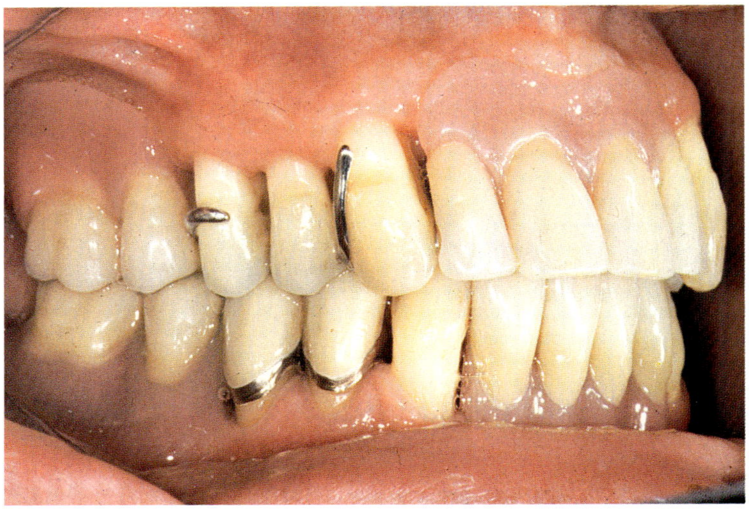

483 Gute Mundhygiene bei einem motivierten Teilprothesenträger

Lösungsvorschläge für Modellgußprothesen

Im folgenden Abschnitt werden Lösungsvorschläge für verschiedene Restgebißsituationen vorgestellt. Die einzelnen Lösungskonzepte werden durch prothesendynamische und biostatische Aspekte geprägt. Ein besonderes Augenmerk wurde auf die parodontalfreundliche Anlagerung aller Prothesenteile gelegt. Es ist aber darauf hinzuweisen, daß die vorgeschlagenen Chassis nicht als Standardlösungen anzusehen sind. Für jeden Patienten ist eine der Diagnose entsprechende individuelle, ausgewogene Lösung anzustreben.

484 Zahnreihe mit multiplen Unterbrechungen

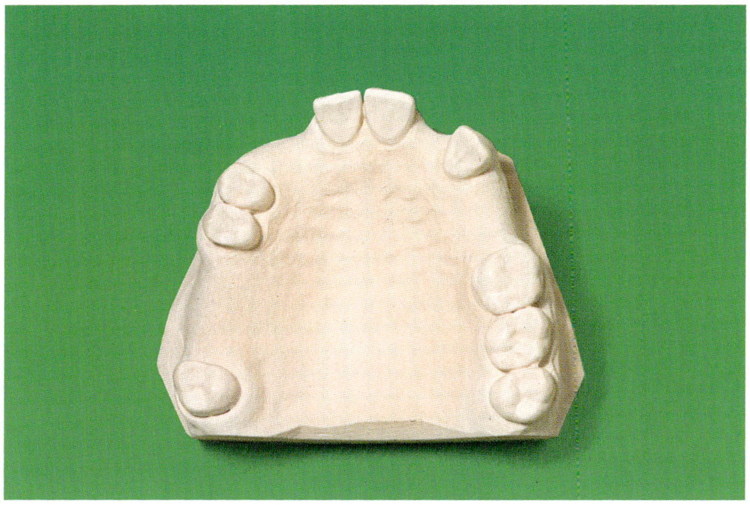

485 Schaltprothese, Lösung 1
Durch Einbezug der beiden mittleren Inzisiven in das Gerüst wurde versucht, das Abstützungspolygon maximal nach anterior auszudehnen.

Vorteile:
- gute Sicherung gegen Rotationen um eine transversale Achse

Nachteile:
- ungünstige parodontale Verhältnisse im Frontbereich
- die Rahmenkonstruktion übernimmt lediglich die Funktion der Versteifung.

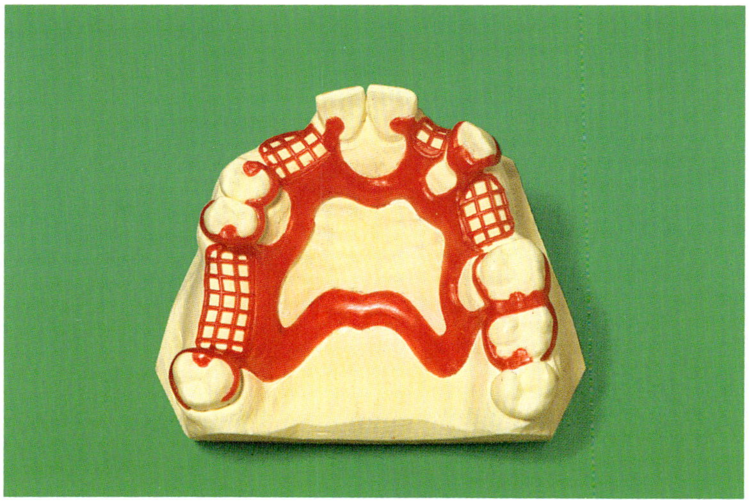

486 Schaltprothese, Lösung 2
Durch die Verlegung des Bandes in den anterioren Kieferbereich konnte eine genügende Abdämmung gegen sagittale Schubkräfte und gegen Rotationen um eine transversale Achse erreicht werden. Aus diesen Gründen ist es möglich, die beiden Inzisiven nicht in die Konstruktion einzubeziehen.
Vorteile: gute parodontale Verhältnisse im Frontbereich

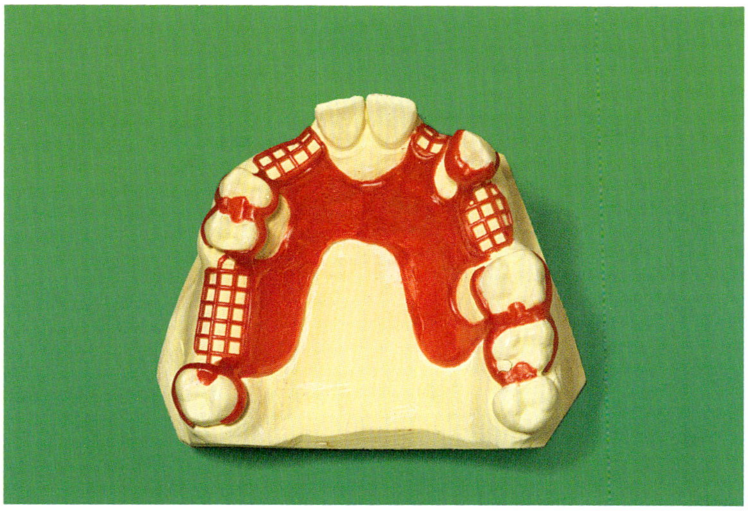

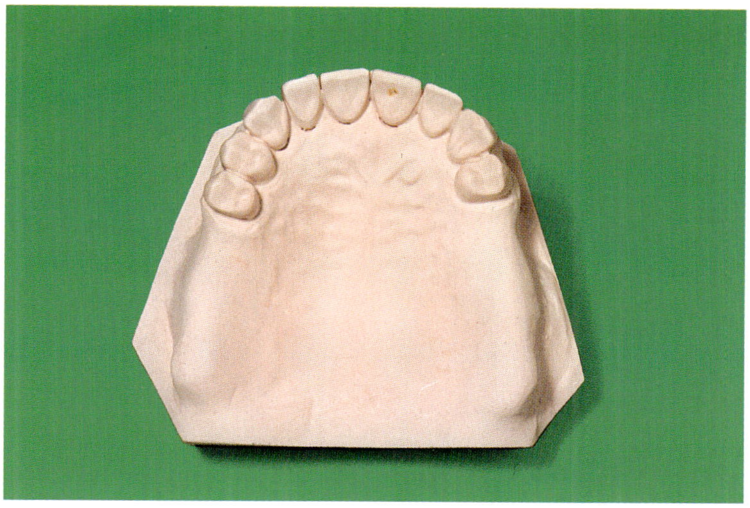

487 Bilateral verkürzte Zahnreihe

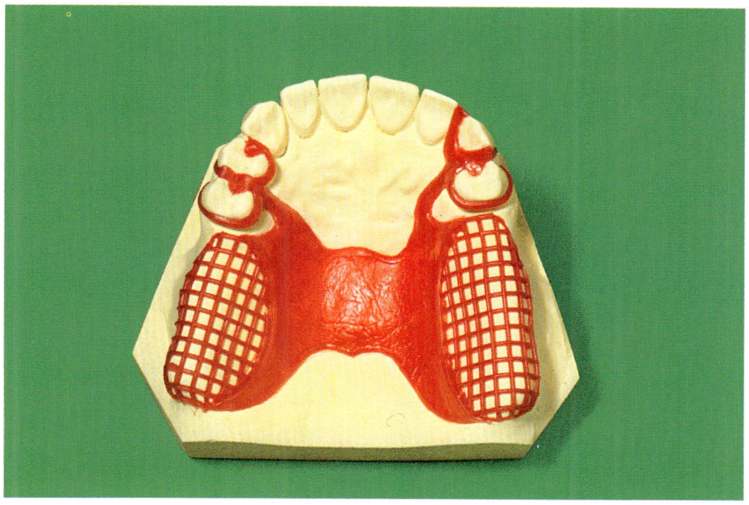

488 Bilaterale Verlängerungsprothese
Durch ein breites Transversalband, ausgedehnte Sättel sowie durch die Verwendung von Back-action-Klammern und Vergrößerung des Abstützungspolygons nach anterior konnten parodontal und funktionell optimale Verhältnisse geschaffen werden.

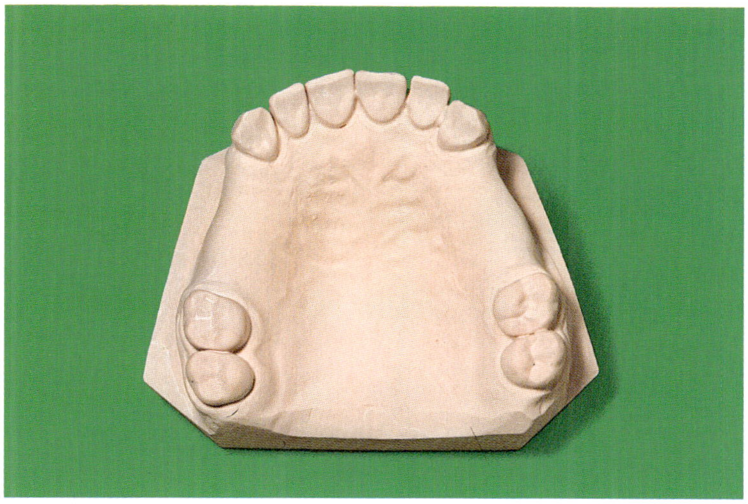

489 Bilateral unterbrochene Zahnreihe

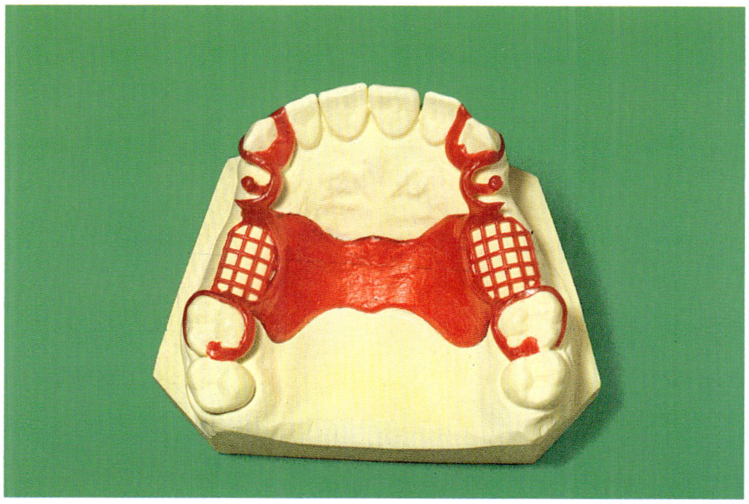

490 Bilaterale Schaltprothese
Die beiden ersten künstlichen Zähne wurden als Pontics gestaltet, um beim Übergang zur Restbezahnung hohen ästhetischen und parodontalen Anforderungen zu genügen. Um das Zusammenfallen von okklusalen Stops und Klammerelementen zu vermeiden, wurde bei beiden Molaren auf mesiale Auflagen verzichtet und die Klammern als modifizierte E-Klammern mit Distalauflagen gestaltet.

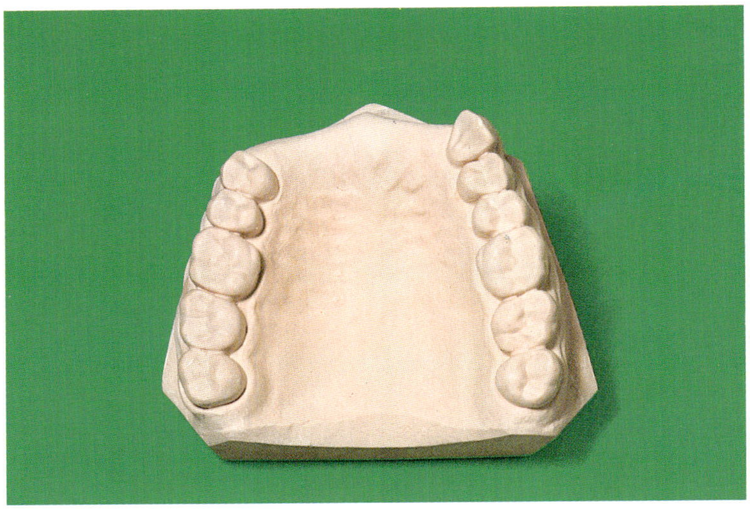

491 Frontal unterbrochene Zahnreihe

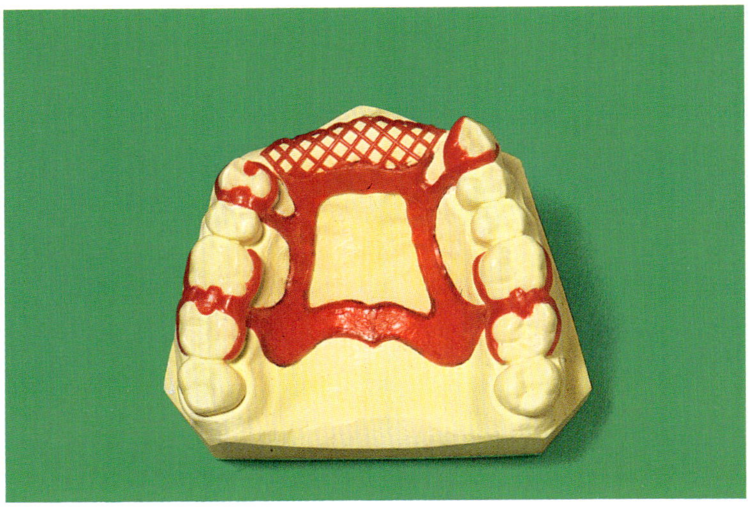

492 Frontale Schaltprothese
Durch die Mesialauflagen auf den vordersten Pfeilerzähnen konnte ein ungünstiger anteriorer Hebelarm auf ein Minimum reduziert werden. Der lange Widerstandsarm und die beiden Bonwill-Klammern im Molarengebiet wirken Rotationen um eine frontale transversale Achse entgegen. Auf Verbinder im frontalen Sattelbereich wurde aus parodontalhygienischen Gründen verzichtet. Anstelle der Rahmenkonstruktion wäre auch ein anteriores Band möglich (vgl. Abb. 486).

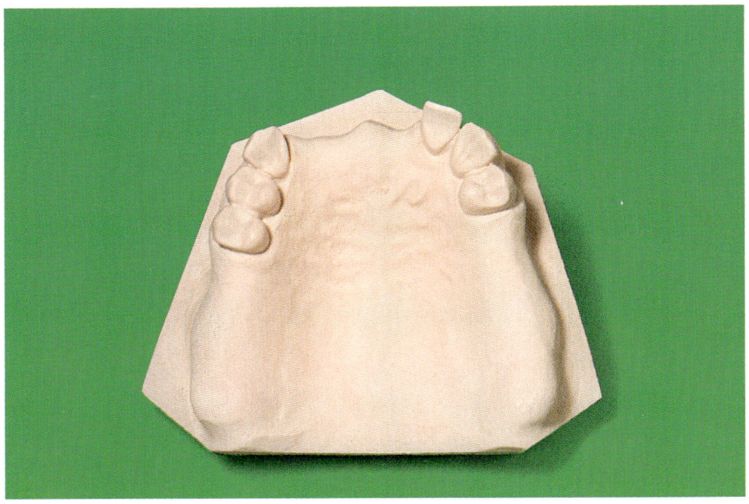

493 Bilateral verkürzte Zahnreihe mit frontaler Unterbrechung

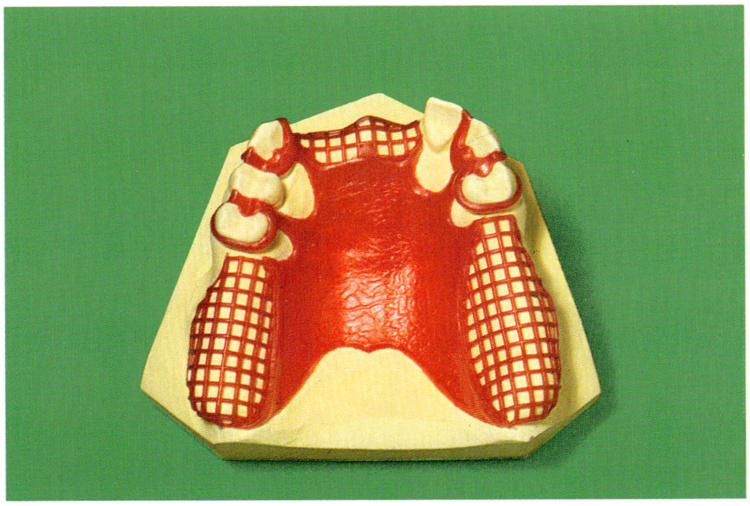

494 Kombinationsprothese
Die große Ausdehnung der Sattelteile und des Versteifungselementes sowie die geschickte Gestaltung des Abstützungspolygons erlaubten eine parodontal äußerst günstige Chassiskonstruktion mit nur drei Verbindern.

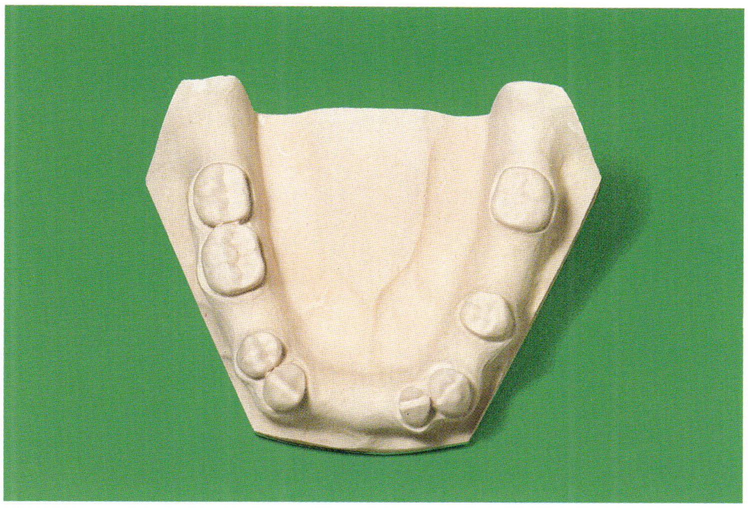

495 Zahnreihe mit multiplen Unterbrechungen

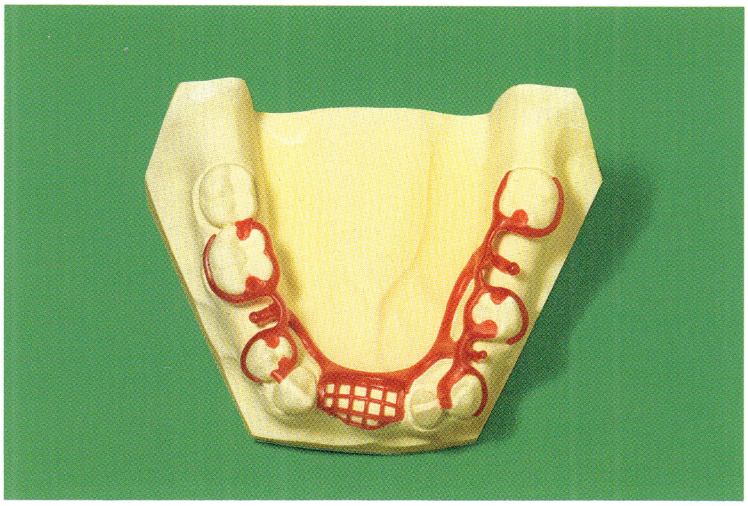

496 Schaltprothese
Der brückenkörperartige Schluß der kleinen Schaltlücken im Seitenzahngebiet erlaubte es, alle drei Verbinder parodontfern in das Versteifungselement einzuführen. Die Lage der anterioren transversalen Stützlinie bietet außerdem die Möglichkeit, das Chassis im Gebiet der frontalen Unterbrechung ohne zusätzliche Verbinder zu gestalten.

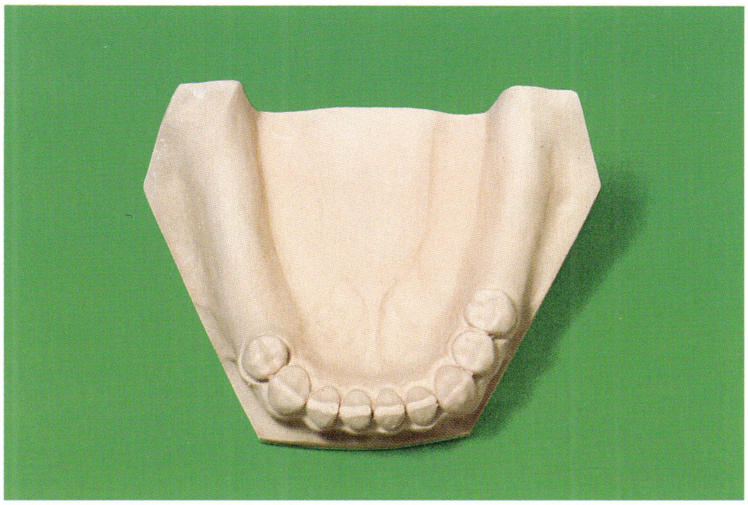

497 Bilateral verkürzte Zahnreihe

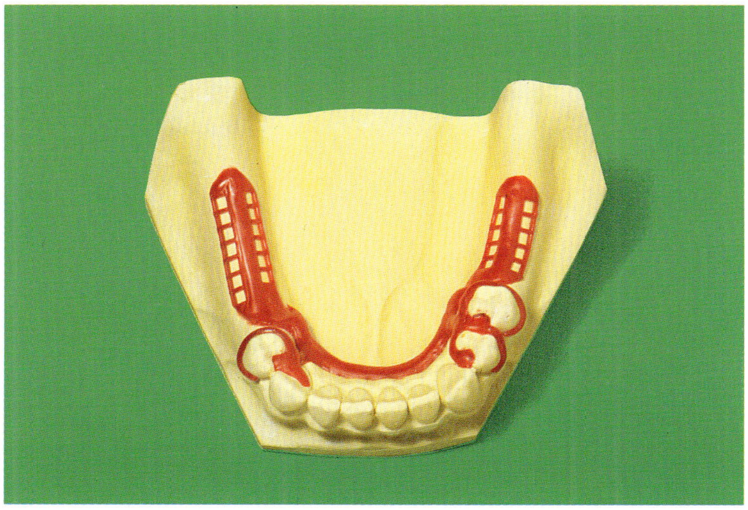

498 Bilaterale Verlängerungsprothese
Typische prothesendynamisch und parodontal ausgewogene Lösung

499 Bilateral unterbrochene Zahnreihe

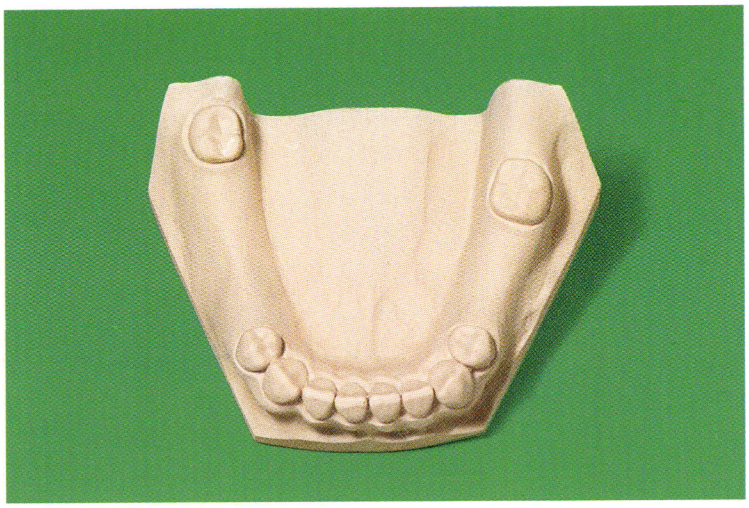

500 Bilaterale Schaltprothese
Um die posteriore transversale Stützlinie parallel zur anterioren zu legen, wurde am linken Molar eine modifizierte E-Klammer mit Distalauflage geplant.
Der erste künstliche Zahn der rechten Kieferseite mußte als Pontic gestaltet werden, da die kurze klinische Krone des ersten Prämolaren einen sattelnahen Verbinder aus parodontalen Gründen nicht erlaubte.

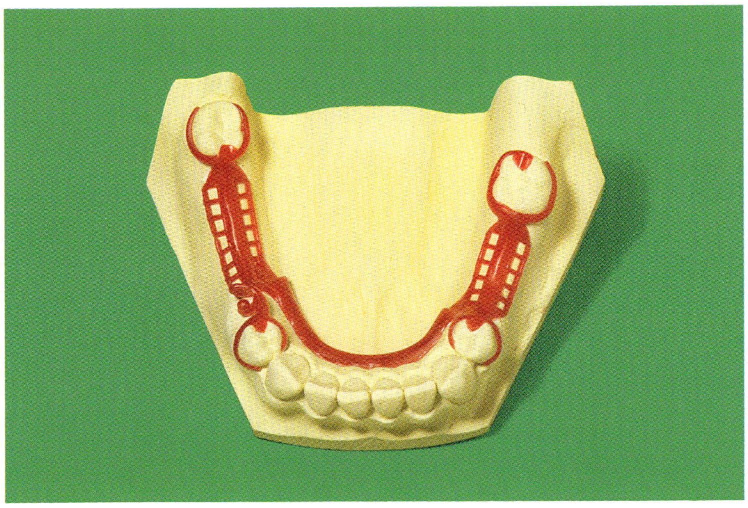

501 Frontal unterbrochene Zahnreihe

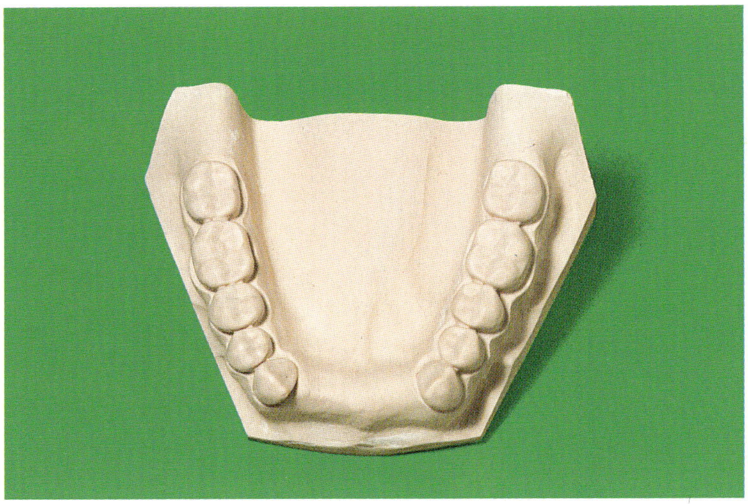

502 Frontale Schaltprothese
Typisches Chassisdesign
(vgl. Abb. 492)

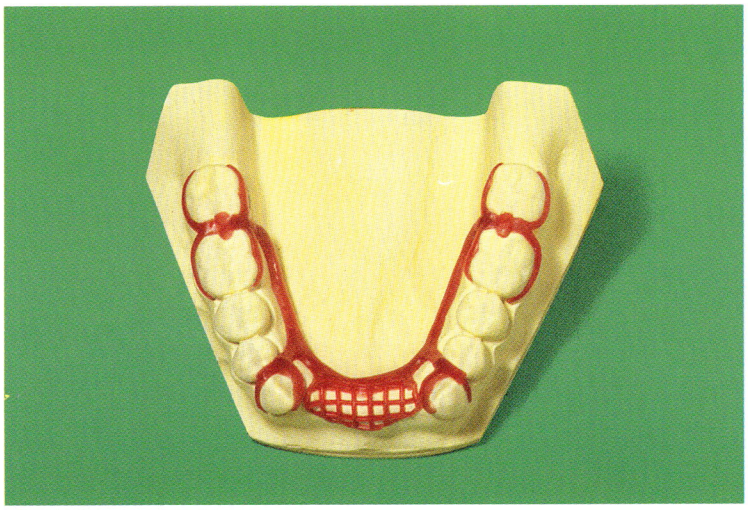

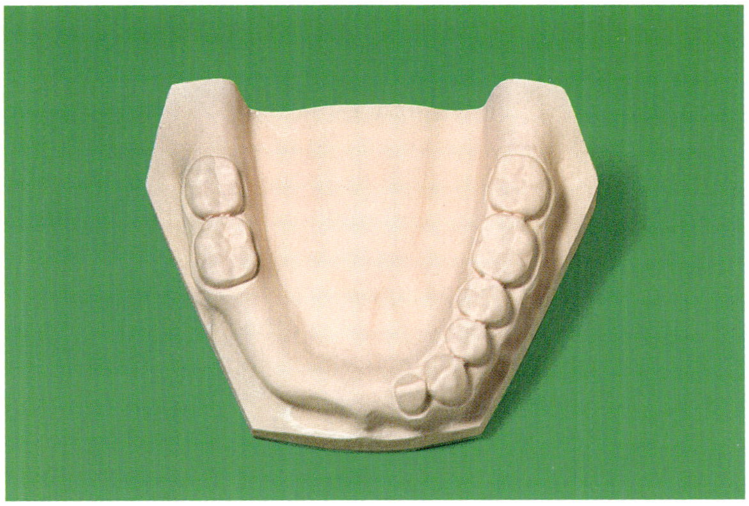

503 Frontolateral bogenförmig unterbrochene Zahnreihe

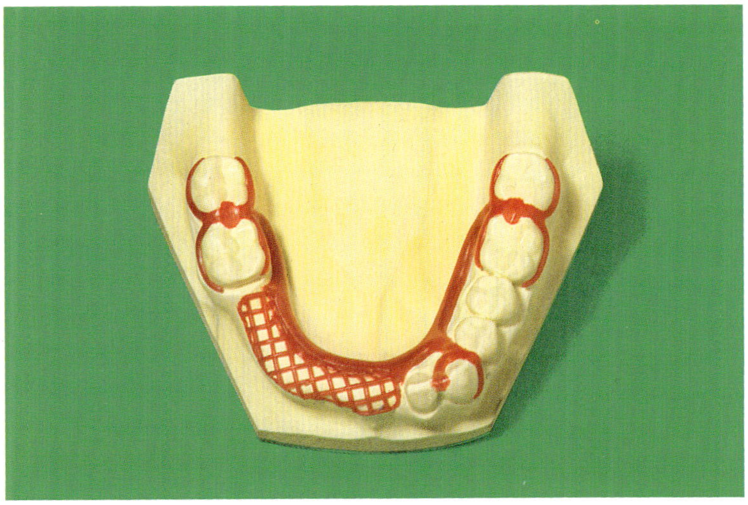

504 Frontolaterale Schaltprothese
Zur Verhinderung von Rotationen um eine diagonale Achse ist ein günstiger Widerstandsarm mit abzugssicheren Klammern (Bonwill-Klammern) zu planen. Die gewählte Konstruktion kommt mit drei Verbindern aus.

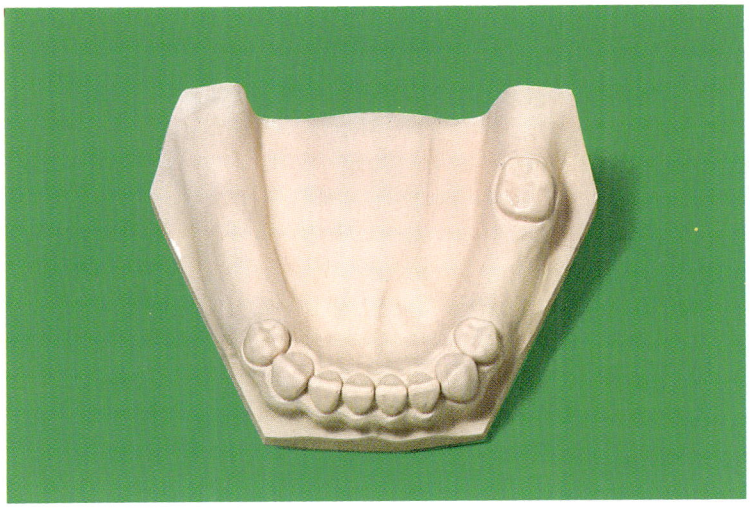

505 Unilateral verkürzte Zahnreihe mit kontralateraler Unterbrechung

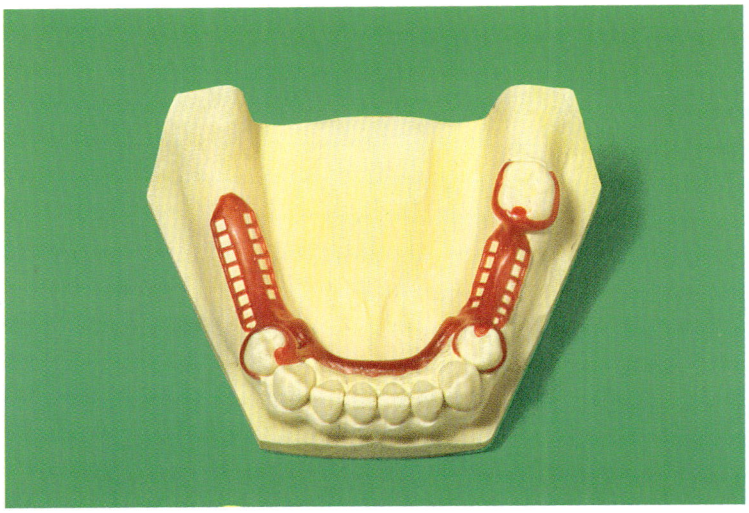

506 Kombinationsprothese
Die Verwendung von E-Klammern im Bereich der Schaltlücke und einer Back-action-Klammer am Verlängerungssattel darf als typische Lösung vorgeschlagen werden.

Partielle Prothetik mit konfektionierten oder individuell hergestellten Verankerungselementen

Allgemeines

Im Unterschied zu den Modellgußprothesen stellen partielle Prothesen mit individuell hergestellten oder konfektionierten Verankerungselementen zumeist optimale Lösungskonzepte dar. Dies verlangt Kompromißlosigkeit und absolute Konsequenz bezüglich der Sanierungsmaßnahmen und des prothetischen Entschlusses. Nur ein einwandfrei saniertes und optimiertes mastikatorisches System rechtfertigt den damit verbundenen großen Aufwand.

Das planerische Geschick, die überlegte Kombination aller verwendeten Prothesenanteile und deren funktionell-ästhetische Einordnung in das biologische Substrat des stomatognathen Organs bestimmen den langfristigen prothetischen Erfolg.

507 Anforderungskatalog

Folgende Anforderungen müssen dabei erfüllt sein:

1. Einwandfrei saniertes und optimiertes Kauorgan
2. Konsequente Mundhygiene
3. Parodontal günstige Anlagerung aller Elemente der Prothese und optimale Reinigungsmöglichkeit
4. Präzise okklusale Einordnung aller Prothesenanteile in die individuellen neuromuskulären Funktionsmuster
5. Günstige Verteilung aller Verankerungselemente nach statisch-dynamischen Grundsätzen
6. Gleicher Friktions- respektive Retentionsgrad aller Verankerungen (gleiche Konstruktionstypen)
7. Gleiche Bewegungsfreiheitsgrade aller Verankerungselemente
8. Klar definierte Einschubrichtung mit simultaner terminaler Arretierung aller Verankerungselemente
9. Formstabilität der gesamten Prothesenkonstruktion
10. Aktivierbarkeit oder Auswechselbarkeit aller frikativen oder retentiven Teile
11. Möglichkeit der Abänderung der Konstruktion bei Verlust von Einzelzähnen (Abschätzen des Risikos)
12. Unterfütterbarkeit aller zahntragenden Sattelteile

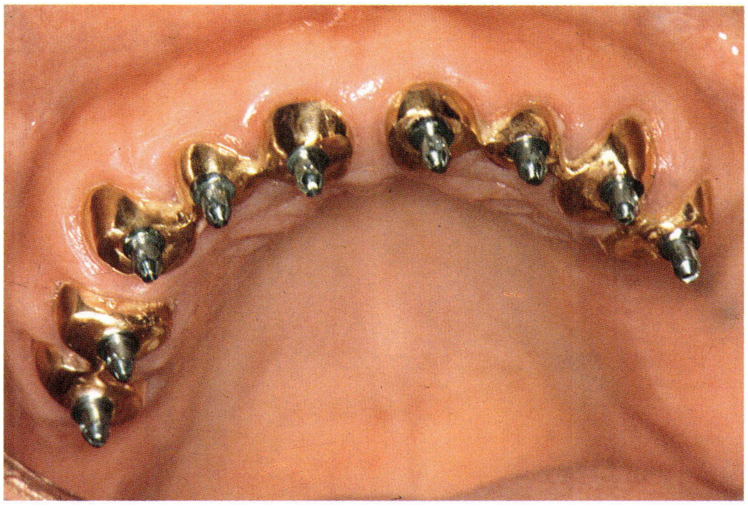

Fehlplanungen

508 „Druckknopf-Konstruktion"
Neun vitale Zähne wurden devitalisiert und mit Wurzelkappen und Conod-Ankern versehen. Die Kappen sind zum Teil primär verblockt!

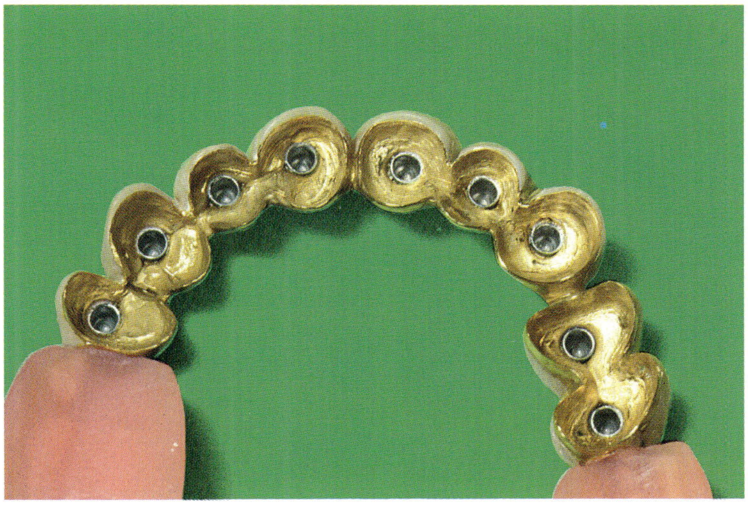

509 Aufsicht auf die abnehmbare Konstruktion mit eingelöteten (!) Matrizen

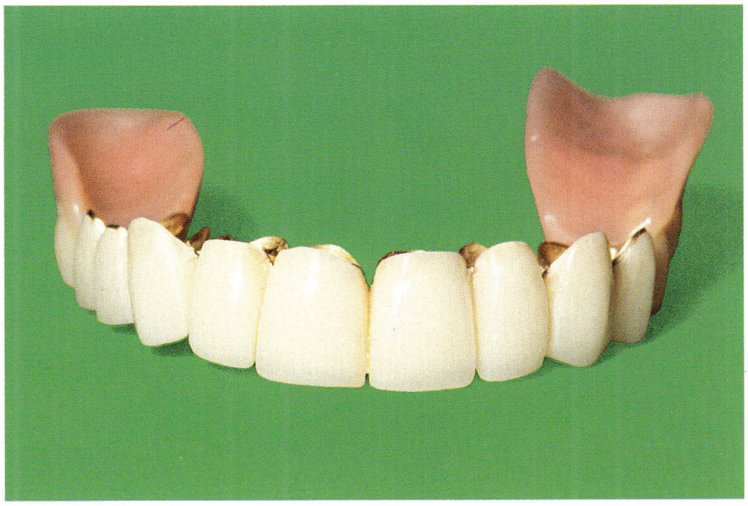

510 Frontalansicht der Prothese
Im Bereich der Verlängerungssättel war je nur ein Molar aufgestellt.

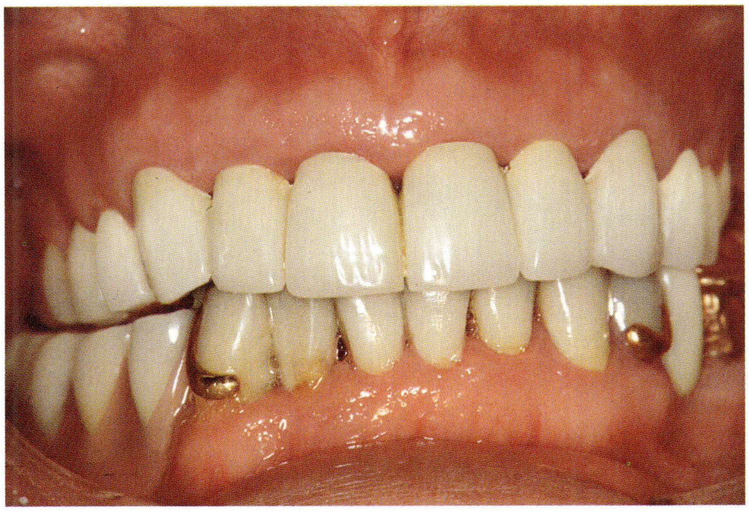

511 Prothese im Mund
Beachte die fehlende Abstützung auf der rechten Seite.

512 **Überkonstruktion**
Die totale Immobilisierung des Restzahnbestandes durch die umfangreiche Verblockung und die ausgedehnten Fräsarbeiten wirkten sich parodontal sehr ungünstig aus.

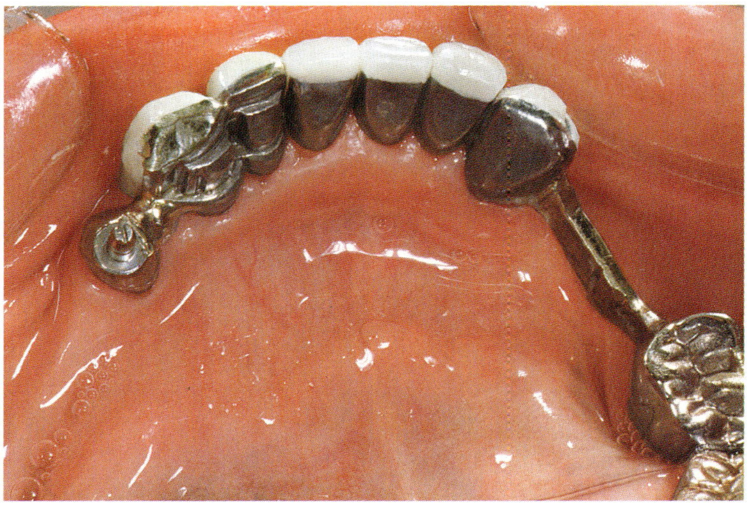

513, 514 Die Kombination von Friktion und Retention (Gerber-Retentionszylinder, rechtes Bild) widerspricht dem Grundsatz, daß alle Verankerungselemente einer Prothese die gleiche Halteart aufweisen müssen.

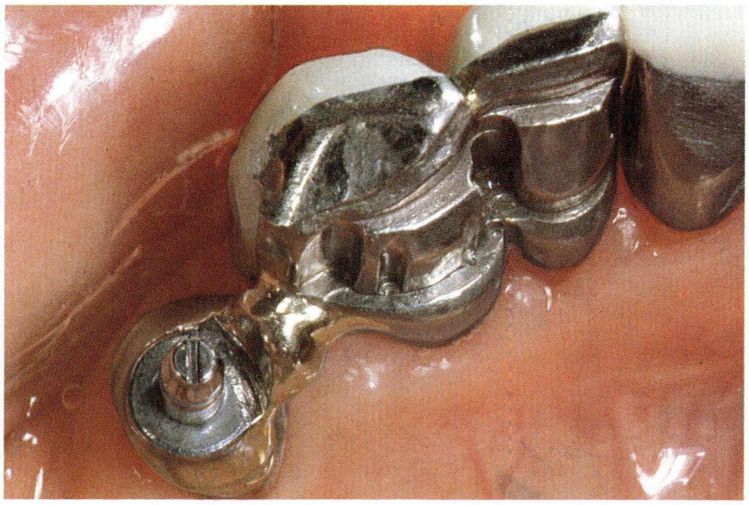

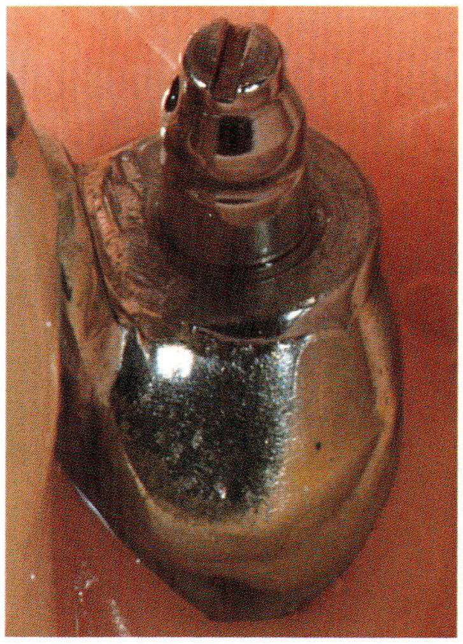

515 **Fehlkonstruktion**
Die Kombination eines Steg-Geschiebes nach Dolder und Fräsungen an den Pfeilerzähnen mit Rotations-Translations-Gelenken nach Dalla-Bona widersetzt sich der Forderung, daß alle Verankerungselemente dieselben Bewegungsfreiheitsgrade aufweisen müssen.

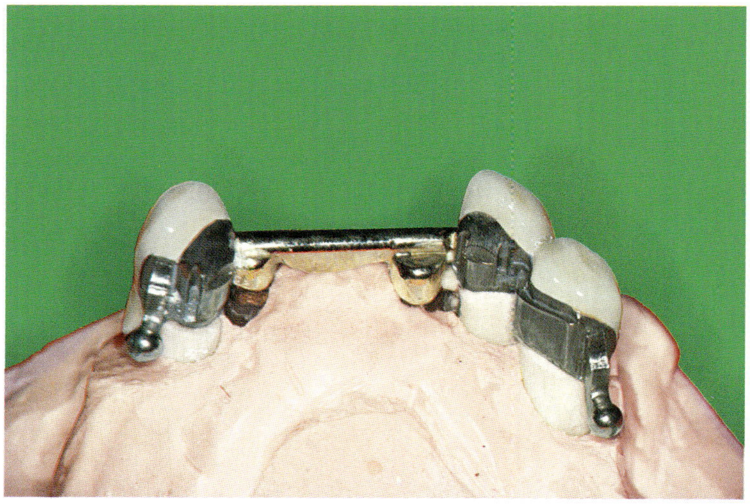

516 Innenansicht der zugehörigen Prothese

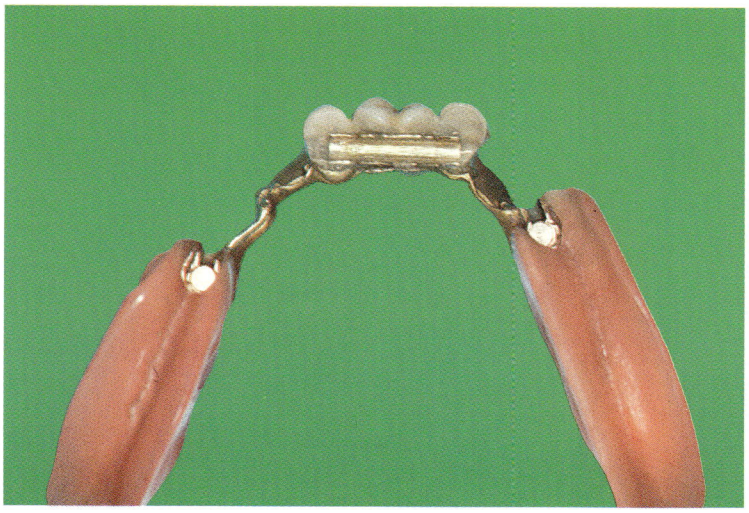

Prothetischer Entschluß

Die einzelnen möglichen Alternativen und deren Varianten in bezug auf Verankerung und Gerüstdesign werden anhand der im Artikulator eingegipsten Studienmodelle mit dem Zahntechniker erarbeitet. Dabei spielen Haltekraft, Platzbedarf der Verankerungselemente und die Anlage der Stabilisierungselemente eine entscheidende Rolle.

Oft ist es in der partiellen Prothetik aus statisch-dynamischen Gründen notwendig, im Restzahnbestand mehr oder weniger umfangreiche Schienungen (Verblockungen) vorzunehmen. Sie sollen aber ausschließlich durch prothesenfunktionelle Aspekte bedingt sein und daher nur das absolut notwendige Ausmaß einnehmen.

Aus parodontologischer Sicht gesehen besteht nur in Ausnahmefällen eine Indikation für Verblockungen. Die früher oft angewandten umfangreichen Schienungen haben sich in mancher Hinsicht als unnötig und sogar parodontalschädigend erwiesen.

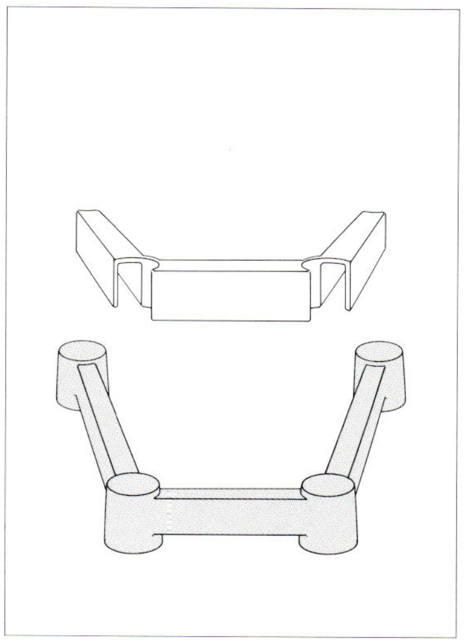

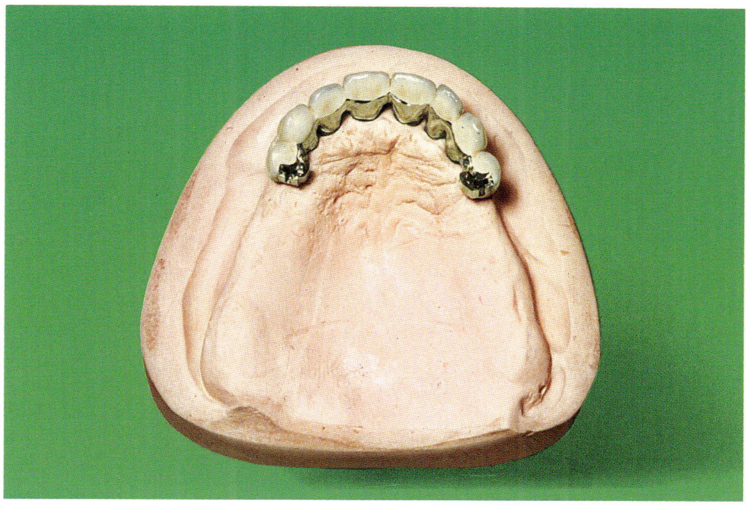

517, 518 Direkte (primäre) Verblockung
Die den präparierten Pfeilerzähnen aufgesetzten Anker stellen Vollanker dar und sind unter sich verbunden. Anstelle von verblockten Ankerkronen können auch Stege verwendet werden (links). Aufgrund eines gewissen Attachment-Verlustes war im vorliegenden Patientenbeispiel aus prothesendynamischen Gründen die primäre Verblockung des Restzahnbestandes indiziert.

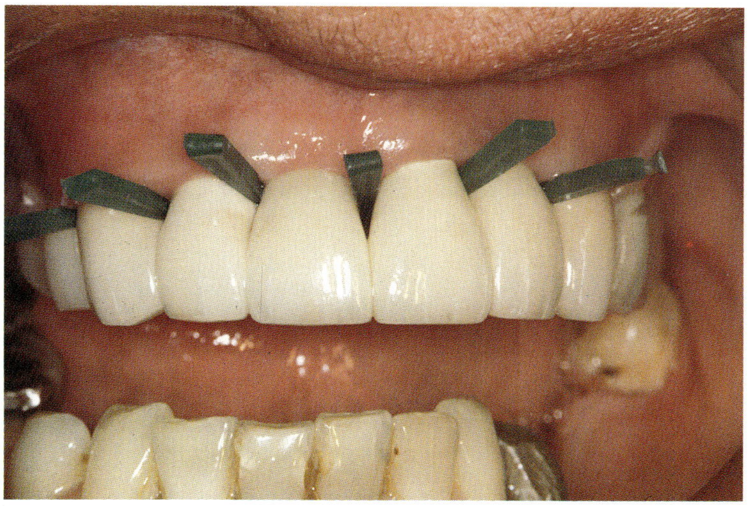

519 Oft schafft die primäre Verblockung parodontale Probleme. Die Interdentalräume so verbundener Elemente müssen deshalb weit geöffnet und der Reinigung frei zugänglich sein. Beachte die Interdentalkeile.

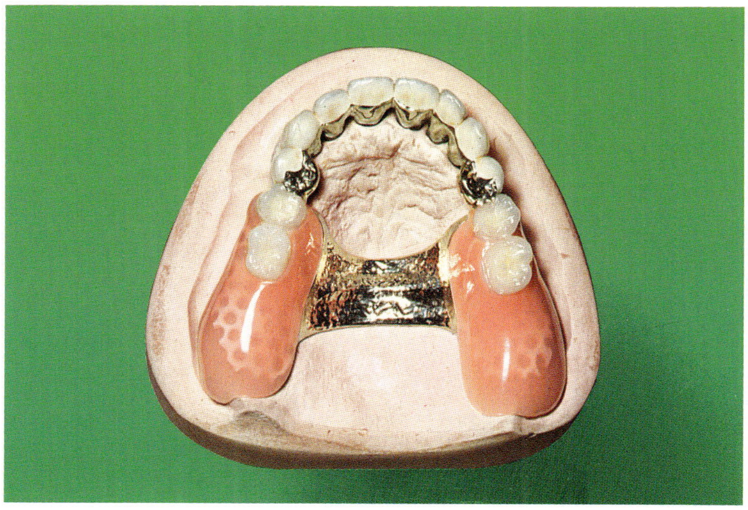

520 Arbeit auf dem Modell
Aus parodontalprophylaktischen Gründen wurden die Verankerungselemente (McCollum-Geschiebe) beiderseits in Extensionsbrückenkörpern eingebaut (vgl. Abb. 518).

521, 522 Indirekte (sekundäre) Verblockung
Die Ankerkronen stellen Teilanker dar. Die Primäranker werden einzeln den präparierten Zähnen aufzementiert. Die Schienungsfunktion übernehmen die untereinander verbundenen Sekundäranker. Zumeist kommen Teleskope und Konuskronen für sekundäre Verblockung in Frage.

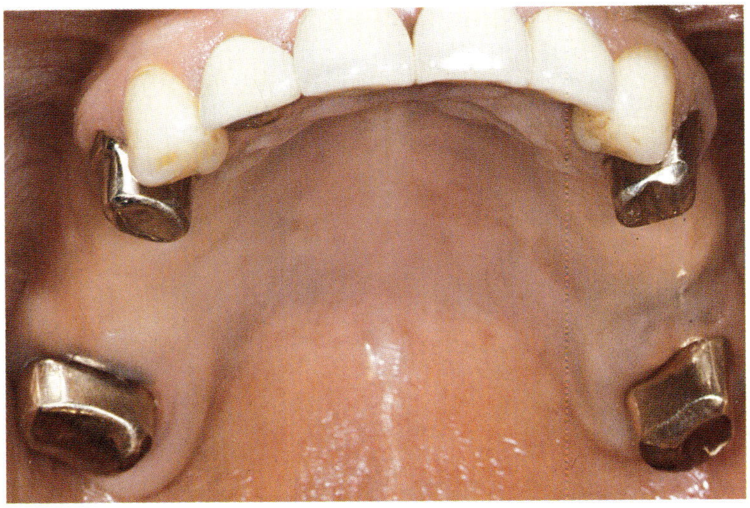

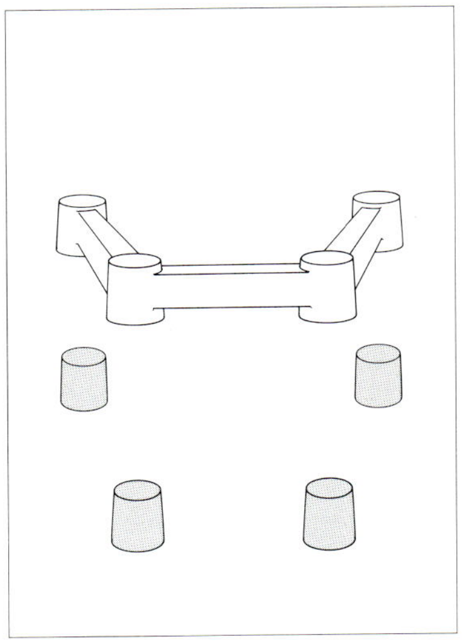

523 Diese Art der Versteifung eines Restzahnbestandes erweist sich aus parodontalhygienischer Sicht als optimal. Auch bleibt bei sekundären Verblockungen das Ausmaß der individuellen Beweglichkeit und die propriozeptive Regelkreisfunktion einzelner Zähne weitgehend erhalten.

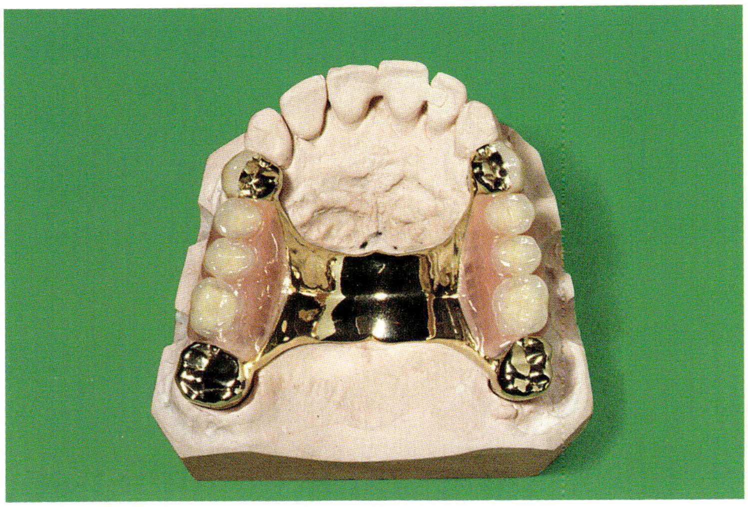

524 Aufsicht auf die abnehmbare Teleskopprothese

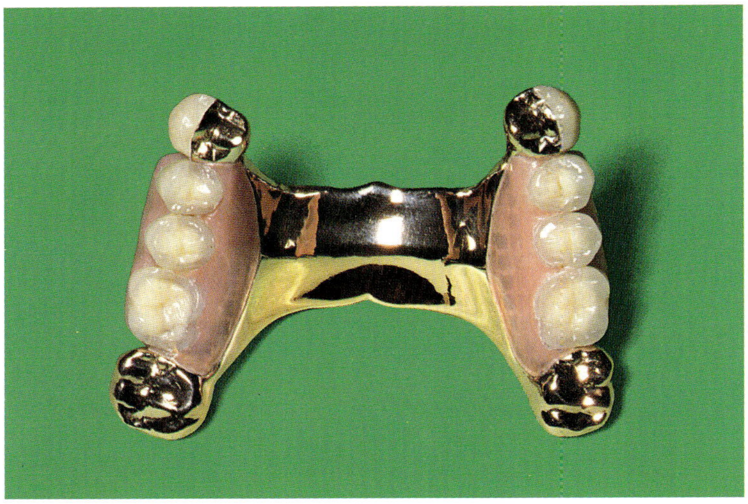

525 Innenansicht der Teleskopprothese

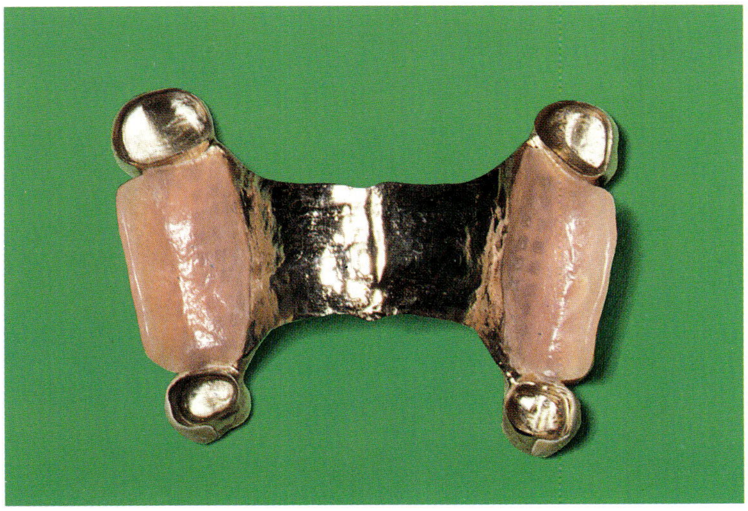

Behandlungsplan

Um einen sowohl für den Patienten wie auch für den Zahnarzt rationellen Behandlungsablauf zu garantieren, muß ein ausgewogener, konsequent überlegter Behandlungsplan aufgestellt werden.

Neben den einzelnen Sitzungen, ihrer Dauer und ihren Intervallen, ist schon vor dem Behandlungsbeginn festzulegen, welche Maßnahmen jeweils durchgeführt werden sollen. Für jede einzelne Behandlungssequenz müssen die benötigten Instrumente und das Material vorbereitet werden. Dasselbe gilt für die einzelnen zahntechnischen Arbeitsschritte.

Individuelle Löffel aus Kaltplast benötigen 24 Stunden, bis die Nachpolymerisation abgeschlossen und die Formstabilität erreicht ist!

Besondere Beachtung verdient die wohlüberlegte Planung der provisorischen Versorgung (Sofortprovisorien, Langzeitprovisorien).

Der Behandlungsplan wird schriftlich festgelegt. Eine graphische Darstellung in Form einer *Werkzeichnung* ergänzt ihn.

Beide Dokumente sind im Doppel zu erstellen. Ein Exemplar erhält der Zahntechniker.

Patientenbeispiel zur Illustration
(Abb. 526 bis 593)

Im Oberkiefer ist die prothetische Versorgung einer unilateralen Verkürzung in Kombination mit kontralateraler Unterbrechung geplant. Die 6 Frontzähne sollen mit metallkeramischen Kronen versorgt und primär verblockt werden. Der Molar wird mit einer Teleskopverankerung in die Konstruktion einbezogen (sekundäre Verblockung). Ein breites Palatinalband verbindet die Sättel. Der Gegenkiefer ist mit Brücken versorgt.

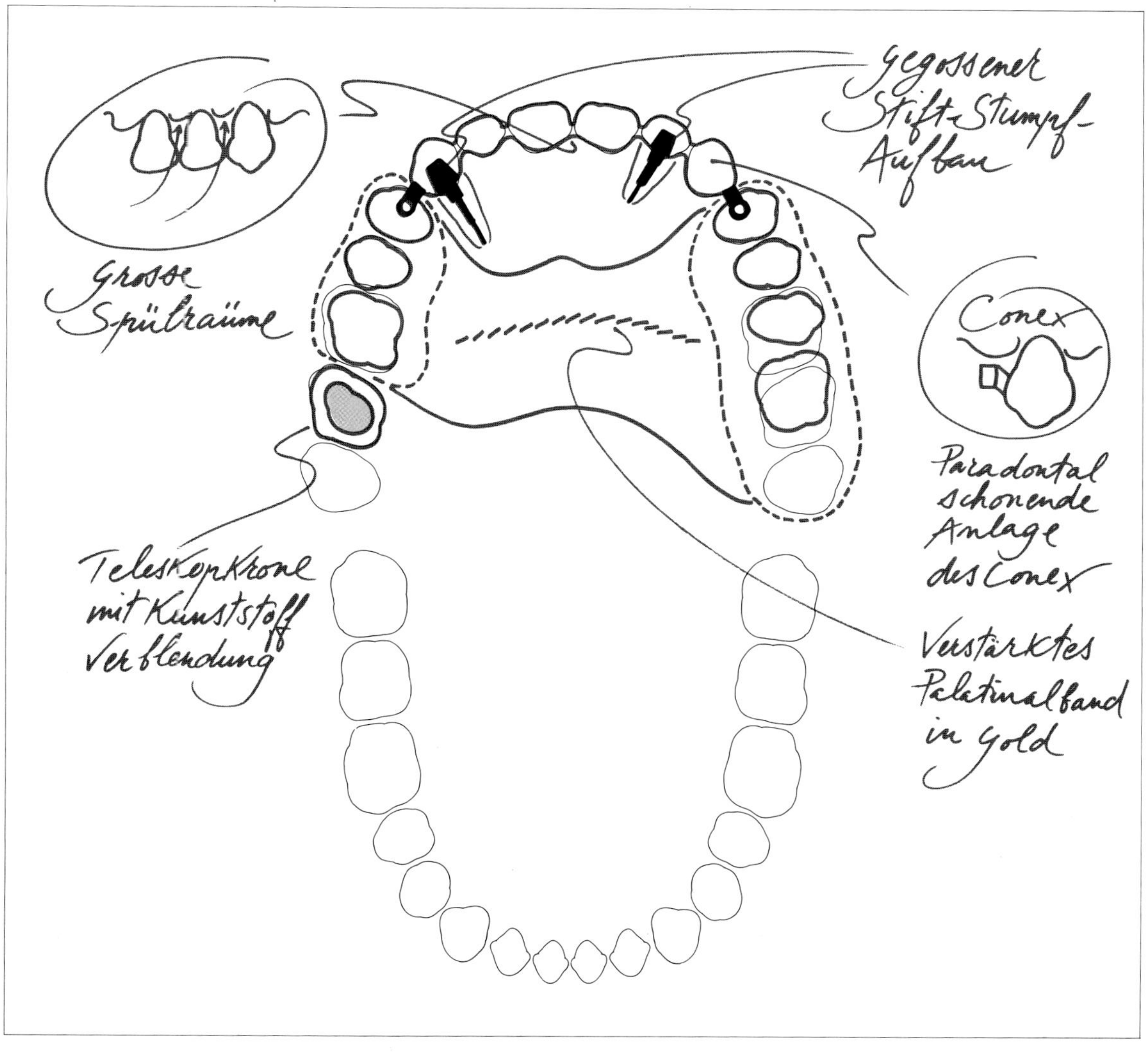

526 Werkzeichnung
Sie enthält neben der allgemeinen Konstruktion auch wichtige technische Details, wie die Anlage von Verankerungselementen, Gestaltung interdentaler Spülräume usw.

Beispiel eines Behandlungsplanes

Intervalle	Sitzung Nr.	Dauer	Art der zahnärztlichen Arbeit	Instrumentation Material	Bereitgestellte Technik
	1	4 h	1. Alginatabdruck OK 2. Bestimmung der Zahnfarbe 3. Präparationen 17, 13, 12, 11 4. Schlüssel für Bißhöhe 5. Cu-Ring-Abdrücke 6. Sofortprovisorien	– Alginat – Zahnfarbenring – Cu-Ringe – President Copperband – Optosil – Scutan – Temp Bond	– saubere Studienmodelle im Artikulator
+ 2 Tage					
	2	3 h	1. Alginatabdruck OK 2. Präparationen 23, 22, 21 3. Schlüssel für Bißhöhe 4. Cu-Ring-Abdrücke 5. Sofortprovisorien	– Alginat – Optosil – President Copperband – Scutan – Temp Bond	
+ 6 Tage					
	3	2 h	1. Einprobe der Übertragungskappen 2. Kompressionsabdruck 1. Phase (Kerr) 3. Kompressionsabdruck 2. Phase (Elastomer)	– Kerr-Abdruckmasse – Impregum Abformmasse – Temp Bond	– 7 Übertragungskappen – individueller Löffel für Kompressionsabdruck
+ 3 Tage					
	4	3 h	1. Scharnierachsenlokalisation 2. Gnathologische Übertragung 3. Zentr. Bißnahme (Handbiß) 4. Neuer Alginatabdruck im Unterkiefer	– Almore-Set – Dentatus-Artikulator – Impregum – Wasserbad eingeschaltet – 2 Bißschlüssel – Alginat – Temp Bond	– Meistermodell mit Stümpfen – Kunststoffplatte mit Hartwachsbißwall für Gesichtsbogenübertragung – Bißschablone
+ 8 Tage					

Intervalle	Sitzung Nr.	Dauer	Art der zahnärztlichen Arbeit	Instrumentation Material	Bereitgestellte Technik
	5	2 h	1. Einprobe Langzeitprovisorium 2. Kontrolle der Ästhetik 3. Kontrolle der Bißhöhe 4. Kontrolle der Okklusion 5. Zementieren	– Farbbänder – Zahnfarbenring – Temp Bond	– Langzeit-provisorium auf Goldkappen – 14, 24 als Flieger – verwendete Bißschablone
+ 21 Tage					
	6	2 h	1. Einprobe der Arbeit 2. Okklusionskontrolle 3. Evtl. Korrekturbiß	– Zahnfarbenring – Farbbänder – Schwarzwachs – Indikatorpaste	– Metallgerüst Porzellan-verblendung fertig – Zähne in Wachs aufgestellt
+ 10 Tage					
	7	1 h	1. Einprobe der Arbeit 2. Okklusionskontrolle 3. Einschleifen 4. Arbeit mit Vaseline stecken	– Farbbänder – Vaseline	– fertige Arbeit
+ 2 Tage					
	8	2–4 h	1. Definitive Okklusionskontrolle 2. Evtl. Remontage 3. Definitives Zementieren	– Farbbänder – Calxyl – Zinkoxiphosphat-zement (Phosphatzement)	
total 52 Tage	8	19–21 h			

Praktisches Vorgehen bei der Versorgung durch eine partielle Prothese mit konfektionierten und individuell hergestellten Verankerungselementen

Grundlagen

Als Grundlagen dienen der definitive prothetische Entschluß, der schriftliche Behandlungsplan sowie die Werkzeichnung. Das technische Konstruktionsprinzip liegt fest.

Je nach Konstruktion eines gemischt-gestützten Zahnersatzes sind die einzelnen Abschnitte im praktischen Vorgehen verschieden. So richtet sich zum Beispiel die Abformung nach der Art der Präparationen der Pfeilerzähne; die Übertragungsart der definitiven Arbeitsmodelle sowie die Auswahl des Artikulator-Systems werden nach der Anzahl und dem Kontaktverhalten der Restzähne bestimmt.

527 Die **Studienmodelle** des Anfangsbefundes werden mit der Schnellübertragung in den Dentatus-Artikulator eingegipst.

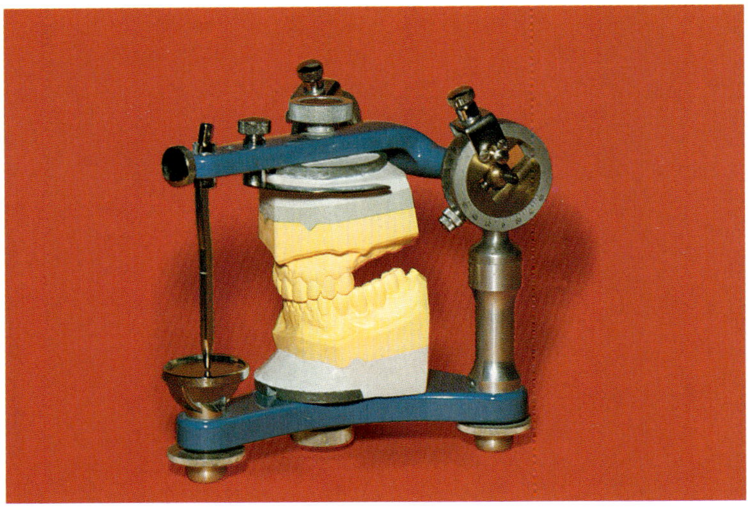

528 Aufsicht Oberkiefer
Die Schaltlücke auf der rechten Kieferseite war durch eine feste Brücke versorgt. Im linken Kieferabschnitt war die Zahnreihe verkürzt.

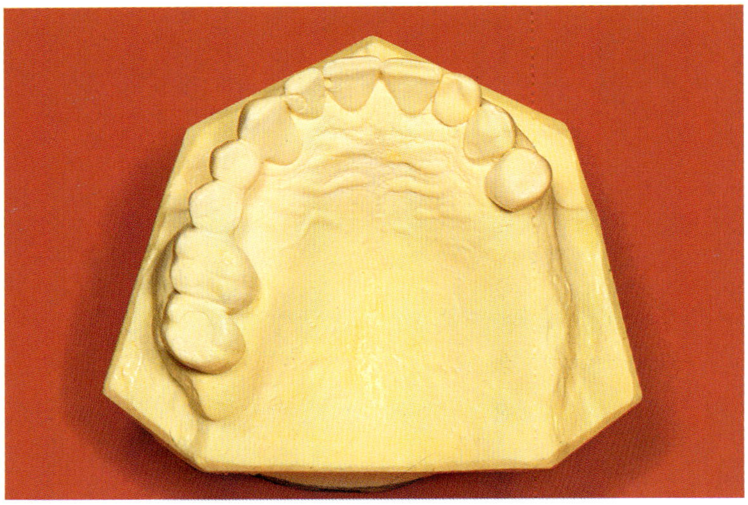

529 Aufsicht Unterkiefer
Beidseits waren Schaltlücken durch feste Brücken geschlossen.

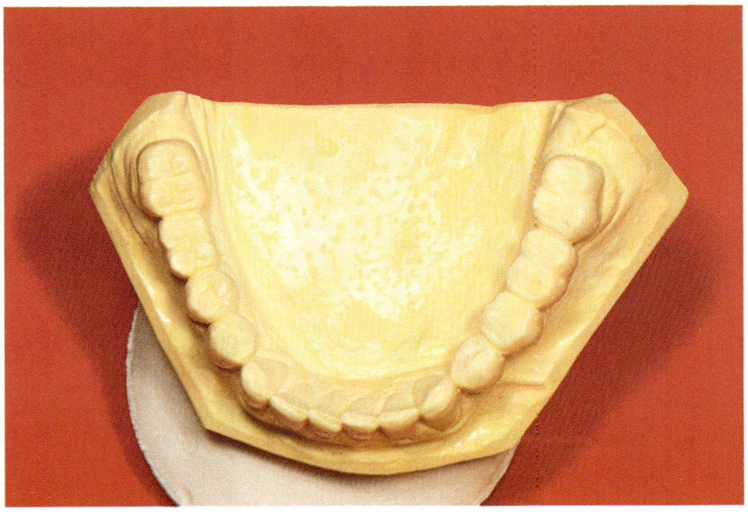

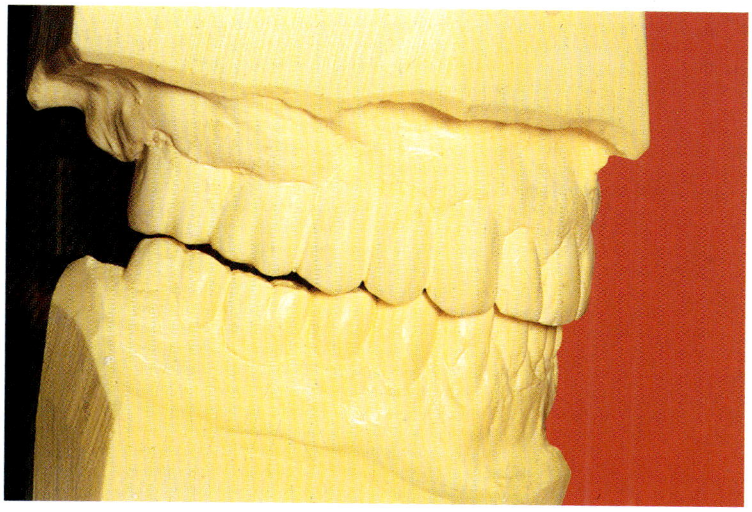

530 Seitenansicht
rechte Seite
retrudierte Kontaktposition

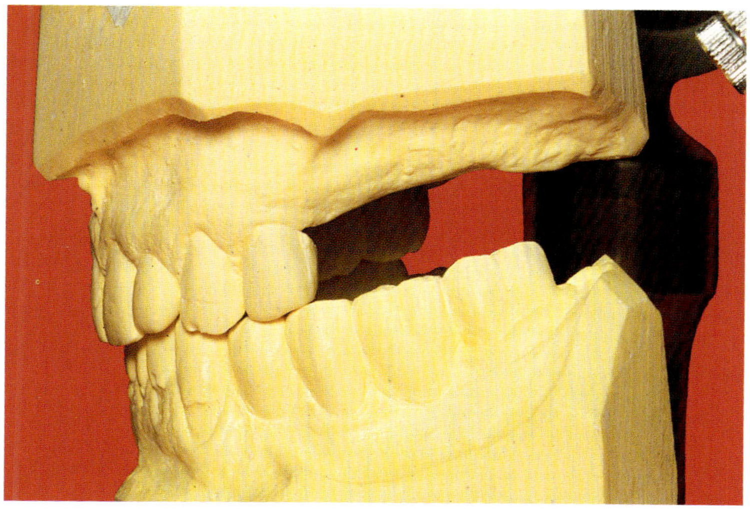

531 Seitenansicht
linke Seite
retrudierte Kontaktposition

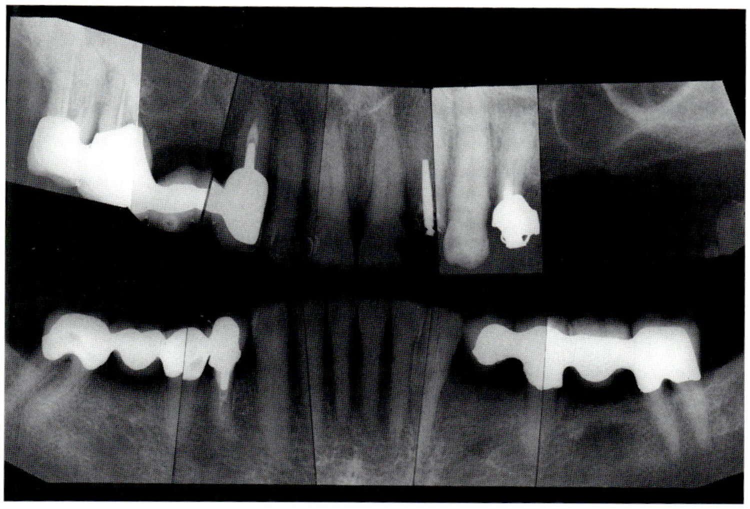

532 Röntgenstatus
Die Zähne 17, 13 und 22 weisen insuffiziente Wurzelfüllungen auf, die revidiert werden müssen. 16 muß infolge tiefer Taschen und 24 wegen einer apikalen Veränderung und undurchgängigen Wurzelkanälen extrahiert werden.

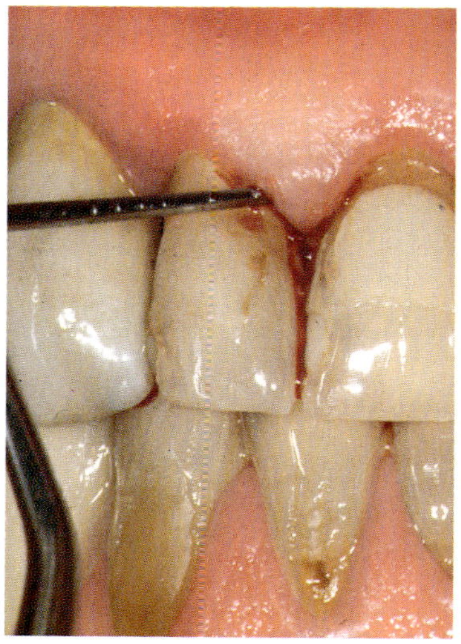

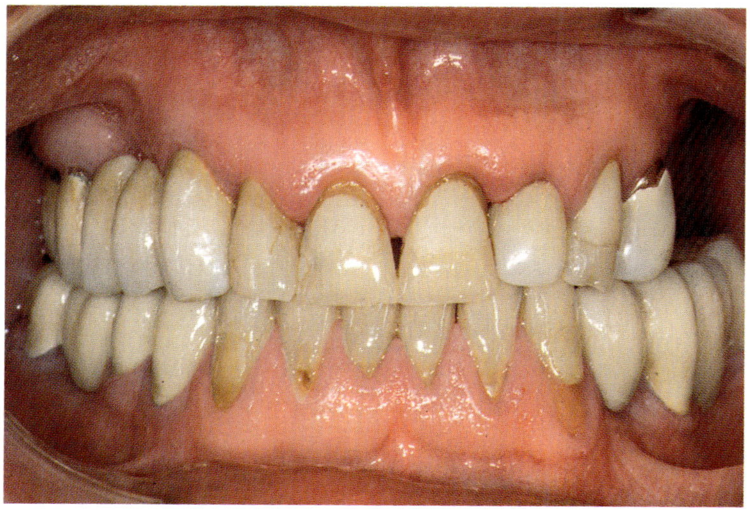

533, 534 Klinischer Anfangsbefund im Mund und Darstellung der marginalen Parodontitis durch den Papillen-Blutungs-Index, PBI (links). Das Durchsetzen einer einwandfreien Mundhygiene drängt sich auf. Im weiteren sind parodontaltherapeutische Maßnahmen notwendig.

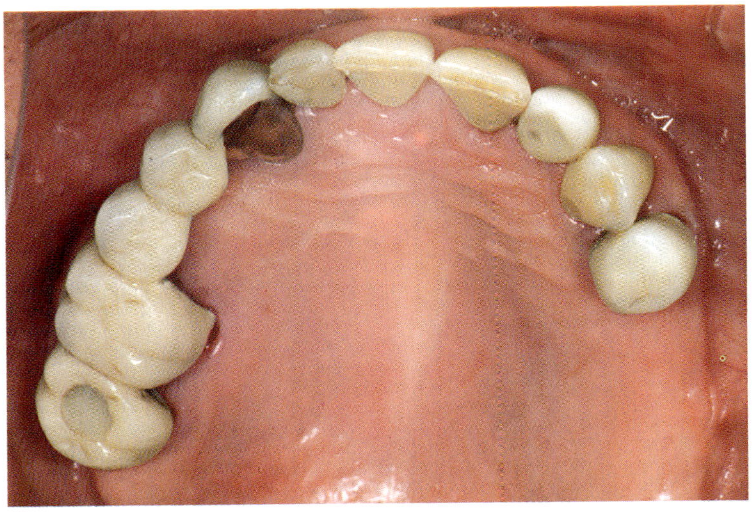

535 Klinischer Anfangsbefund Aufsicht auf die obere Zahnreihe

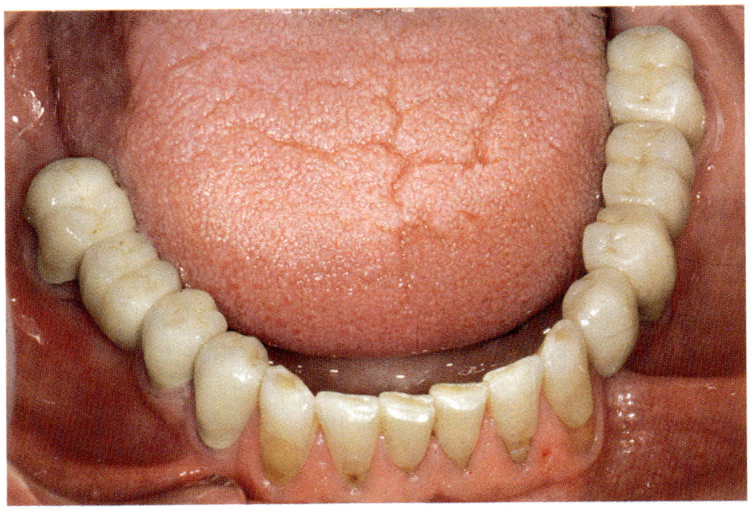

536 Klinischer Anfangsbefund Aufsicht auf die untere Zahnreihe

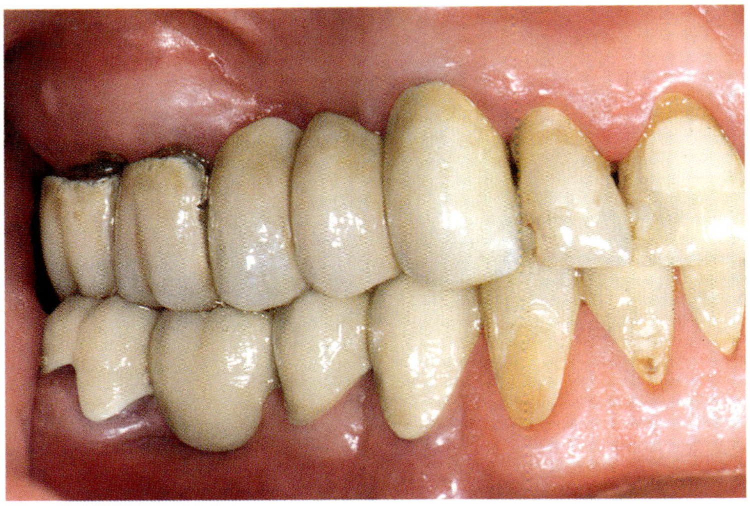

537 Klinischer Anfangsbefund Seitenansicht rechts

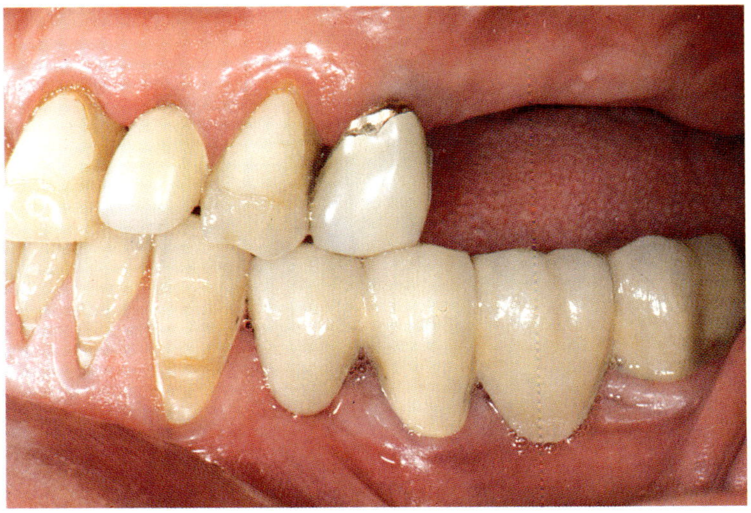

538 Klinischer Anfangsbefund Seitenansicht links

Präparation der Pfeilerzähne

Bevor die Präparationsarbeiten in Angriff genommen werden, muß anhand der Studienmodelle und der Röntgenbilder für jeden einzelnen Zahn ein Präparationskonzept feststehen. Es umfaßt:

- Präparationsform
- Gestaltung und Lage der Präparationsgrenze
- präparatorische Maßnahmen zur Verbesserung der Friktion
- Präparationen von Nischen zur Aufnahme intra- oder parakoronaler Geschiebe

Oft sind Probepräparationen auf den Studienmodellen vorteilhaft.

In der ersten Sitzung erfolgt zunächst die Farbbestimmung. Dann werden die Präparationen der eingeplanten Pfeilerzähne vorgenommen. Bei größeren Rekonstruktionen bleibt in der Regel aufgrund der umfangreichen Präparationsarbeiten die Bißhöhe nicht erhalten. Daher muß, bevor alle Abstützungen durch Beschleifen verloren gegangen sind, der ursprüngliche Abstand der Kiefer in der Vertikalen fixiert werden. Am besten ist dies möglich, wenn quadrantenweise präpariert wird.

Vom jeweiligen beschliffenen Kieferabschnitt wird eine vertikale Bißverschlüsselung vorgenommen; die unbeschliffenen Zähne der anderen Quadranten garantieren dabei die Bißhöhe.

Die Abformung der Bißschlüssel hat passiv, geführt durch den Behandler, zu geschehen. Nur so können Kompressionen auf der beschliffenen Seite und daraus resultierende okklusale Unstimmigkeiten vermieden werden.

Als Abformmedien für die Bißschlüssel dienen:

- Abdruckgipse
- Kaltpolymerisate
- Silikonmassen

Sofortprovisorien

Sofort nach der Abformung sind die Dentinwunden der präparierten Zähne zu versorgen. Dies geschieht mit Calciumhydroxid.

Für die provisorische Versorgung der präparierten Stümpfe eignen sich direkt angefertigte Kunststoffkronen am besten.

Ein vor den Präparationen gewonnener Alginat- oder Silikonabdruck wird im Bereich der Pfeilerzähne mit Kunststoff gefüllt und im Mund reponiert.

Die Stümpfe sind zuvor leicht mit Vaseline zu isolieren. Anschließend müssen die einzelnen Provisorien ausgearbeitet und poliert werden. Sie dürfen die marginale Gingiva nicht reizen. Als Material eignen sich Kaltpolymerisate (z.B. Scutan, Protemp oder Kerr-Tab). Diese direkte Art der Provisorienherstellung fixiert zugleich die Bißhöhe. Die Provisorien können also bei optimaler Paßform als Bißschlüssel verwendet werden.

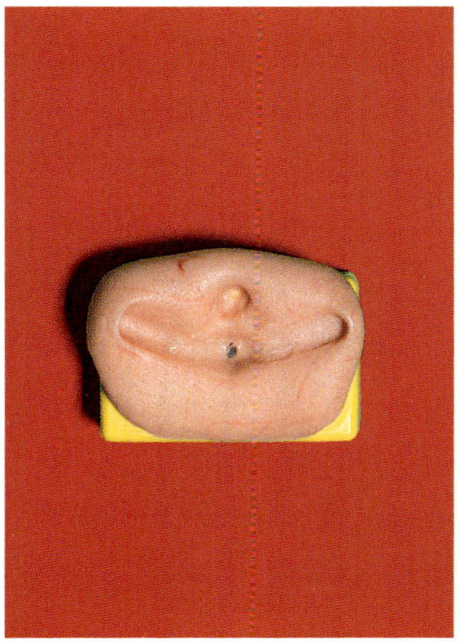

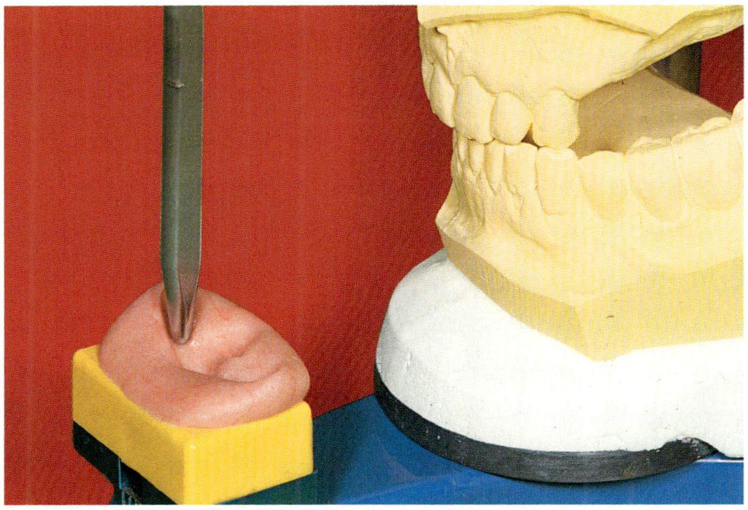

539, 540 Programmierung der Frontzahnführung
Im vorliegenden Patientenbeispiel werden durch Beschleifen aller Frontzähne die Führungsverhältnisse des Frontzahn-Eckzahn-Blockes aufgehoben. Sie müssen daher zuvor von den Studienmodellen übernommen und auf dem Inzisalblock des Artikulators in Kunststoff graviert werden.

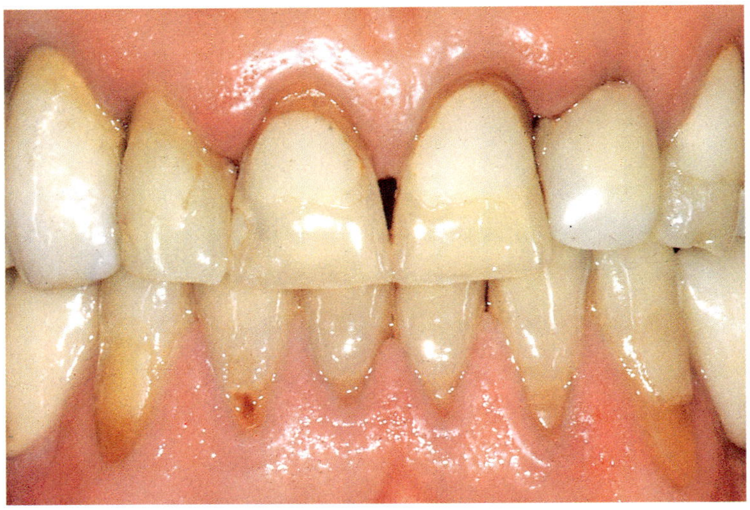

541 Ausgangslage vor Präparationsbeginn

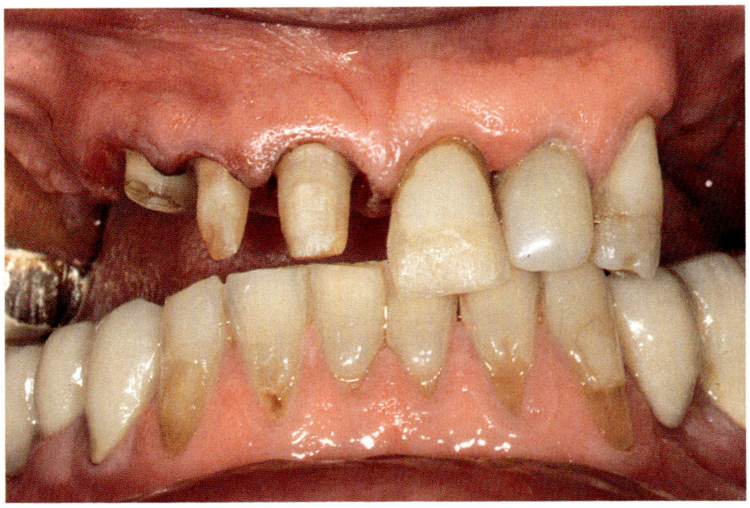

542 Pfeilerpräparationen im ersten Quadranten
Als Präparationsart wurde eine labiale Stufe mit Federrand gewählt. Dieser mußte auf ausdrücklichen Wunsch des Patienten leider in den Sulkus verlegt werden. Der devitale Pfeiler 13 ist zur Versorgung mit einem gegossenen Stift-Stumpf-Aufbau vorgesehen.

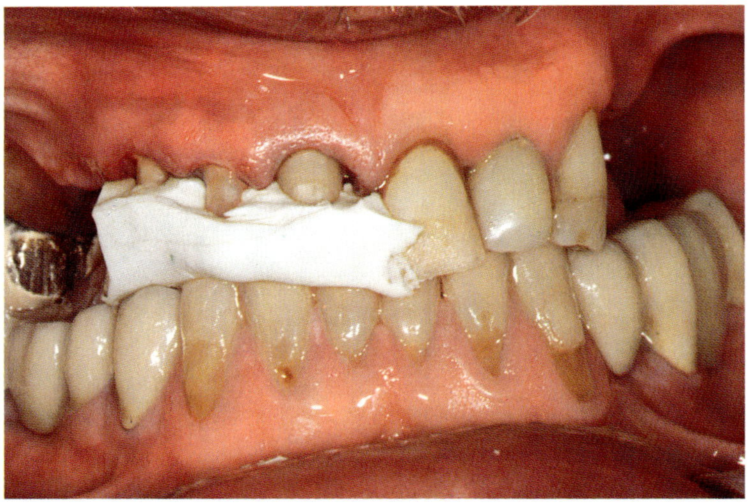

543 Fixierung der Bißhöhe
Da alle Restzähne im Oberkiefer präpariert werden müssen, geht auch der Vertikalabstand der Kiefer verloren. Die Bißhöhe soll daher vor der Präparation des zweiten Quadranten mit einem Bißschlüssel aus einer knetbaren Silikonmasse festgehalten werden.

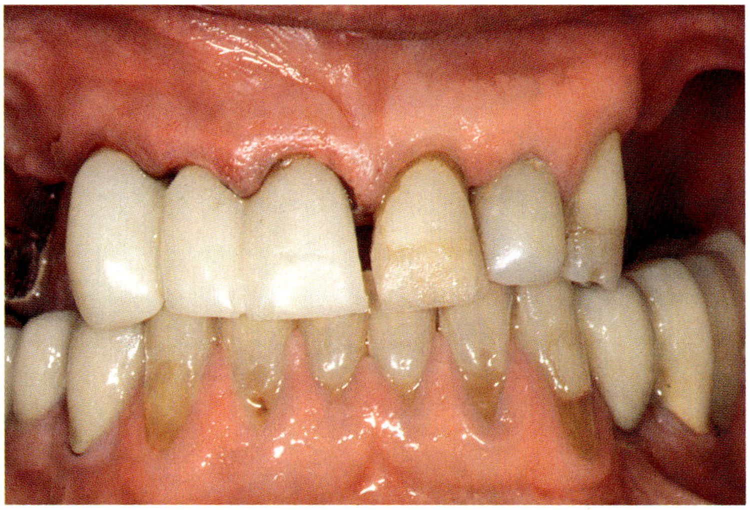

544 Provisorische Versorgung des ersten Quadranten
Als Material zur direkten Herstellung von Sofortprovisorien eignet sich z. B. ein Epiminkunststoff (Scutan). Bei devitalen Pfeilern muß auch bei kurzfristiger provisorischer Versorgung ein korrosionsresistenter Titan-Stift verwendet werden.

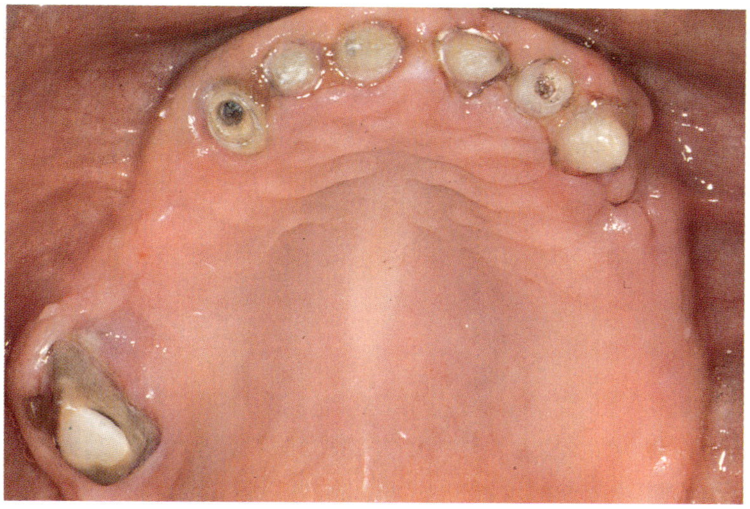

545 Aufsicht auf die präparierten Pfeiler

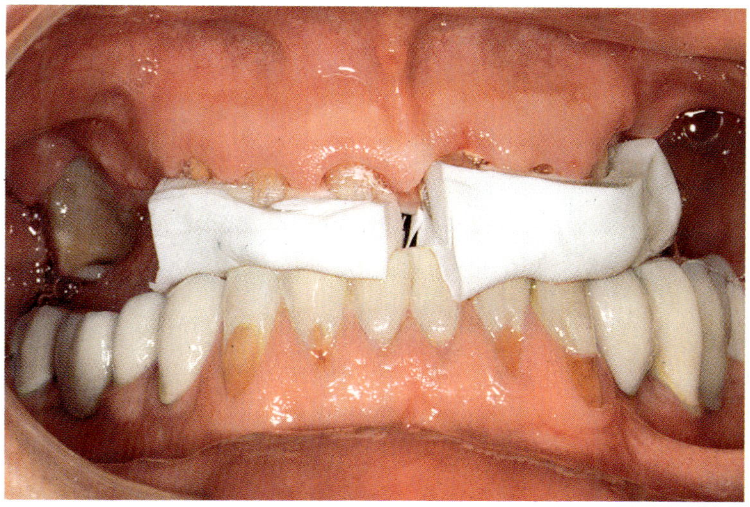

546 Mit Hilfe des **Bißschlüssels** im ersten Quadranten wird auch die Bißhöhe auf der linken Kieferseite mit Silikonmasse festgehalten.

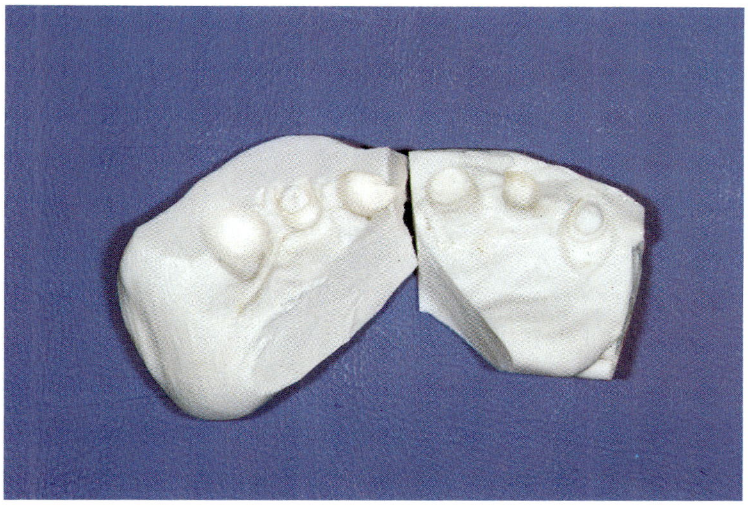

547 Die beiden Bißschlüssel müssen vestibulär so weit gekürzt werden, daß ihr präziser Sitz auf den präparierten Stümpfen kontrolliert werden kann.

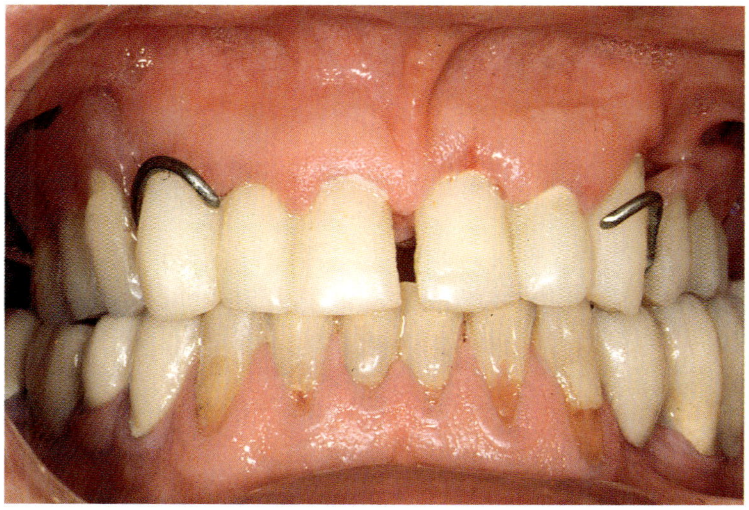

548 Provisorische Versorgung des zweiten Quadranten
Die Scutan-Provisorien gewährleisten den Pfeilerschutz, den Einschub und den Halt der anläßlich der Extraktionen und Revisionen hergestellten provisorischen, schleimhautgetragenen Prothese.

Abformung

Aufgrund der Anzahl und der Verteilung der präparierten Pfeiler sowie der Lage und Gestaltung der Präparationsgrenzen wird die Abformmethode festgelegt.

Zwei Möglichkeiten kommen in Frage:

- der Kupferring-Kleinabdruck
- der gespritzte Gruppenabdruck

Der Kupferring-Kleinabdruck erfolgt mit weichgeglühtem, der Demarkation des präparierten Stumpfes genau angepaßtem Kupferring. Als Abformmasse eignen sich bei dieser Methode am besten additionsvernetzende Silikone (Polyvinylsiloxane). Der Ring muß auf seiner Innenseite mit einem produktspezifischen Haftvermittler beschickt sein.

Auf den durch die Einzelabformung gewonnenen Modellstümpfen werden die Übertragungskappen in Gold angefertigt.

Die folgende Sitzung dient der Gesamtabformung. Mit einem formstabilen individuellen Abdrucklöffel nimmt man über die präzise auf den Stümpfen reponierten Übertragungskappen den Gesamtabdruck. Als Abformmassen dienen am besten Polyäthergummi oder Polyvinylsiloxane. Im Bereich geplanter Palatinalbänder sowie der Alveolarkammfortsätze im Oberkiefer muß zuvor mit Kerr-Masse die Schleimhaut unter Kompression abgeformt werden.

Bei übersichtlichen Präparationsgrenzen und wenigen, günstig verteilten Pfeilern kann auch die Abformung mittels eines *gespritzten Gruppenabdruckes* empfohlen werden.

Das zweiphasige Abformverfahren mit Hydrokolloiden, Polyvinylsiloxanen oder Polyäthergummi bringt die besten Resultate.

549, 550 Kupferring-Kleinabdruck
Der der Demarkationslinie angepaßte, ausgeglühte und mit Abflußlöchern versehene Kupferring wird an der Innenseite aufgerauht und mit einem produktspezifischen Haftvermittler beschickt.

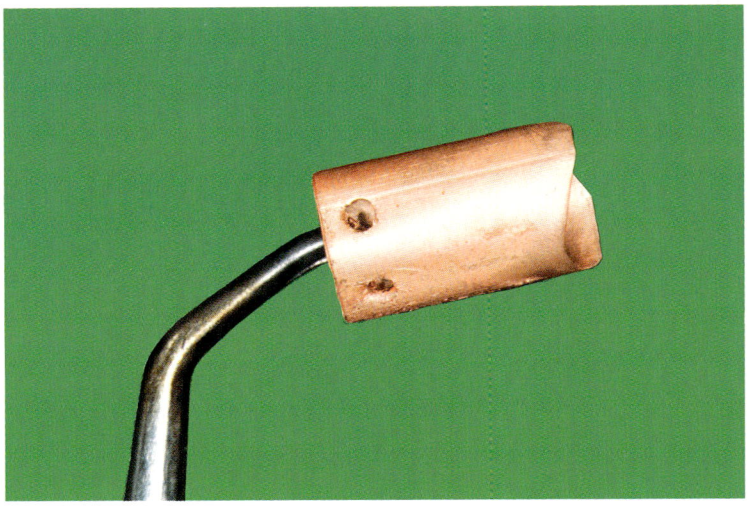

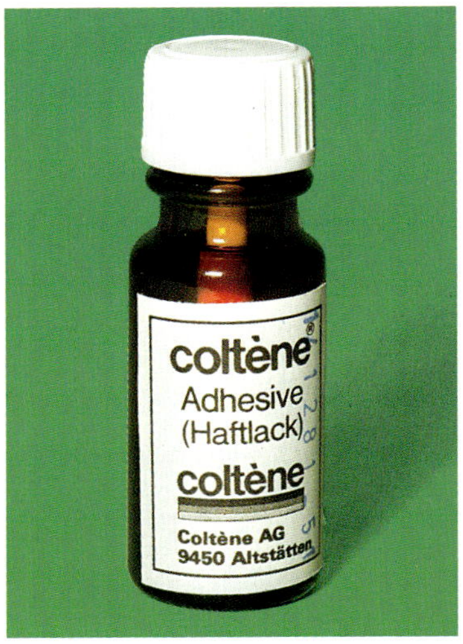

551 Als Abformmaterial wird das additionsvernetzende Silikon **President Copperband** (Coltène) verwendet.
Auf das vom Hersteller angegebene Mischverhältnis der beiden Komponenten (1:1) sowie auf die Verarbeitungszeiten ist streng zu achten.

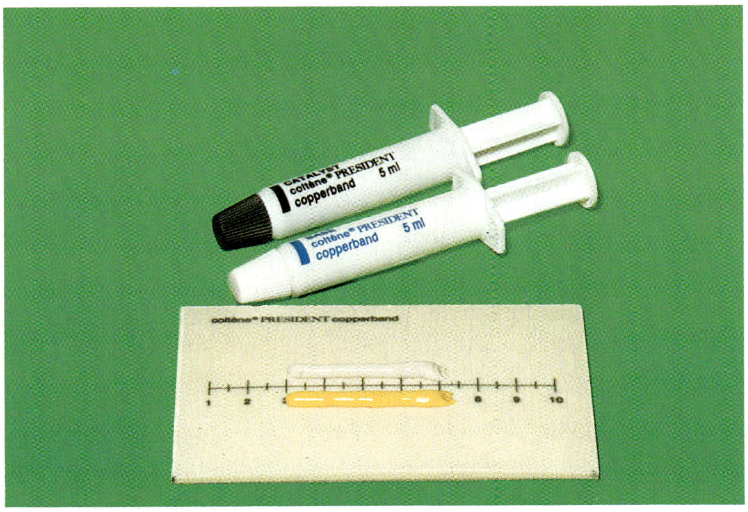

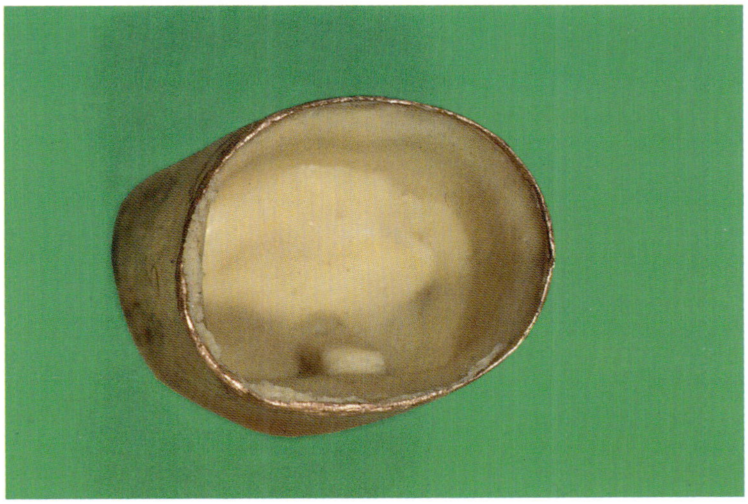

552 Fertiger Kupferring-Kleinabdruck (Zahn 17)
Er bildet die Grundlage zur Herstellung des galvanischen Stumpfmodelles.

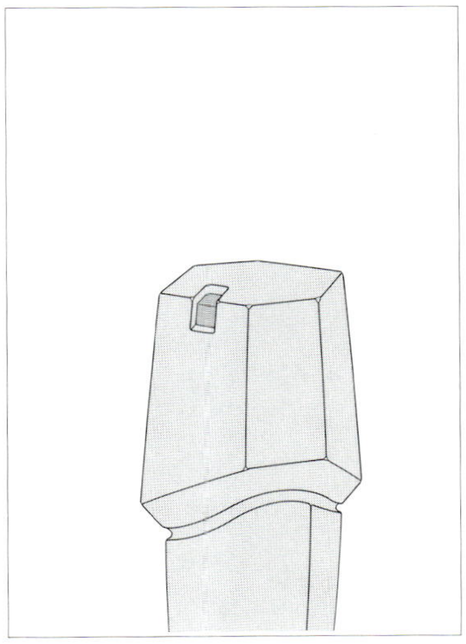

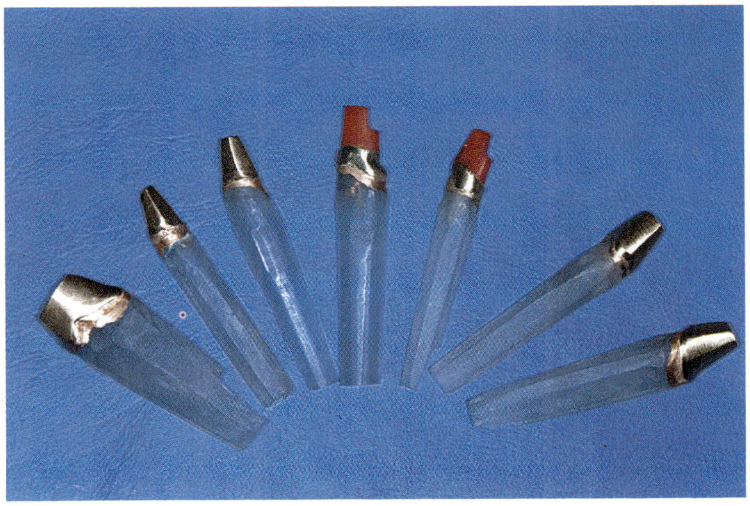

553, 554 Übertragungskappen
Die Übertragungskappen werden in Gold hergestellt. Sie besitzen eine kantige Oberfläche, um die spätere einwandfreie Reposition im Gesamtabdruck zu ermöglichen. Bei devitalen Zähnen werden Wurzelkappen mit entsprechenden Kunststoffaufbauten hergestellt.

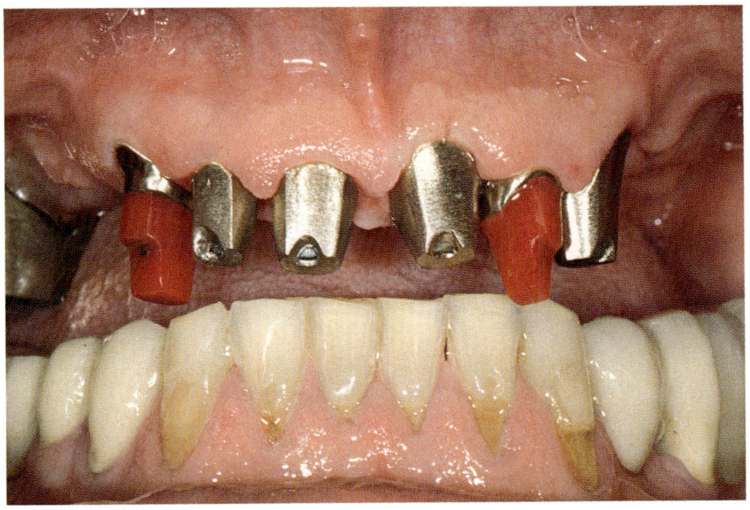

555 Okkluso-vestibuläre Fenster ermöglichen die Kontrolle der spaltfreien Endlage der Kappen.

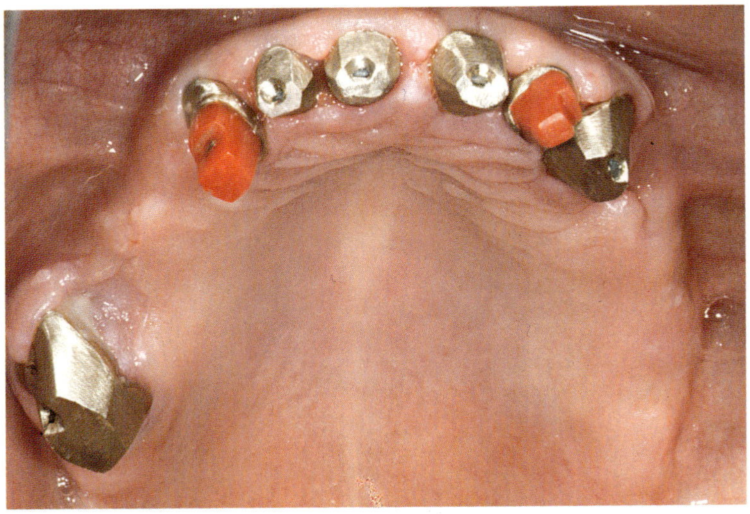

556 Die im Mund aufgesetzten Übertragungskappen erlauben eine präzise Kontrolle der Paßgenauigkeit. Sie kann im Bereich der Präparationsgrenzen genau kontrolliert werden.

557 Gesamtabformung
Individueller Löffel mit aufgetragener Kerr-Masse nach der Erstabformung

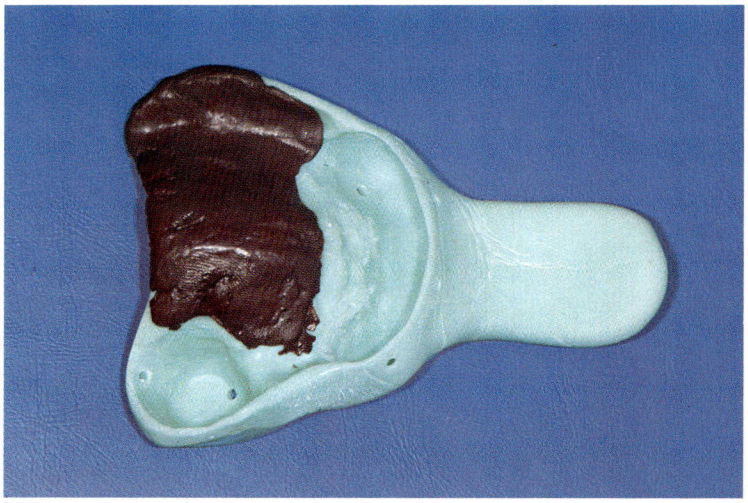

558 Fertiger Abdruck nach der Zweitabformung mit reponierten Übertragungskappen
Als Abformmasse diente Polyäthergummi.

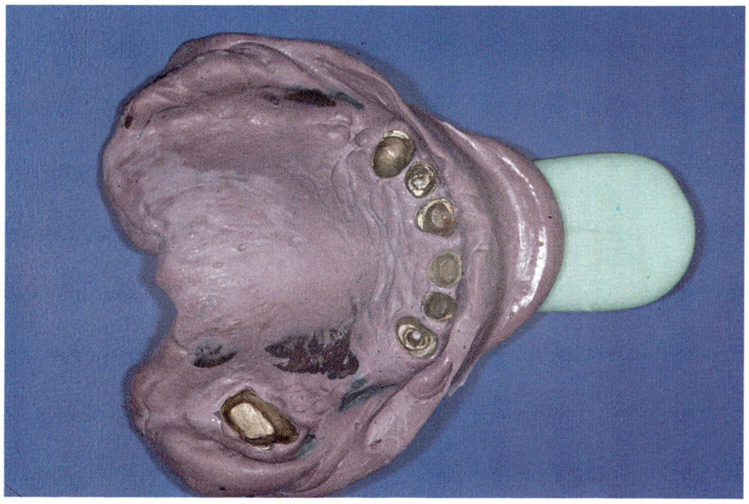

559 Detailansicht

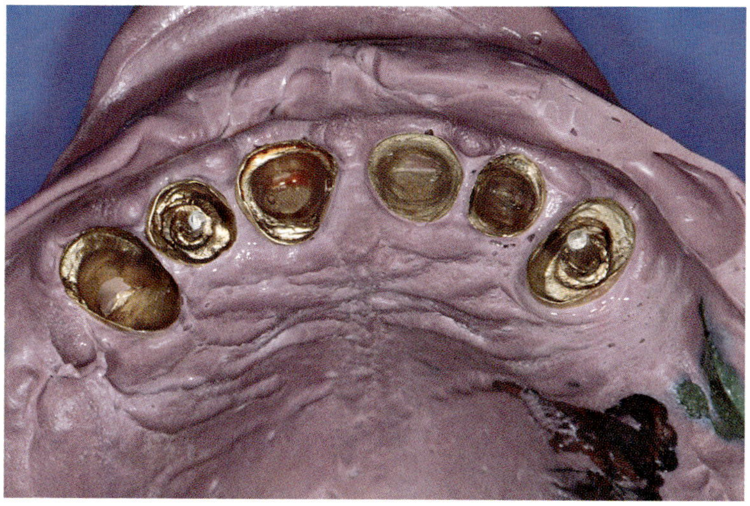

560 Meistermodell mit lösbaren, galvanisch hergestellten Stumpfmodellen

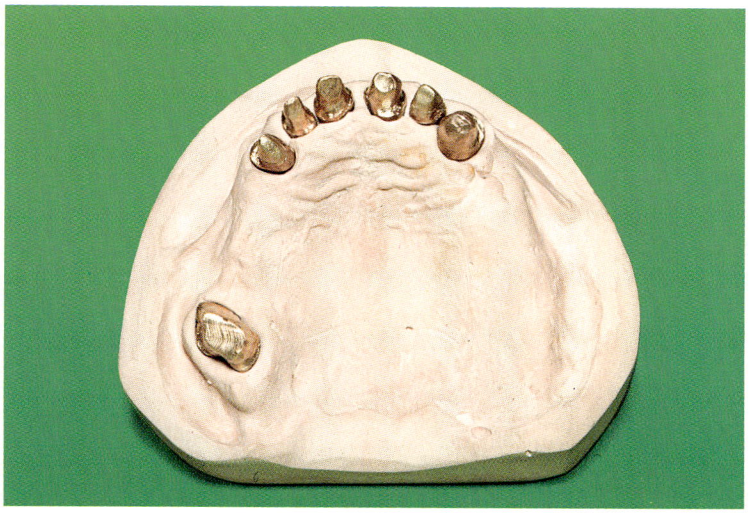

Schädelbezügliche Montage der Arbeitsmodelle in den Artikulator

Da bei größeren Rekonstruktionen zumeist die Sicherstellung der Okklusion durch eine genügende Anzahl okklusaler Flächen fehlt, ist eine präzise Scharnierachsenlokalisation und, damit verbunden, eine exakte gnathologische Übertragung vorzunehmen.

Sind genügend und beidseits bis in die posterioren Bereiche liegende Pfeiler vorhanden, so kann die mit Hartwachs belegte Bißgabel direkt verwendet werden. Dies ist der Fall bei unterbrochenen Zahnreihen.

Sind die Zahnreihen verkürzt, so muß vom Techniker auf dem Meistermodell eine mit Hartwachswällen versehene Kunststoffplatte angefertigt werden.

Liegen Übertragungskappen vor, werden diese am besten in die Platten einpolymerisiert. Dies bedingt einen einwandfreien Sitz und kann zudem der Überprüfung der Identität von Modell- und Mundsituation dienen.

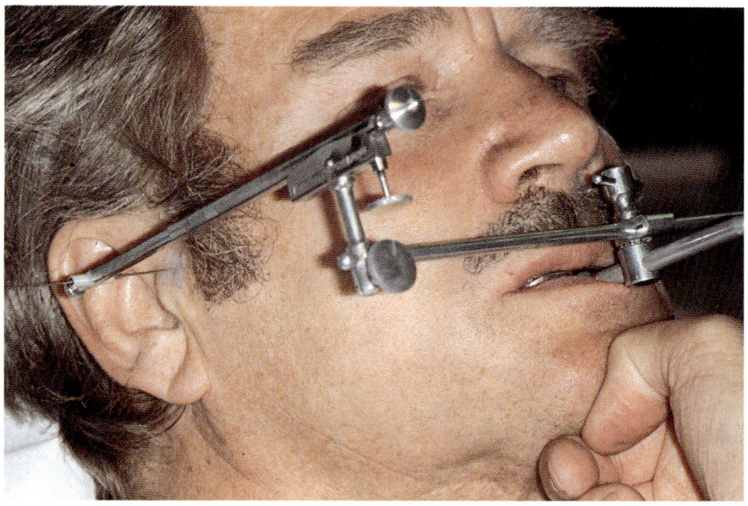

561 Scharnierachsenlokalisation mit dem Almore-Lokalisator

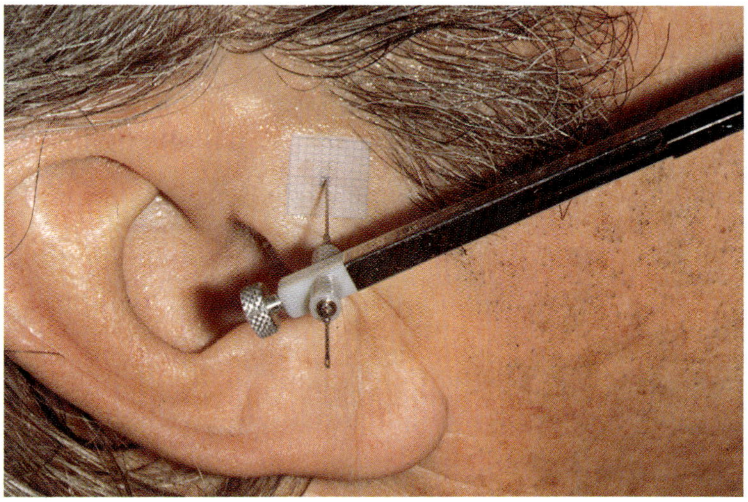

562 Bei reinen Scharnierbewegungen auftretende Schwingungen der Nadel werden auf dem Millimeterpapier kontrolliert und auskorrigiert, bis die Nadel zum Stillstand kommt.

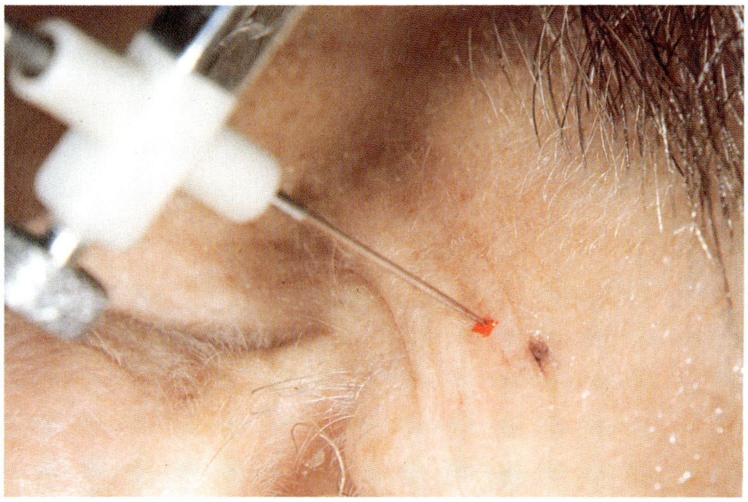

563 Der ermittelte Scharnierachsenendpunkt wird auf der Haut markiert und anschließend tätowiert. Beachte die Differenz zum arbiträr ermittelten Scharnierachsenendpunkt.

564 Schädelbezügliche Übertragung des Oberkiefermodells
Auf dem Meistermodell wird eine Kunststoffplatte mit zwei einpolymerisierten Übertragungskappen und anpolymerisierter Bißgabel hergestellt.

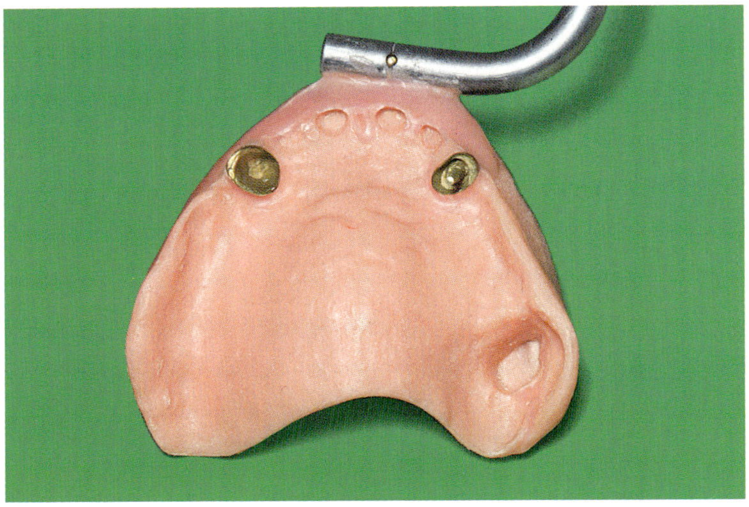

565 Platte mit Bißgabel im Mund

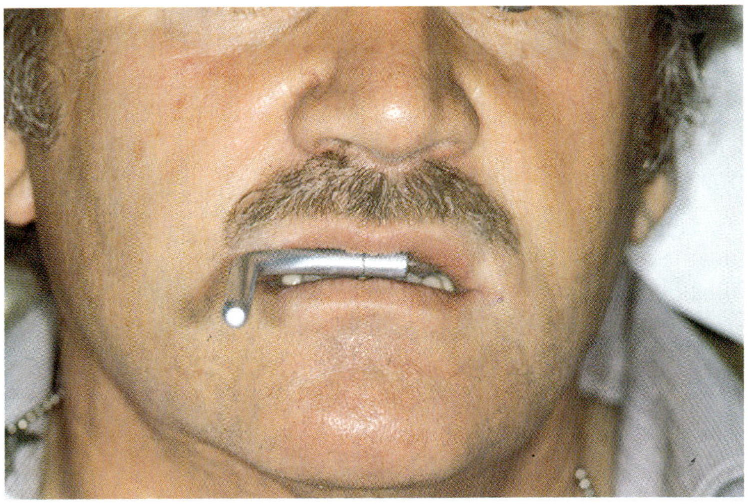

566 Almore-Übertragungsbogen am Patienten
Die beiden Nadeln sind exakt auf die tätowierten Scharnierachsenendpunkte eingestellt.
Der Orbitalzeiger liegt auf dem Projektionspunkt des Infraorbitalpunktes auf die laterale Nasenwand. Dadurch ist die Axis-Orbital-Ebene als Referenzebene festgehalten.

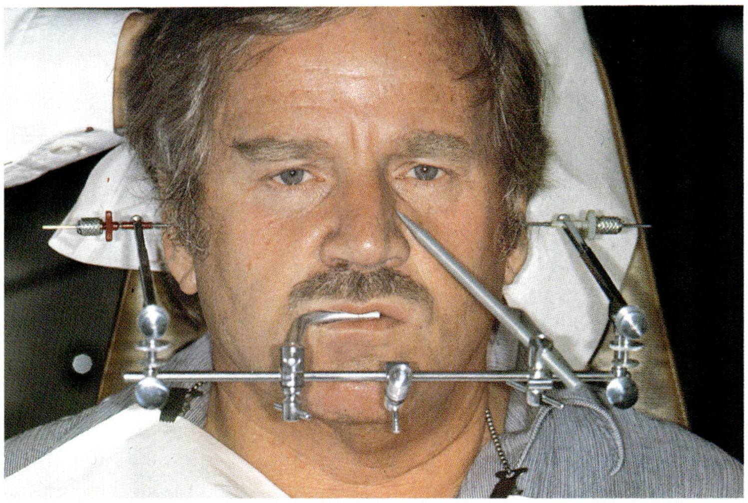

567 Der am Dentatus-Artikulator angelegte Almore-Übertragungsbogen dient zum **schädelbezüglichen Einbetten des Oberkiefermodells**.

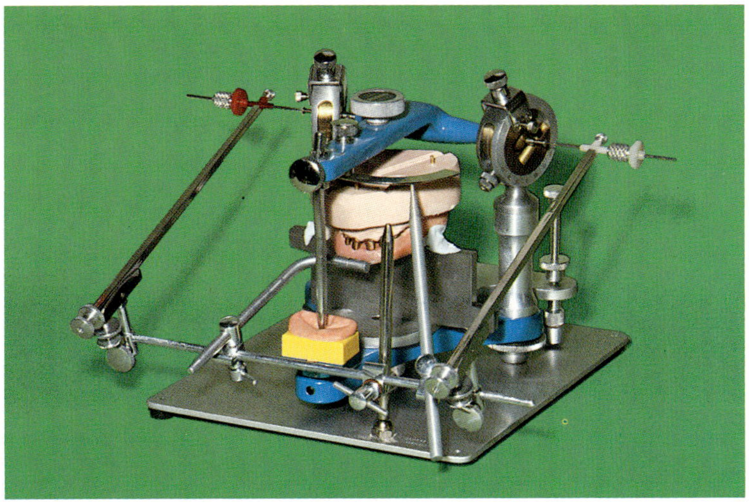

Die Relationsbestimmung des Unterkiefers zum Oberkiefer muß achsenbezüglich vorgenommen werden (zentrische Bißnahme). Da zumeist die für eine okklusale Abstützung notwendigen Kauflächenkomplexe fehlen, ist nur diese Relation am Patienten reproduzierbar.

Bei ungünstigen Verhältnissen, wie z. B. bei verkürzten Zahnreihen, sind auf dem Meistermodell angefertigte Kunststoffplatten mit Wachswällen unumgänglich.

Bei unterbrochenen Zahnreihen oder bei gesicherter okklusaler Abstützung kann die zentrische Bißnahme mit einer *Hartwachsplatte* oder besser mit einer 0,8 mm dicken *Zinnfolie* vorgenommen werden.

Da die Scharnierachse exakt bestimmt wurde, kann auch die Aufzeichnung des gotischen Bogens mittels der intraoralen Stützstiftmethode angewandt werden. Die dazu notwendige Bißsperrung macht sich in diesem Falle nicht unliebsam bemerkbar.

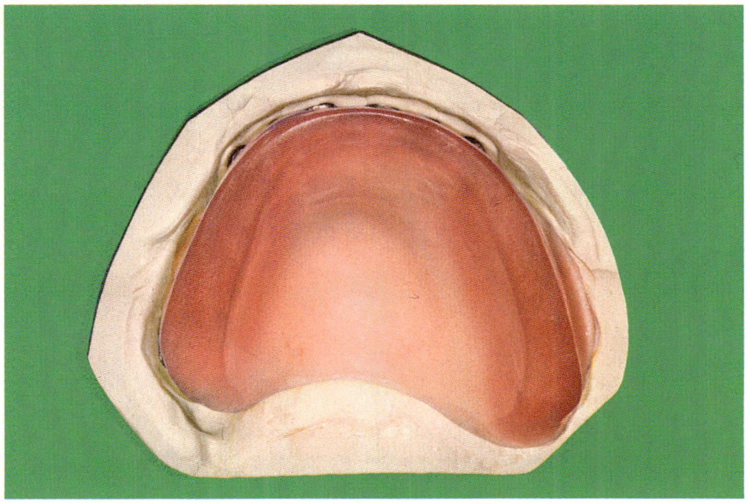

568 Zentrische Bißnahme
Der Techniker hat auf dem Meistermodell eine Kunststoffplatte mit Hartwachswällen angefertigt.

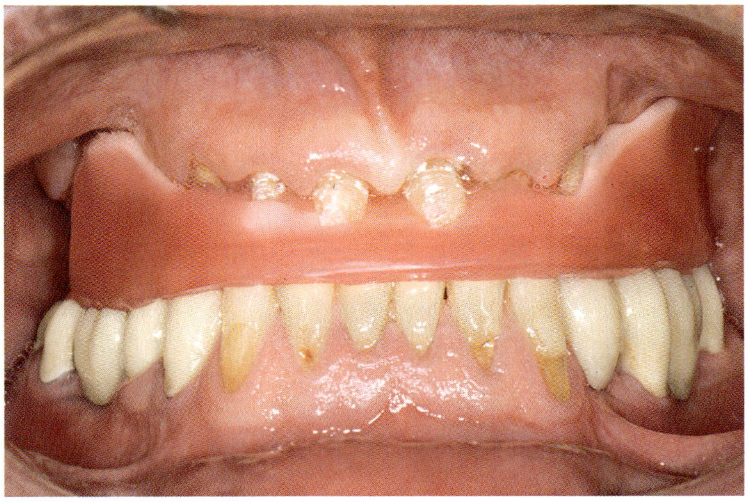

569 Die Wachswälle werden so beschnitten, daß bei der geführten Handbißnahme in zentrischer Relation nur kleinflächige Impressionen der antagonistischen Höcker entstehen.

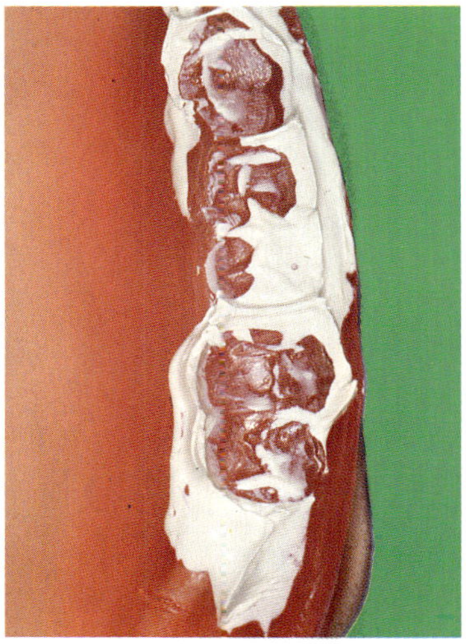

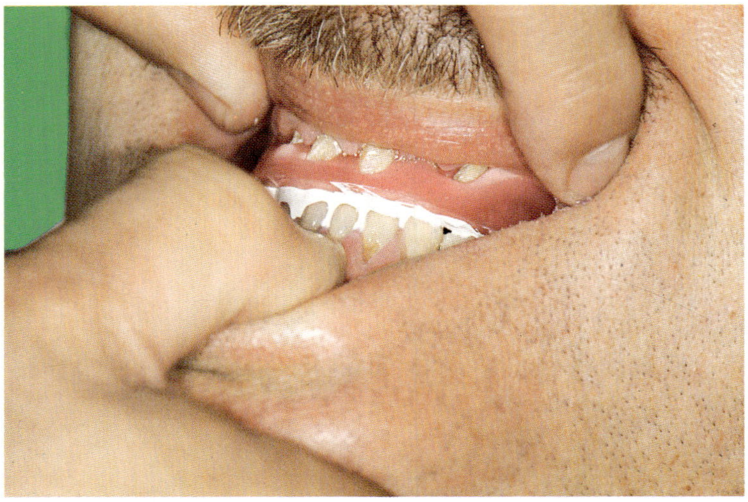

570, 571 Die Einbisse in den Wachswällen werden mit einer **Zinkoxid-Eugenol-Paste** nachkorrigiert. Dies erlaubt ein präzises Reponieren des Unterkiefermodells.

572 Montage des Unterkiefermodells
Mit Hilfe der zentrischen Bißschablone wird das untere Modell achsenbezüglich im Artikulator eingebettet.

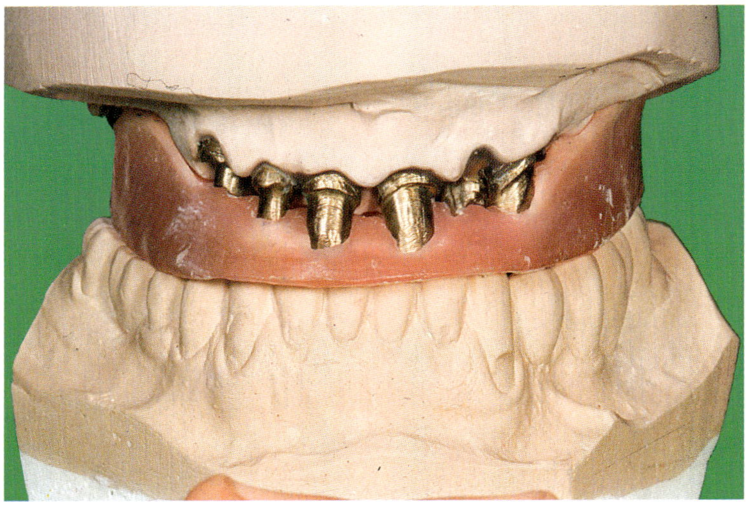

573 Fixation der Bißhöhe
Die im Mund hergestellten Bißschlüssel werden exakt zwischen den Modellen reponiert. Der Inzisalstift ist auf die so übertragene Bißhöhe fest einzustellen. Ihr Wert soll markiert und notiert werden.

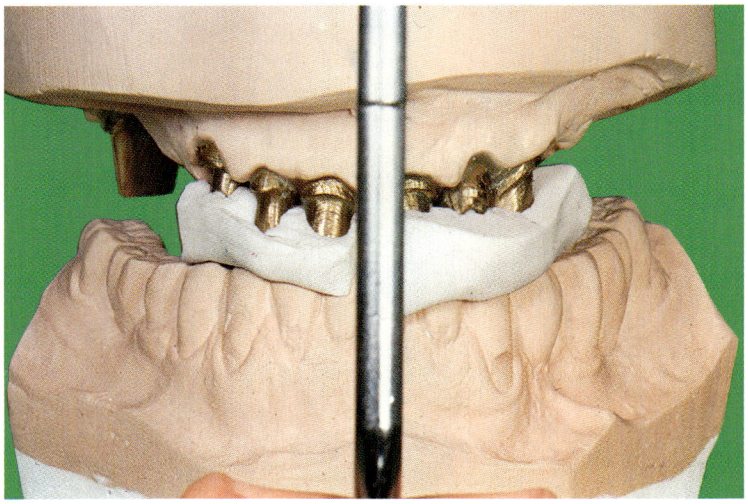

574 Die Modellsituation stimmt nun genau mit der Patientensituation überein.

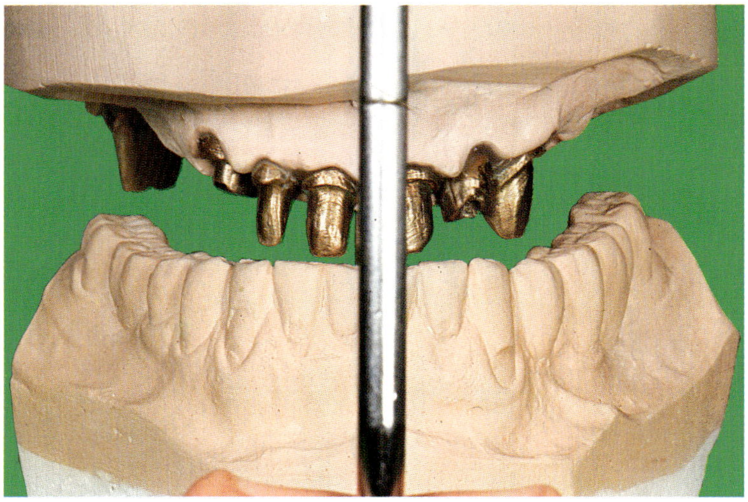

575 Fertig montierte Modelle im Dentatus-Artikulator mit individuell programmierter Frontzahn-Eckzahn-Führung und mittelwertiger Einstellung (Kondylarbahn 40°, Bennett-Winkel 20°)

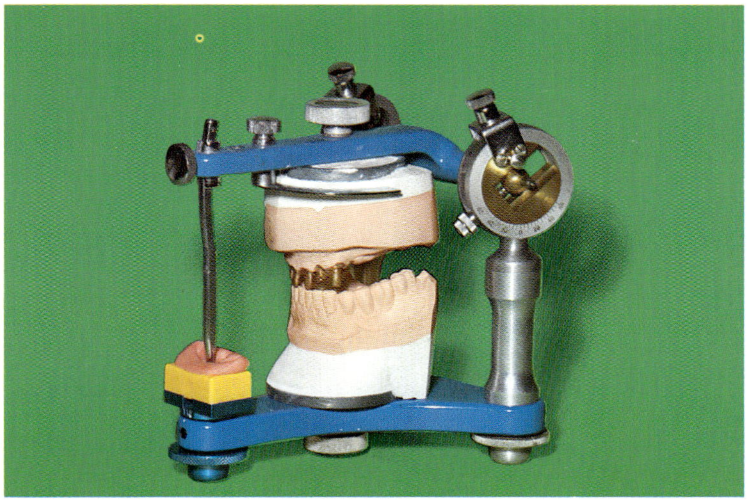

Langzeitprovisorium

Erstreckt sich die Behandlung über eine längere Zeit, stellt der Techniker nach dem Einartikulieren der Modelle ein Langzeitprovisorium her. Es handelt sich dabei um ein auf Goldkappen aufgepreßtes Kunststoffprovisorium aus Heißpolymerisat. Als Basis werden spezielle Goldgußkäppchen angefertigt. Auch die Übertragungskappen können Verwendung finden. Die künstlichen Kronen haben dabei in der dem Patienten vorzuschlagenden Zahnform, -stellung und -farbe vorzuliegen. Bestehen größere Schaltlücken oder entschließt man sich, das Provisorium als Verlängerungsbrücke zu gestalten, sind die Käppchen mit Goldstäben untereinander zu verbinden.

Neben der provisorischen Versorgung der präparierten Zähne dient das Langzeitprovisorium der Überprüfung aller ästhetischen Belange. Der Patient hat Gelegenheit, zu Hause den ästhetischen Vorschlag zu prüfen. Er teilt dem Zahnarzt seine Änderungswünsche mit, die in der definitiven Rekonstruktion noch berücksichtigt werden können.

Im weiteren ist der Zahnarzt in der Lage zu kontrollieren, ob die Modellsituation mit der Mundsituation übereinstimmt. Ist dies nicht der Fall, muß eine erneute Abformung und Bißbestimmung erfolgen.

Zusätzlich ist eine Okklusionskontrolle möglich.

Diese Art der provisorischen Versorgung hat auch den Vorteil, daß über die ganze Zeitspanne der technischen Arbeit im Labor die Ästhetik und die Funktion aufrechterhalten bleiben und parodontale Irritationen vermieden werden. Das Einzementieren geschieht mit einer leicht lösbaren Paste auf Zinkoxid-Eugenolbasis (z.B. Temp Bond + Modifier).

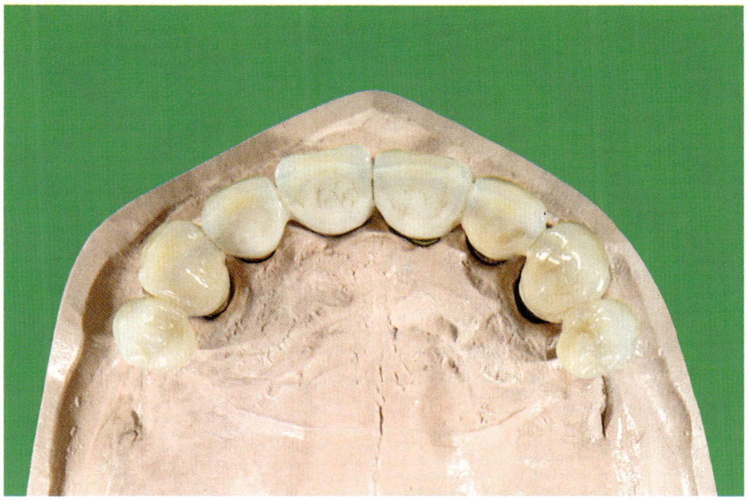

576 Langzeitprovisorium
Um parodontale Irritationen zu vermeiden, sind Sofortprovisorien und schleimhautgetragene Prothesen möglichst rasch durch ein Langzeitprovisorium zu ersetzen. Zur Stabilisierung der Okklusion wird dieses als bilaterale Extensionsbrücke (1–2 Prämolareneinheiten!) gestaltet.

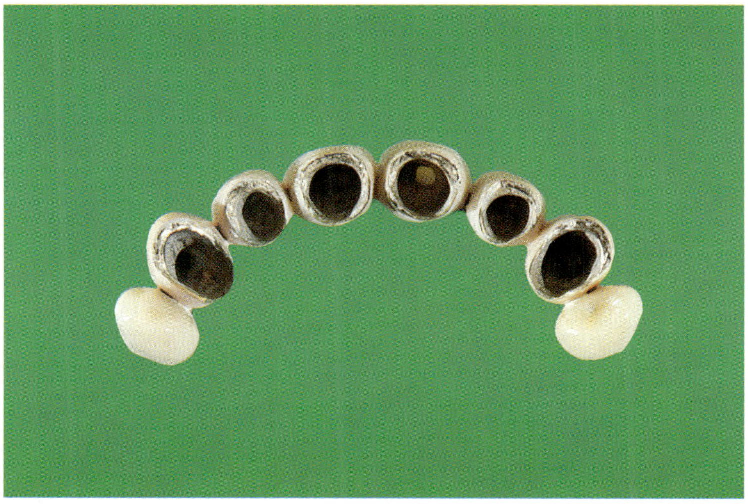

577 Innenansicht des Langzeitprovisoriums. In die beiden wurzelbehandelten Zähne wurde je ein Titanstift temporär zementiert und die provisorische Arbeit ohne Stift-Stumpf-Aufbauten befestigt.

Gerüsteinprobe

Konnte das Langzeitprovisorium spannungsfrei und ohne größere Einschleifmaßnahmen eingesetzt werden, so kann die definitive Arbeit schon weitgehend fertiggestellt werden. Es empfiehlt sich jedoch, die künstlichen Zähne für die nun folgende Einprobe erst in Wachs zu montieren, um die okklusalen Verhältnisse in Zentrik und Exzentrik erneut prüfen und nötigenfalls ändern zu können. Zeigen sich bei der Einprobe der Anker noch kleinere Unstimmigkeiten, können die Kronen-Innenflächen mit einer Indikatorpaste beschickt und durchgedrückte Partien vorsichtig ausgeschliffen werden.

Zeigten sich bei der Einprobe des Langzeitprovisoriums jedoch grobe Differenzen zwischen topographischer Mund- und Modellsituation, mußte also ein neuer Gesamtabdruck und ein neues Arbeitsmodell angefertigt werden, wird eine Gerüst- oder Rohbrandeinprobe der Ankerkronen *ohne* Prothese dringend empfohlen. Mögliche Paßfehler können zu diesem Zeitpunkt noch behoben werden, indem man das Gerüst zertrennt und die einzelnen Teile im Mund durch einen Lötabdruck mit Gips verschlüsselt. Das gleiche Vorgehen gilt für Fälle, in welchen ohne Langzeitprovisorium gearbeitet wurde.

Einprobe der fertigen Arbeit und definitives Zementieren der Ankerkronen

Bei der Einprobe der Prothese werden die nötigen Kontrollen vorgenommen und eventuelle okklusale Unstimmigkeiten behoben.

Bei umfangreichen prothetischen Arbeiten empfiehlt es sich, die Anker während einiger Tage mit Vaseline aufzusetzen. Irritationen können so ausheilen, und kleine Spannungen werden kompensiert.

Vor dem definitiven Zementieren der Anker ist eine erneute Dentinwundversorgung obligatorisch. Alle lösbaren Teile der Prothese müssen mit Vaselineöl isoliert werden. Unmittelbar nach dem Einfügen des letzten Ankers, und solange der Zement noch flüssig ist, ist die Prothese einzuschieben. Der einwandfreie Sitz und die Okklusion müssen sorgfältig geprüft werden. Erst nach dem definitiven Aushärten des Zementes darf die Suprakonstruktion abgehoben werden. Zementüberschüsse sind gründlich zu entfernen.

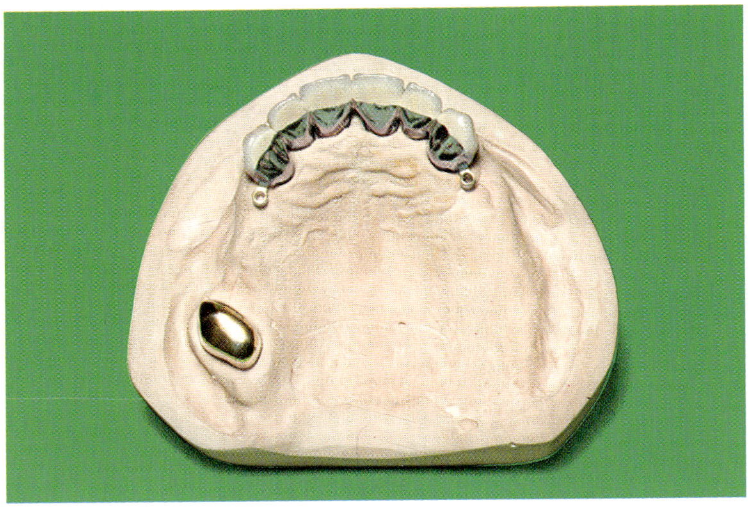

578 Primäranker der definitiven Arbeit auf dem Meistermodell
Die Front wurde mit sechs metallkeramischen Kronen primär verblockt. Als Verankerungen kommen an den Eckzähnen zwei friktive extrakoronale Conex-Geschiebe und am Molar eine Teleskopkrone zur Anwendung. Auf eine Führungs- und Stabilisierungsfräsung konnte in diesem Beispiel verzichtet werden.

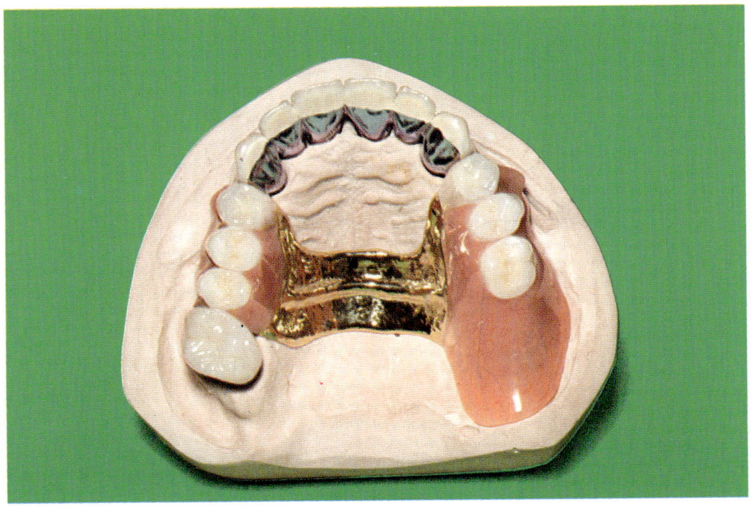

579 Aufgesetzte Prothese
Beachte die große Ausdehnung des Verlängerungssattels und die reduzierte künstliche Zahnreihe sowie das breite, durch eine Mittelrippe verstärkte Palatinalband.

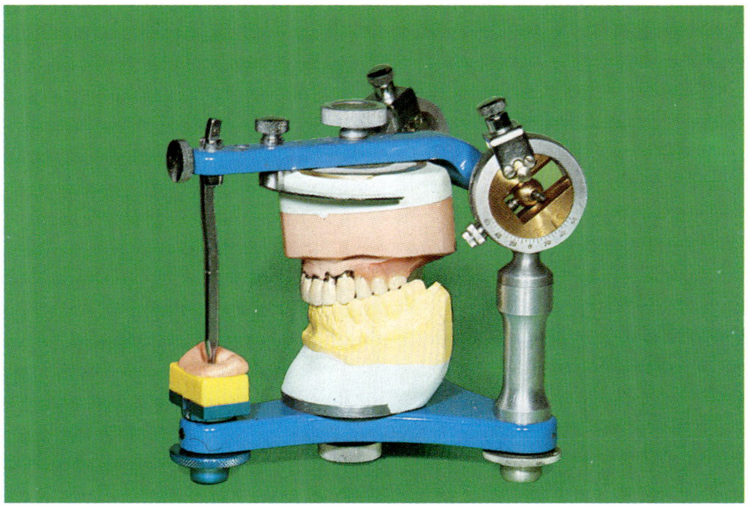

580 Fertige Arbeit im Artikulator, linke Seite

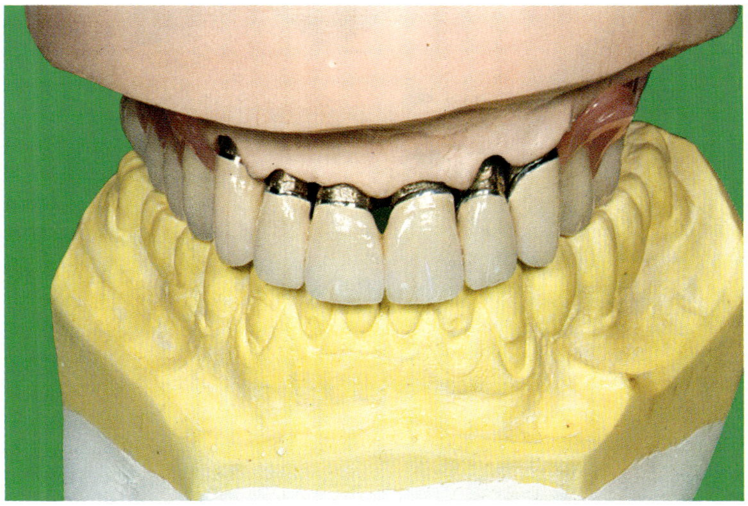

581 Frontalansicht
Gut sichtbar sind die nicht überbrannten Federränder der Metallkeramikkronen.

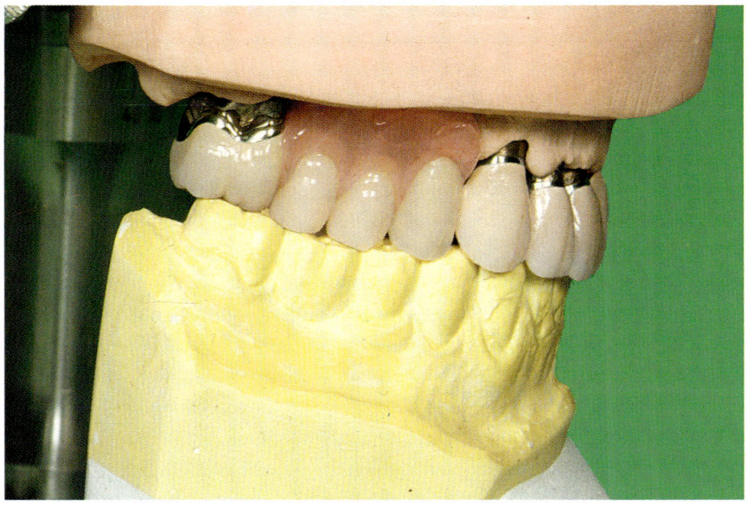

582 Zentrik, rechte Seite
Die Arbeit wurde nach dem Konzept der Höckerspitzen-Fossa-Relation mit „freedom in centric" aufgebaut.

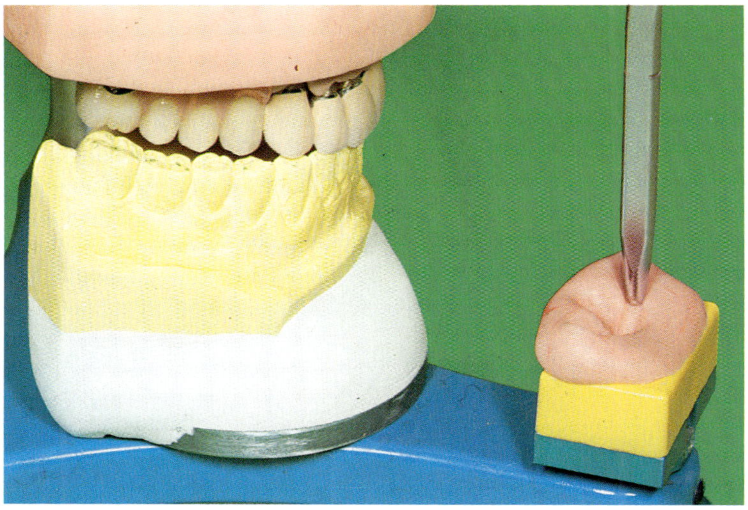

583 Exzentrik, rechte Seite
Es konnte eine Eckzahnführung realisiert werden. Beachte die Führung des Inzisalstiftes auf dem programmierten Inzisalblock.

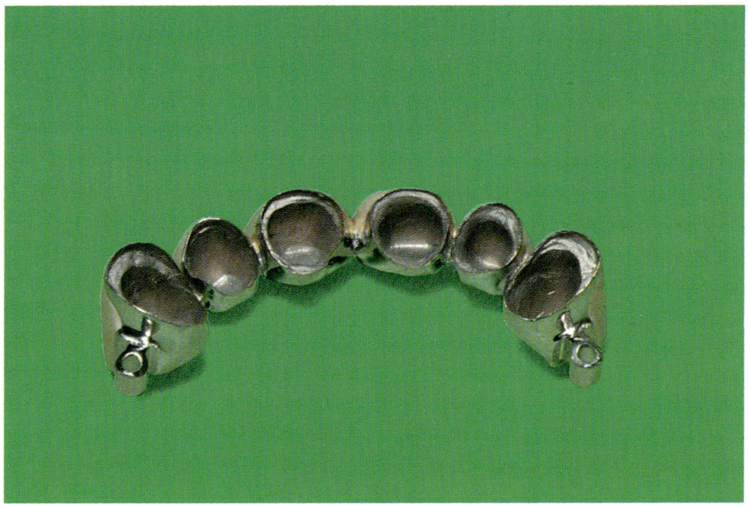

584 Innenansicht des Frontblockes
Deutlich sichtbar sind die gefaßten Stufen. Besondere Beachtung verdienten beim Verblocken der Frontkronen interdental weite Spülräume.

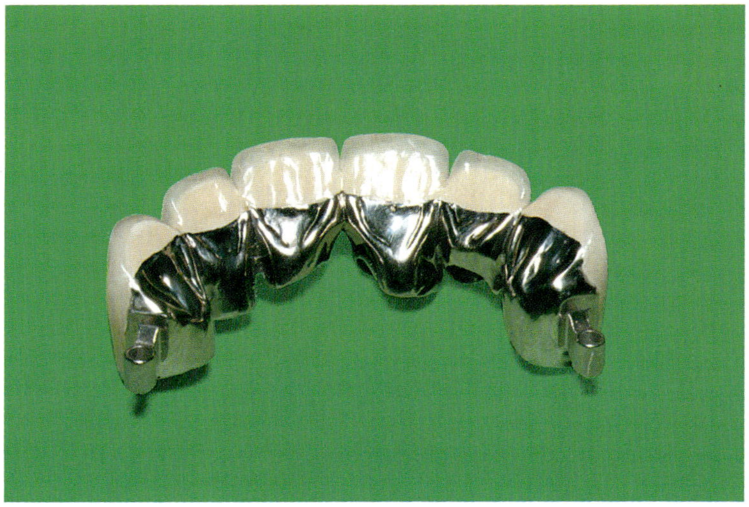

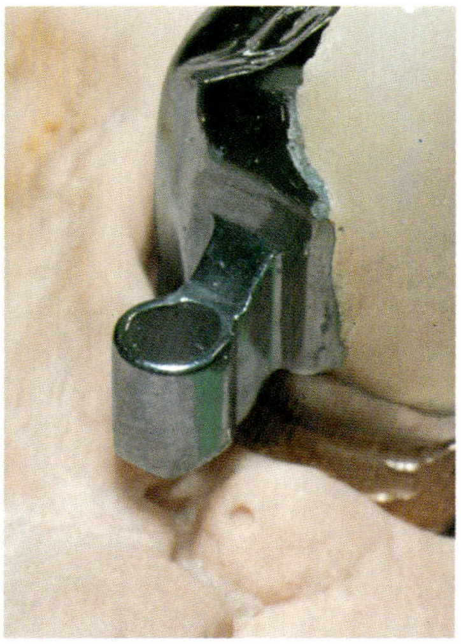

585, 586 Oralansicht des Frontblockes
Die lange Form der Pfeilerstümpfe erlaubte aus parodontaler Sicht eine optimale Anlage der extrakoronalen Geschiebepatrizen.

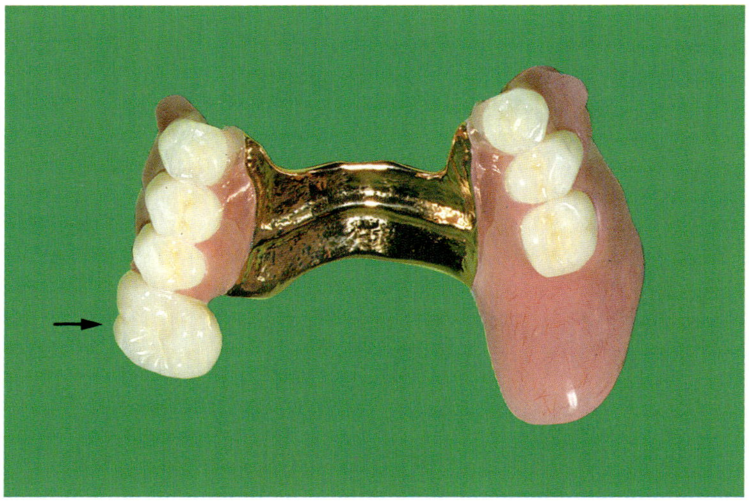

587 Aufsicht auf die Prothese
Infolge des reichlichen Platzangebotes konnte der Sekundäranker der Teleskopkrone vollständig mit Kunststoff überdeckt werden.

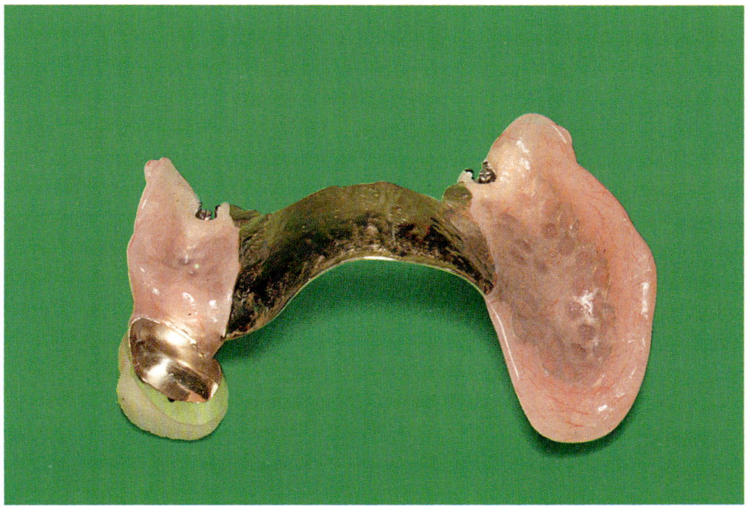

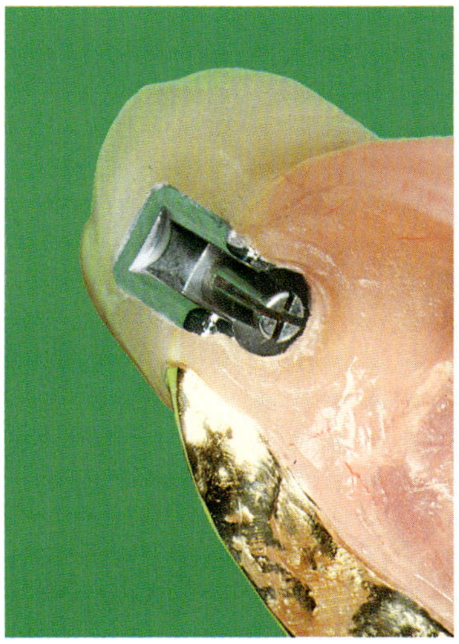

588, 589 Innenansicht der Prothese
Im rechten Bild ist deutlich die Geschiebematrize mit dem eingeschraubten frikativen Konus sichtbar. Sein kranzförmiger Schlitz erlaubt bei Bedarf eine Aktivierung.

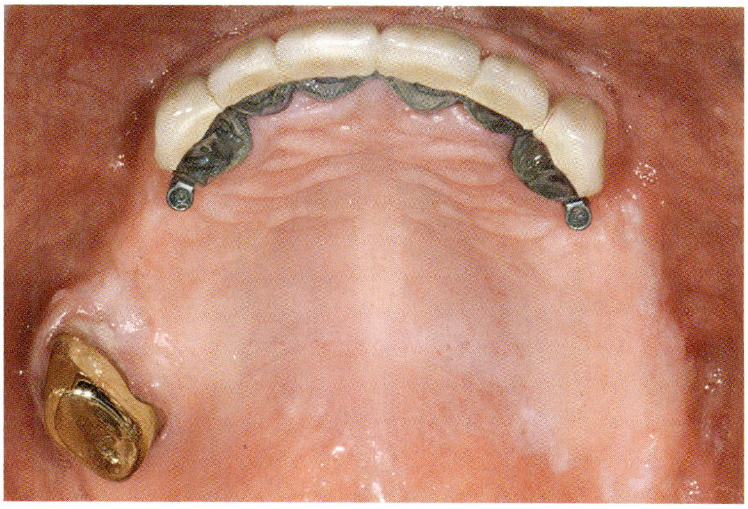

590 Aufsicht auf die Primäranker im Mund
Im Bereich des Molaren mußte vor dem Einsetzen leicht gingivektomiert werden.

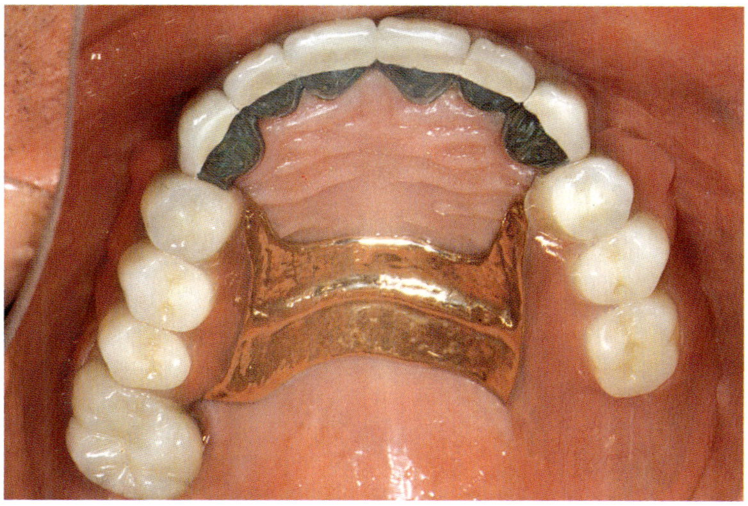

591 Eingesetzte Prothese im Mund

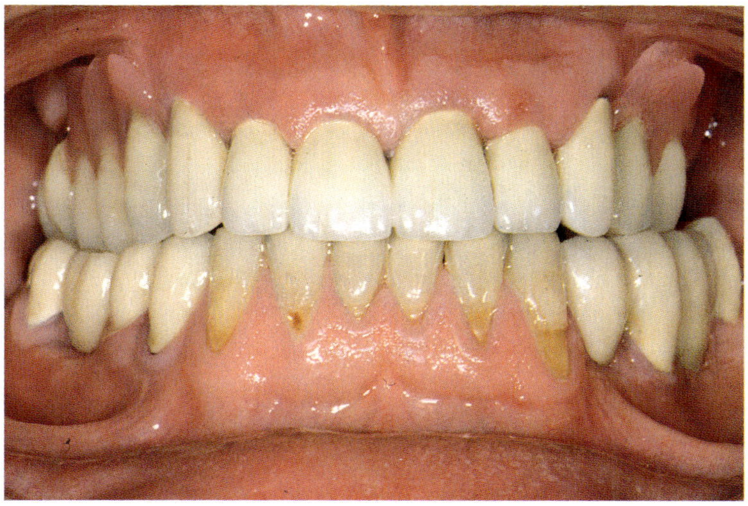

592 Frontalansicht im Mund
Aus prothetischen Gründen mußten die Zähne beidseits im Kreuzbiß aufgestellt werden.

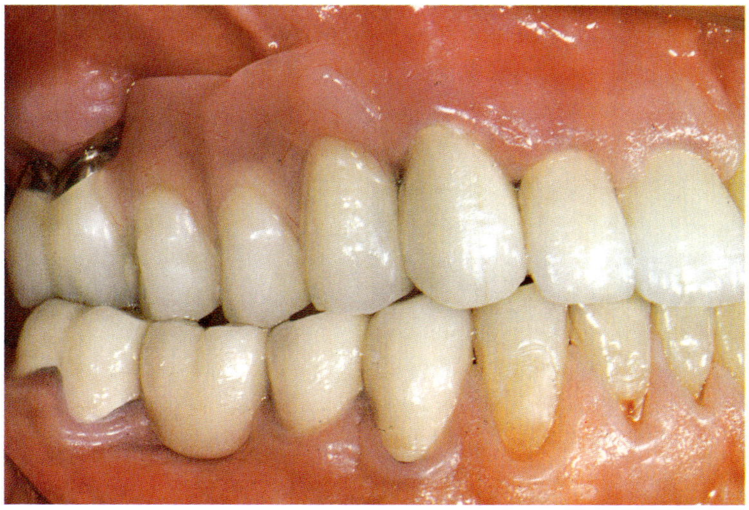

593 Rechte Seitenansicht

Mundhygiene

Beim Eingliedern einer partiellen Prothese hat eine präzise, auf die neuen individuellen Verhältnisse des Patienten abgestimmte Mundhygieneinstruktion zu erfolgen. Die Reinigung der Prothese selbst ist in diese Instruktion einzubeziehen. Sie ist mehrfach zu wiederholen und der Erfolg zu kontrollieren. Durch ein strenges *Recallsystem* überprüft der Behandler die Mitarbeit des Patienten. Bei Bedarf drängt sich eine Neuinstruktion auf.

In regelmäßigen Abständen ist zudem die professionelle mechanische Reinigung durch eine Dentalhygienikerin oder den Zahnarzt durchzuführen.

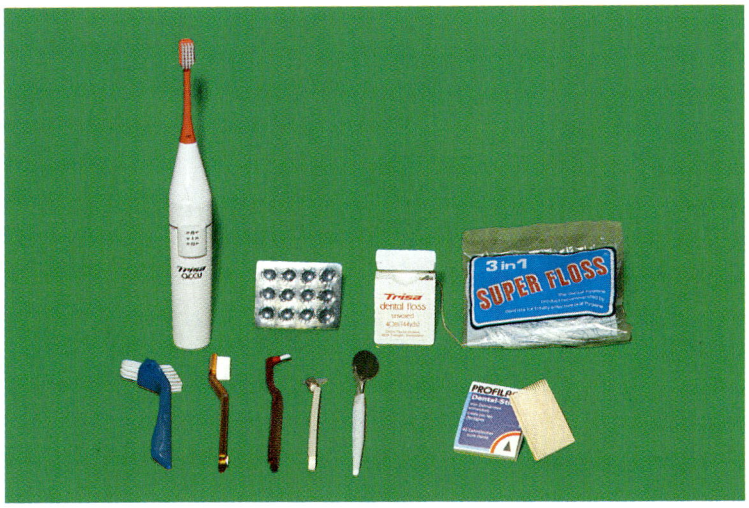

594 Hilfsmittel für eine einwandfreie Mundhygiene
Aus dem reichhaltigen Angebot sollen für jeden Patienten die für ihn adäquaten Mittel ausgewählt und ihr Gebrauch im Mund instruiert werden.

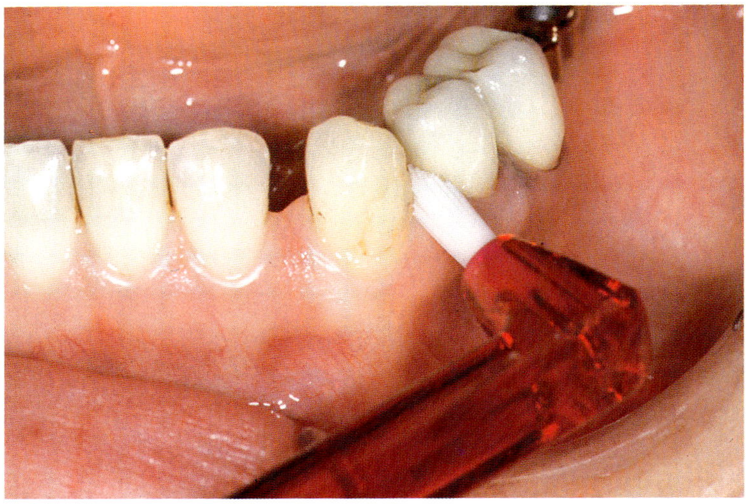
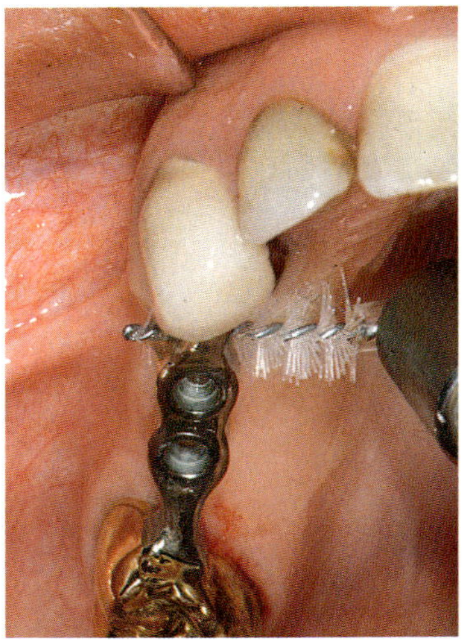

595, 596 Interdental-/ Marginalbürste
Sie eignen sich besonders zur Reinigung weit offener Interdentalräume sowie für den Bereich unter Stegen.

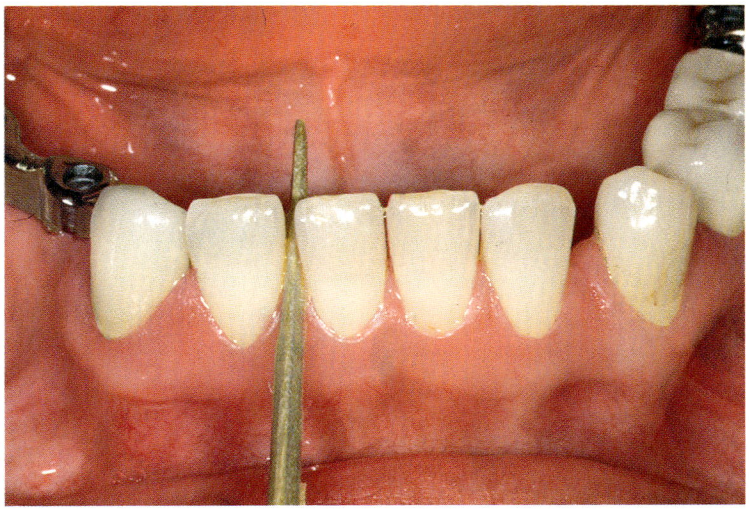

597 Zahnhölzchen
Gute Zahnstocher (z. B. Profilac von Trisa) haben eine dem Interdentalraum entsprechende dreieckige Querschnittsform. Sie dienen der zusätzlichen Plaqueentfernung.

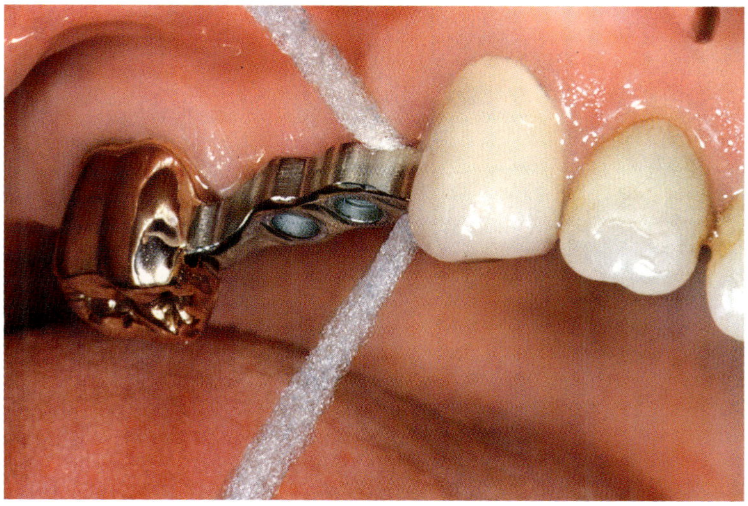

598 Zahnseiden
Für die Reinigung von Stegen und extrakoronalen Geschieben eignen sich bürstenartige Zahnseiden wie Superfloss besonders gut.

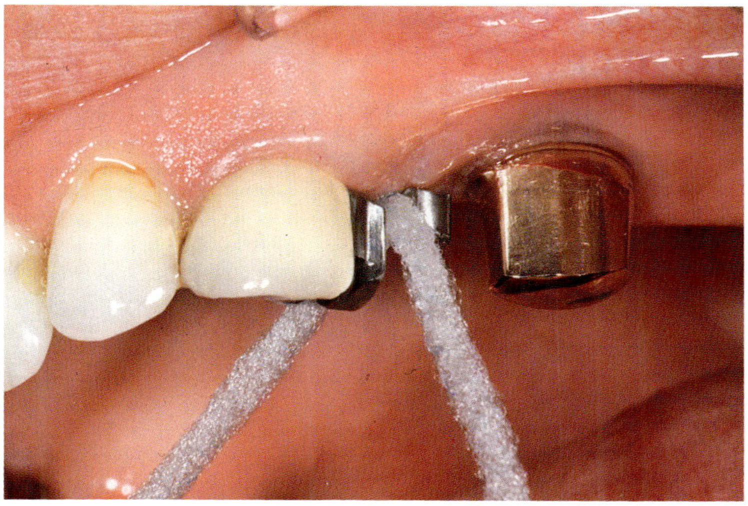

599 Anwendung von Superfloss unter extrakoronalem Geschiebe

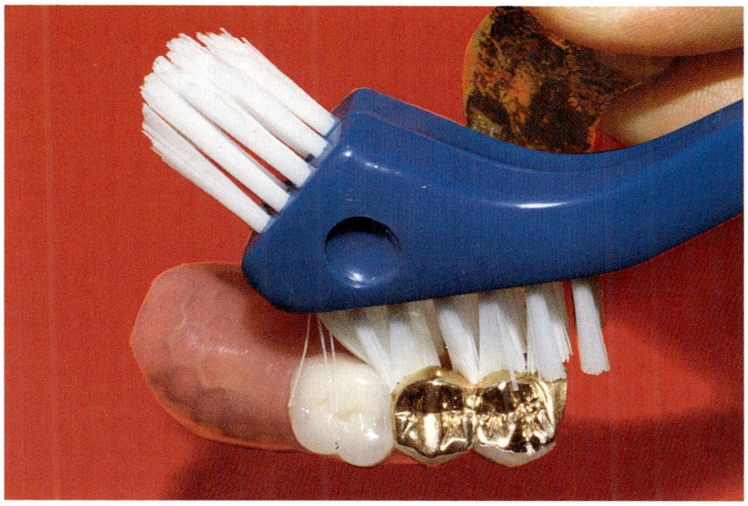

600 Prothesenbürste
Die gezielte Anwendung soll dem Patienten demonstriert werden.

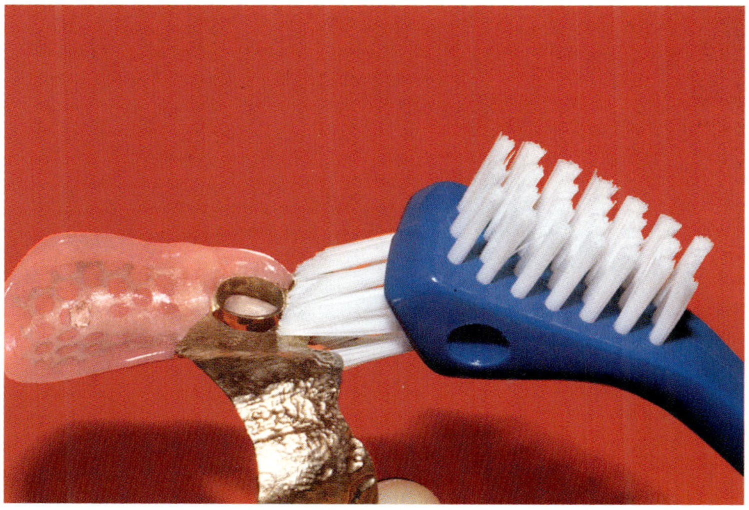

601 Speziellen Plaqueretentionsstellen und Schmutznischen, wie Geschiebematrizen, ist besondere Aufmerksamkeit zu schenken.

Prothesennachsorge

Nach der Protheseneingliederung muß der Patient durch ein Recallsystem laufend weiter betreut werden. Auf diese Weise sollen Schädigungen im Munde und an der Prothese rechtzeitig erkannt und in ihrer Progredienz verhindert werden. Auch notwendige Anpassungen und Korrekturen sind möglich, bevor sich Mißerfolge einstellen. Nachkontrollen sind individuell zu planen. Dabei spielen das Alter, der parodontale Zustand, die Kooperationsbereitschaft und die Art der Rekonstruktionen eine ausschlaggebende Rolle. Initial sind Recallsitzungen in Abständen von drei bis vier Monaten, bei guter Mitarbeit alle sechs Monate angezeigt.

Neben einer laufenden periodischen Kontrolle der Mundhygiene sind vor allem die Konstruktionselemente einer partiellen Prothese stetig zu überwachen. Es sind dabei besonders die frikativen und retentiven Anteile (Rückstellfedern bei Gelenken, Federn bei Bolzenschlössern usw.) auf ihre Funktion zu überprüfen. Da die meisten konfektionierten Verankerungselemente teilweise auswechselbar sind, ist ein Ersatz jederzeit möglich.

Besonders gefährdeten Stellen der marginalen Gingiva, speziell im Bereich der Verankerungselemente, ist ein stetes Augenmerk zu schenken.

Auch die Schleimhaut unter den Stabilisierungselementen (Transversal- oder Lingualbügel) und die durch die Prothesensättel bedeckten Alveolarkämme müssen kontrolliert werden. Häufig drängen sich *Unterfütterungen* auf. Neben sorgfältigen *Okklusionskontrollen* sind auch *Röntgenaufnahmen* und *Vitalitätsprüfungen* der Pfeilerzähne unerläßlich.

Nur eine einwandfreie Pflege und laufende Überwachung bieten Gewähr für eine langfristige optimale Funktion der Prothesen sowie für die langdauernde Gesunderhaltung aller Strukturen des stomatognathen Systems.

Der hohe Arbeits- und Kostenaufwand muß sich über eine lange Periode lohnen.

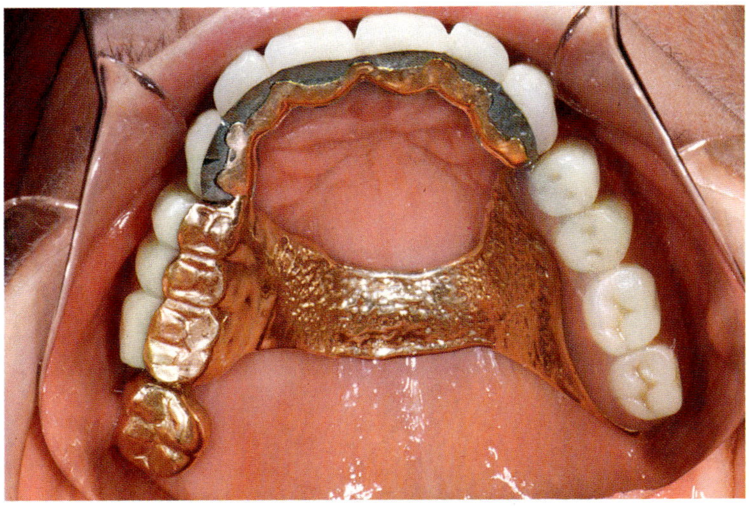

602 Mangelnde Prothesennachsorge
Bei dieser unzweckmäßig konstruierten Kombinationsprothese ist der Frontblock durch einen gefrästen Steg mit der Krone 17 verbunden (vgl. Abb. 603). Die Prothese wird mittels einer gefrästen Schulter-Rillen-Schiene und einer Steghülse auf der Primärkonstruktion befestigt.

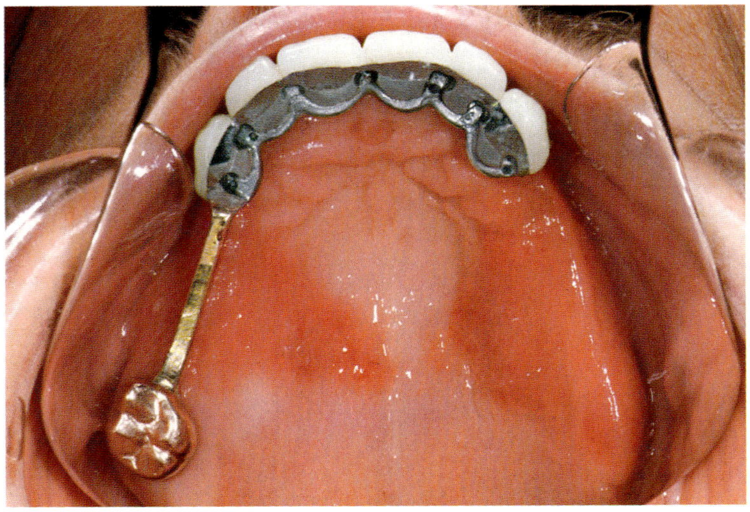

603 Durch Absinken des Sattels und Abkippen der Schiene stellten sich ausgeprägte entzündliche Veränderungen an der Gaumenschleimhaut ein. Eine laufende Überwachung der Arbeit und notwendige Unterfütterungen hätten dies vermieden!

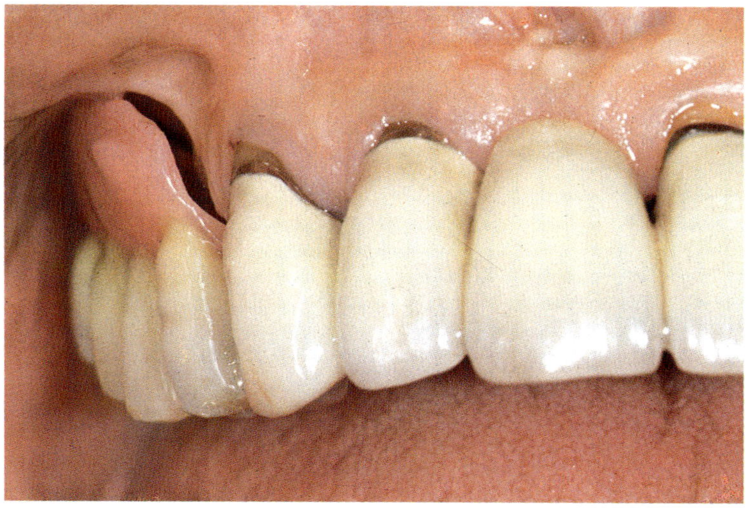

604 Korrektive Unterfütterung Bei der Sanierung des definitiven Restzahnbestandes im Rahmen der Sofortmaßnahmen mußten beidseits Extraktionen im Seitenzahnbereich durchgeführt werden. Nach postoperativen, resorptiven Veränderungen des Alveolarknochens liegen die Sattelpartien teilweise hohl.

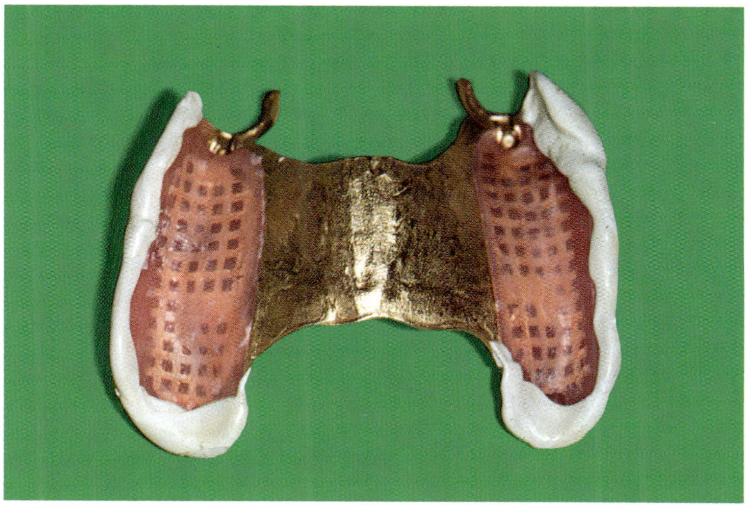

605 Die Ränder werden mit thermoplastischer Kerr-Masse funktionell abgeformt.

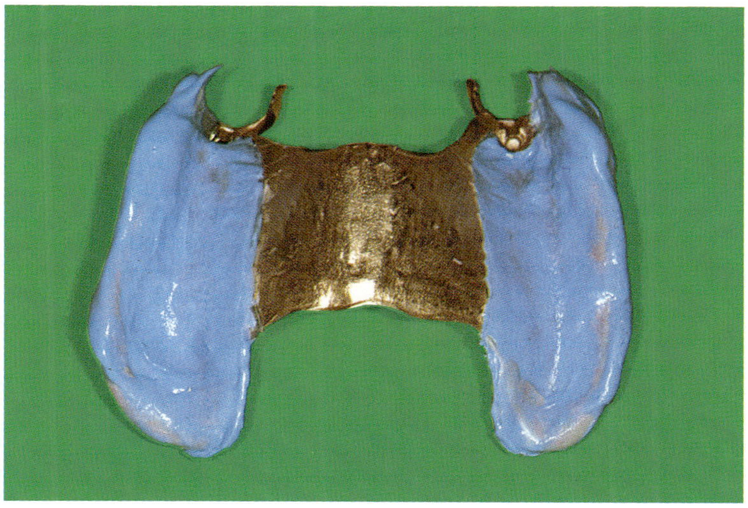

606 Die Unterfütterungsabformung geschieht am besten mit einer mittelfließenden **Polyvinylsiloxanmasse,** z. B. President regular body.

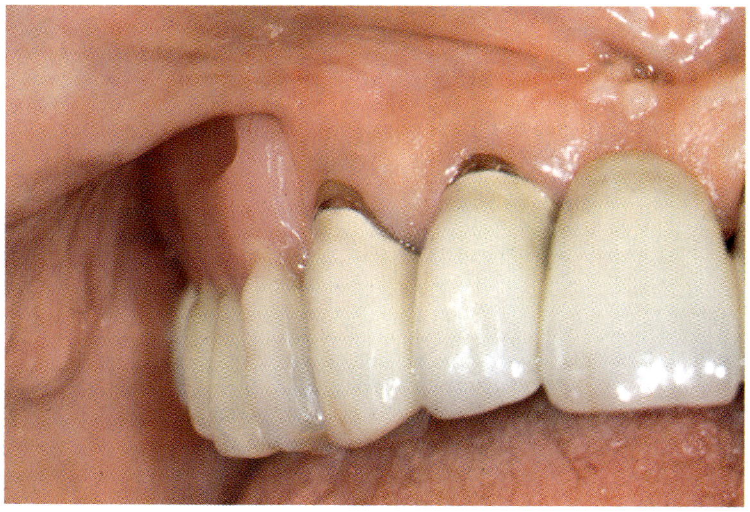

607 Die neu unterfütterten Sattelpartien gewährleisten einen spaltfreien Sitz. Die Arbeit erfüllt jetzt wieder die Anforderungen an eine gemischt gestützte Prothese.

Lösungskonzepte

Für die prothetische Versorgung jedes Restzahngebisses existieren grundsätzlich mehrere Lösungsmöglichkeiten. Diese können Alternativen oder nur Varianten einer Lösung sein.

Der definitive prothetische Entschluß wird geprägt durch das Abwägen der Vor- und Nachteile der in Frage kommenden Lösungskonzepte. Dabei spielt die Beurteilung individueller Gegebenheiten, wie z.B. allgemeiner Gesundheitszustand, parodontale, okklusale und funktionelle Verhältnisse, eine Rolle. Letztlich wird die Auswahl aber oft durch die ökonomische Situation des Patienten begrenzt.

Es ist daher nie möglich, Rezepte vorzustellen. Im folgenden Abschnitt sollen für das anteriore Restgebiß im Oberkiefer lediglich einige, in der Praxis bewährte Konzepte vorgestellt werden.

608 Frontales Restgebiß Lösung 1 mit Modellgußprothese

Bei parodontal einwandfreiem frontalem Restzahnbestand mit günstigen Wurzelformen kann von einer primären Verblockung der Frontzähne abgesehen werden. Es genügt, nur die posterioren Zähne zur Verankerung herbeizuziehen.

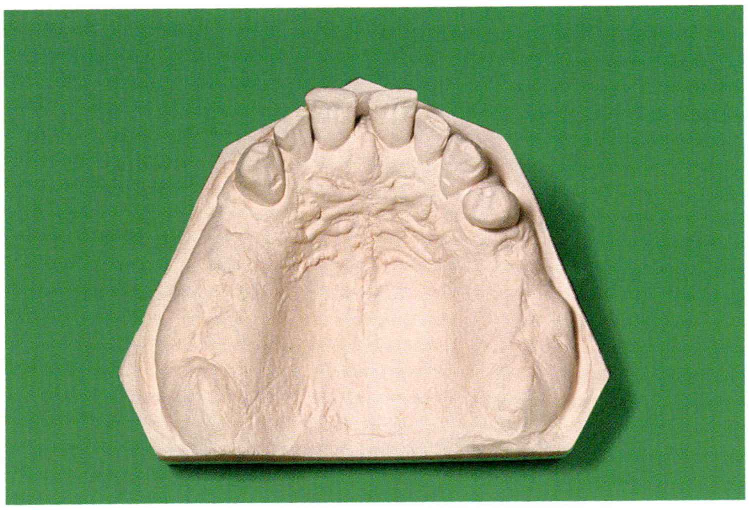

609 Auch eine **Modellgußprothese** als soziale Mindestlösung stellt bei geeigneter Klammerplanung und zweckmäßigem Chassisdesign eine sowohl funktionell als auch ästhetisch vertretbare Lösung dar.

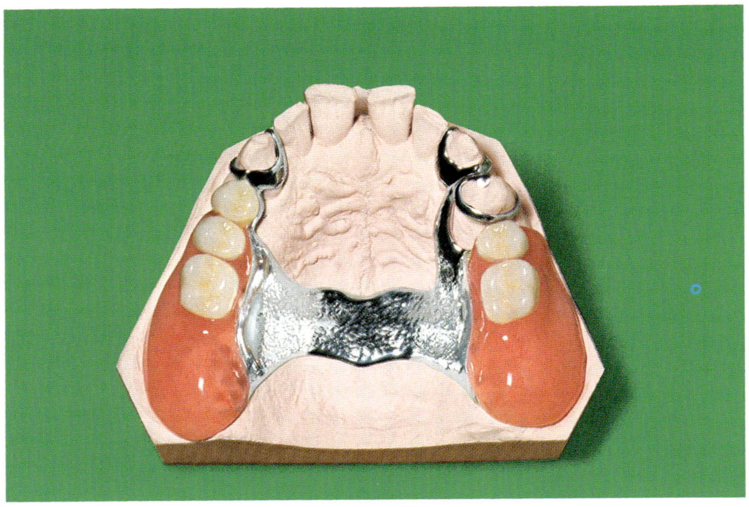

610, 611 Durch die Gestaltung eines **Pontics** im ersten Quadranten konnten sowohl ästhetisch als auch parodontalhygienisch gute Verhältnisse geschaffen werden.

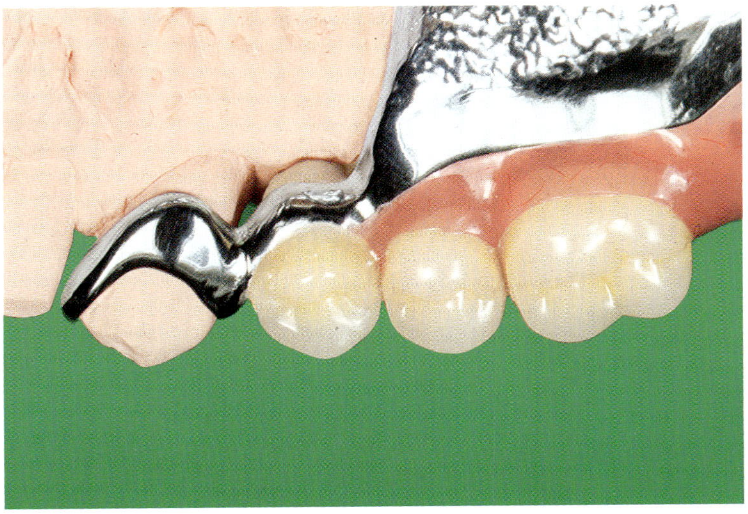

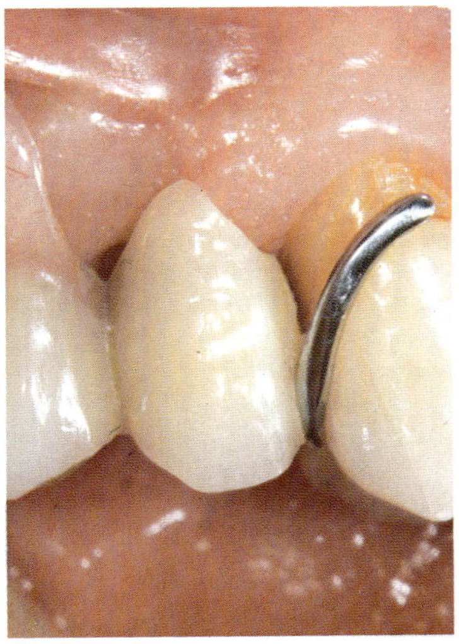

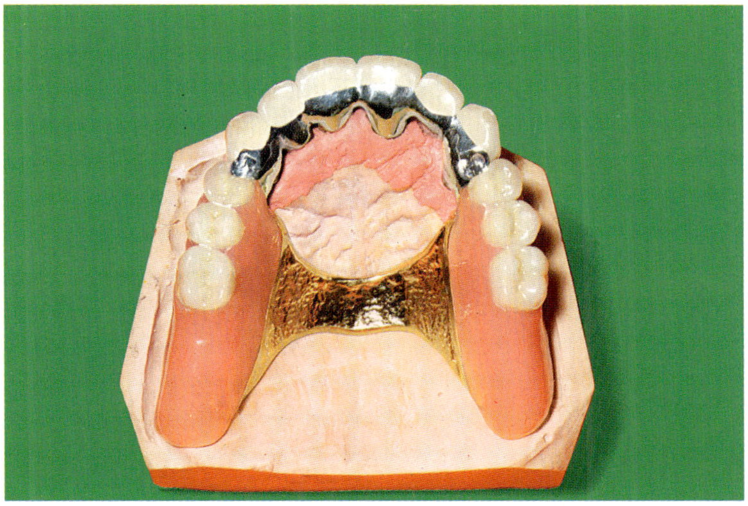

612 Frontales Restgebiß
Lösung 2 mit Profilgeschieben

Eine **primäre Verblockung** ist angezeigt bei größerem knöchernem Attachmentverlust und/oder ungünstigen Wurzelformen. In vorliegendem Beispiel fehlt zudem der linke laterale Schneidezahn, was ohnehin die Versorgung mit einer festen Brücke erfordert.

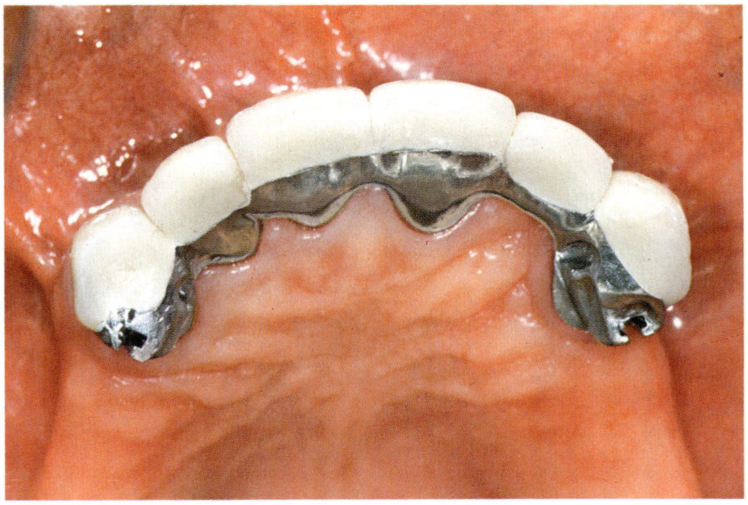

613 Frontverblockung mit parakoronalen Profilgeschieben
Das Platzangebot der langen klinischen Kronen ermöglichte einen parodontal vertretbaren Einbau von McCollum-Geschieben.

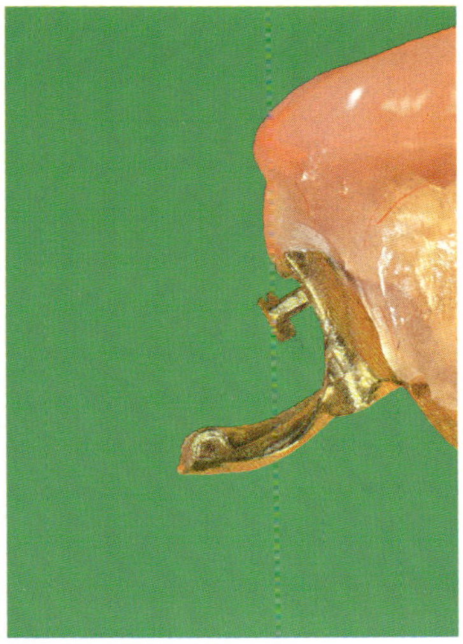

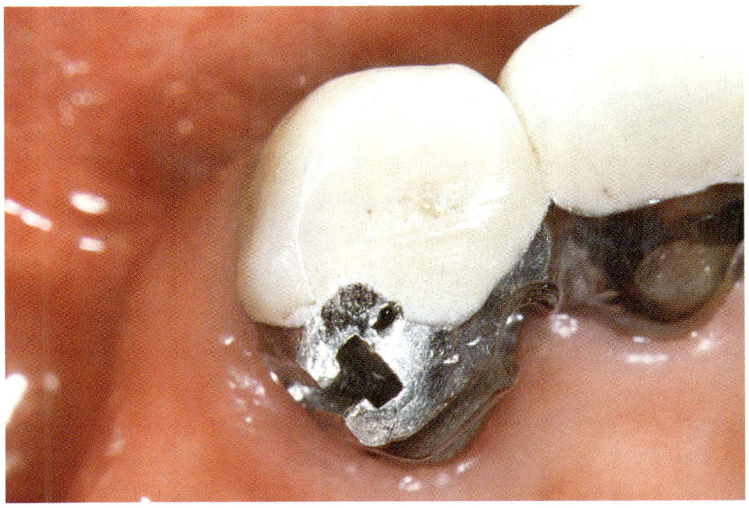

614, 615 Die Dimension der Geschiebematrize und der zur Stabilisierung nötige Umlauf (links) führten zwangsläufig zu einer gewissen Überkonturierung der Ankerkrone.

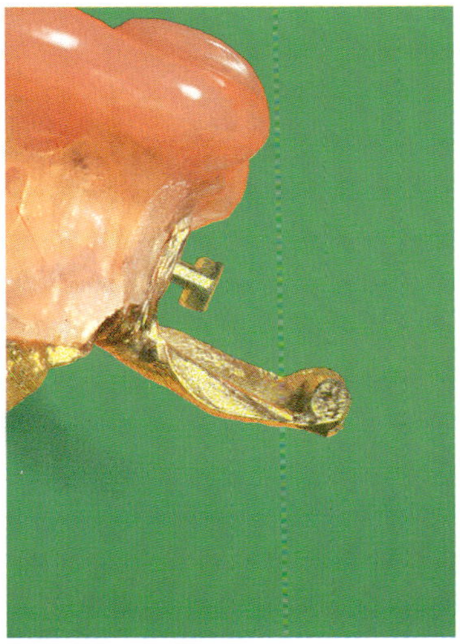

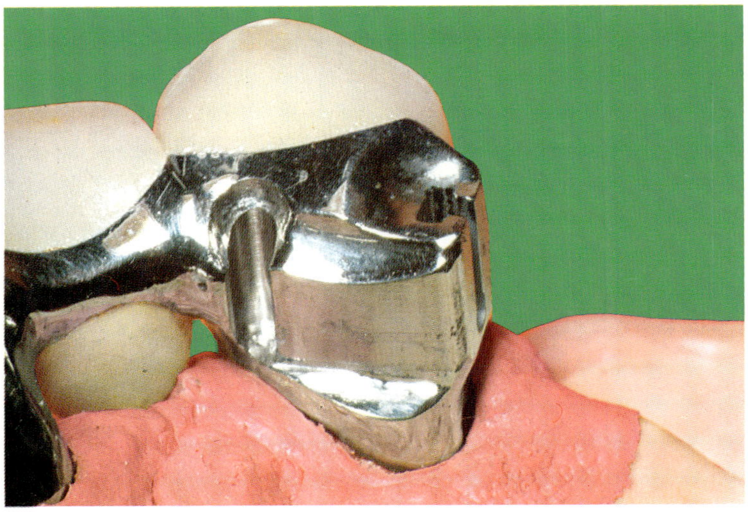

616, 617 Führungs- und Stabilisierungsfräsung
Deutlich sichtbar sind die mesiale Führungsrille mit Einführtrichter, die zervikale Schulter sowie das distale Geschiebe mit seiner Einführhilfe.

618 Frontales Restgebiß Lösung 3 mit extrakoronalen Geschieben

Ähnlich wie bei Lösung 2 präsentiert sich die vorliegende Situation. Die Schaltlücke im frontalen Restgebiß muß auf jeden Fall mit einer festen Brücke geschlossen werden. Zusätzlich drängt sich aus prothesendynamischen Gründen eine Verblockung des ganzen Restzahnbestandes auf.

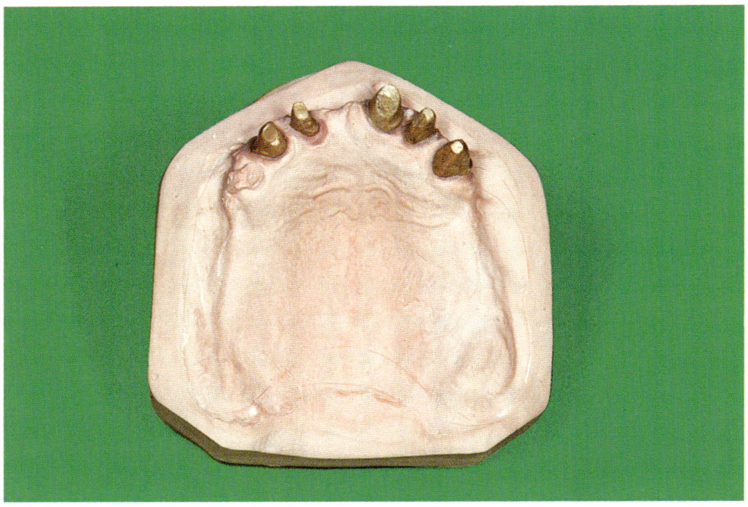

619, 620 Frontblock mit extrakoronalen Geschieben
Die extrakoronalen Regulex-Geschiebe konnten ohne Überkonturierung der Ankerkronen äußerst parodontalschonend eingebaut werden (rechts).

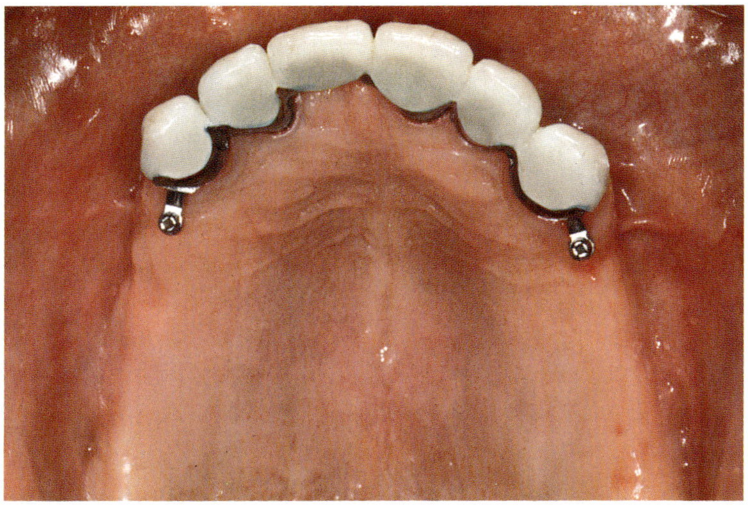

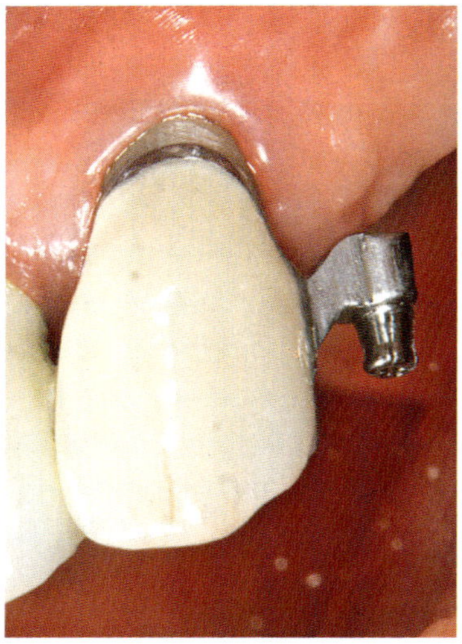

621 Parodontal günstige Präparationsgrenze
Bei diesem älteren Patienten konnte konsequent supragingival präpariert werden. Es wurde deshalb die akzentuierte Hohlkehlpräparation mit Federrand gewählt. Diese Randlage und weit offene Spülräume (siehe Interdentalkeile!) garantieren optimale parodontale Reinigungsmöglichkeit.

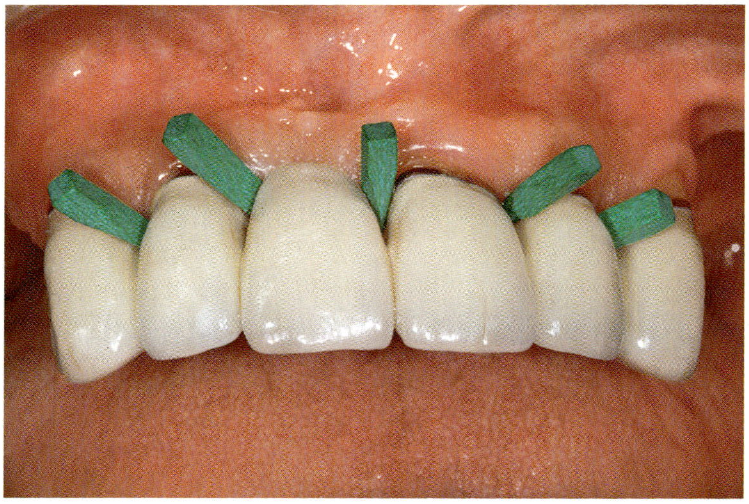

622 Aufgesetzte bilaterale Verlängerungsprothese im Mund

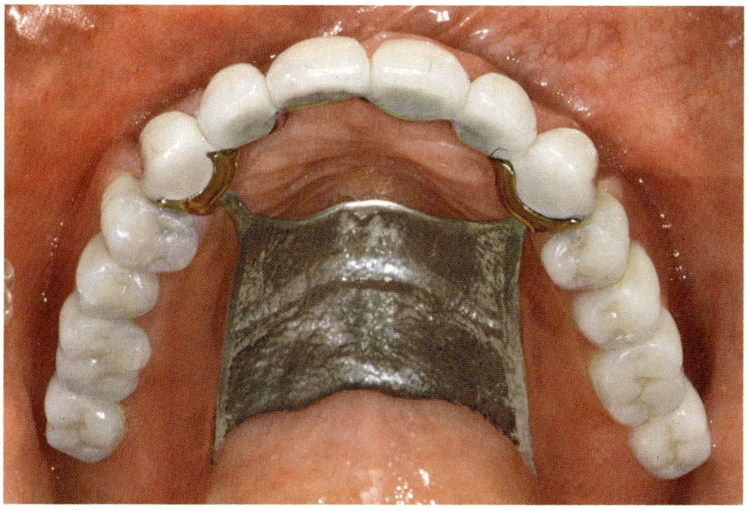

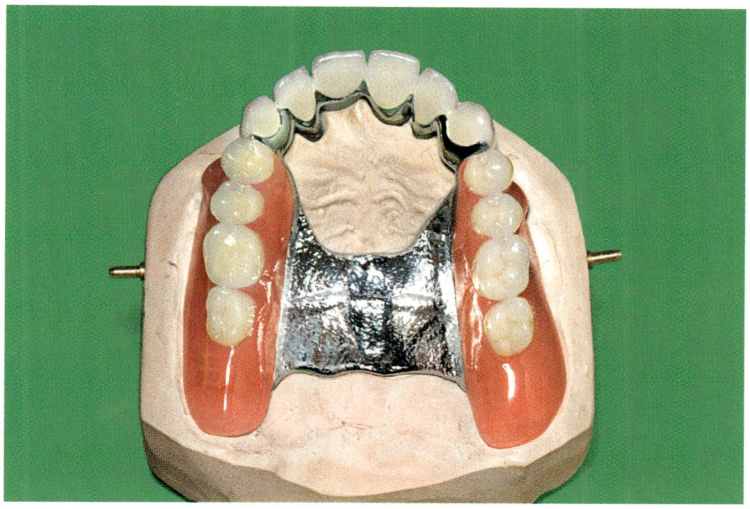

623 Gleiche Arbeit auf dem Modell. Um den Prothesenkörper möglichst leicht und grazil zu gestalten, wurde das Versteifungselement in einer Chrom-Kobalt-Legierung gegossen und mit der Verankerung verlötet.

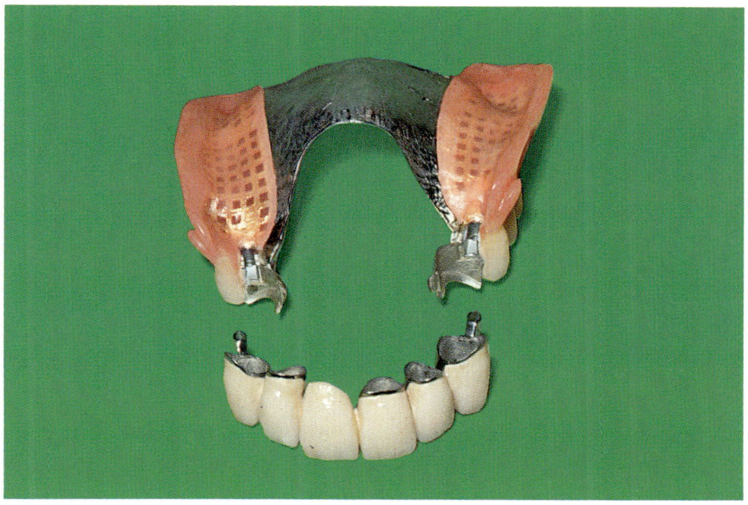

624 Primär- und Sekundärkonstruktion

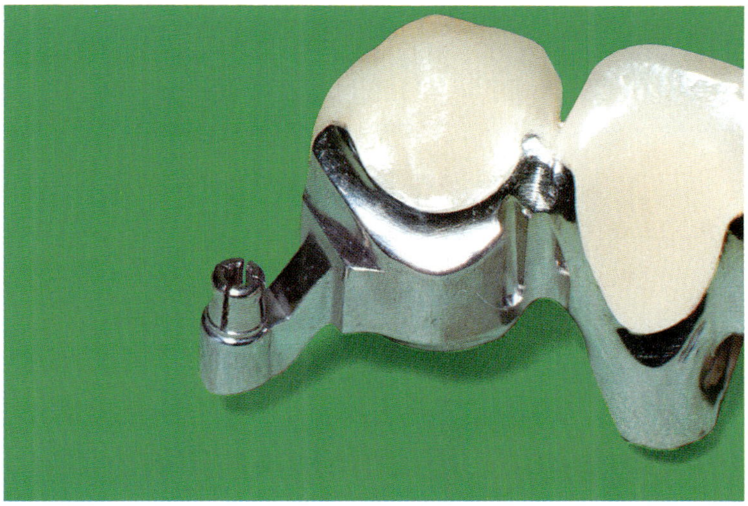

625 Extrakoronales Regulex-Geschiebe an Ankerkrone mit Führungs-, Stabilisierungsfräsung und inzisaler Schulter

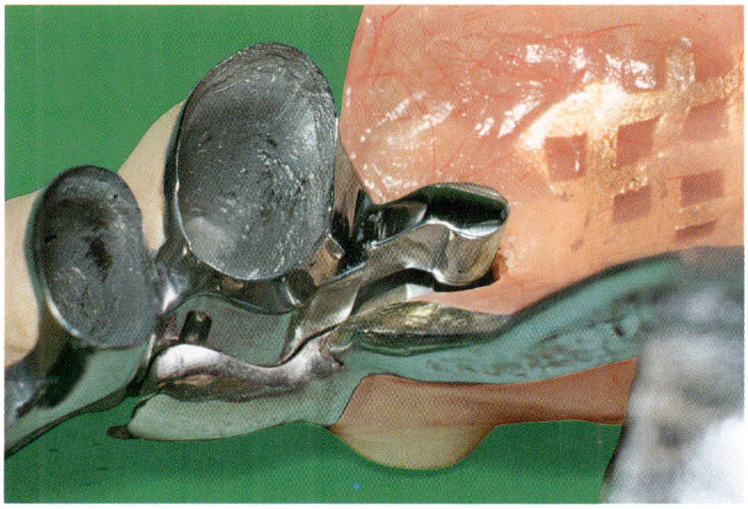

626 Bei der **Vereinigung** übernimmt primär der Umlauf, sekundär der Körper des Geschiebes die Einführsicherung.

627 Frontales Restgebiß Lösung 4 mit Profilgeschieben in Extensionsbrückenkörpern

Der schlechte parodontale Zustand der sechs Restzähne dieser 55jährigen Patientin erforderte umfangreiche parodontale Sanierungsmaßnahmen. Aufgrund des Attachmentverlustes war eine primäre Verblockung aller Frontzähne in diesem Fall unumgänglich, um den Kaukräften auf die bilaterale Verlängerungsprothese genügend Widerstand zu leisten.

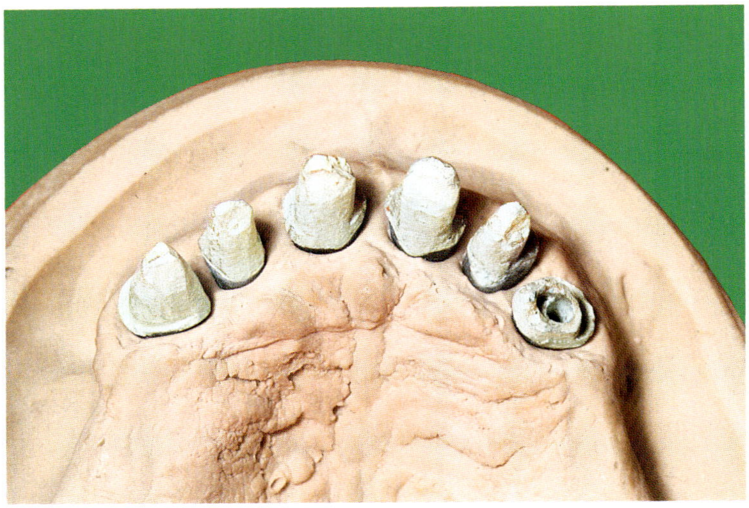

628 Ein **Langzeitprovisorium** auf den supragingival präparierten Pfeilern überbrückt die Zeit bis zur Fertigstellung der definitiven Arbeit.

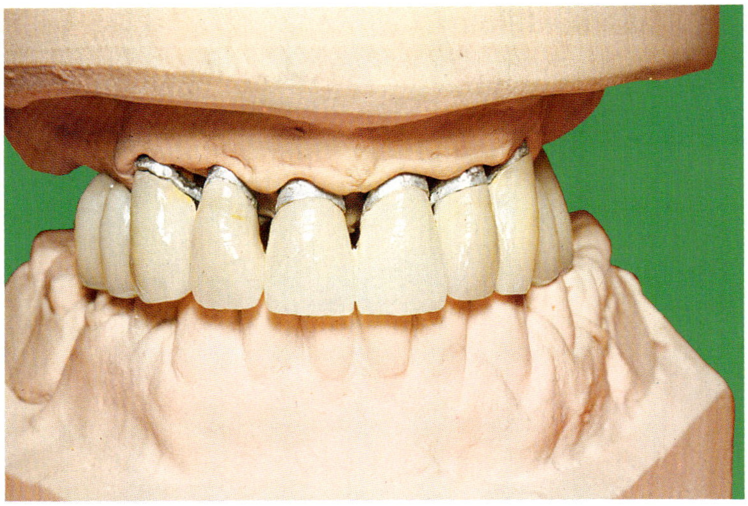

629 Innenansicht des Langzeitprovisoriums
Um die okklusale Abstützung zu garantieren, wurde das Provisorium als bilaterale Extensionsbrücke gestaltet. Die Kunststoffverblendungen wurden wie später das Porzellan direkt auf die Stufe aufgebracht.

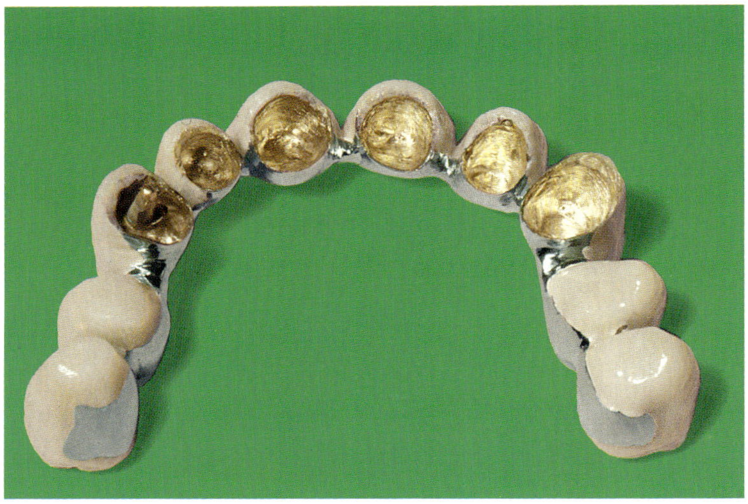

630, 631 Definitiver Frontblock
Die beiden McCollum-Geschiebe wurden in den Extensionsbrükkenkörpern eingegossen. Zusätzliche Führungs- und Stabilisierungsfräsungen sichern das Geschiebe.

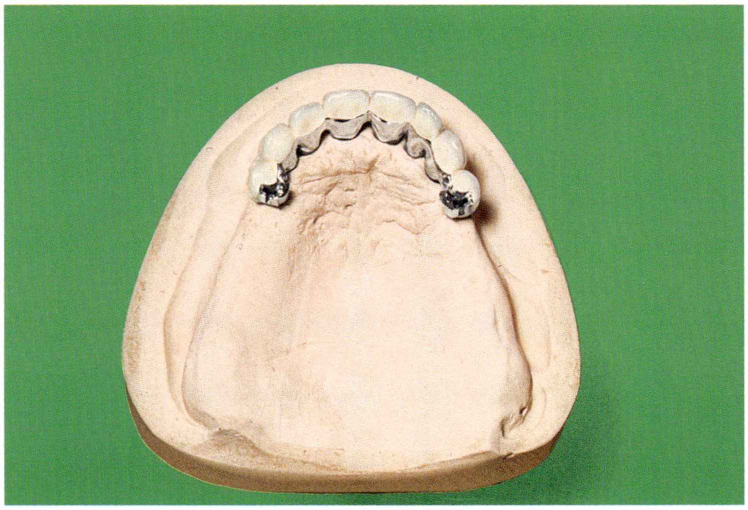

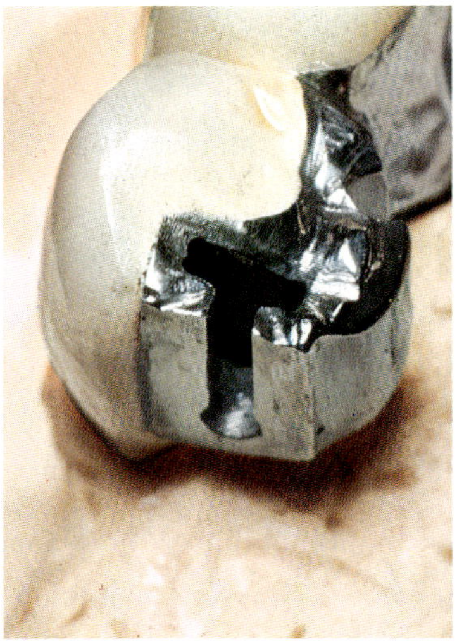

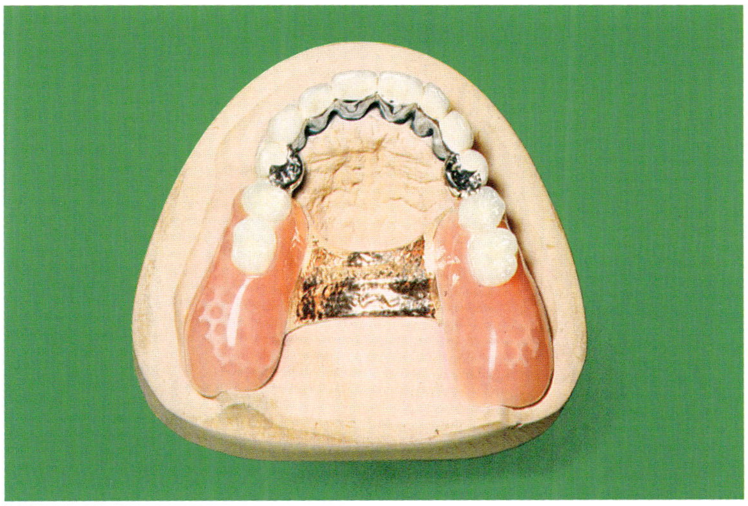

632 Frontblock mit aufgesetzter Prothese auf dem Modell
Der Geschiebeeinbau in Extensionsbrückenkörpern ist nur anzuwenden, wenn die retrudierte Kontaktposition mit der Interkuspidation koinzidiert und kein Overjet besteht.
Liegen im Frontzahnbereich keine okklusalen Kontakte vor, so führen exzessive Hebelwirkungen beim Kauen zu Spannungen im Frontblock. Das Ablösen einzelner Anker von den Pfeilerzähnen und Absplitterung von Porzellanteilen sind mögliche Folgen.

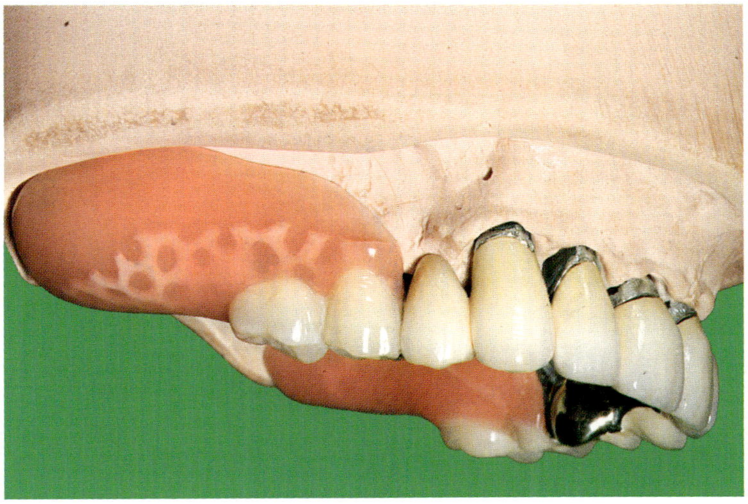

633 Der Einbau von Geschieben in Extensionsbrückenkörpern ermöglicht deren „parodontalferne" Anlage. Alle Elemente der prothetischen Konstruktion können daher ästhetisch und parodontal einwandfrei gestaltet und kombiniert werden.

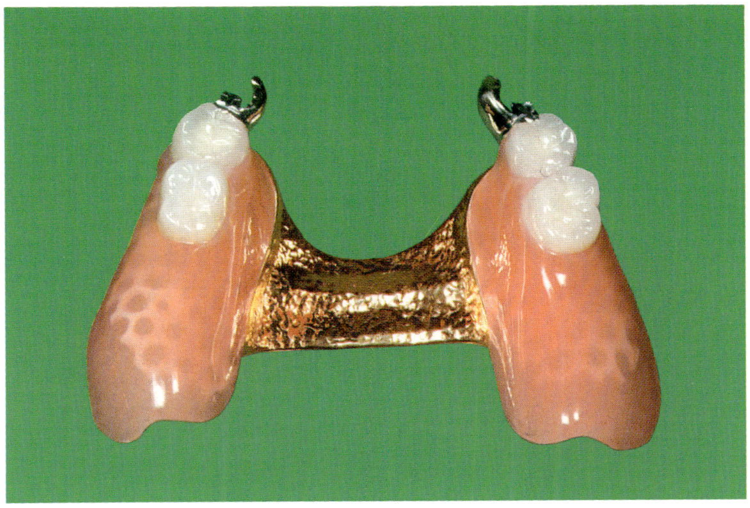

634 Aufsicht auf die Prothese
Die stark verkürzte künstliche Zahnreihe bei maximal extendierten Sätteln kommt in diesem Fall besonders gut zur Darstellung.

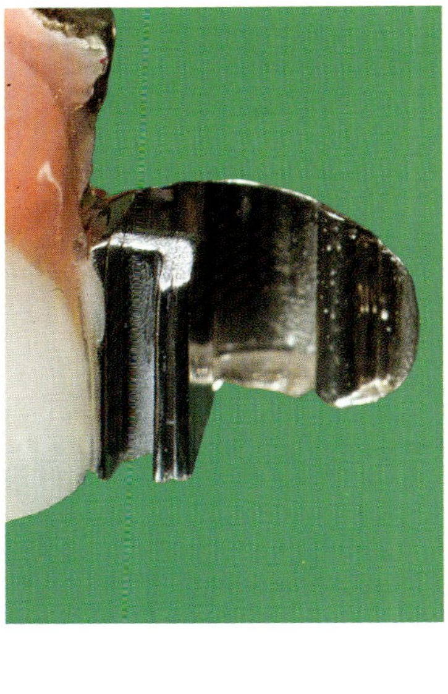

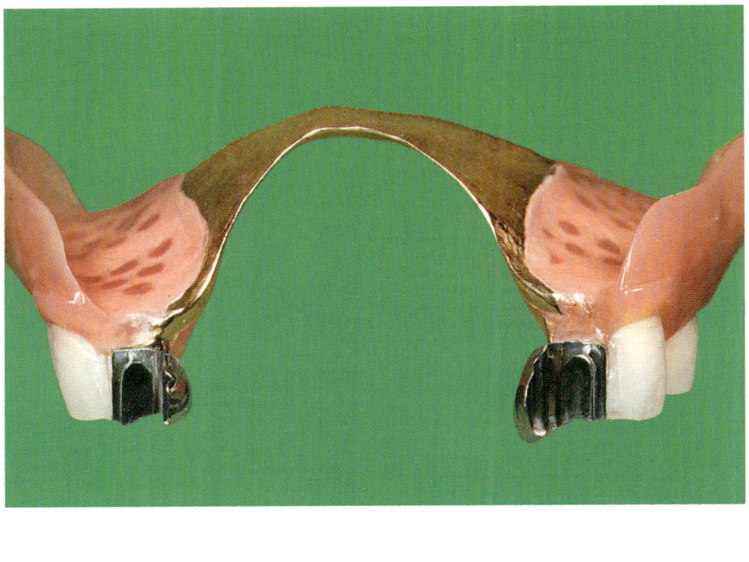

635, 636 Profilgeschiebe nach McCollum mit Umlauf

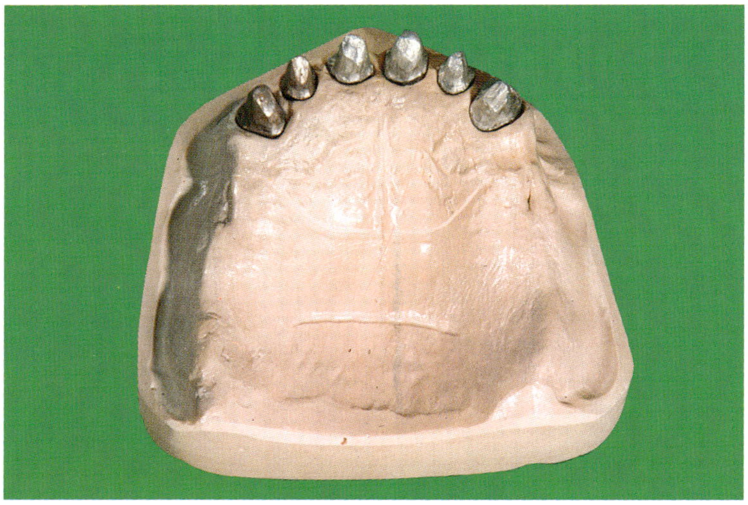

637 Frontales Restgebiß Lösung 5 mit extrakoronalen Geschieben an Extensionsbrückenkörpern

Gleiche Ausgangslage wie bei Lösungsbeispiel 4

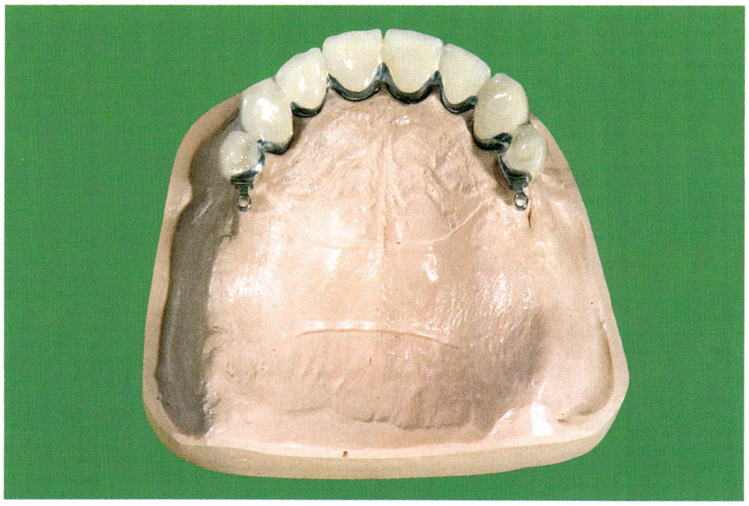

638 Frontblock mit Metallkeramikkronen und Extensionsbrückenkörpern mit eingegossenen extrakoronalen Conex-Geschieben

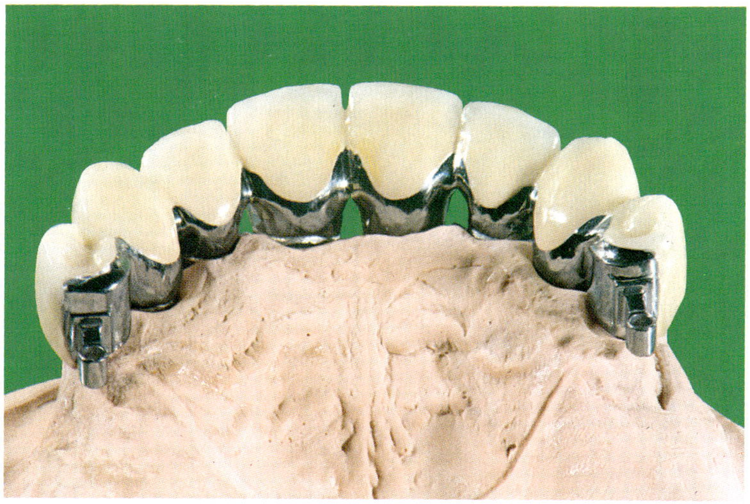

639 Bei der Verblockung der Frontzähne konnten optimale **interdentale Spülräume** gestaltet werden.

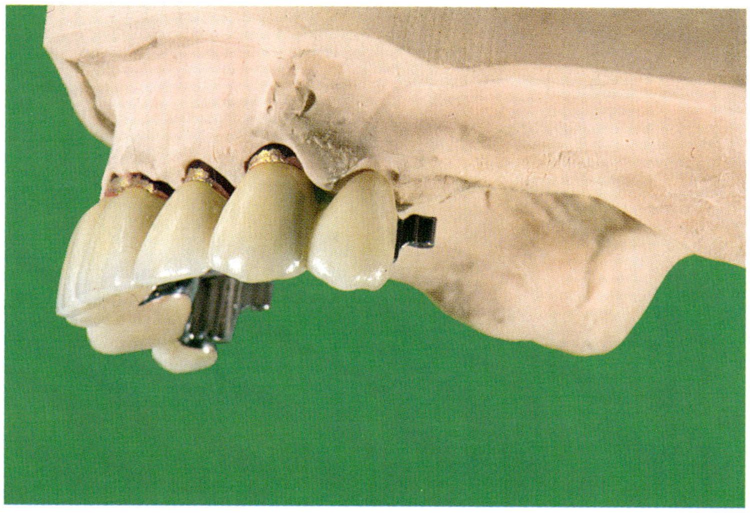

640 Auch in diesem Beispiel kommt deutlich die **parodontal zweckmäßige Konstruktion** zum Ausdruck.

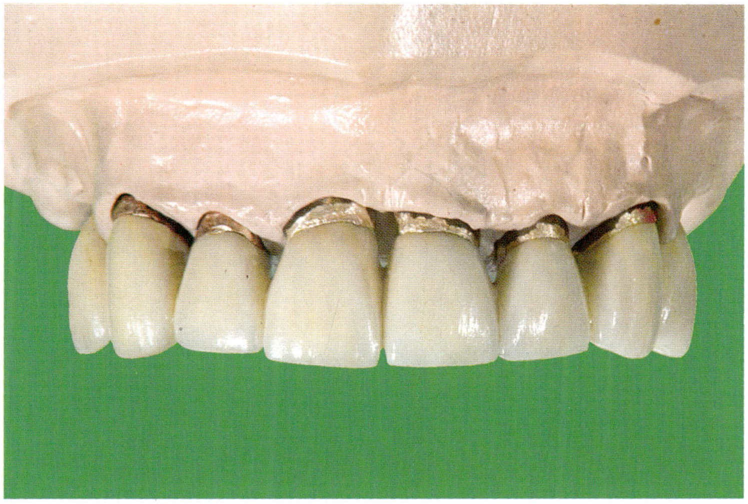

641 Das direkt aufgebrannte Porzellan garantiert bei supragingivaler Stufenpräparation eine gute Ästhetik.

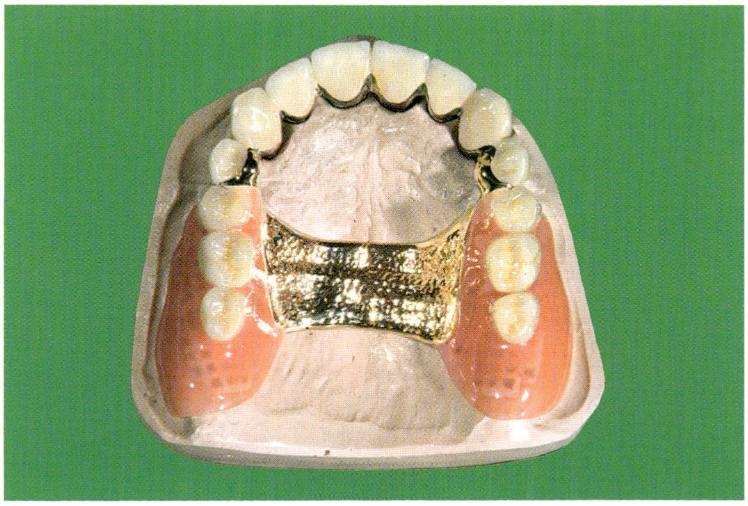

642 Frontblock mit aufgesetzter Prothese
Auch hier muß die Anforderung gestellt werden, daß die gesamte Front in zentrischen Verhältnissen an der Okklusion beteiligt ist.

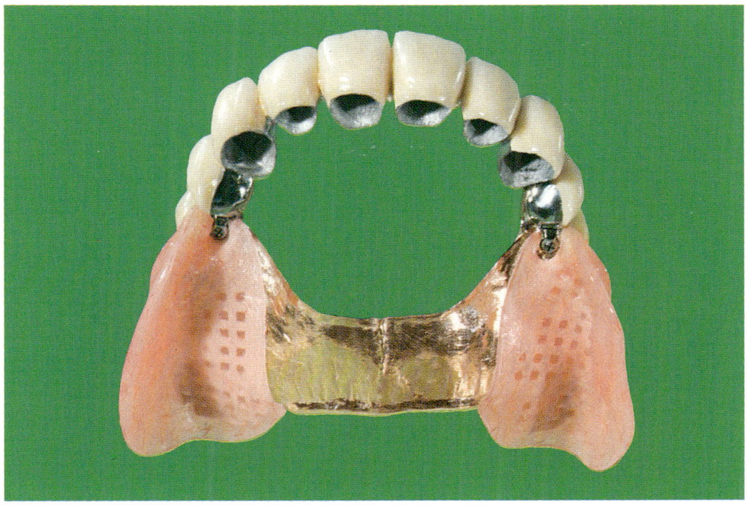

643 Innenansicht der Vereinigung von Frontblock und Suprakonstruktion

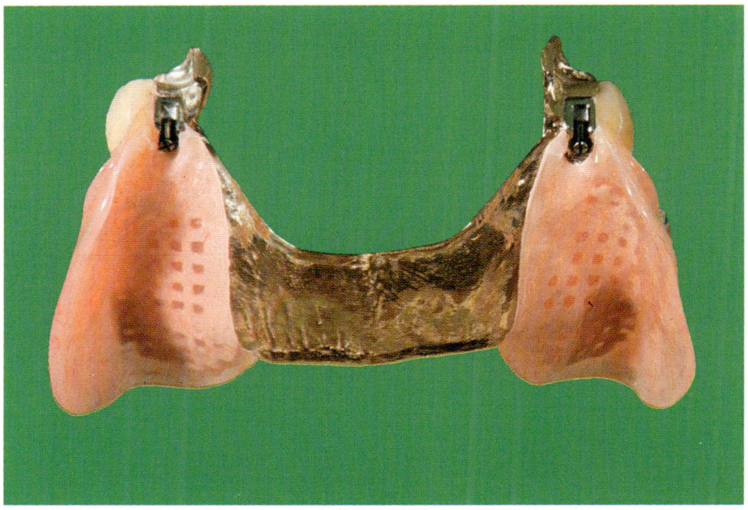

644 Innenansicht der Prothese
Die Stabilität der Conex-Verankerungen wurde durch eine Stabilisierungsfräsung in den Extensionsbrückenkörpern mit Umlauf vergrößert.

645 Frontales Restgebiß
Lösung 6 mit Teleskopkronen

Das parodontal gesunde Restgebiß mit günstigen Wurzelformen und ohne Attachmentverlust erlaubte, auf die primäre Verblokkung der Front zu verzichten. Als besonders parodontalfreundlich bietet sich in solchen Situationen die sekundäre Schienung mit Teleskopkronen an.

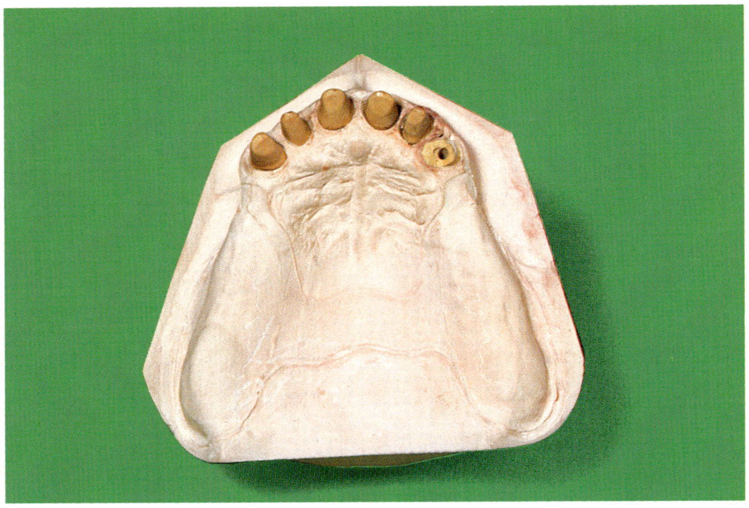

646 Verlängerungsprothesen bei langen zahnlosen Kieferabschnitten bedingen durch ihr Eigengewicht und bei Kaubelastung große Hebelwirkungen auf die Verankerung. Aus diesem Grund müssen die Kräfte auf alle Restzähne verteilt werden.

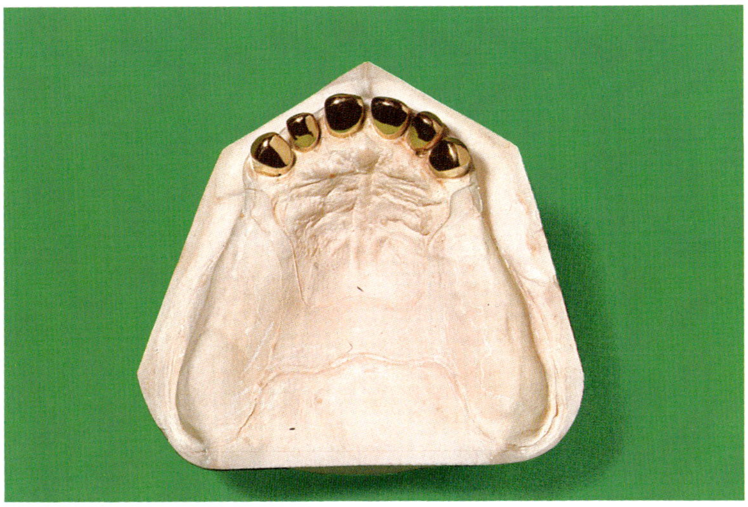

647 Der erforderliche Prothesenhalt wurde durch sechs **Teleskopkronen** erreicht. Speziell bei Zähnen mit gesundem Parodont und kurzen klinischen Kronen sind Teleskope den Konuskronen vorzuziehen.

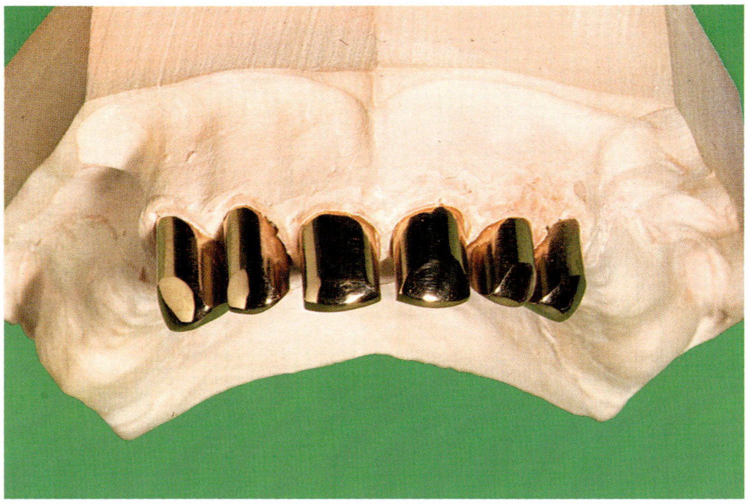

648 Detailansicht der zylindrischen **Primäranker**

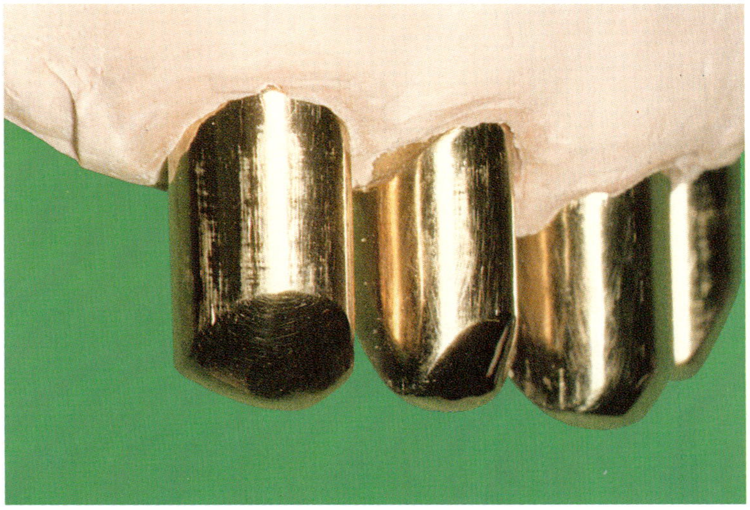

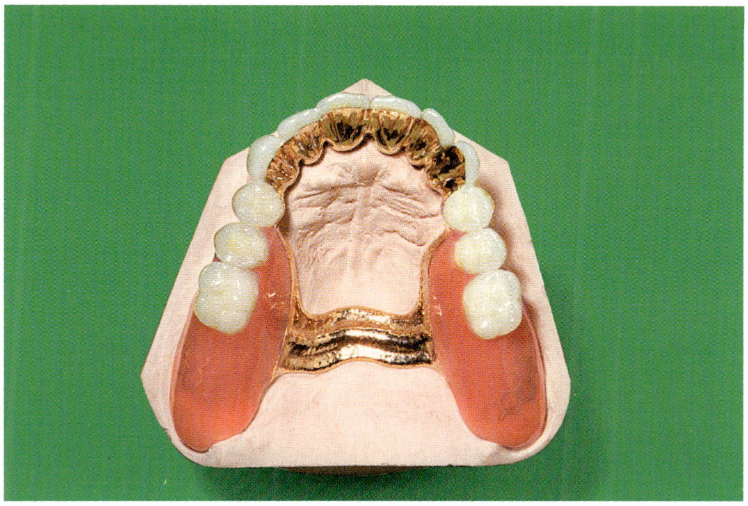

649 Aufgesetzte **Teleskopprothese** auf dem Modell

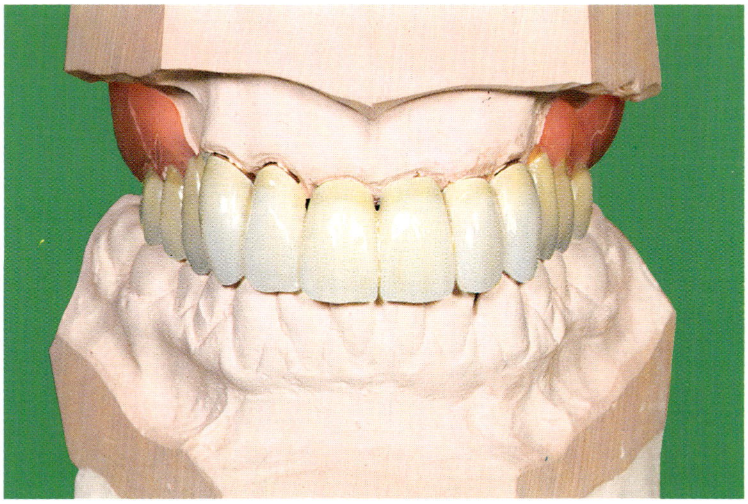

650 Frontalansicht
Durch eine geschickte Präparationsform (zirkuläre Hohlkehle) können auch im Frontbereich Überkonturierungen durch Doppelkronen weitgehend vermieden werden.

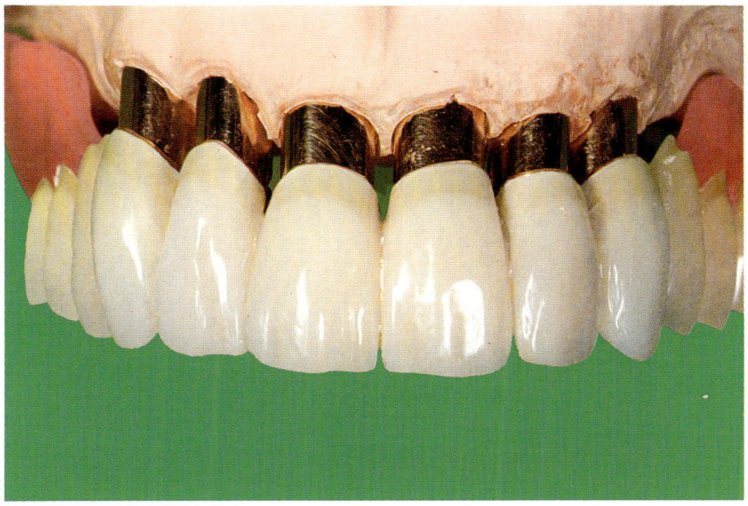

651 Um spannungsbedingten Absplitterungen in Verblendungen bei der Vereinigung und dem Lösen von Primär- und Sekundärankern vorzubeugen, sind **Kunststoffverblendungen** dem Porzellan vorzuziehen.

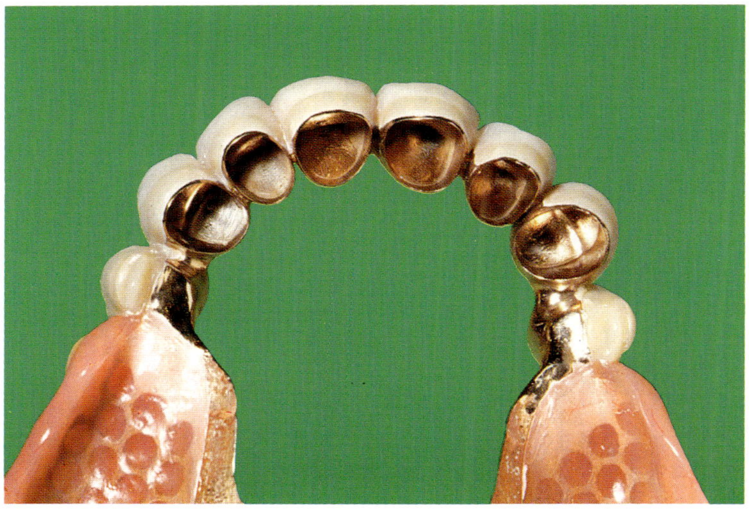

652 Innenansicht der Teleskopprothese
Der erste künstliche Zahn ist als Pontic aufgebaut, um auch im Bereich der Distalpapille der posterioren Pfeiler günstige parodontale Voraussetzungen zu schaffen (vgl. Abb. 653, 654).

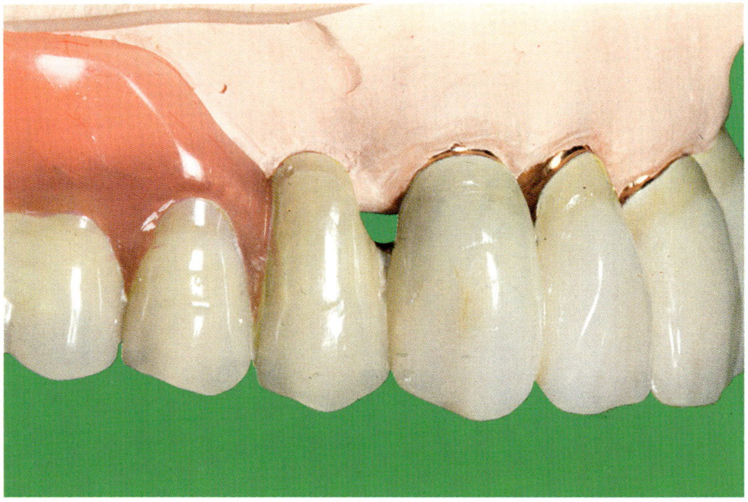

653 Seitenansicht rechte Seite

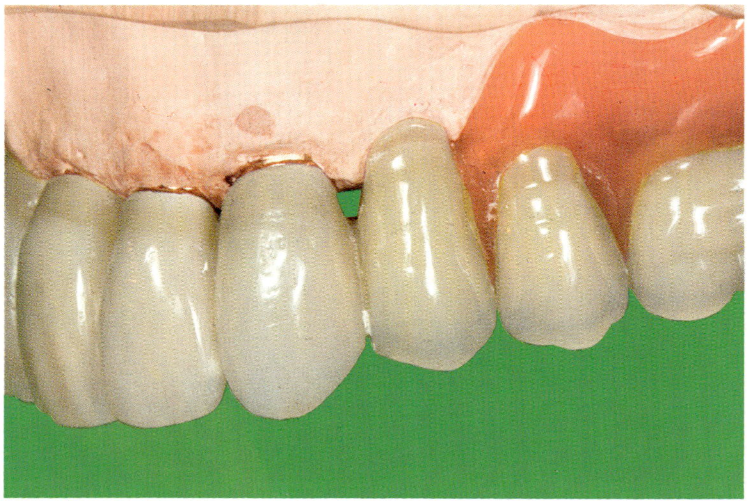

654 Seitenansicht linke Seite

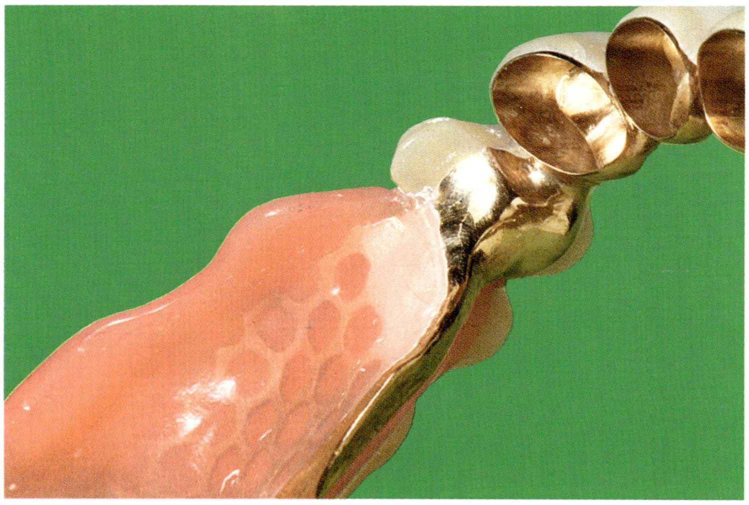

655 Detailaufnahme des Pontics

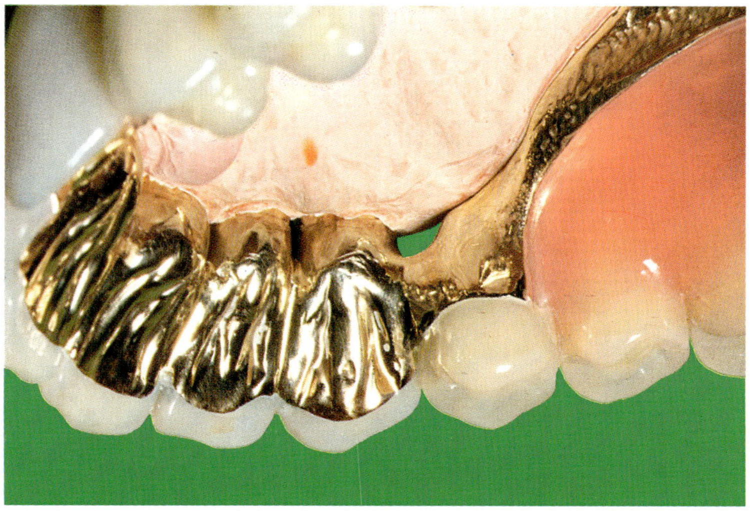

656 Detailaufnahme von oral
Auch bei aufgesetzter Prothese sind die Interdentalräume durchspülbar.

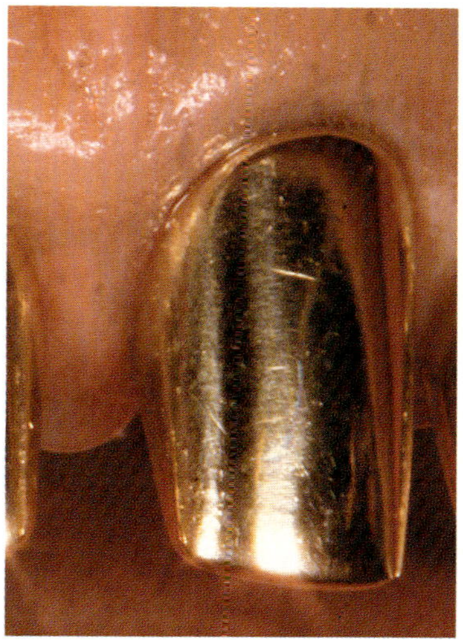
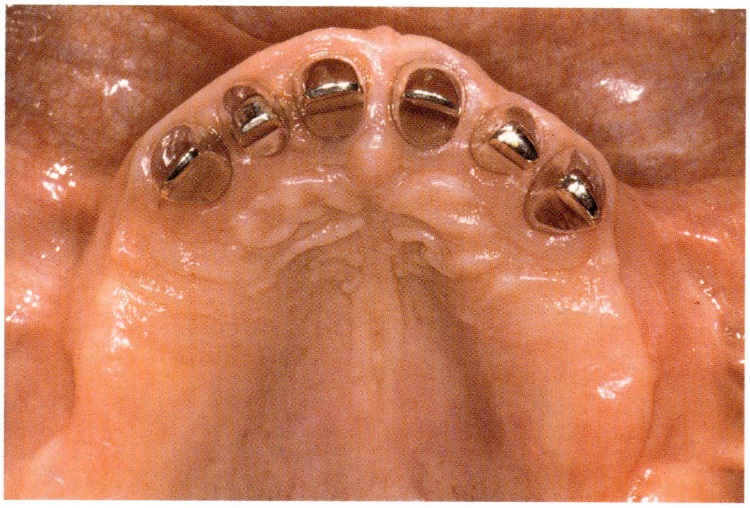

657, 658 Primäranker im Mund
(ähnlicher klinischer Fall)

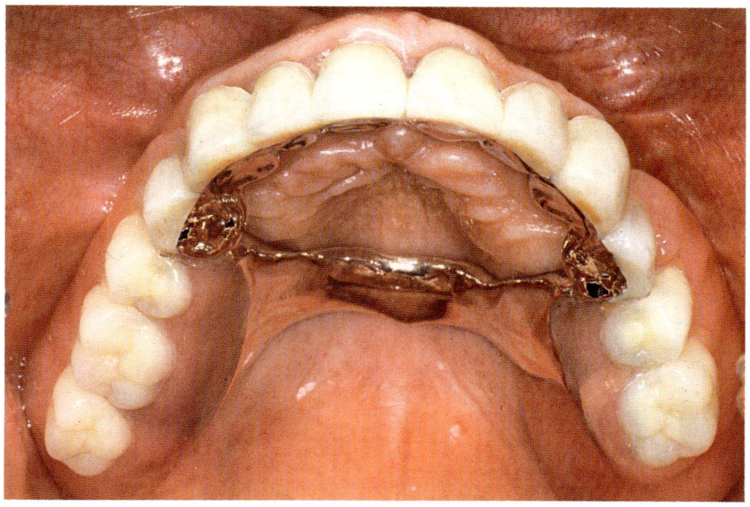

659 Aufgesetzte Prothese im Mund

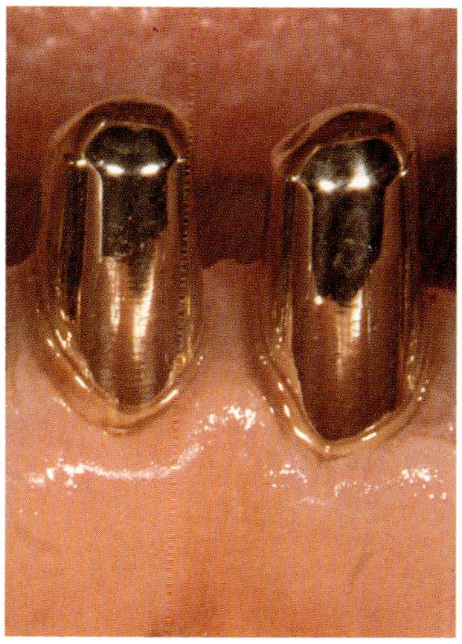
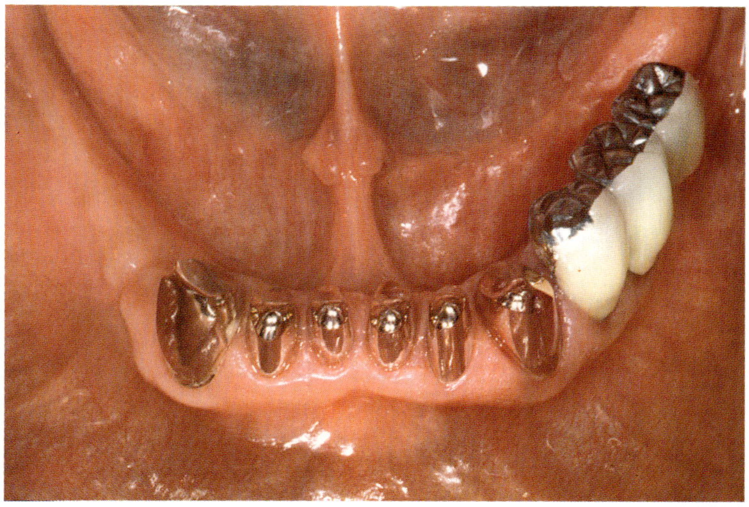

660, 661 Sanierung des Unterkiefers mit Konuskronen
Im Unterschied zum Oberkiefer wurde demselben Patienten die Unterkieferfront mit vermessenen Konuskronen versorgt. Massive Eckzähne, lange klinische Frontzahnkronen und Attachmentverlust führten zu diesem Entschluß.

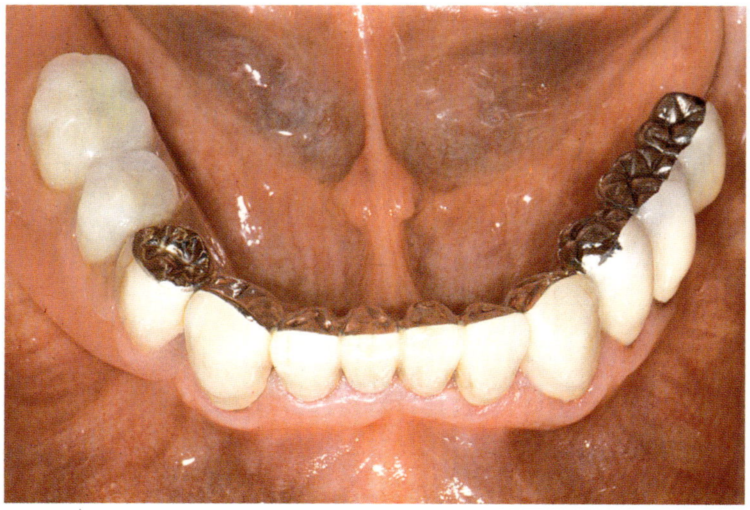

662 Aufgesetzte unilaterale Verlängerungsprothese im Mund
Da die Sekundärteile der Konuskronen nur in ihrer Endlage frikativ wirken, verringern sich beim Lösen des Prothesenkörpers die Kräfte auf die Parodontien der Pfeilerzähne.

663 Frontalansicht aller Primäranker

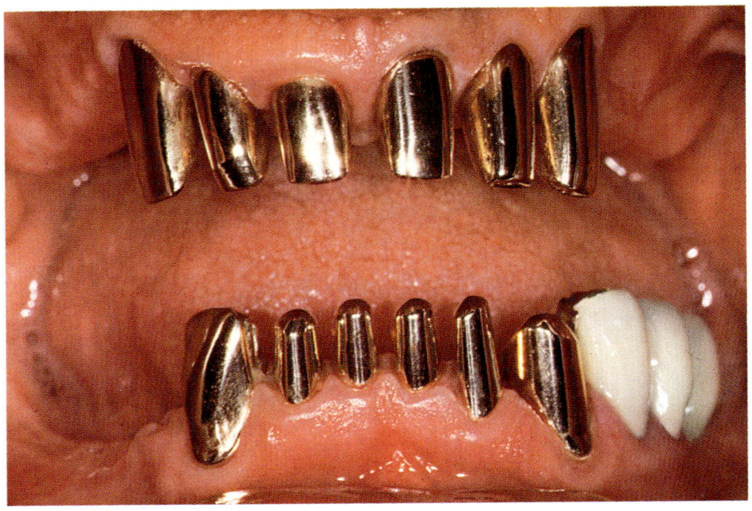

664, 665 Frontalansicht der aufgesetzten Prothesen
Sichtbare Goldränder bei Doppelkronen sind bei supragingivaler Präparation nicht zu vermeiden, bieten aber parodontal günstige Verhältnisse. Der Patient ist vor der prothetischen Entschlußfassung entsprechend aufzuklären.

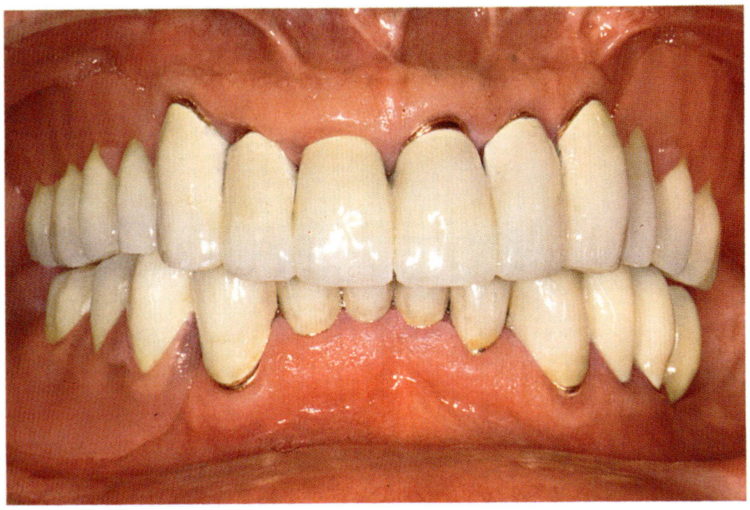

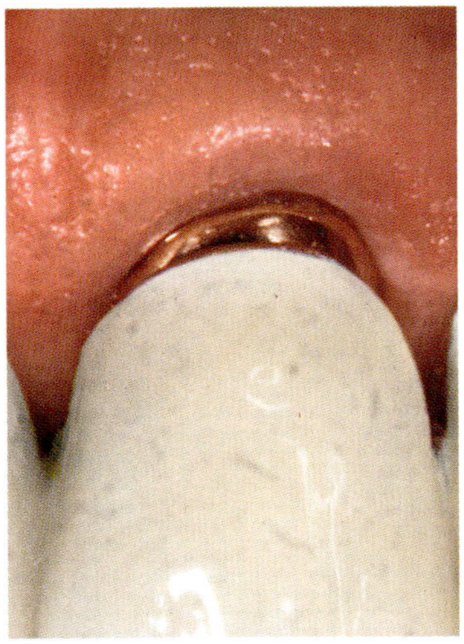

666 Seitenansicht rechte Seite

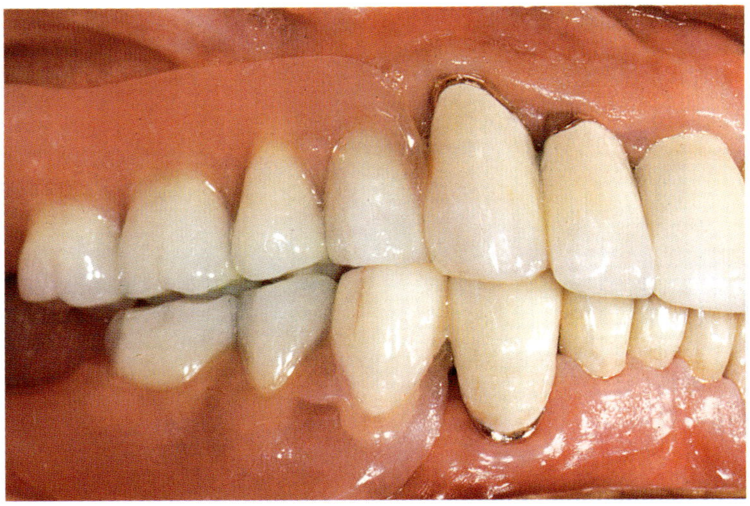

667 Seitenansicht linke Seite

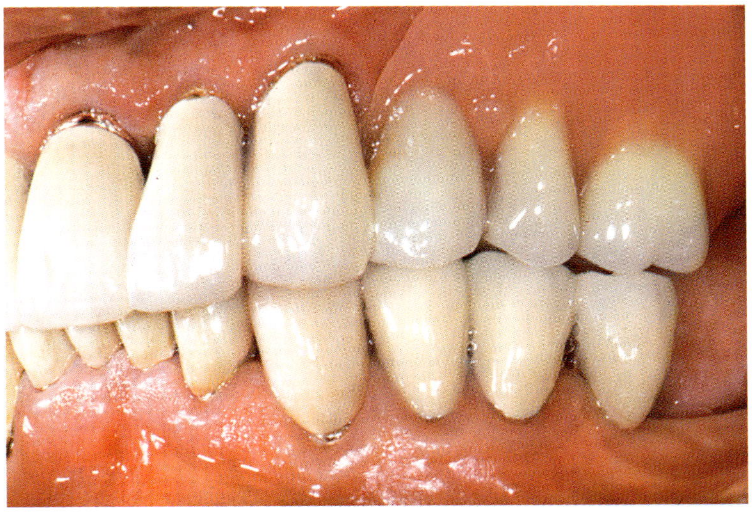

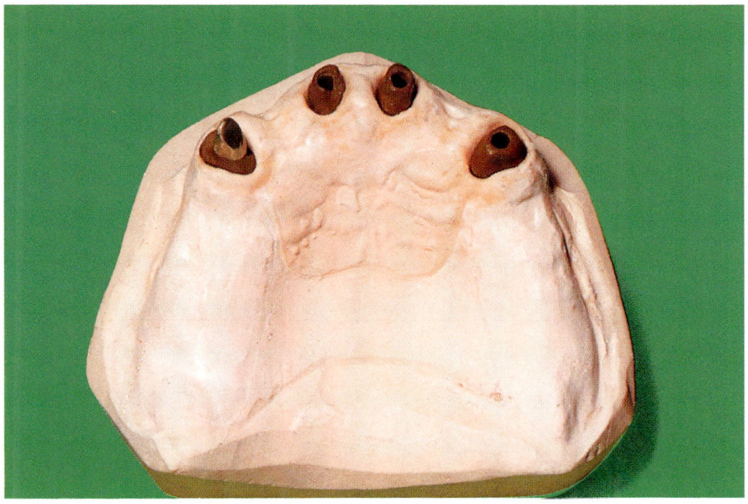

668 Frontales multipel unterbrochenes Restgebiß Lösung 7 mit primärer Verblockung durch individuell hergestellte Verankerungselemente

Die vier devitalen Frontzähne mußten aufgrund ihres Attachmentverlustes primär verblockt werden. Um einen optimalen Halt der Prothese zu gewährleisten, wurde die Kombination von Steg und Teleskopkronen ausgewählt.

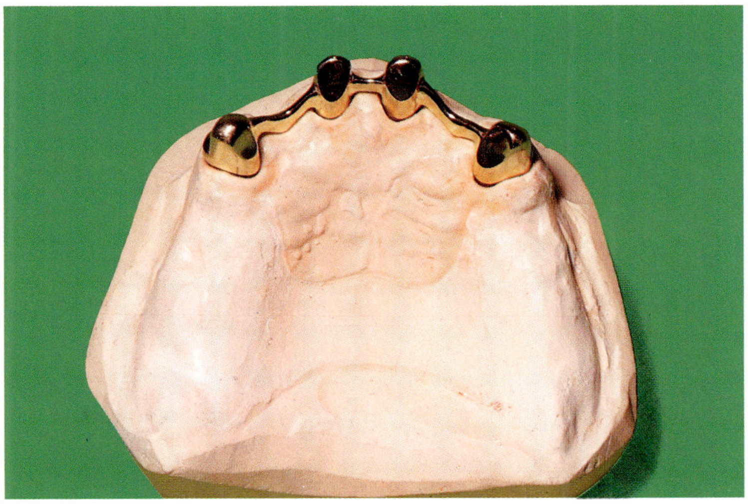

669 Aufsicht auf die Primärkonstruktion

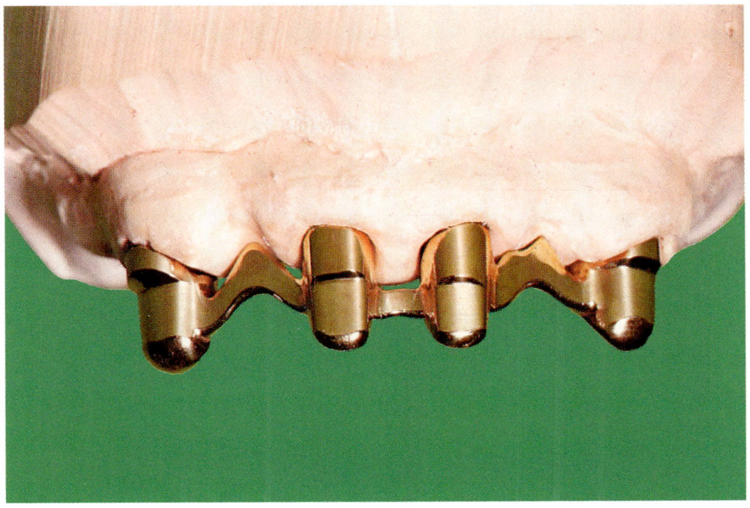

670 Die vier zylindrischen Primäranker sind durch individuell gefräste Stege untereinander verbunden. Diese sind an ihren Verbindungsstellen mit den Primärankern aquäduktartig hohlgelegt. Auf diese Weise ist eine Parodontalhygiene gewährleistet.

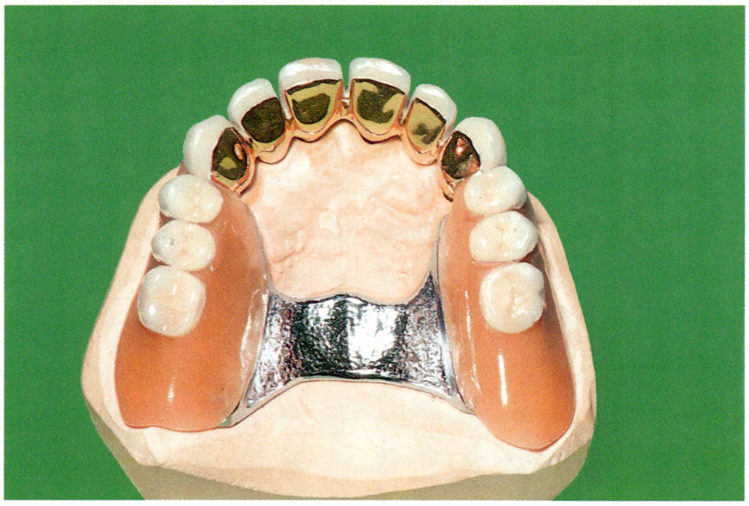

671 Aufgesetzte Prothese auf dem Modell (gleicher Fall wie Abb. 668 ff)
Oral ist der frontale Teil des Prothesenkörpers brückenartig gestaltet.

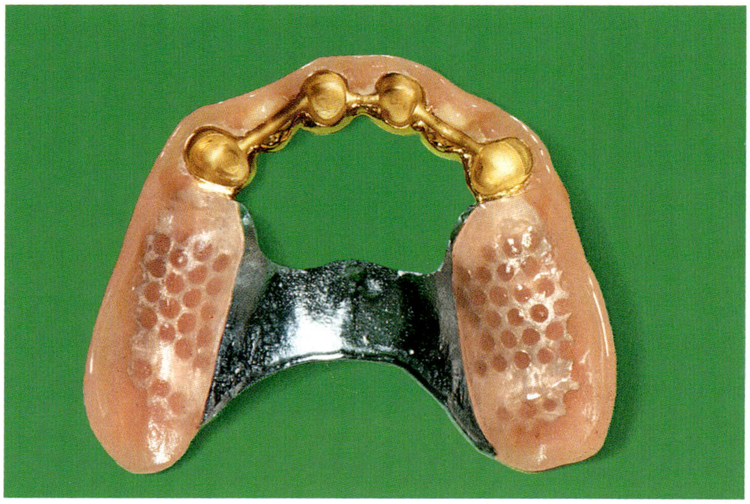

672 Innenansicht des abnehmbaren Teiles

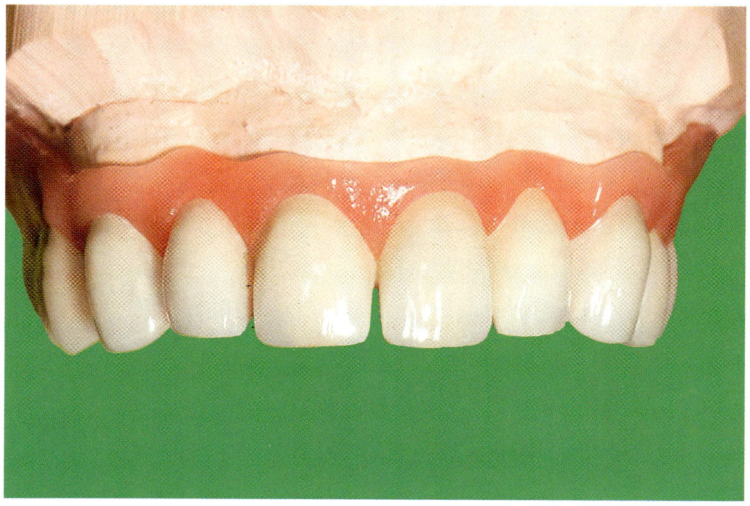

673 Aus ästhetischen Gründen war es notwendig, die sichtbaren vestibulären Ränder mit Kunststoff zu maskieren.

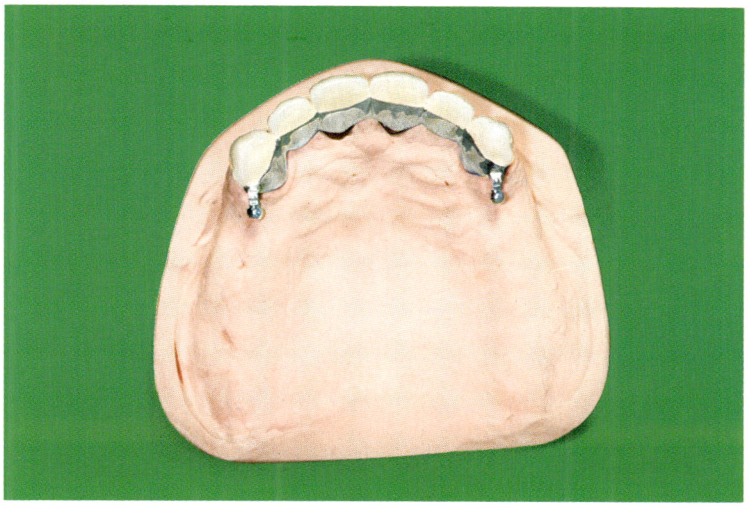

674 Frontales multipel unterbrochenes Restgebiß Lösung 8 mit fester Brücke und gelenkiger Verankerung

Frontblock mit zwei parallelisierten, nicht gekoppelten Dalbo-Resilienzgelenken.
Da der 60jährige Patient zentrischen Bruxismus aufwies, mußten exzessive Belastungskräfte auf die reduzierte und geschwächte Front durch gelenkige Verbindungen abgepuffert werden.

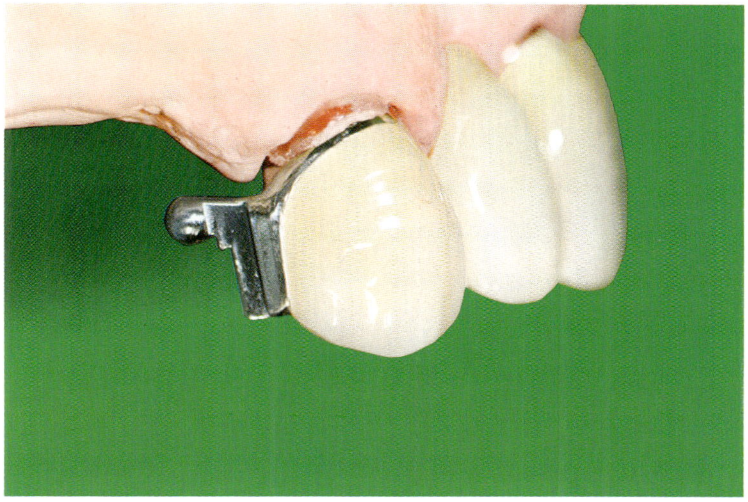

675 Die Länge der klinischen Krone erlaubt eine parodontalfreundliche Anlage der Gelenkpatrize.

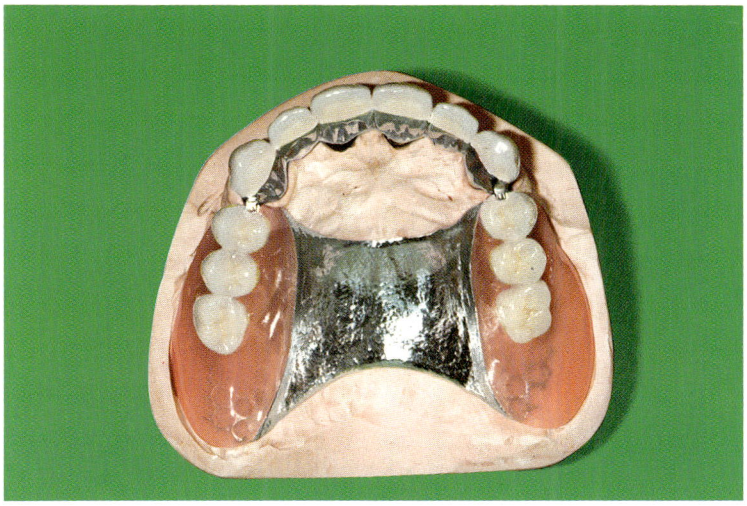

676 Frontbrücke mit aufgesetzter Prothese
Durch die Druckbrecherwirkung der gelenkigen Verbindung werden Kaukräfte auf den Restzahnbestand reduziert. Allerdings ist darauf hinzuweisen, daß die Relation Prothesenkörper/Restzahnbestand im straffen Recall laufend überwacht werden muß. Unterfütterungen der Prothesensättel und Auswechseln der Repulsionsfedern sind jeweils rechtzeitig vorzunehmen.

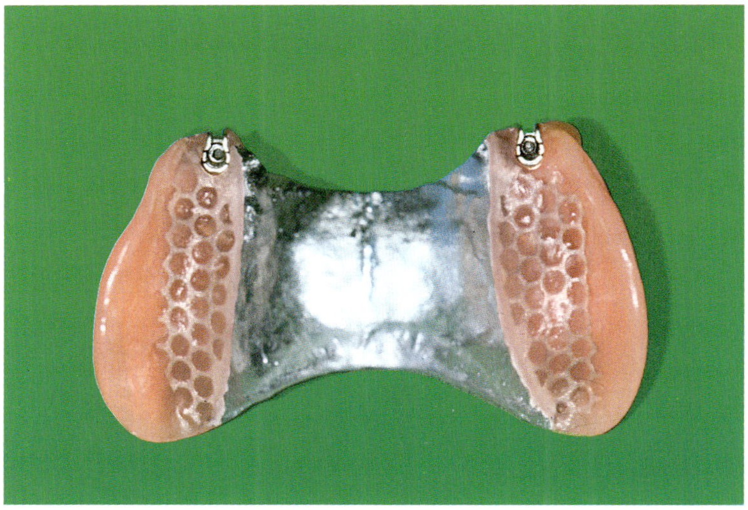

677 Innenansicht der Prothese
Ein breites Palatinalband, hier aus einer Chrom-Kobalt-Legierung, sowie ausgedehnte Sättel leiten den Kaudruck großflächig auf den Kiefer ab.

Falldokumentationen

Nachfolgend werden vier Patientenbeispiele in ihrem klinischen Behandlungsablauf vorgestellt. Die ersten beiden Rekonstruktionen stellen Möglichkeiten optimaler Lösungskonzepte dar.

Die dritte Präsentation ist als Zwischenlösung zu werten.

Das letzte Beispiel zeigt eine soziale Mindestlösung.

Vielfach mußten Sofortmaßnahmen, wie Parodontaltherapie, zahnärztliche Chirurgie, Funktionsbehandlung und endodontische Maßnahmen, durchgeführt werden. Sie sind z.T. in Bildern festgehalten.

Das Konzept der sozialen Mindestlösung bringt klar zum Ausdruck, wie aufwendig die Planung und Herstellung von Modellgußprothesen sein kann.

678 Fall 1:
Versorgung beider Kiefer mit polyvalent anwendbaren Verankerungselementen

Studienmodelle des definitiv sanierten Restgebisses im Dentatus-Artikulator

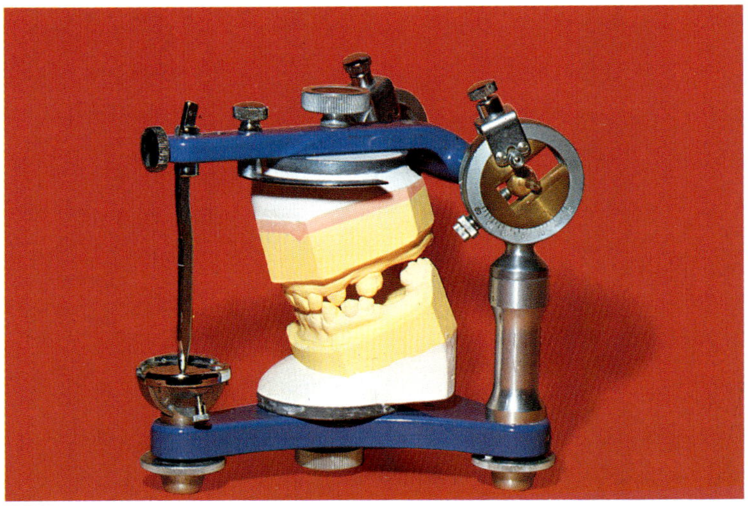

679 Oberes Studienmodell
Die Zahnreihe ist multipel unterbrochen und auf einer Seite verkürzt.

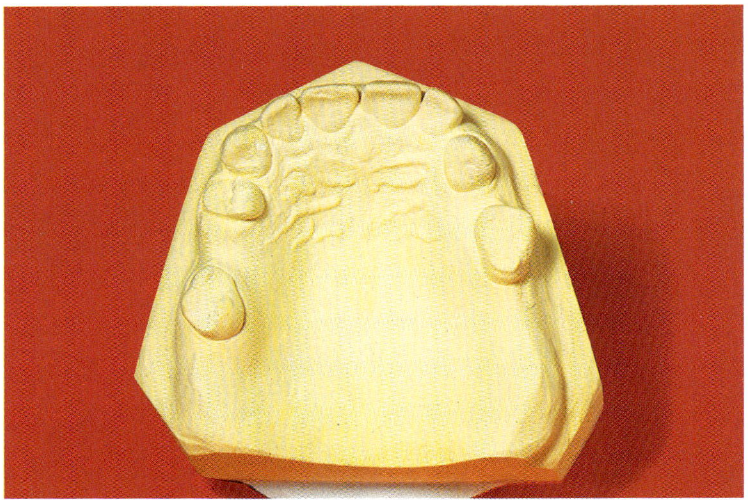

680 Unteres Studienmodell
Es bestehen große bilaterale Unterbrechungen.

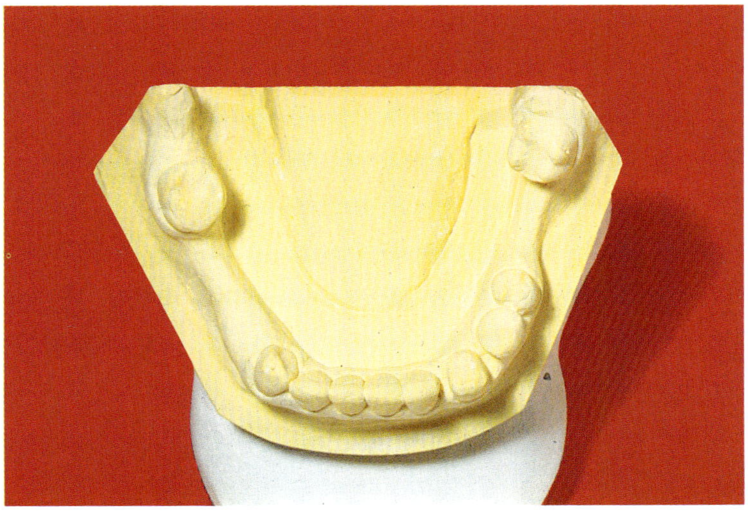

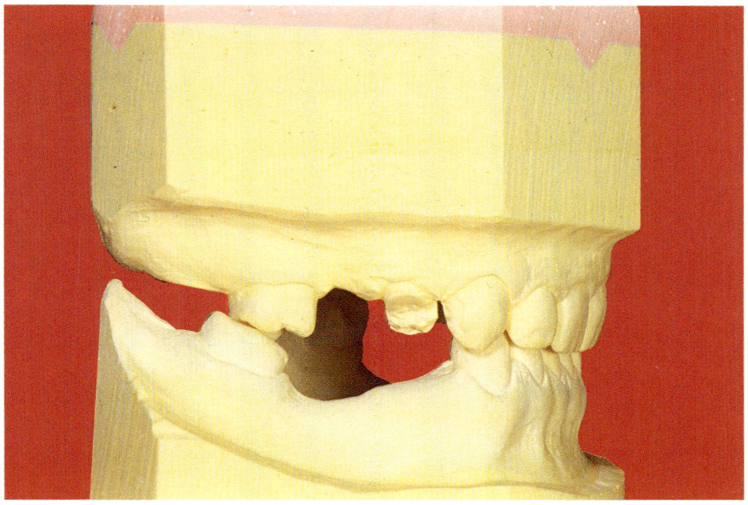

681 Studienmodelle in retrudierter Kontaktposition rechte Seite

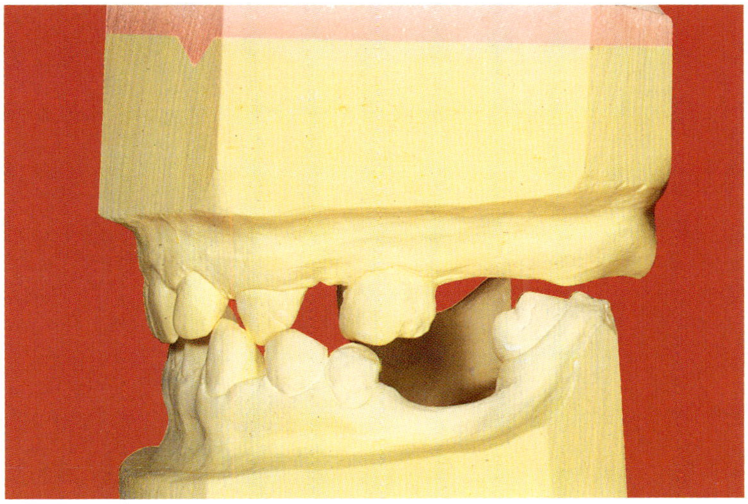

682 Studienmodelle in retrudierter Kontaktposition linke Seite
In der Gegend der Eckzähne besteht ein Kreuzbiß. Der untere Molar ist stark elongiert und nach mesial gekippt.

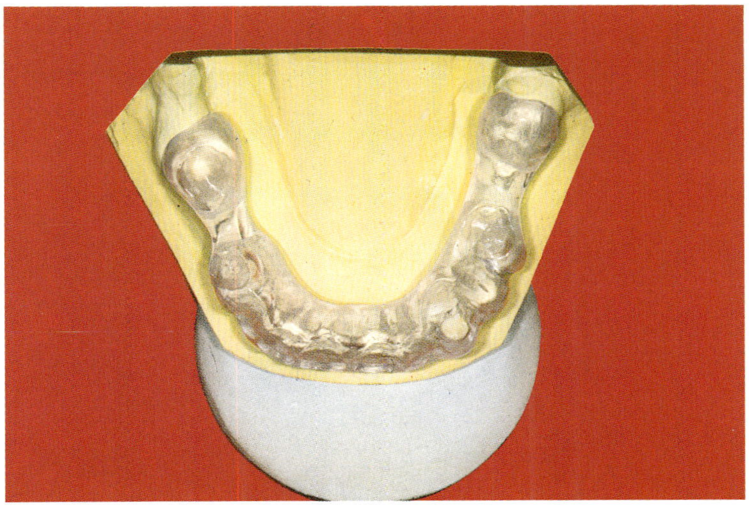

683 Da eine Bißhebung anzustreben war, wurde mit einer **Aufbißschiene** im Unterkiefer die gewünschte Bißhöhe über mehrere Monate ausgetestet.

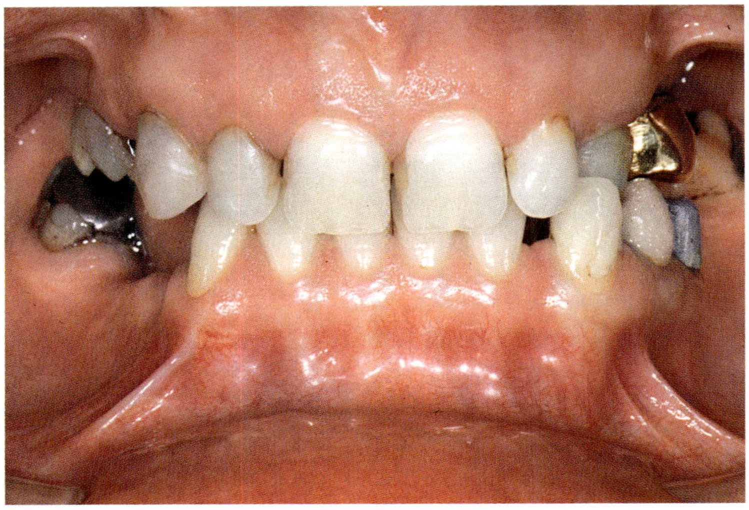

684 Anfangsbefund im Mund Frontalansicht

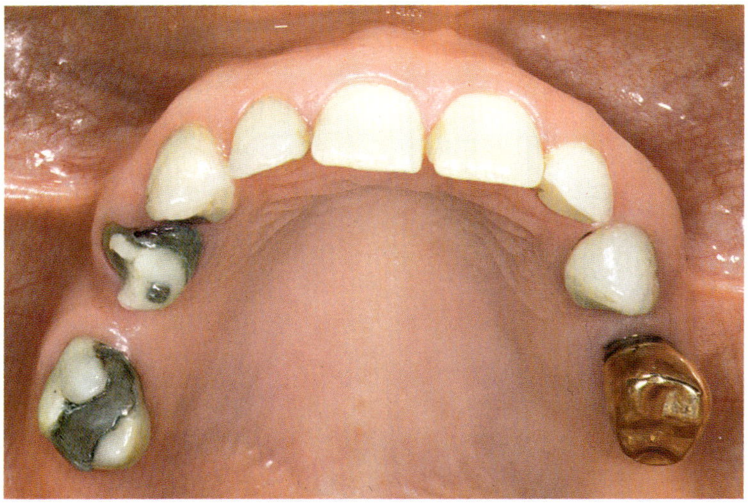

685 Aufsicht auf den Oberkiefer
Die Füllung am oberen rechten Molaren wurde ersetzt und mit parapulpären Stiftchen armiert. Der Prämolar kam zur Extraktion. Der obere linke Eckzahn mußte devitalisiert werden, um den Kreuzbiß mit prothetischen Mitteln zu beheben.

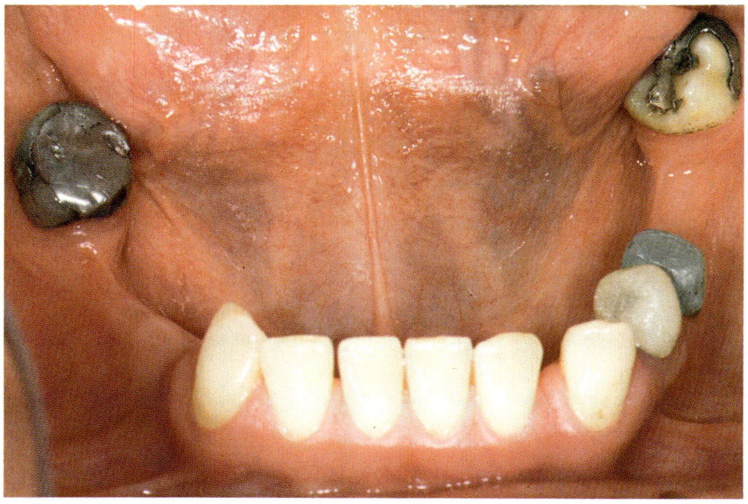

686 Aufsicht auf den Unterkiefer
Die Füllungen im Seitenzahngebiet wurden durch armierte Aufbauten ersetzt.

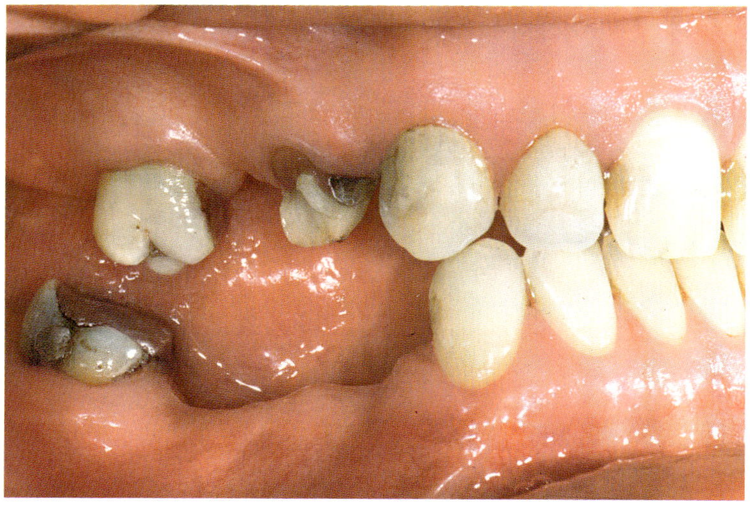

687 Seitenansicht rechte Seite

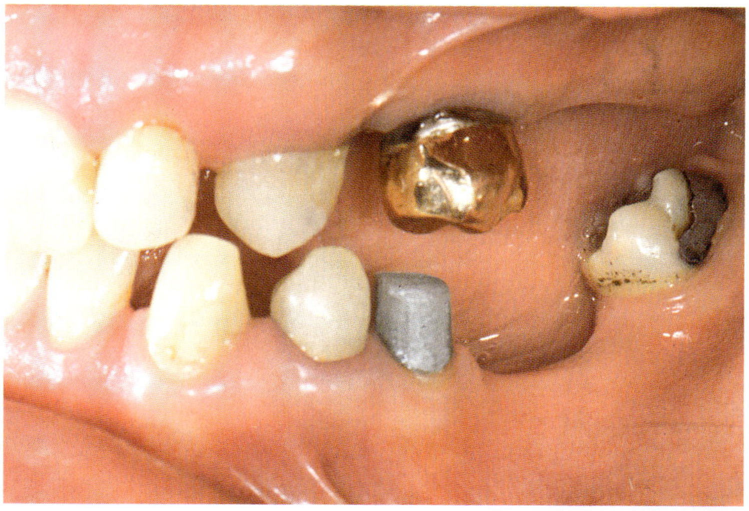

688 Seitenansicht linke Seite

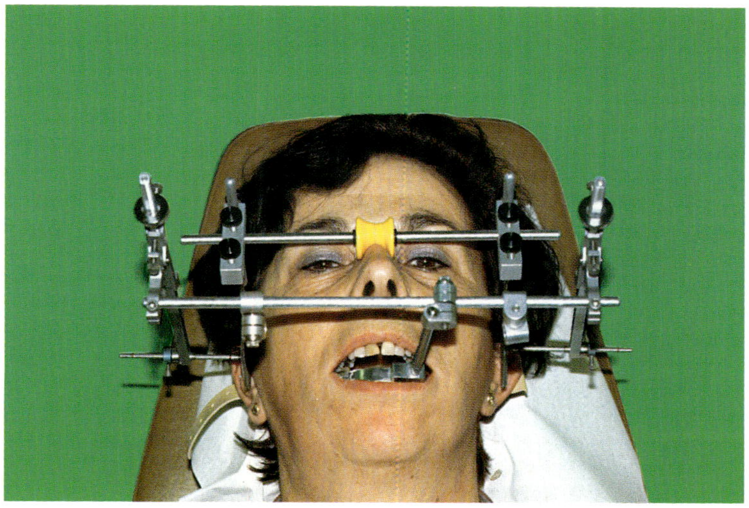

689 Programmierung eines teilweise individuell einstellbaren Artikulators
Der Mini-TMJ-Artikulator soll mit Hilfe des SM-Indikator-Systems (Simplex Mandibular Movement Indikator) programmiert werden. Flaggenbrille und Achsenlokalisator sind an die Patientin angelegt.

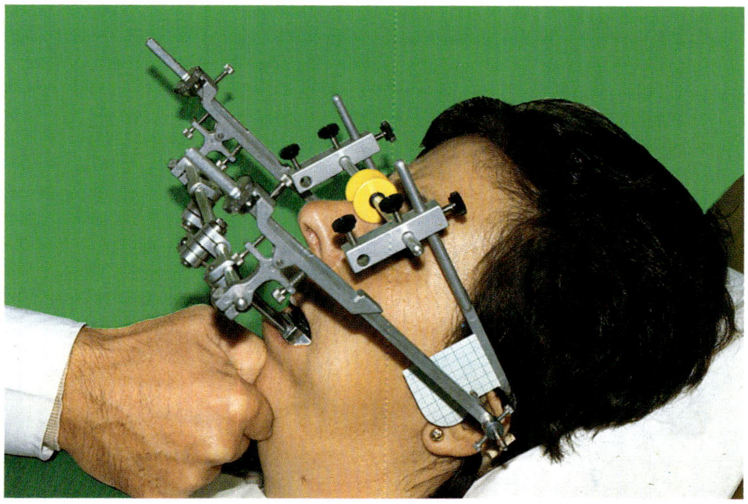

690 Scharnierachsen-lokalisation
Die terminale Scharnierachse wird in gewohnter Weise exakt bestimmt. Die ermittelten Durchtrittspunkte durch die Haut werden anschließend tätowiert.

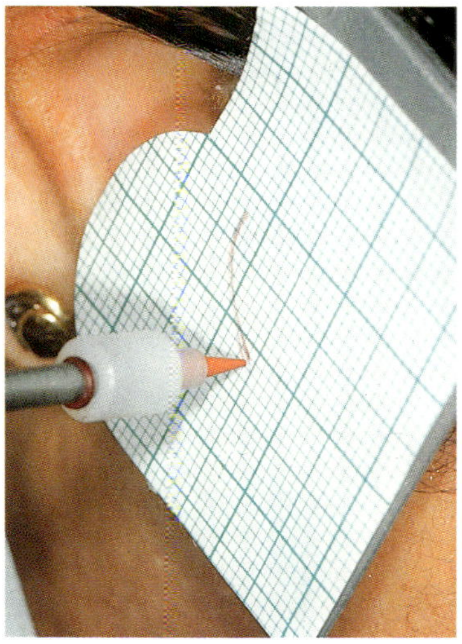

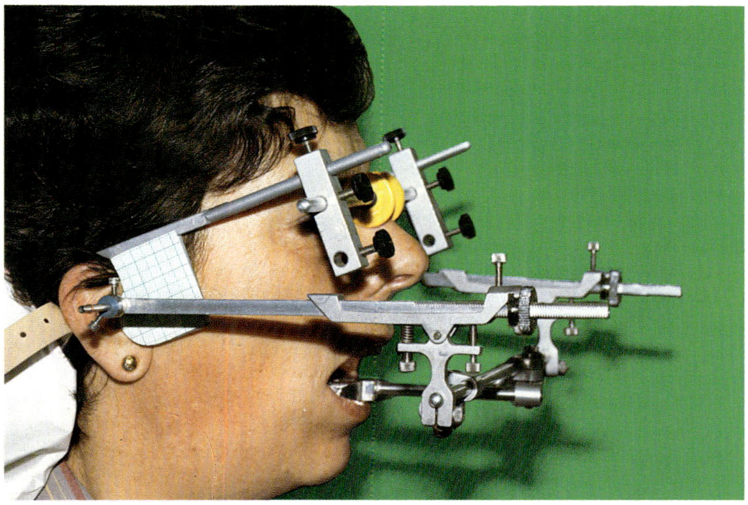

691, 692 Aufzeichnung der Protrusionsbahn
Nach erfolgter Achsenlokalisation kann durch Aufsetzen von Schreibspitzen auf die Styli die Protrusionsbahn graphisch dargestellt werden (links).

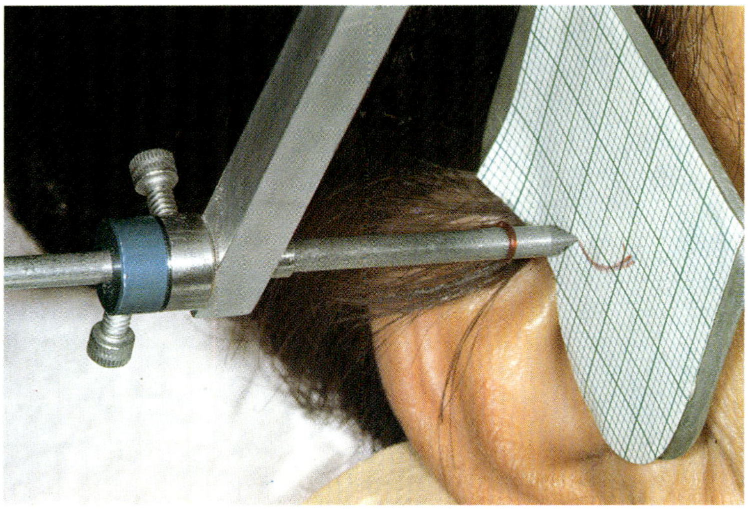

693 Ermittlung der Side-Shift
Der Stylus befindet sich wieder über dem Achsenendpunkt. Die blaue und die metallfarbene Walze sind in Kontakt.

694 Beim progressiven Abfahren einer **Mediotrusionsbahn** trennen sich die beiden Walzen. Der Zeitpunkt und der Ablauf der Trennung lassen eine „immediate side shift" von einer „early" oder einer „progressive side shift" unterscheiden.

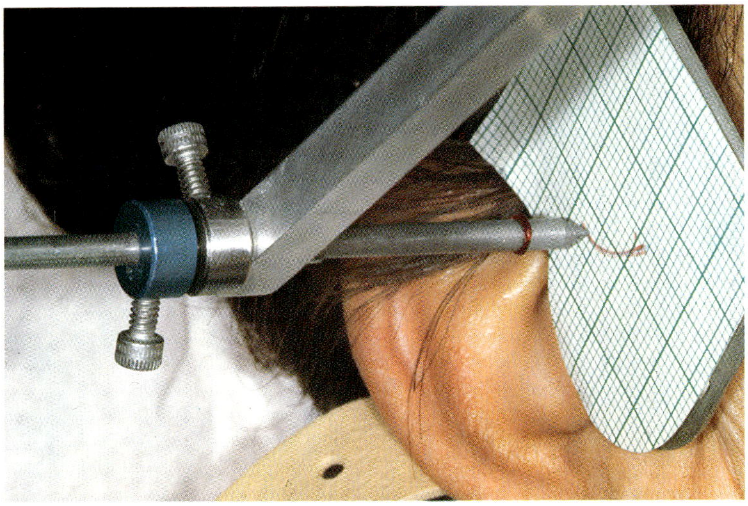

695 Mit einem Meßstab wird durch den Scharnierachsenendpunkt die Referenzlinie der **Axis-Orbital-Ebene** festgelegt und markiert.

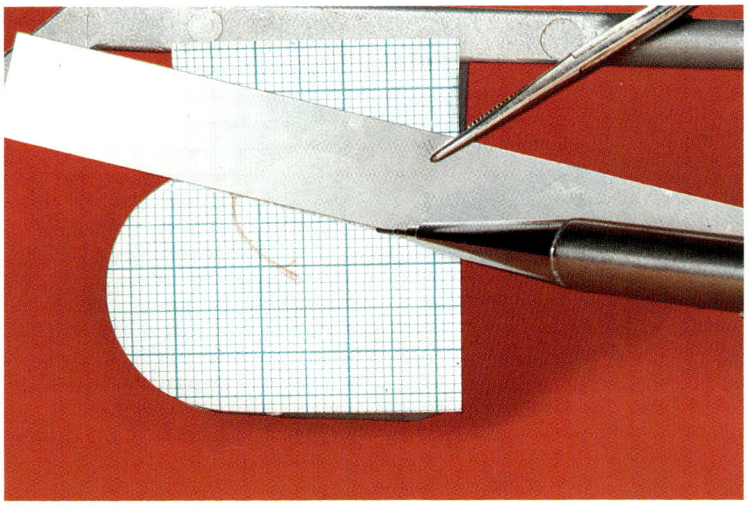

696, 697 Auswahl der kurvativen Boxen
Mit einer speziellen Vergleichsfolie kann anhand der ermittelten Protrusionsbahn die dem Patienten entsprechende Boxe ausgesucht werden.

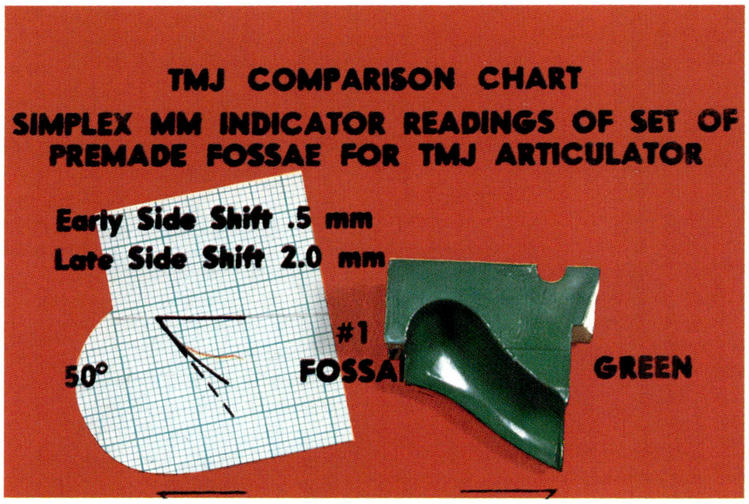

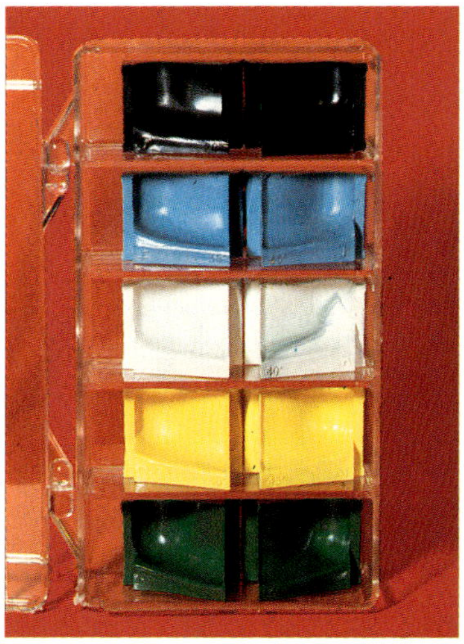

698 Artikulatoroberteil mit den ausgewählten Boxen
Alle kurvativen Boxen sind auf eine „early side shift" von 0,5 mm und eine „late side shift" von 2 mm eingestellt. Eine „immediate side shift" ist nicht berücksichtigt.

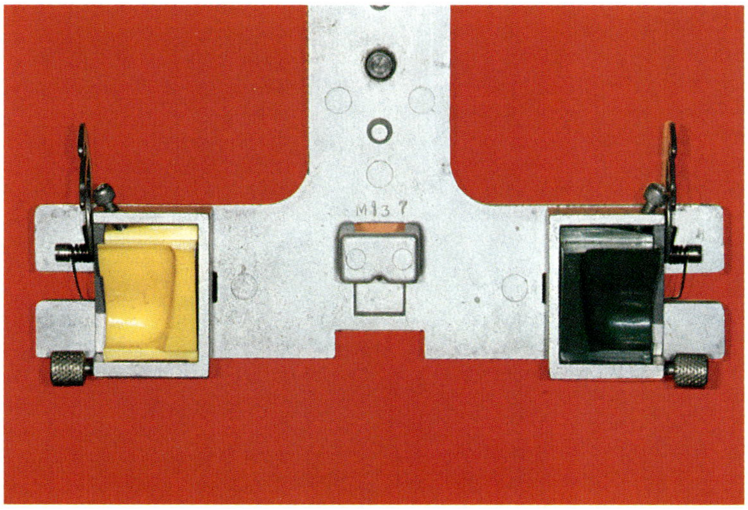

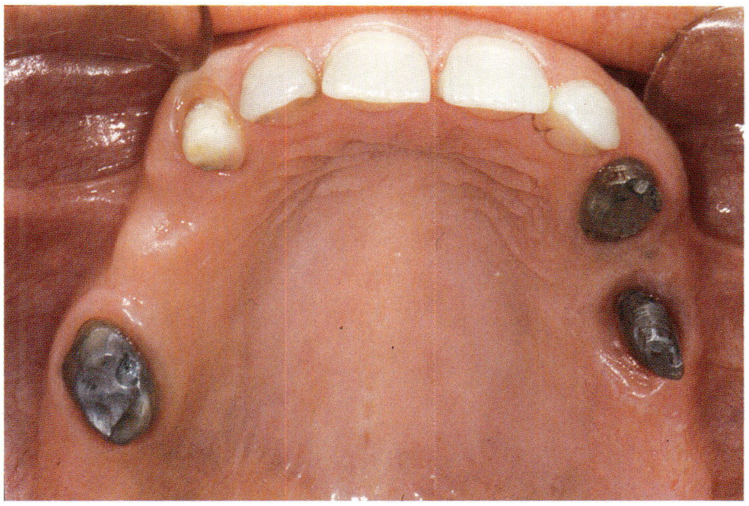

699 Aufsicht auf die präparierten Kronenstümpfe im Oberkiefer

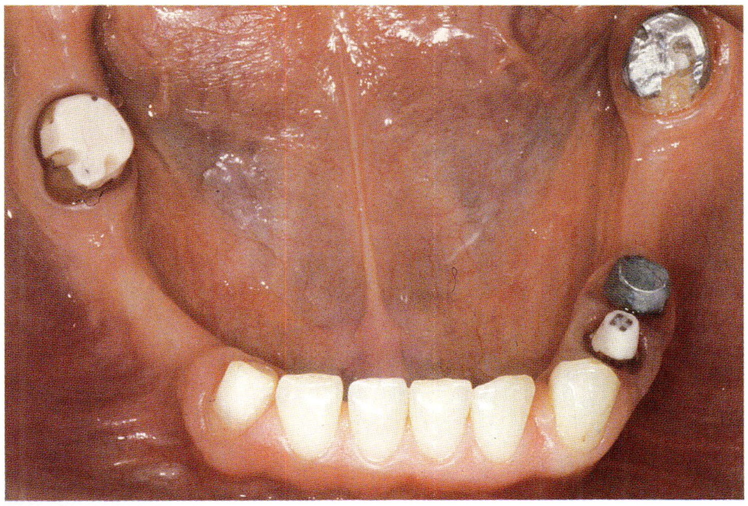

700 Aufsicht auf die präparierten Kronenstümpfe im Unterkiefer
Die Abformung der präparierten Stümpfe erfolgte in beiden Kiefern mittels Kupferring-Kleinabdrükken. Die entsprechenden Übertragungskappen wurden hergestellt.

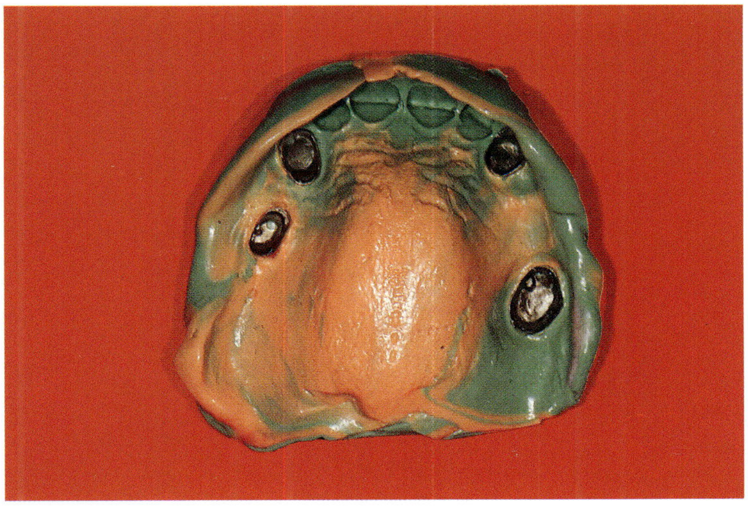

701 Gesamtabformung im Oberkiefer mit reponierten Übertragungskappen. Es kam der Kompressionsabdruck mit Kerr und einem Polyvinylsiloxan im Zweiphasen-System zur Anwendung.

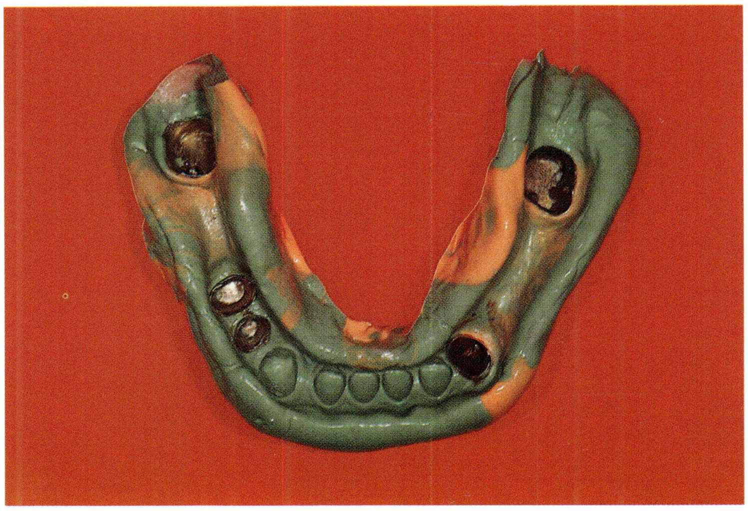

702 Gesamtabformung im Unterkiefer mit reponierten Übertragungskappen

703 Oberes Meistermodell mit lösbaren, galvanisch hergestellten Modellstümpfen

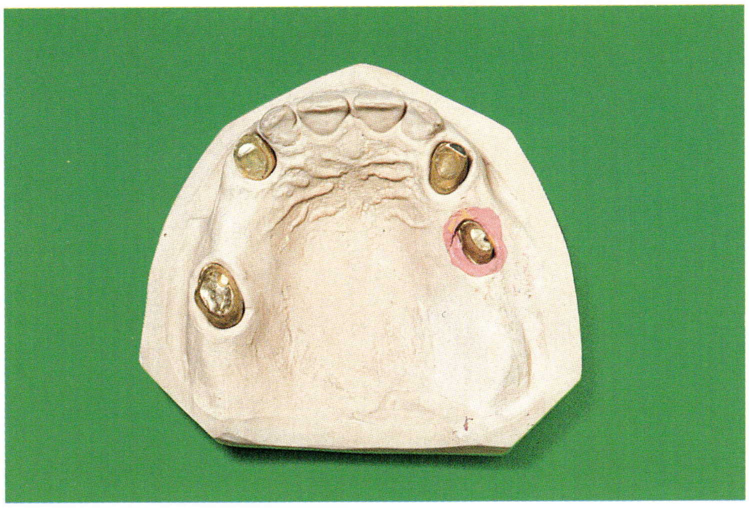

704 Unteres Meistermodell

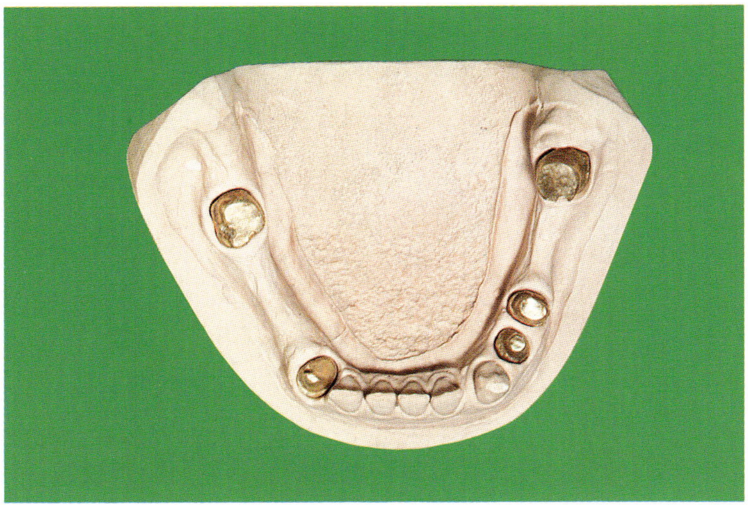

705 Gesichtsbogenübertragung
Die Relation des Oberkiefers zur Axis-Orbital-Ebene wird mit dem Übertragungsbogen vom Patienten exakt abgenommen und auf den Artikulator übertragen.

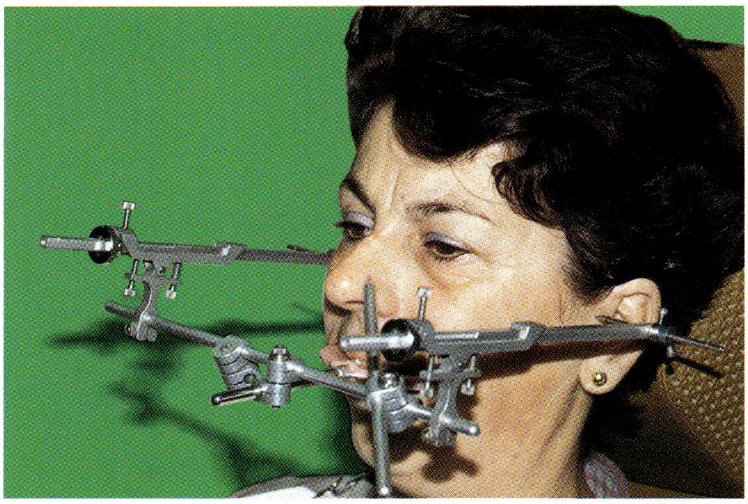

706 Modellmontage
Der Übertragungsbogen wird auf die Referenzpunkte des Artikulators exakt eingestellt und das Oberkiefermodell eingebettet. Die gelenkbezügliche Montage des unteren Modells erfolgt mit einem zentrischen Registrat (vgl. Abb. 455ff).

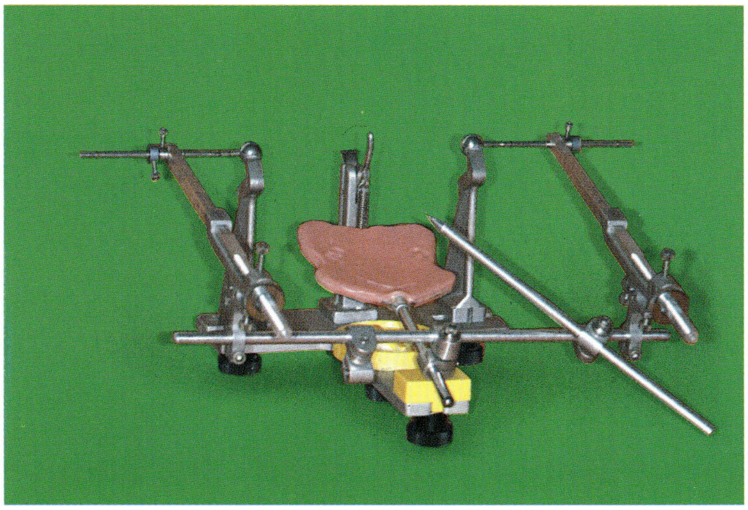

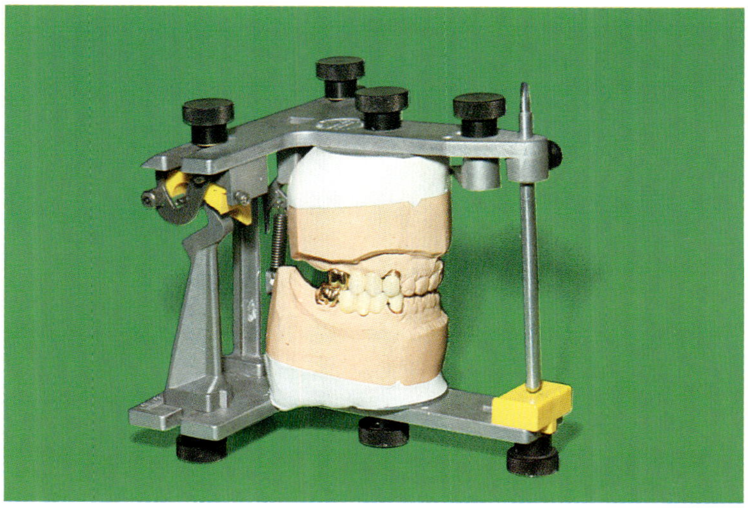

707 Fertige Arbeit im Mini-TMJ-Artikulator
erster und vierter Quadrant

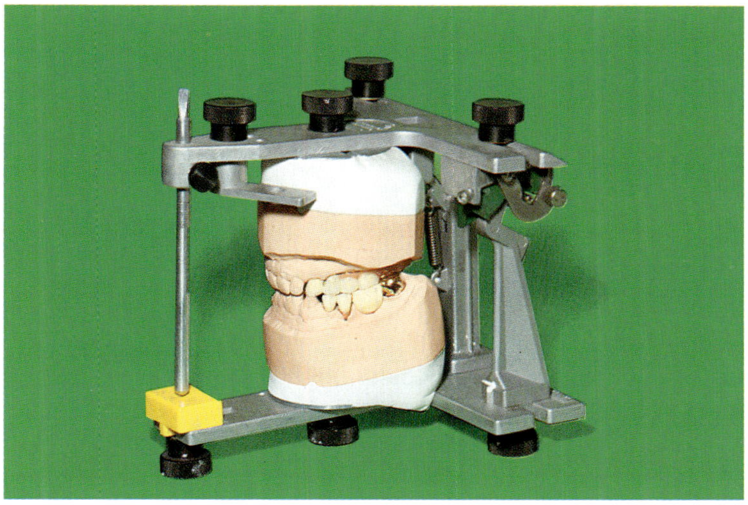

708 Seitenansicht
zweiter und dritter Quadrant

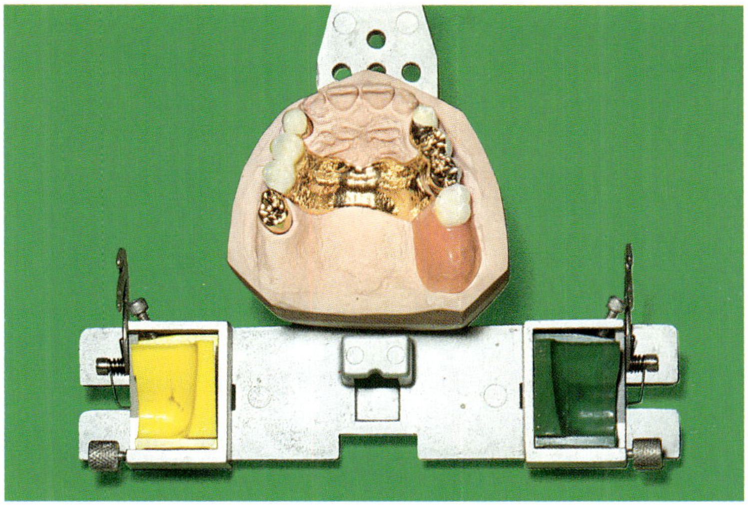

709 Artikulator-Oberteil mit ausgesuchten Kurvativboxen
Aufsicht auf die fertige Arbeit

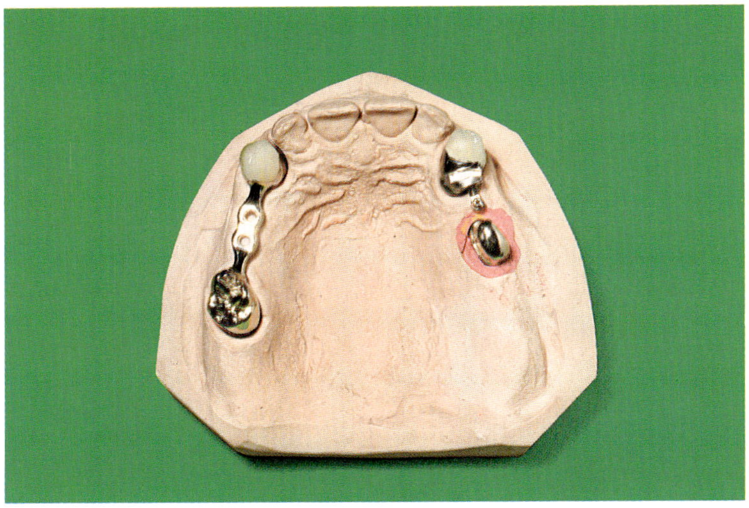

710 Primäranker im Oberkiefer (polyvalent anwendbare Verankerungselemente)
Die Schaltlücke im ersten Quadranten wurde durch einen Regulex-Steg mit zwei Stegaugen geschlossen. Da der distale Pfeiler auf der linken Seite nur noch bedingt pfeilertauglich war, wurde auf eine Stegkonstruktion verzichtet und der Zahn 23 mit einem extrakoronalen Regulex-Geschiebe zur Aufnahme der Verlängerungsprothese versehen. Der fragliche Prämolar wurde als zusätzliche Abstützung mit einer Konuskrone versehen.

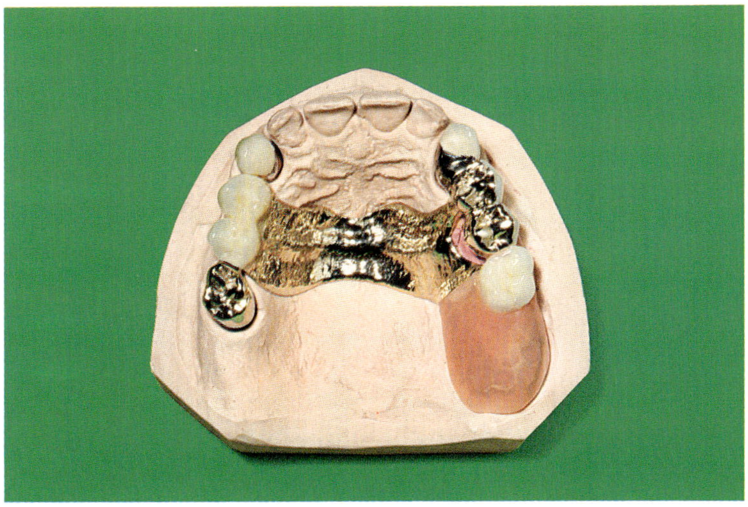

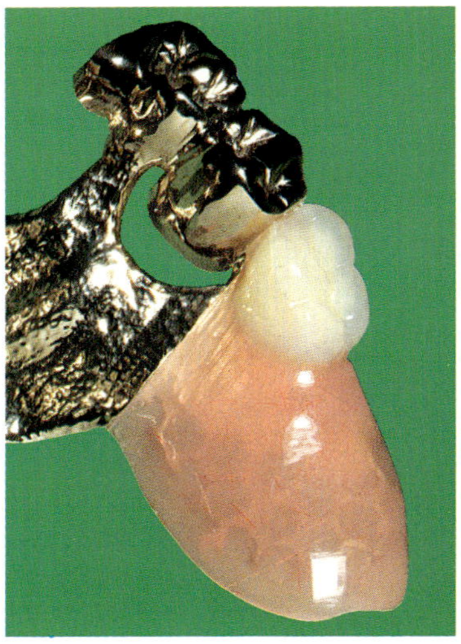

711, 712 Aufgesetzte obere Prothese
Beachte die große Ausdehnung des Sattels mit nur einem künstlichen Zahn und die parodontal günstige Chassisgestaltung (rechts).

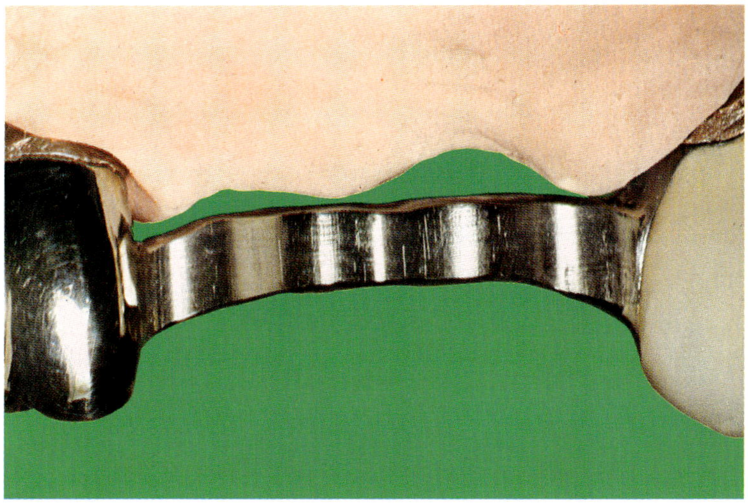

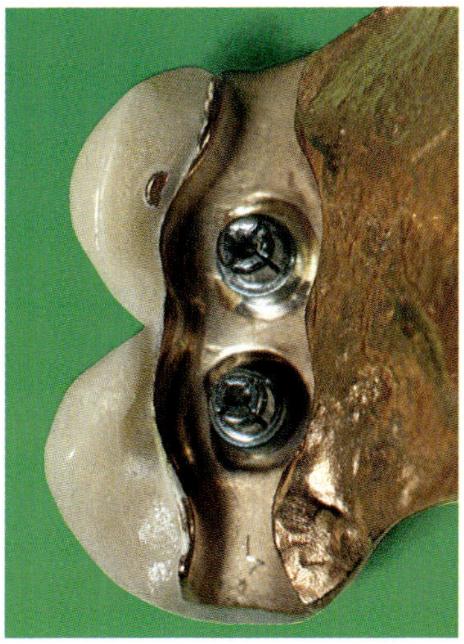

713, 714 Regulex-Steg
Die Stegkonstruktion bietet gegenüber einer Brücke mit eingebautem Transversalschloß (vgl. Abb. 36, 37, 158, 159) den Vorteil optimaler Hygiene und leichter Einführbarkeit. In die Steghülse sind zwei aktivierbare frikativ-retentive Koni eingeschraubt (rechts).

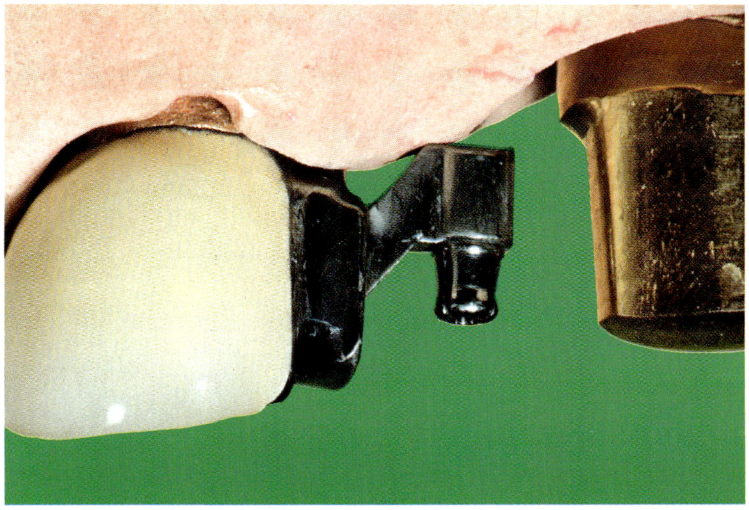

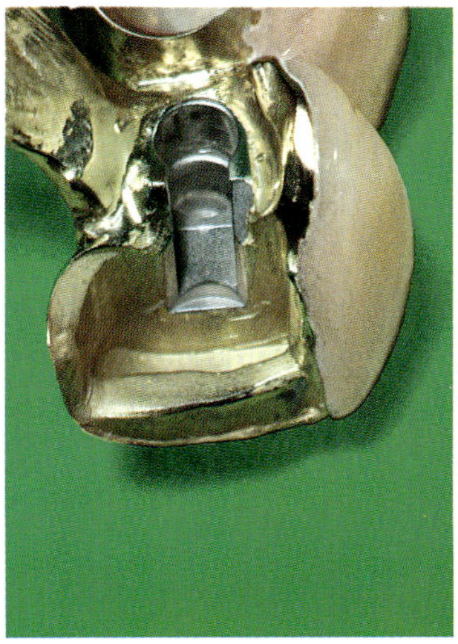

715, 716 Extrakoronales Regulex-Geschiebe
Durch die Behebung des Kreuzbisses (vgl. Abb. 684) stellten sich beim Einbau der Geschiebepatrize erhebliche Platzprobleme ein (links). Aus prospektiven Überlegungen (Ausfall des Prämolaren!) mußte das Regulex-Geschiebe zusätzlich stabilisiert werden. Dazu war eine entsprechende Fräsung für einen U-Balken notwendig (rechts), was zu einer gewissen Überkonturierung der Ankerkrone führte.

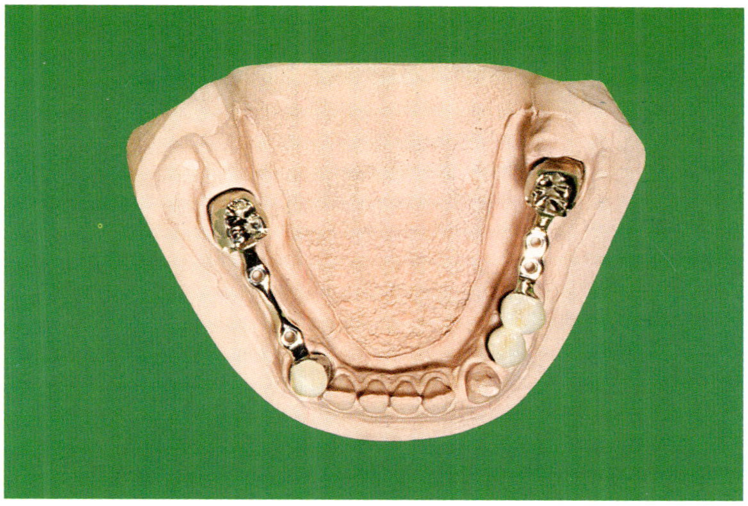

717 Primäranker im Unterkiefer
Die beiden Schaltlücken wurden mit zwei Regulex-Stegen mit je zwei Stegaugen geschlossen. Aus prospektiven Überlegungen wurde auf der rechten Seite das Stegauge möglichst nahe an die mesiale Ankerkrone gelegt. Bei Verlust des Molaren ist so eine Umarbeitung in eine Verlängerungsprothese mit extra-koronalem Geschiebe leicht möglich.

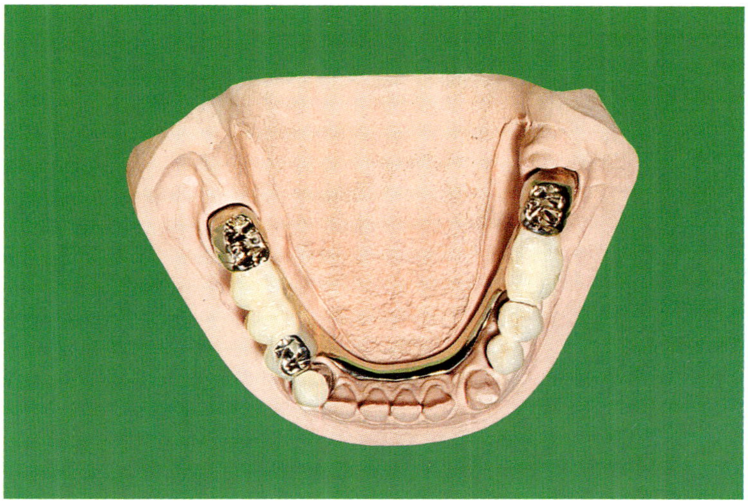

718 Aufgesetzte untere Prothese
Die abnehmbare Konstruktion ist brückenartig gestaltet.

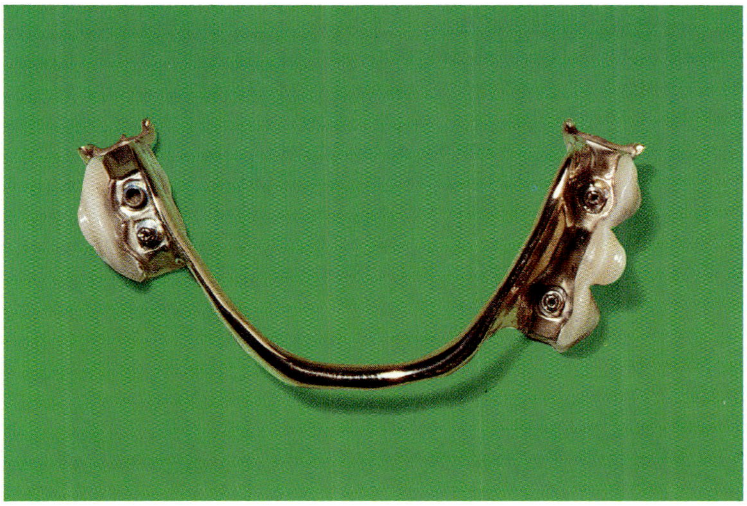

719 Innenansicht der unteren Prothese
Deutlich sichtbar sind die einschraubbaren retentiven Koni. Zur Veranschaulichung wurde auf der linken Seite der distale Konus herausgeschraubt.
Beachte auch die beiden posterioren Einführhilfen und die Führung des Lingualbügels aus den Steghülsen.

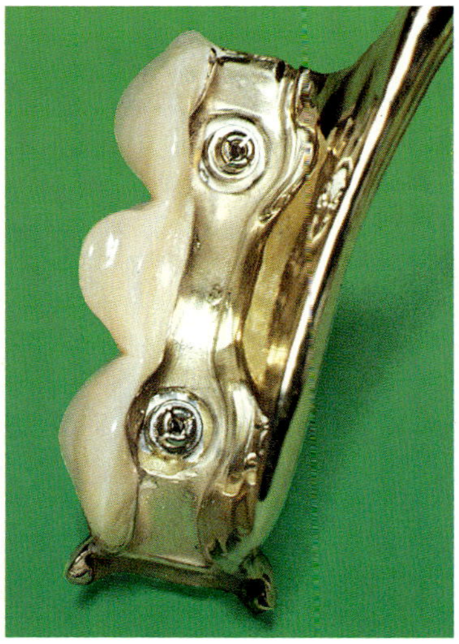

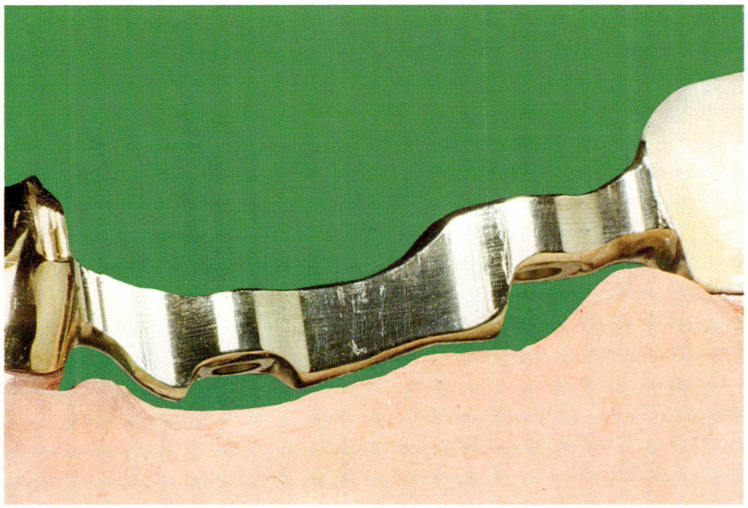

720, 721 Stegkonstruktion im vierten Quadranten
Wegen eines ungünstigen Alveolarkammverlaufs mußte der Konfektionssteg individuell modifiziert und angegossen werden.

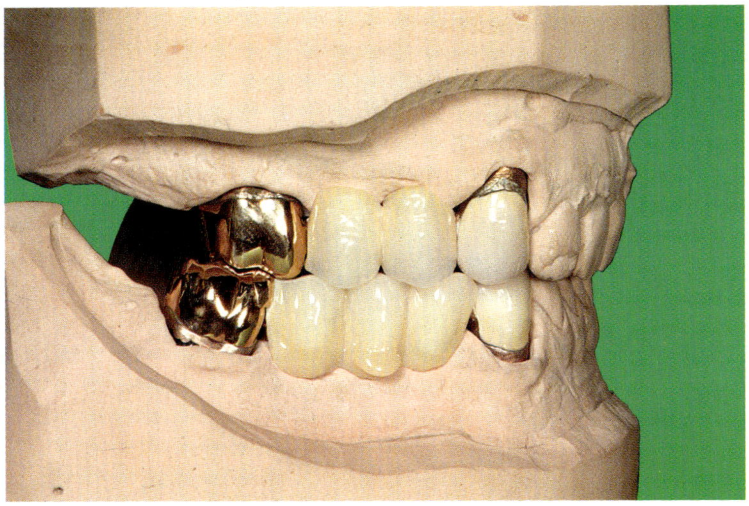

722 Zentrik der rechten Seite

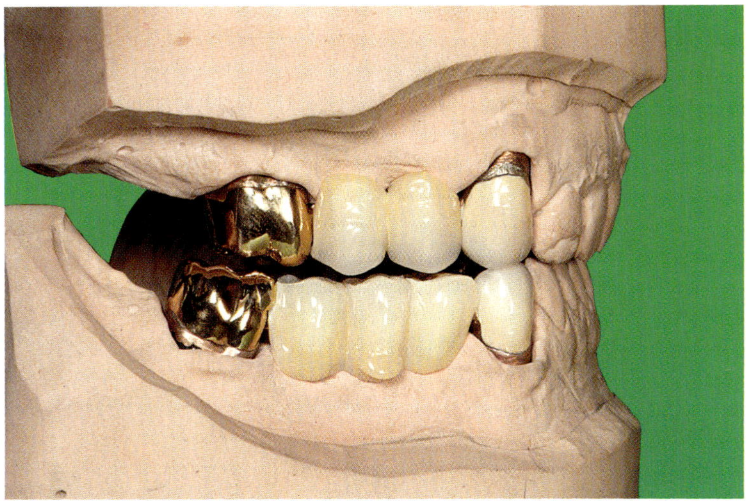

723 Exzentrik der rechten Seite
Es war möglich, eine Eckzahnführung aufzubauen.

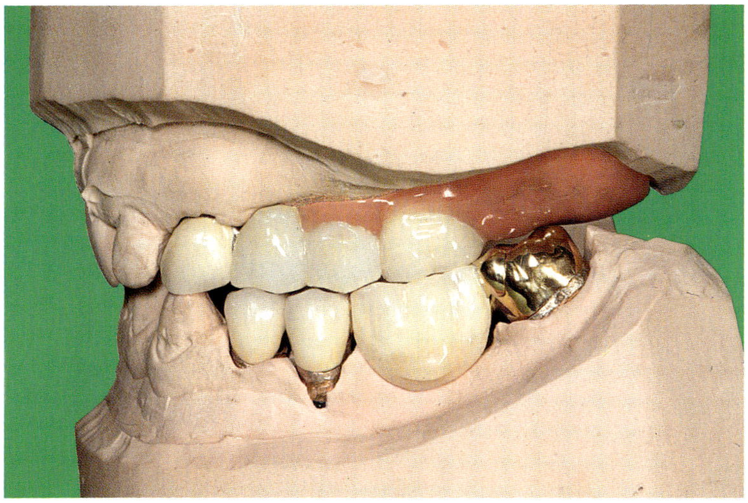

724 Zentrik der linken Seite

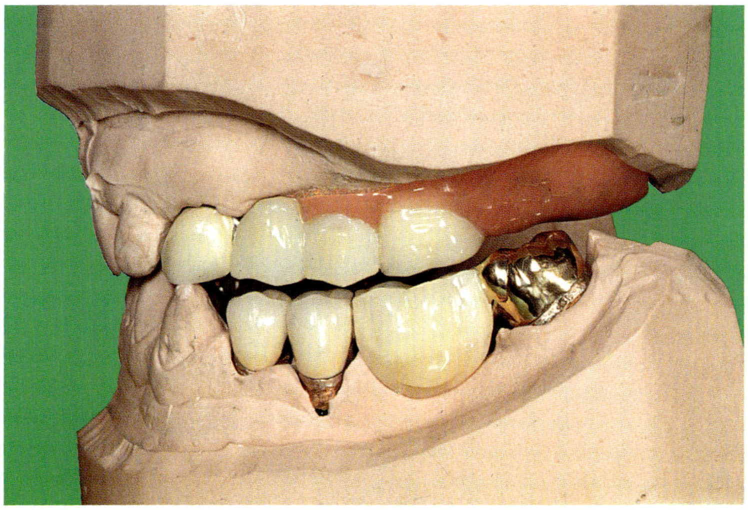

725 Exzentrik der linken Seite
Trotz des ursprünglich störenden Kreuzbisses war auch hier eine Eckzahnführung möglich.

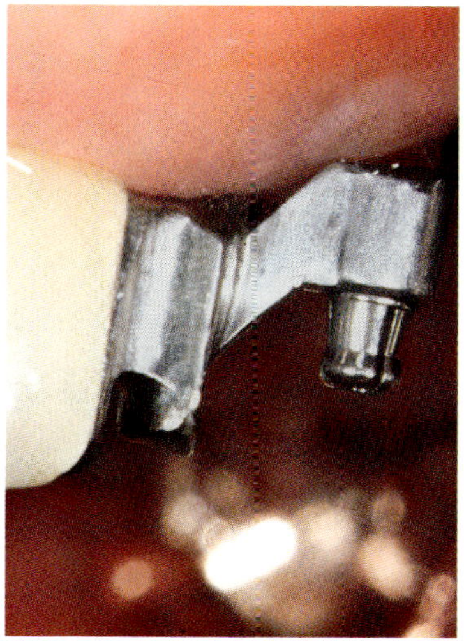

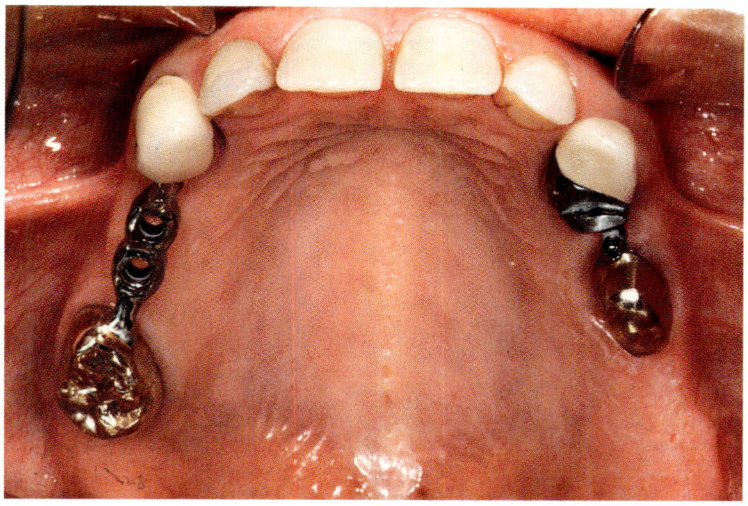

726, 727 Primäranker des Oberkiefers im Mund
Trotz der ungünstigen Platzverhältnisse konnten beim extrakoronalen Regulex-Geschiebe (links) befriedigende Reinigungsmöglichkeiten geschaffen werden.

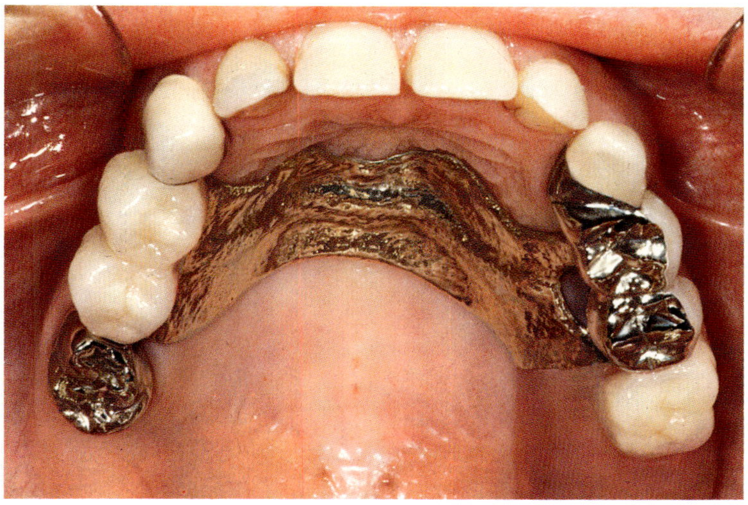

728 Aufgesetzte Prothese im Oberkiefer

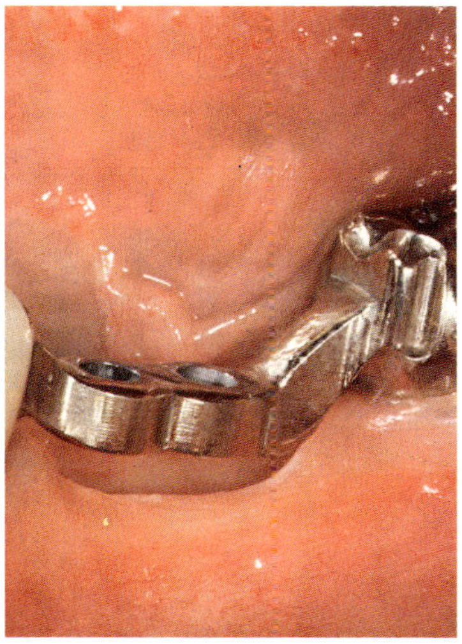

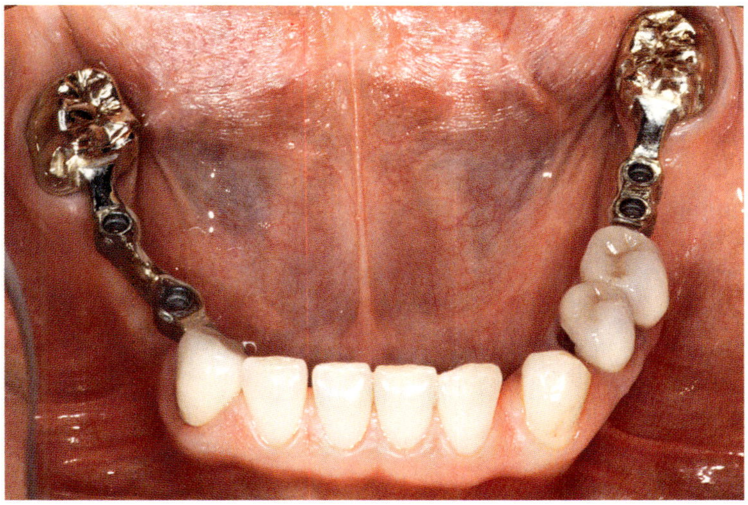

729, 730 Primäranker des Unterkiefers im Mund

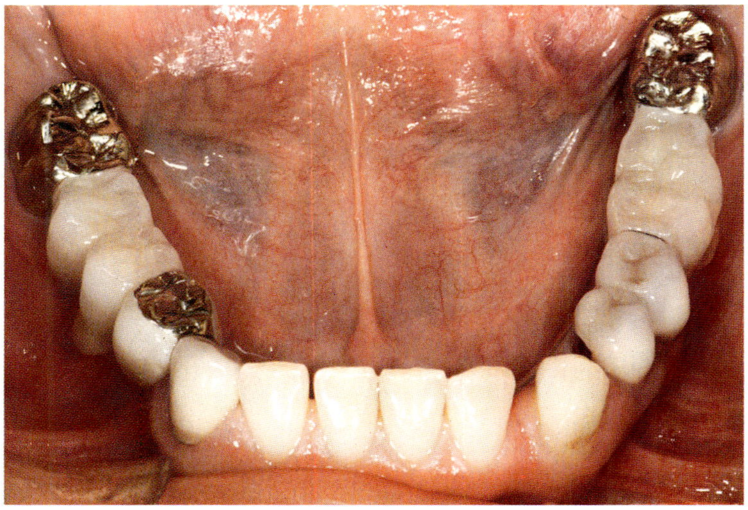

731 Aufgesetzte Prothese im Unterkiefer

732 **Fall 2: Versorgung des Oberkiefers mit individuell hergestellten Verankerungselementen**

Studienmodelle der Ausgangssituation im Dentatus-Artikulator
Die Versorgung des Unterkiefers ist zu einem späteren Zeitpunkt vorgesehen.

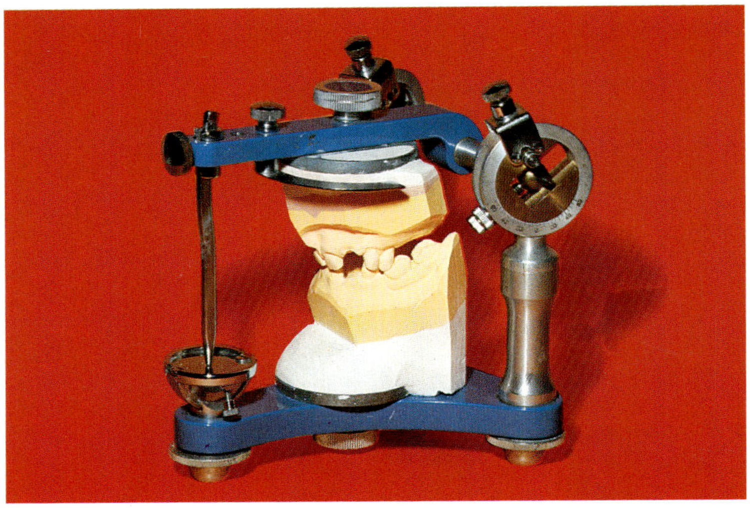

733 Retrudierte Kontaktposition der rechten Kieferseite

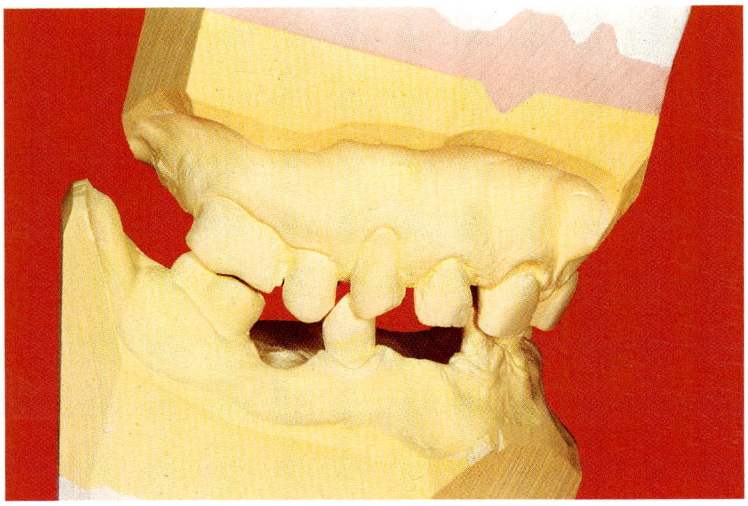

734 Retrudierte Kontaktposition der linken Kieferseite

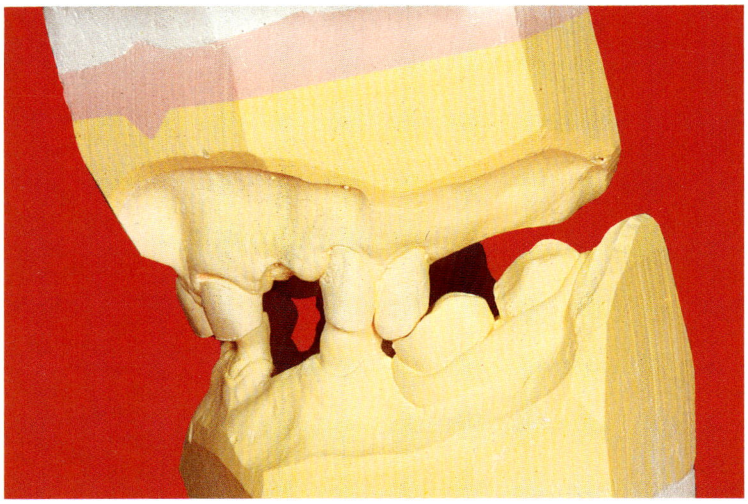

735 Vorbehandlung durch eine Aufbißschiene zur Stabilisierung der Okklusion und Sperrung von orofazialen Parafunktionen (vgl. Abb. 736, 737). Die fehlenden Zähne wurden direkt in den Aufbißbehelf einpolymerisiert.

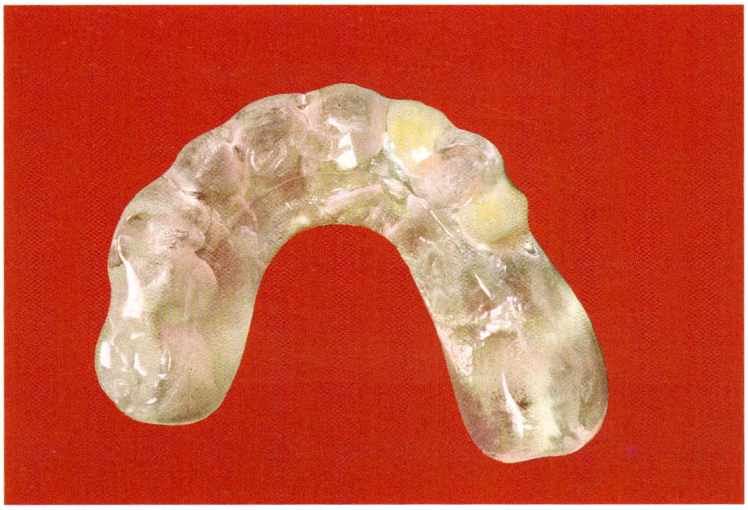

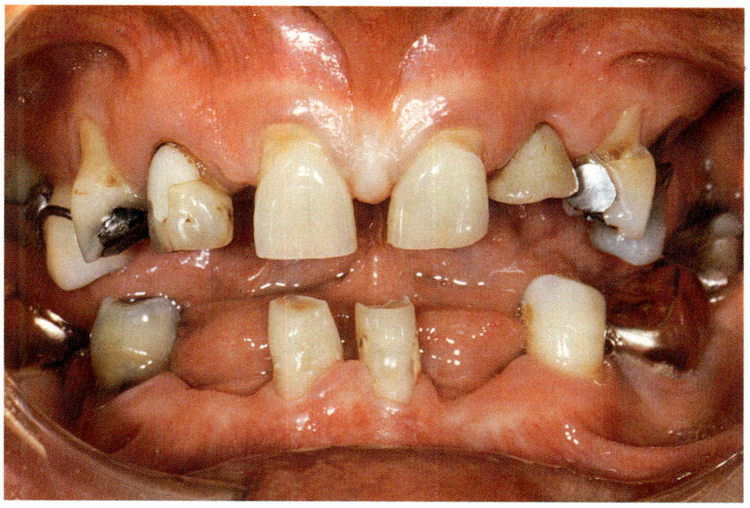

736 Anfangsbefund im Mund (Frontalansicht)
Durch die multiplen Unterbrechungen, unstabile Okklusion und abgesunkene Bißlage wurden okklusale und orofaziale Parafunktionen (Zungenpressen) ausgelöst.

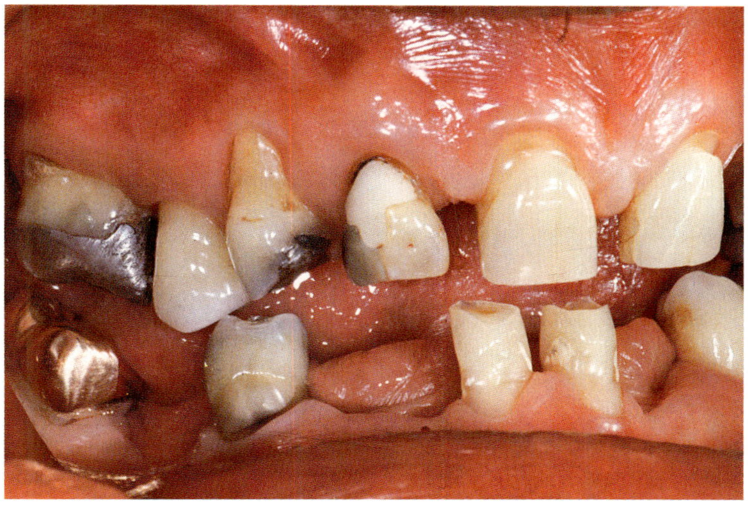

737 Anfangsbefund rechte Seite im Mund
Die Bißlage ist durch die eingeschobene Zunge stabilisiert!

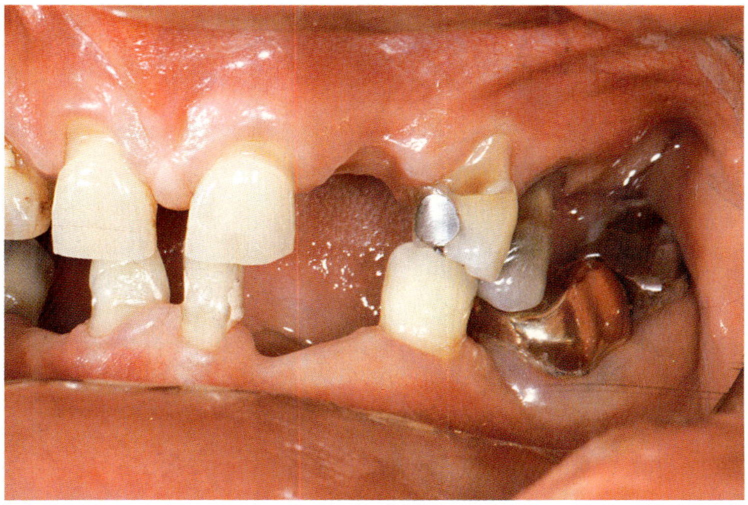

738 Anfangsbefund linke Seite im Mund
Maximale Interkuspidation

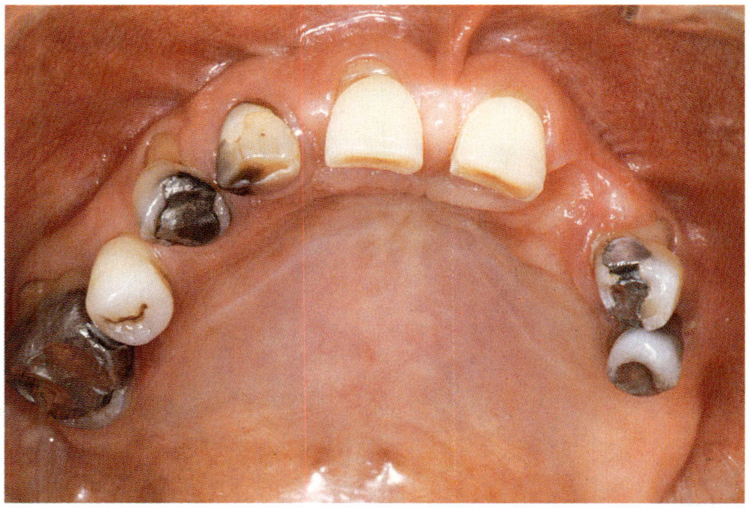

739 Aufsicht auf den Oberkiefer
Der persistierende obere rechte Milcheckzahn mußte extrahiert werden.

740 Meistermodell mit galvanisch hergestellten Stumpfmodellen

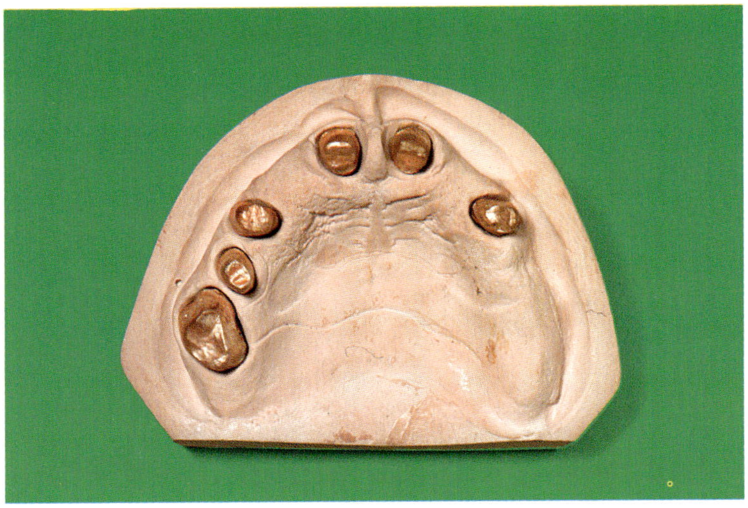

741, 742 Gelenkbezügliche Übertragung des Oberkiefermodelles
Nach der Programmierung des Mini-TMJ-Artikulators (vgl. Abb. 689ff.) wurde zur Übertragung des Meistermodelles eine individuell hergestellte Kunststoffplatte mit einpolymerisierter Bißgabel verwendet (rechts). Die Kombination von TMJ-Übertragungsbogen und Dentatus-Bißgabel hat sich in diesem Fall bewährt.

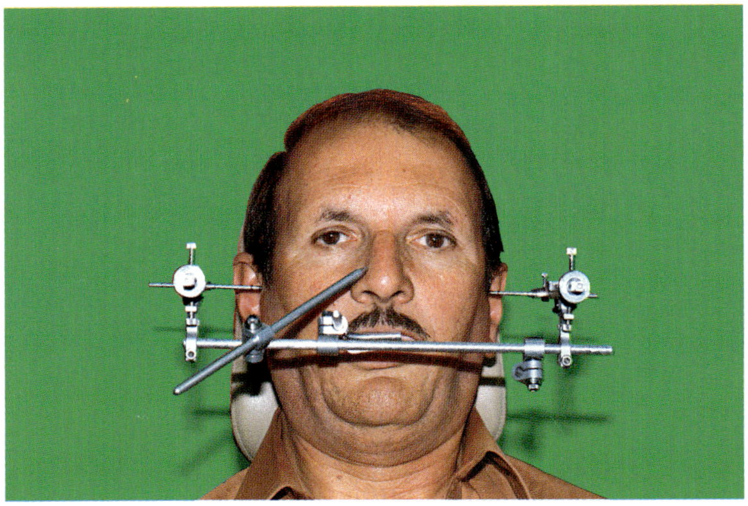

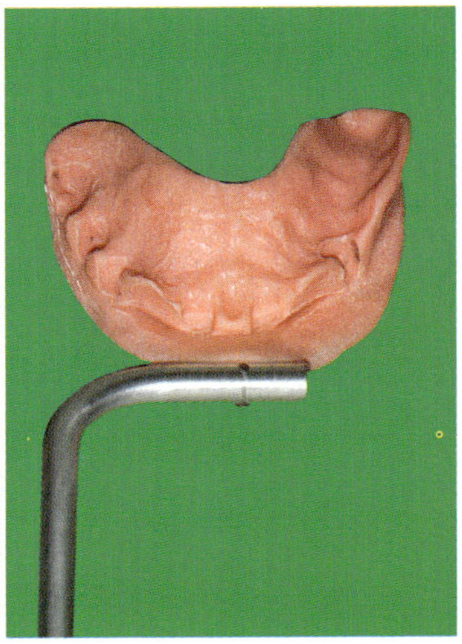

743 Zum **Einbetten des Meistermodelles in den Artikulator** wird dieses exakt in der Kunststoffplatte reponiert.

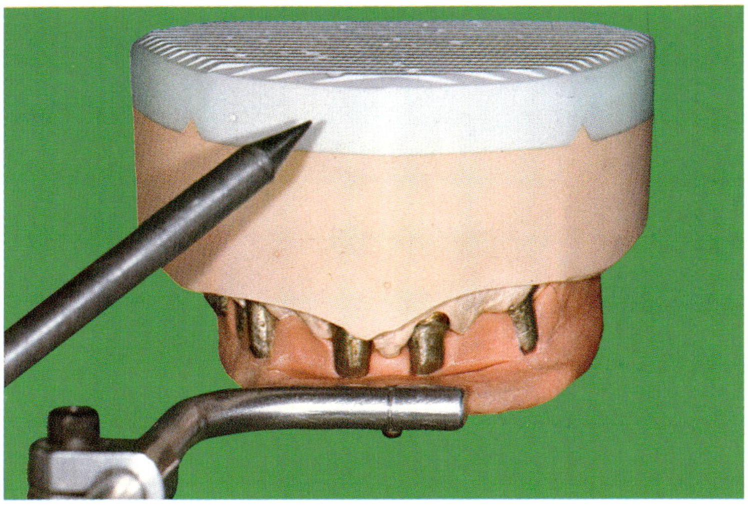

744, 745 Für die **zentrische Handbißnahme** wurde ebenfalls eine Kunststoffplatte mit Hartwachswall hergestellt. Zur besseren Fixierung im Mund sind einige Übertragungskappen einpolymerisiert (links).
Die Impressionen werden mit einer Zinkoxid-Eugenol-Paste unterfüttert.

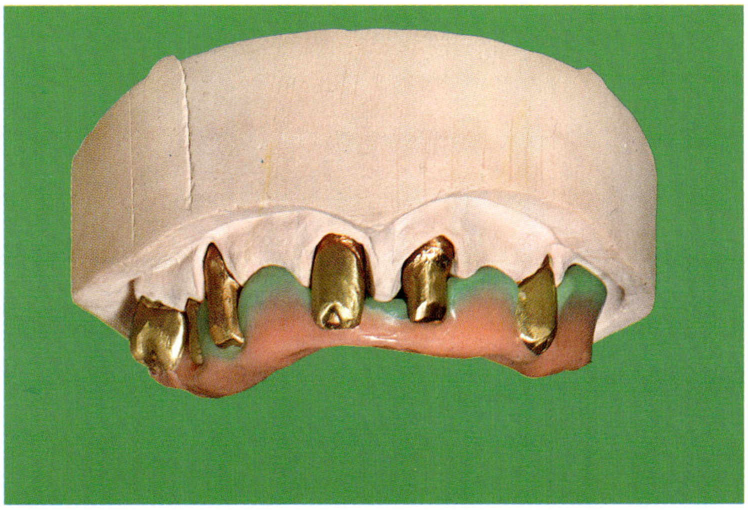

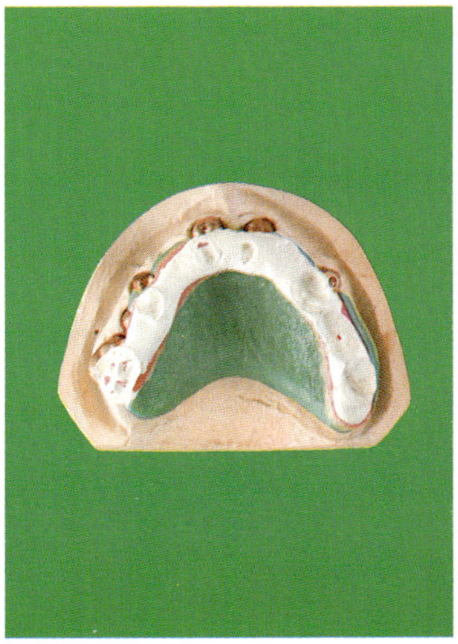

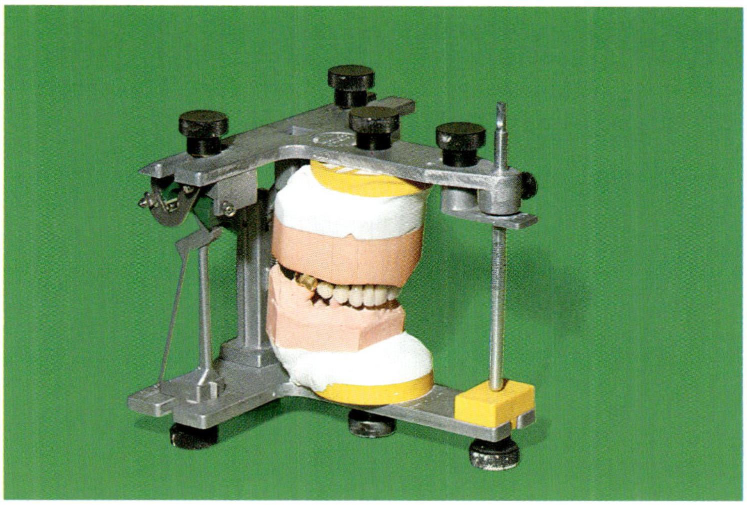

746 Fertige Arbeit im Mini-TMJ-Artikulator

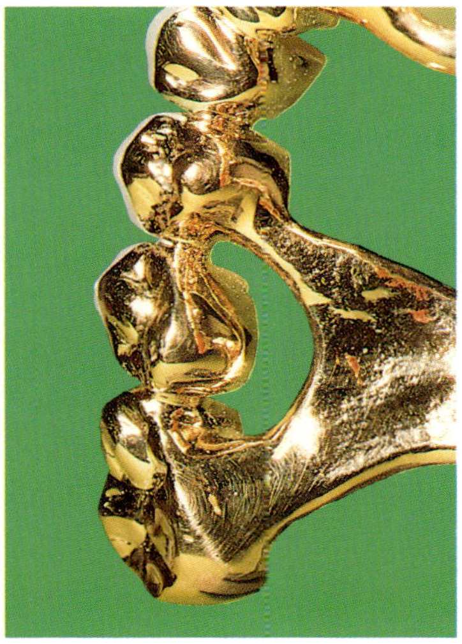

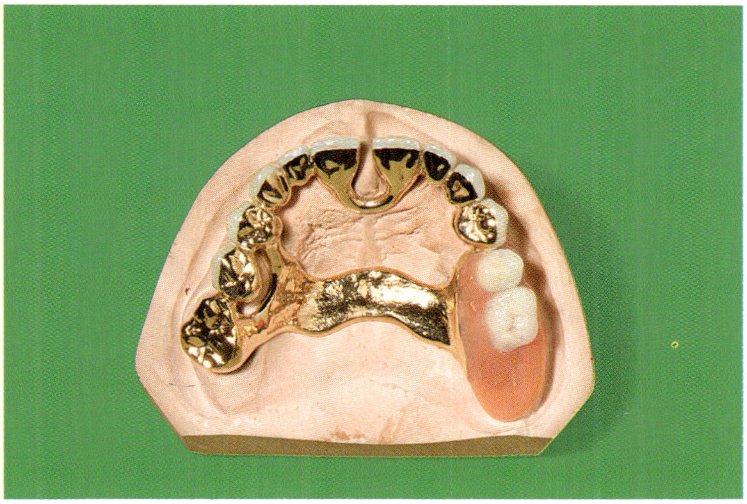

747, 748 Kombinationsprothese bei unilateral verkürzter und multipel unterbrochener Zahnreihe. Die Führung der Verbinder aus Oralflächen garantiert gute parodontale Verhältnisse.

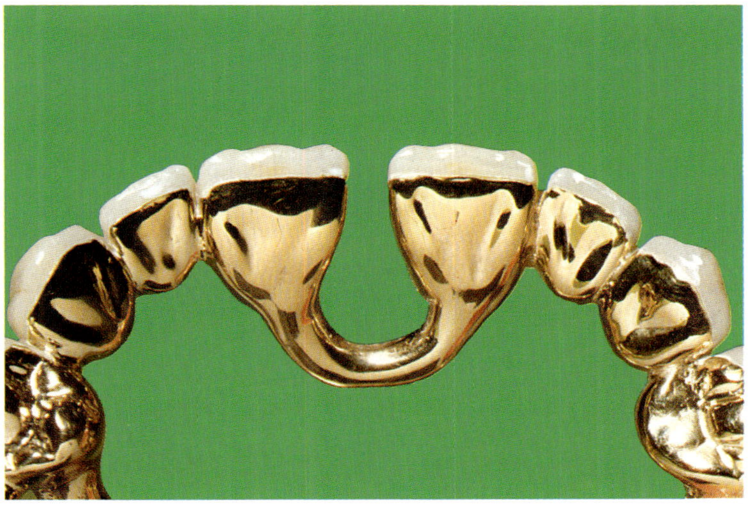

749 Auf Wunsch des Patienten wurde das mediane Diastema (vgl. Abb. 736) bei der prothetischen Versorgung übernommen und durch einen Umgehungsbügel ermöglicht.

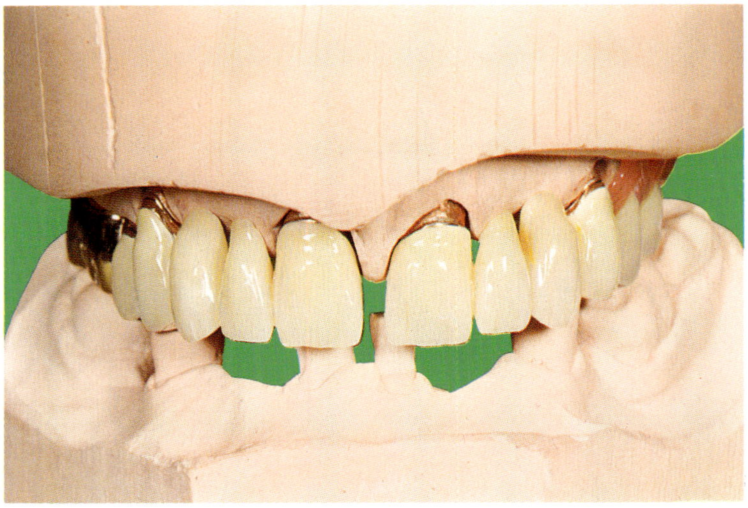

750 Frontalansicht der aufgesetzten Prothese

751 Primäranker auf dem Meistermodell
Aufgrund der Topographie und Anzahl der Restzähne wurden in diesem Falle als Verankerungselemente vermessene Konuskronen verwendet. Durch die Wahl eines für jeden Pfeiler individuellen Konuswinkels konnten die Haltekräfte aufeinander abgestimmt werden.

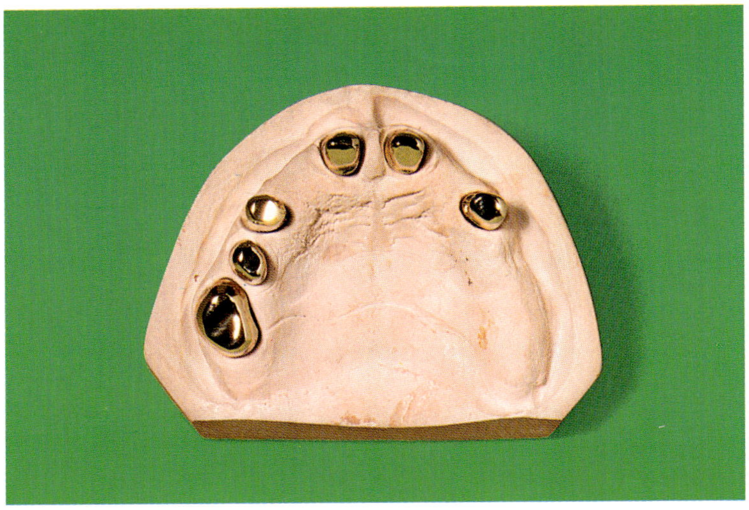

752 Frontalansicht der Primäranker
Die vestibulären Stufen erlauben eine ästhetisch befriedigende Verblendung der Sekundäranker.

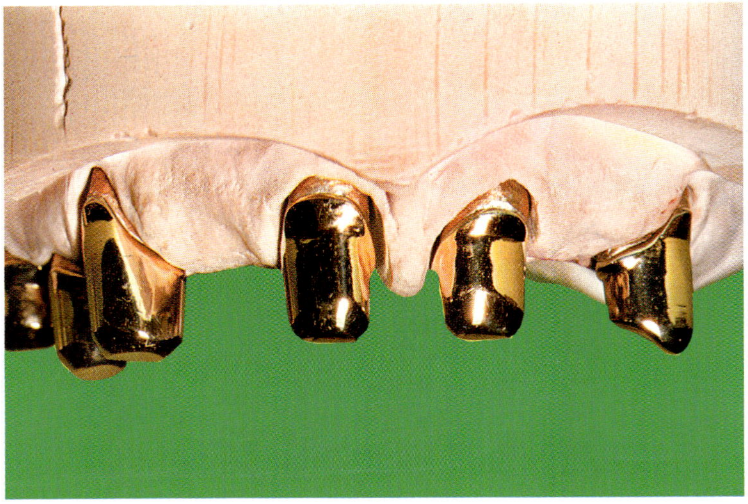

753 Innenansicht der Konuskronen-Prothese
Die künstlichen Frontzähne sind brückenzwischengliederartig gestaltet.

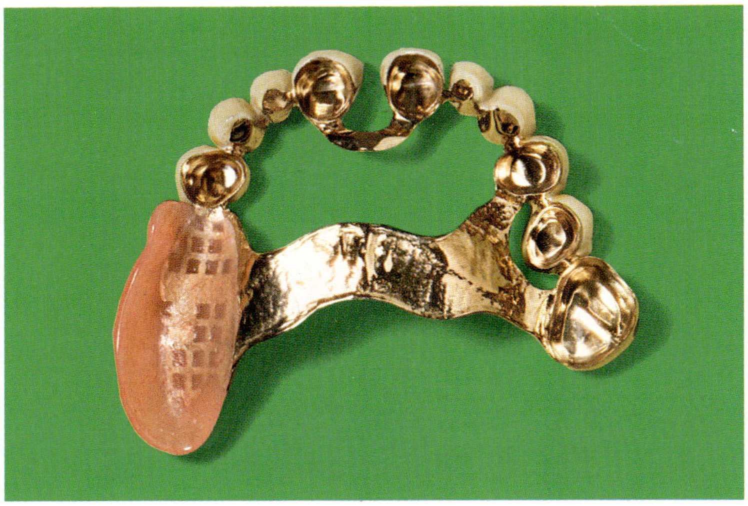

754 Detailansicht der **Sekundäranker mit palatinalem Umgehungsbügel**

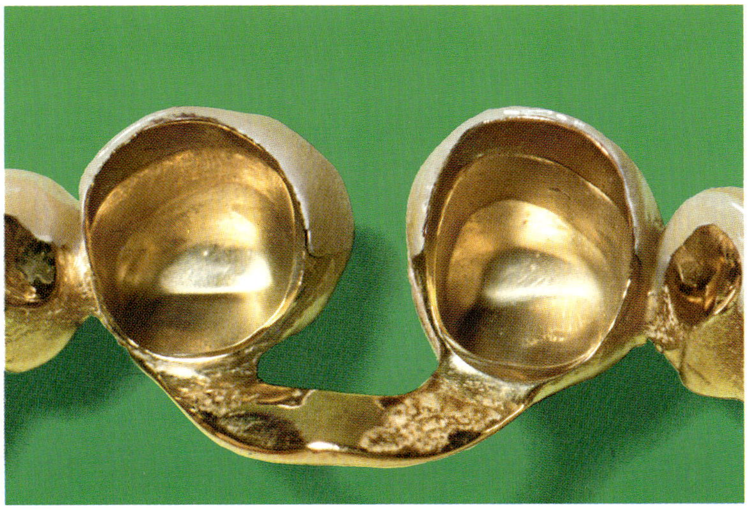

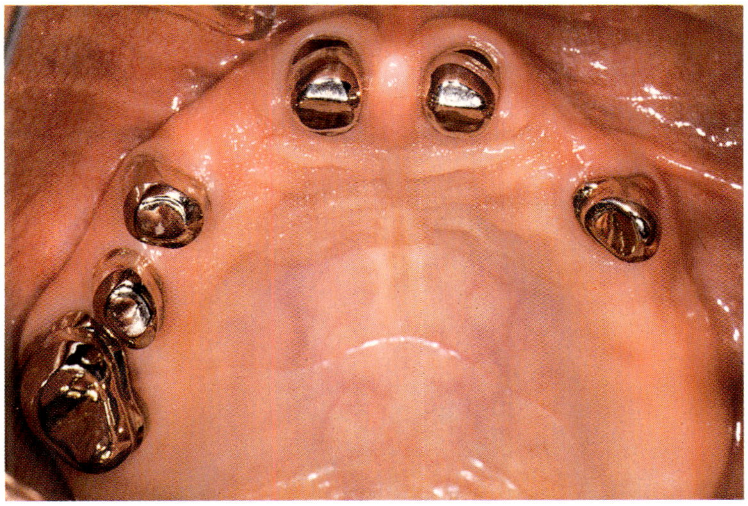

755 Primäranker im Mund

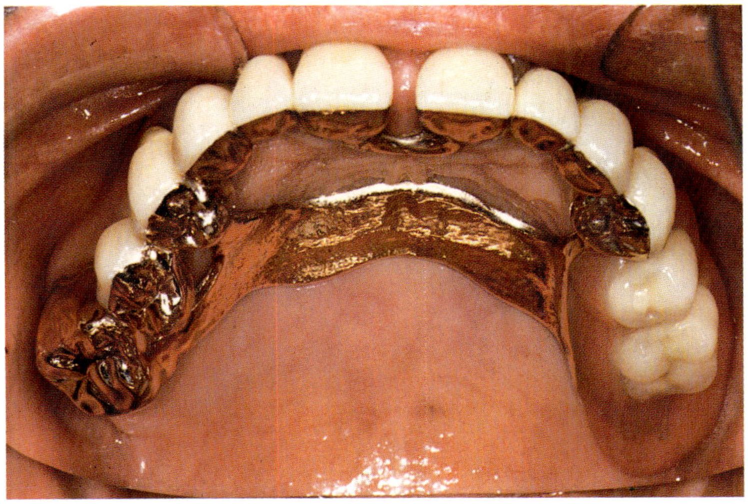

756 Aufgesetzte Prothese im Mund

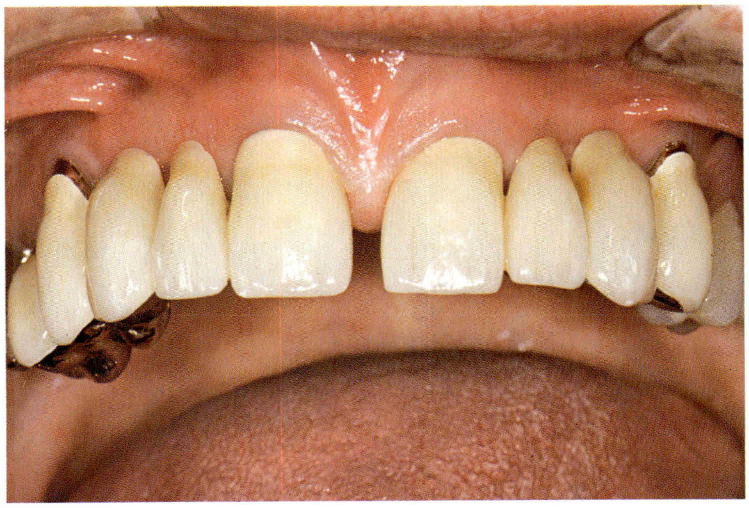

757 Frontalansicht
Präparationsgrenzen liegen prinzipiell supragingival. Aus ästhetischen Gründen wurden sie aber im vorliegenden Patientenbeispiel bei den Inzivisen in den Sulkus gelegt.

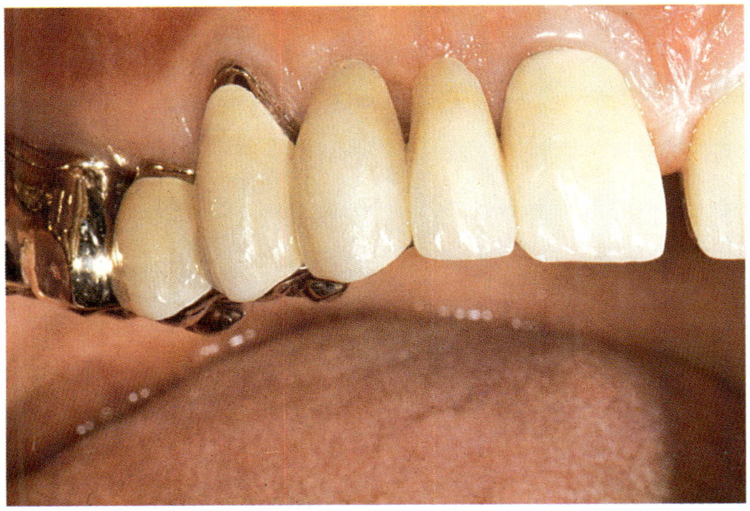

758 Ansicht der rechten Seite

759 Fall 3:
Versorgung beider Kiefer mit Modellgußprothesen in Kombination mit Einzelkronen

Studienmodelle im Dentatus-Artikulator rechte Seite

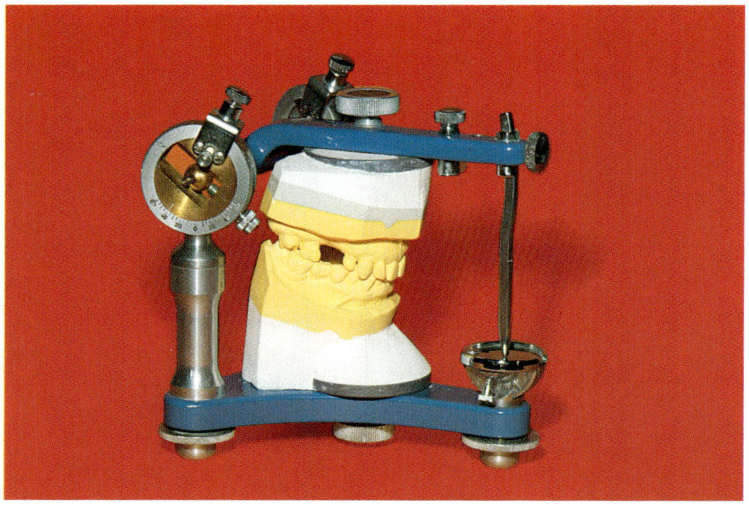

760 Studienmodelle im Dentatus-Artikulator linke Seite

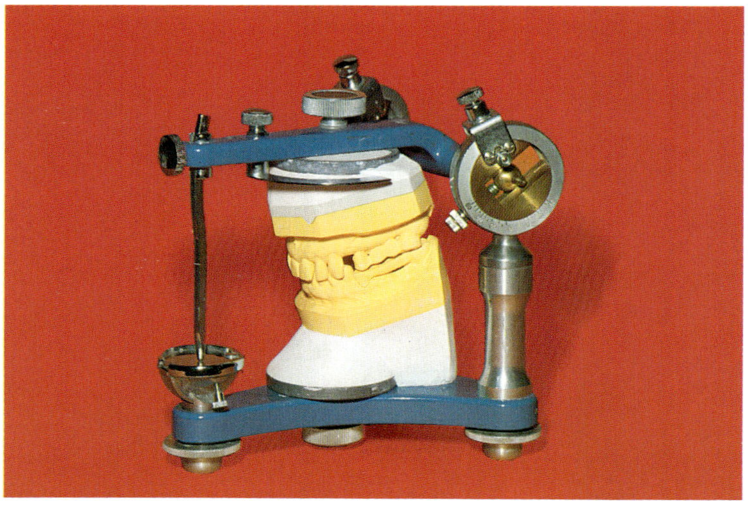

761 Oberes Studienmodell Anfangsbefund

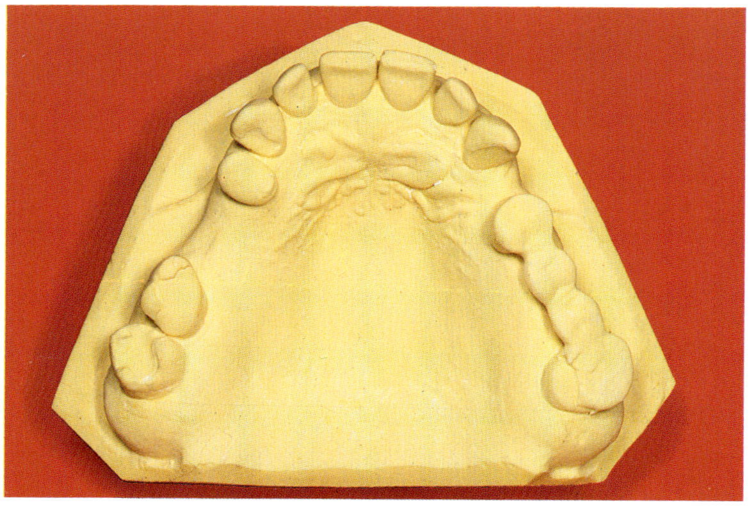

762 Unteres Studienmodell Anfangsbefund

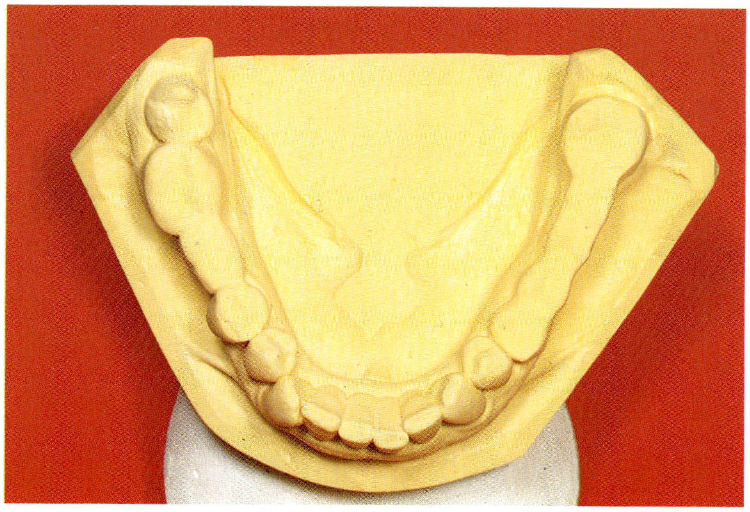

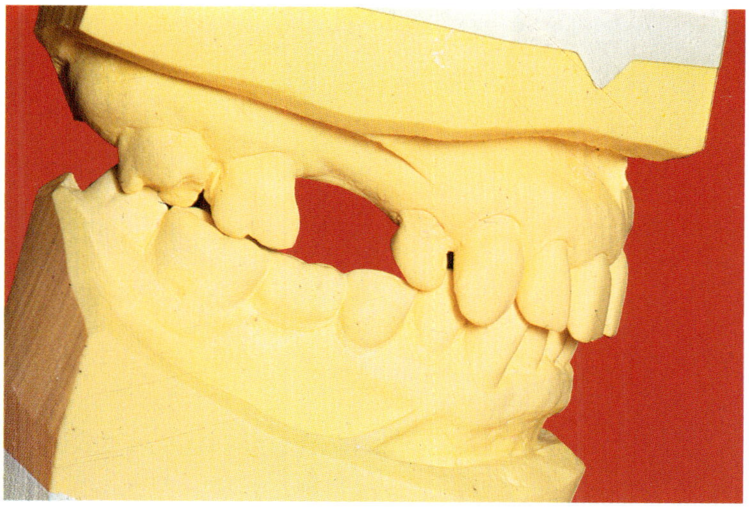

763 Retrudierte Kontaktposition rechte Seite

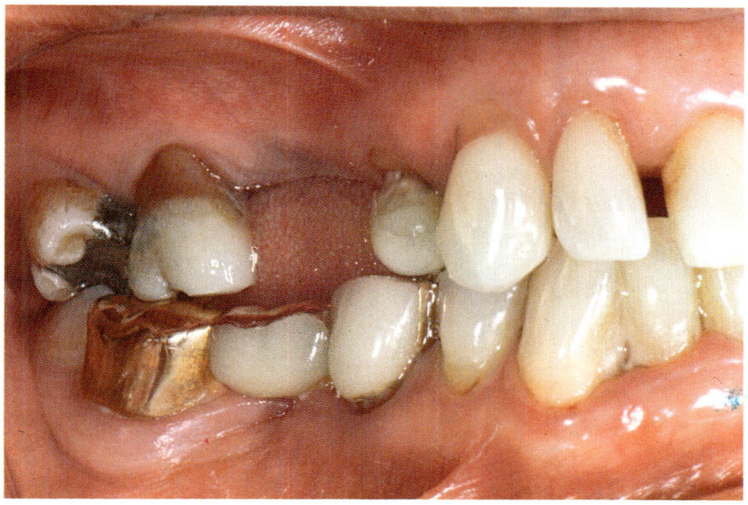

764 Interkuspidation rechte Seite im Mund

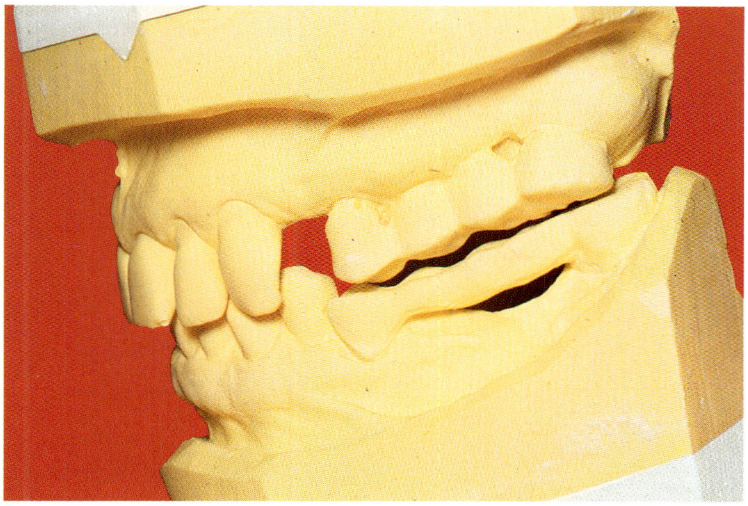

765 Retrudierte Kontaktposition linke Seite

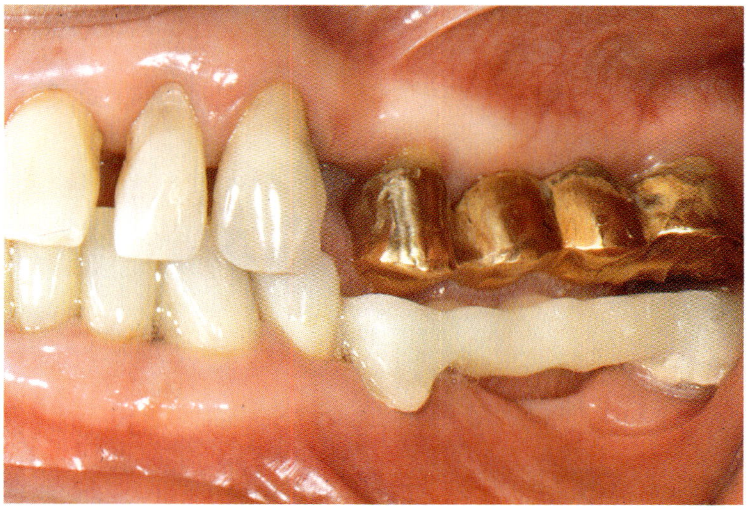

766 Interkuspidation linke Seite im Mund
Die Schaltlücke im Unterkiefer links war längere Zeit mit einem insuffizienten Kunststoffprovisorium mit fehlender okklusaler Abstützung versorgt.

767 **Silikon-Gesamtabformung im Oberkiefer mit reponierten Übertragungskappen**

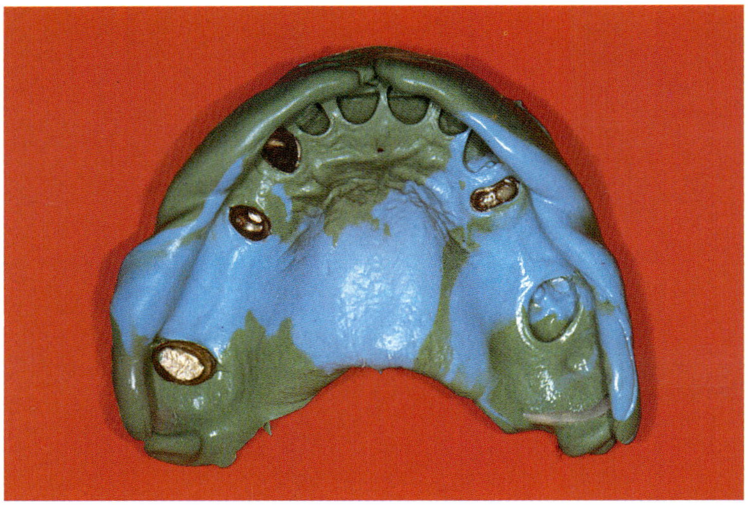

768 **Oberes Meistermodell mit galvanisch hergestellten Stumpfmodellen**

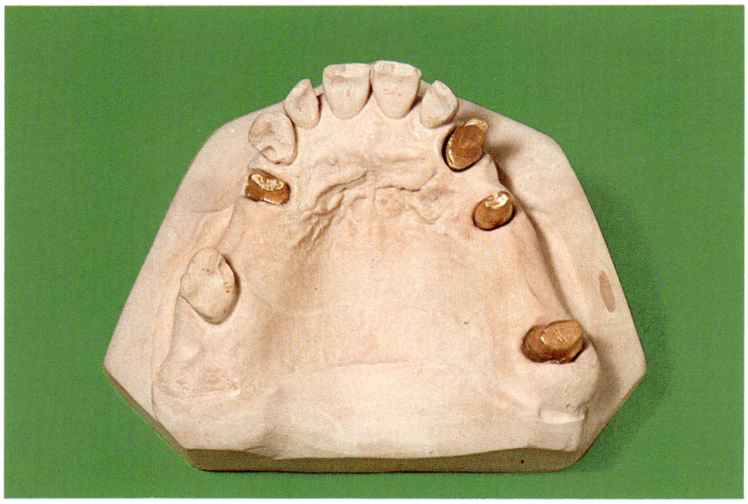

769 **Primäranker mit Fräsungen für die Aufnahme der Klammern**

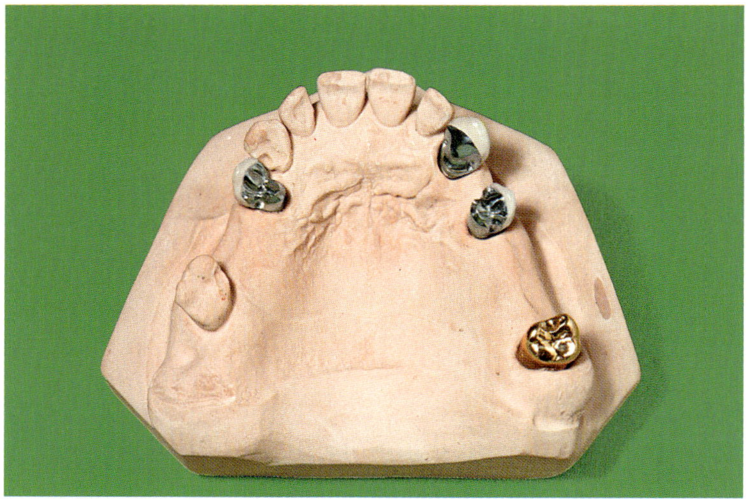

770 **Aufgesetzte Modellgußprothese**

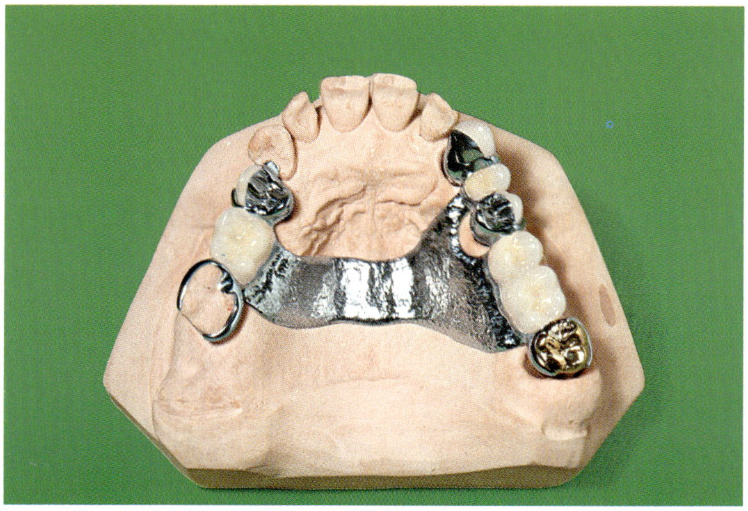

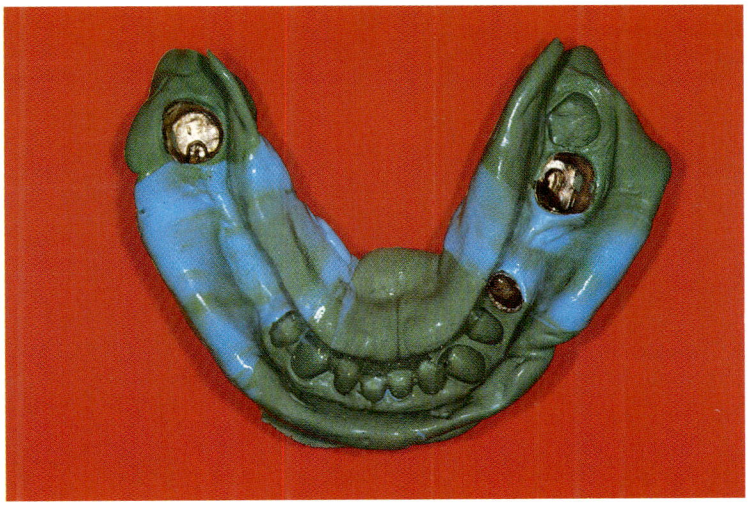

771 Silikon-Gesamtabformung im Unterkiefer mit reponierten Übertragungskappen

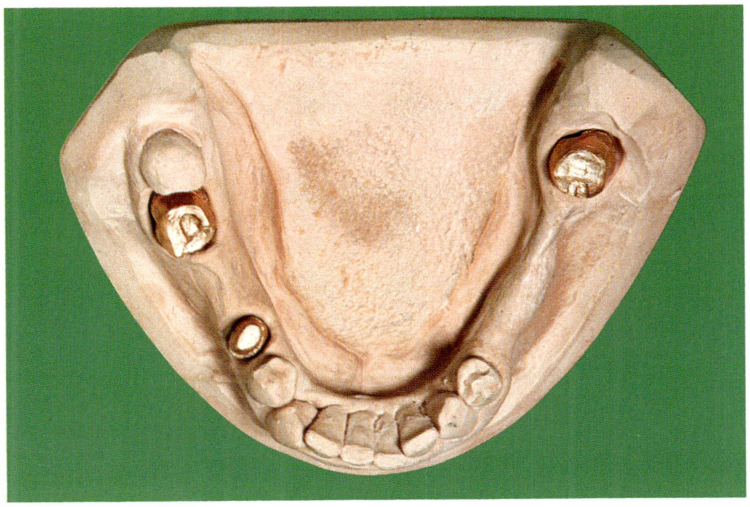

772 Unteres Meistermodell mit galvanisch hergestellten Stumpfmodellen

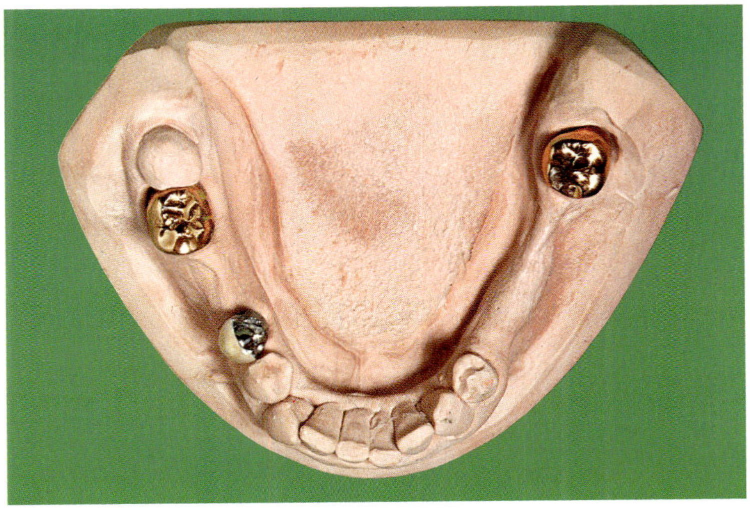

773 Primäranker mit Fräsungen für die Aufnahme der Klammern

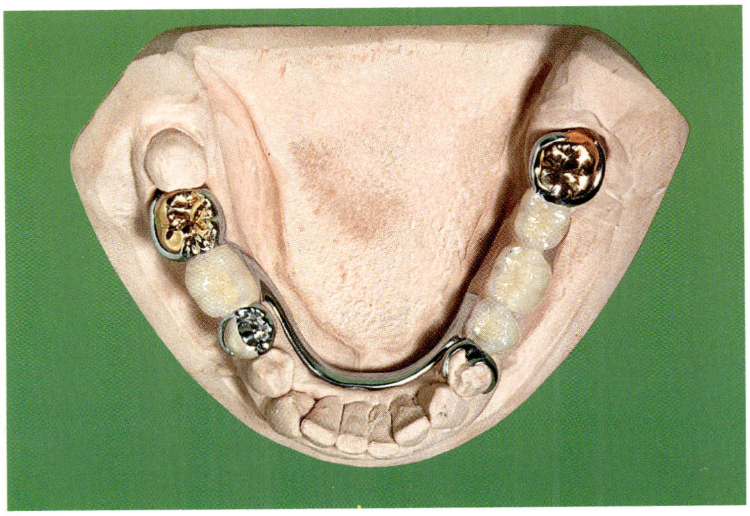

774 Aufgesetzte Modellguß-prothese

775 Retrudierte Kontaktposition der fertigen Arbeit rechte Seite

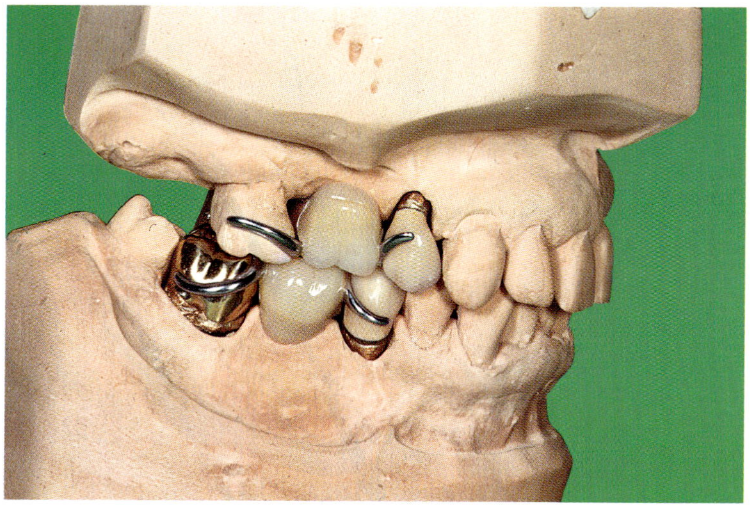

776 Retrudierte Kontaktposition der fertigen Arbeit linke Seite

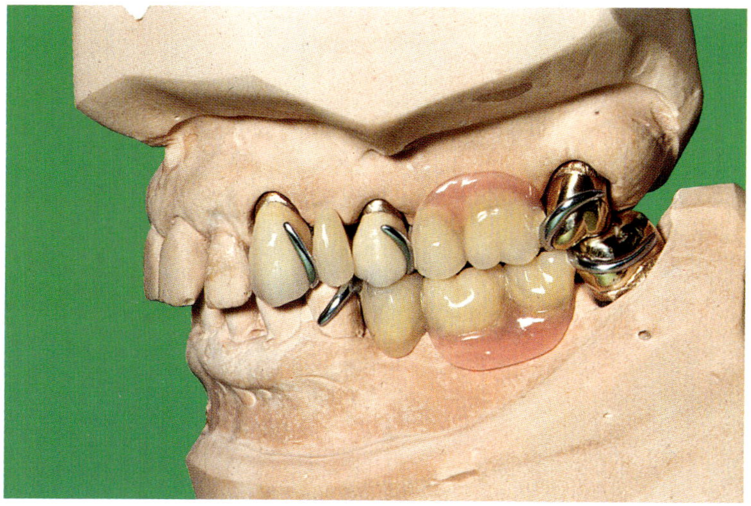

777 Primäranker im Mund
Der Molar im ersten Quadranten wurde nicht überkront.

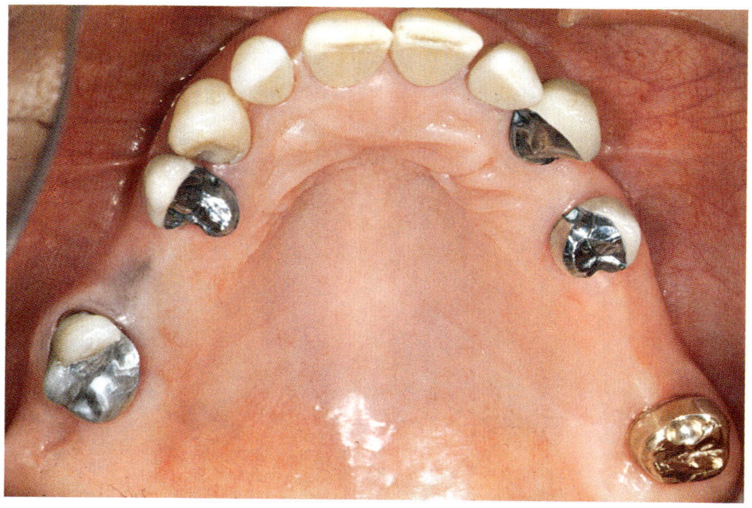

778 Aufgesetzte obere Modellgußprothese im Mund

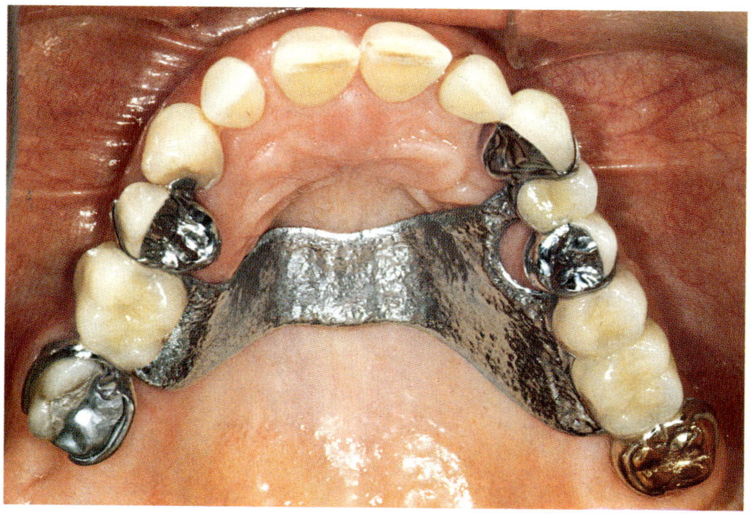

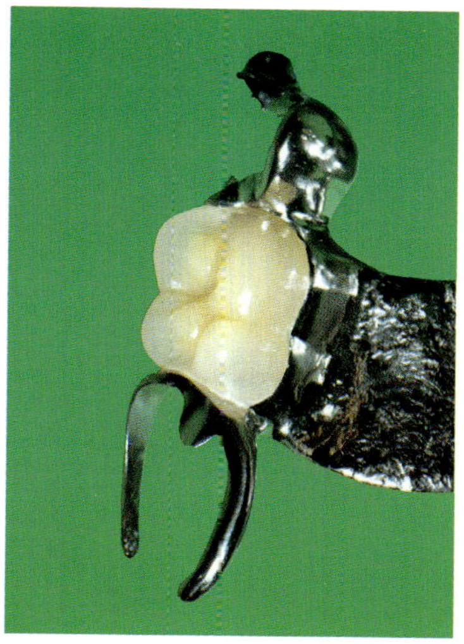
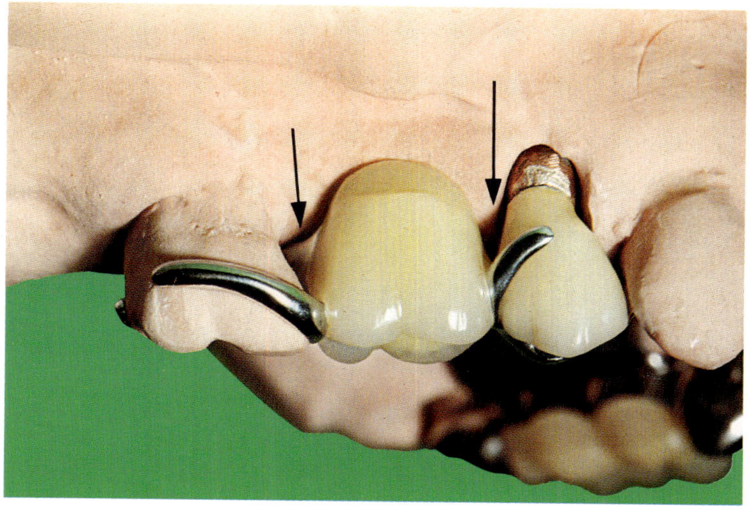

779, 780 Die kurze Schaltlücke auf der rechten Seite erlaubte die Gestaltung eines ponticartigen Ersatzzahnes. Dadurch konnten die Approximalräume weit offen gehalten werden. Beachte auch die zweckmäßige Führung des Transversalbandes direkt aus dem Zwischenglied.

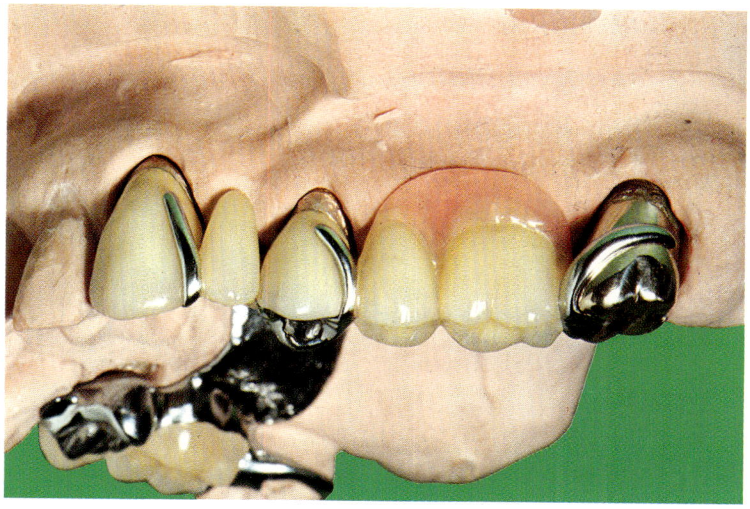

781 Durch die Überkronung des Eckzahnes und des zweiten Prämolaren konnten für die Aufnahme von ästhetisch günstigen Gabelklammern optimale Retentionsräume geschaffen werden.

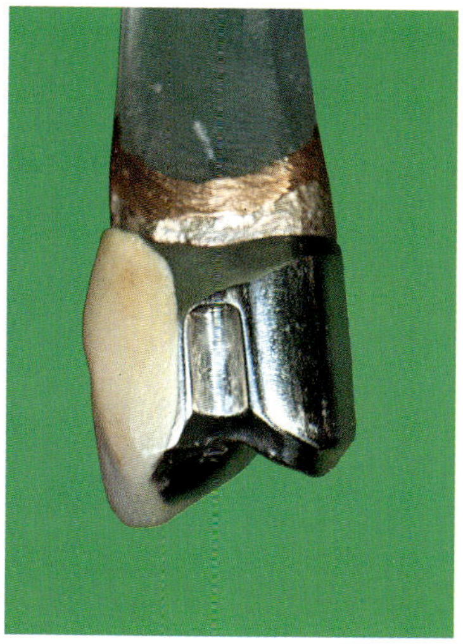
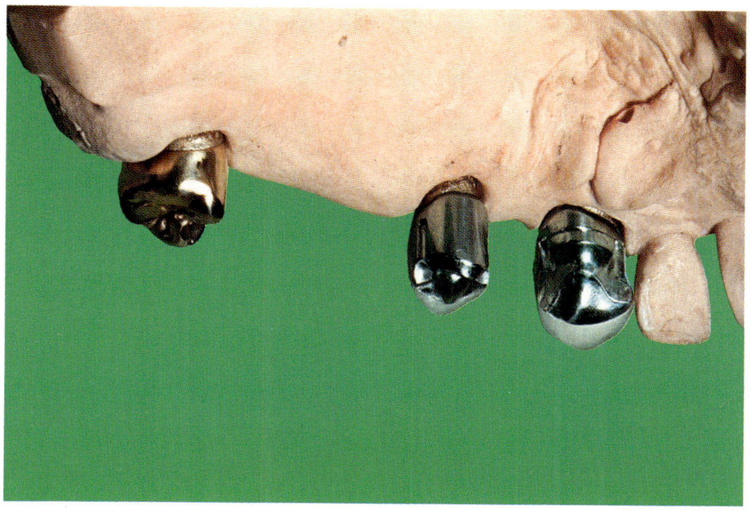

782, 783 Die **Pfeilerkronen** sind für die Aufnahme der Klammern (Führungsarm und Klammerschulter) durch Fräsungen vorbereitet.

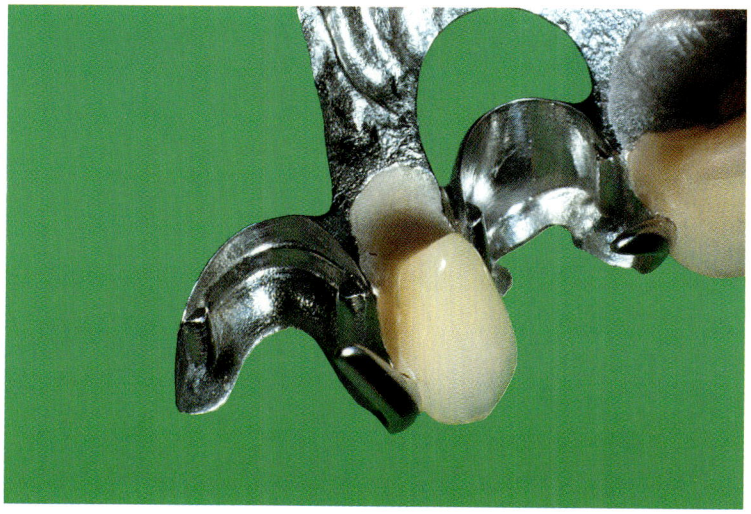

784 Detailansicht der entsprechenden Klammern
Die axiale Arretierung kann sowohl durch eine zervikale (Eckzahn) als auch durch eine okklusale Schulter (Prämolar) erreicht werden (vgl. Abb. 412 ff).

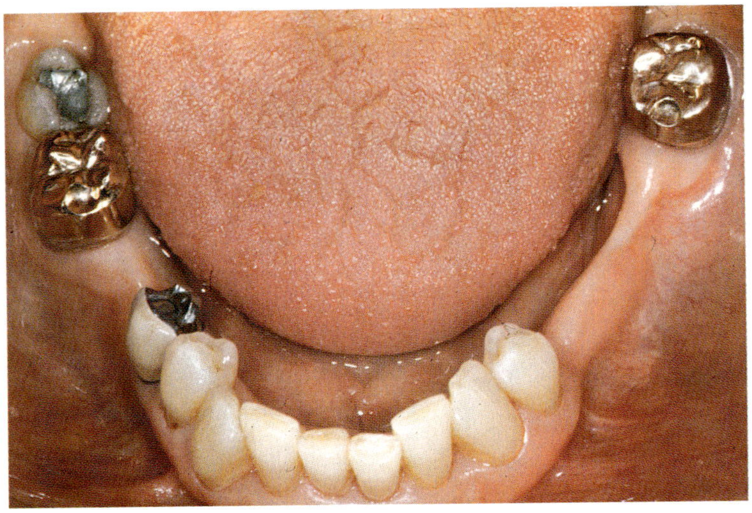

785 Primäranker im Mund

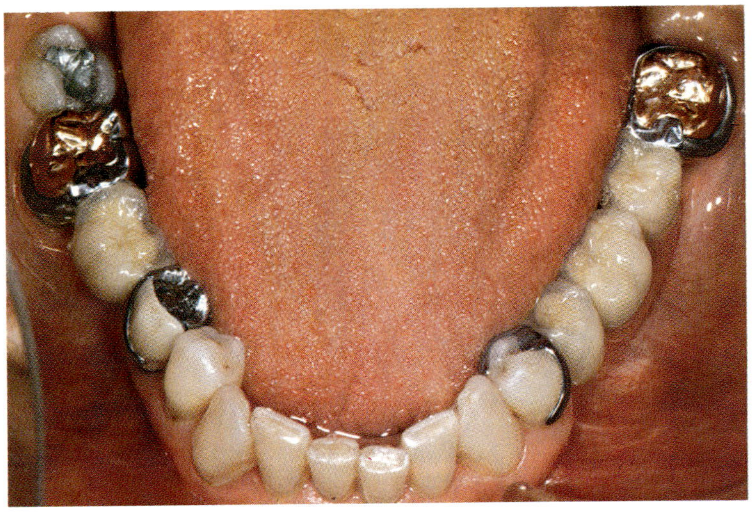

786 Aufgesetzte untere Modellgußprothese im Mund

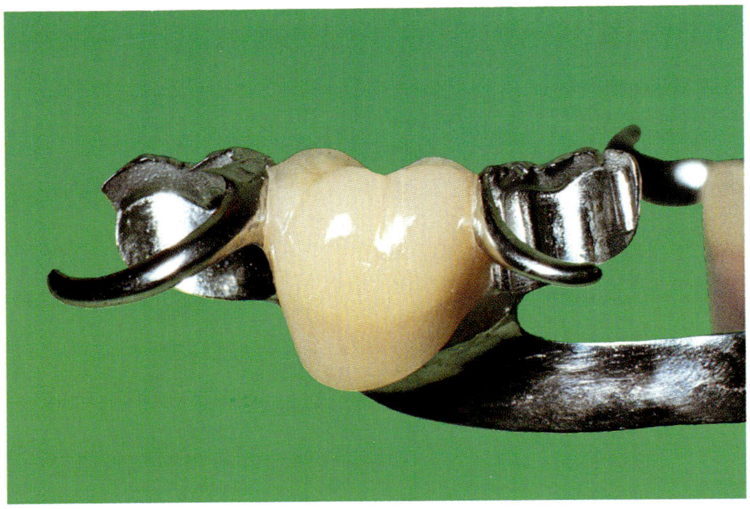

787 Der künstliche Zahn der rechten Kieferseite ist als **Pontic** gestaltet und erlaubt so das direkte Herausführen des Lingualbügels. Die Axialarretierung der beiden angrenzenden Klammern wird durch zwei okklusale Schultern erreicht.

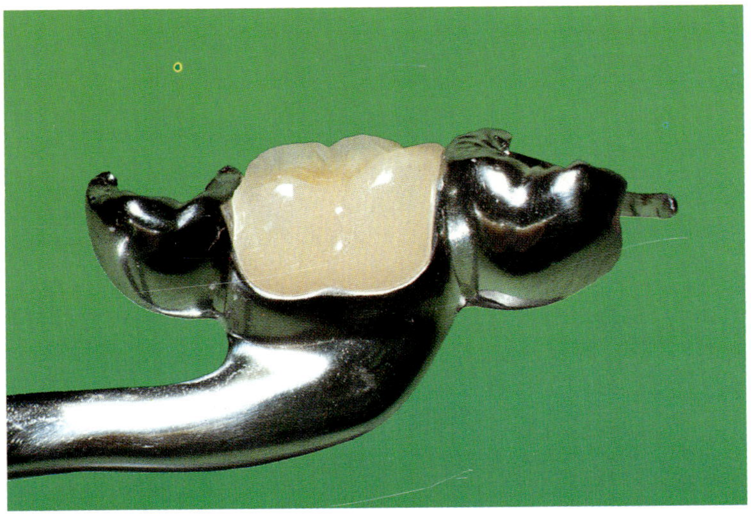

788 Lingualansicht

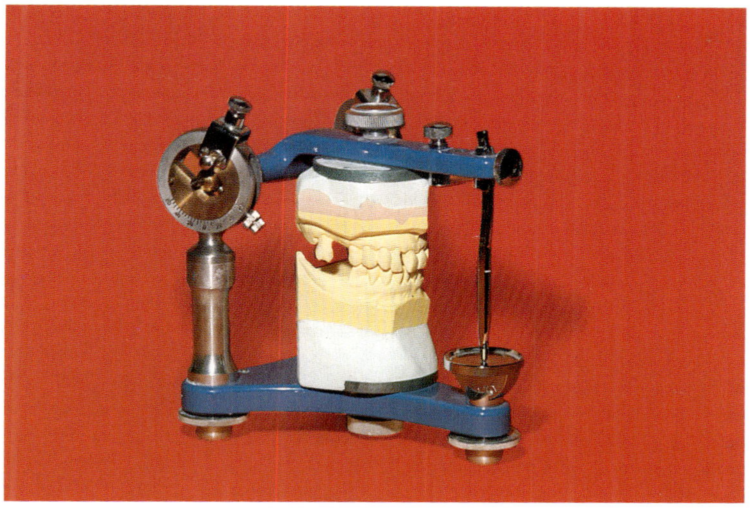

789 Fall 4:
Versorgung beider Kiefer mit Modellgußprothesen

Studienmodelle der Ausgangssituation im Dentatus-Artikulator
rechte Seite

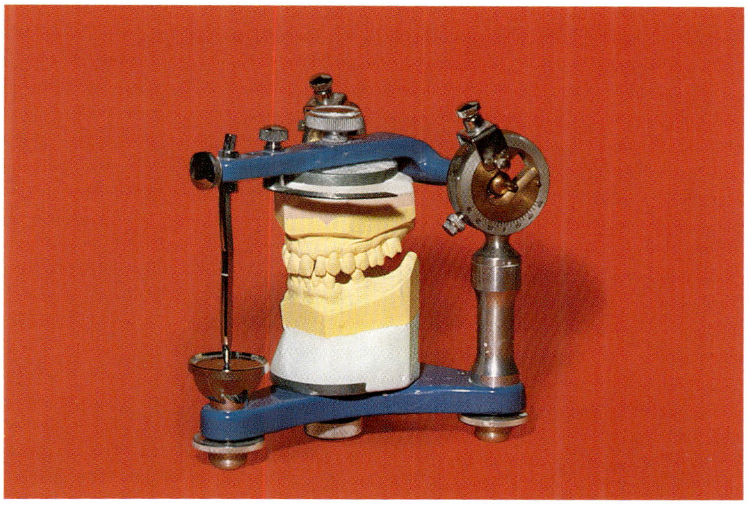

790 Studienmodelle
linke Seite

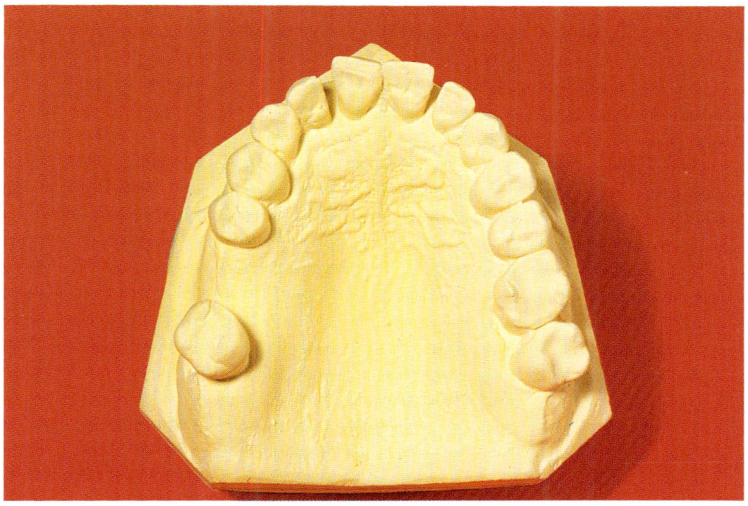

791 Oberes Studienmodell
Anfangsbefund

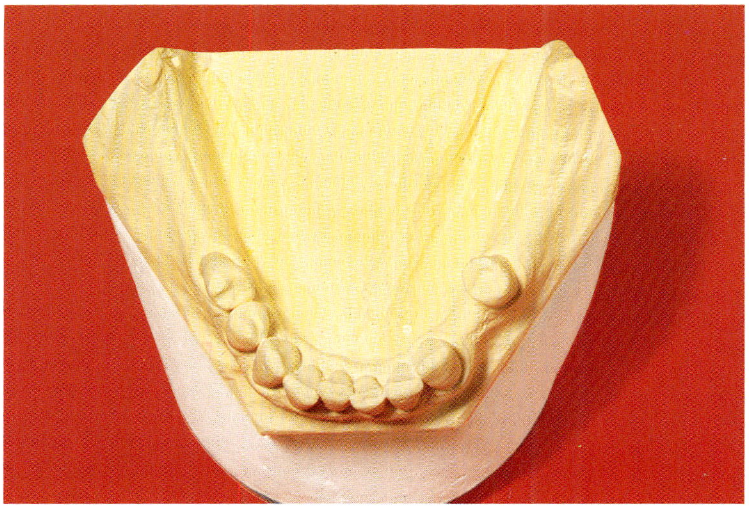

792 Unteres Studienmodell
Anfangsbefund

793 Retrudierte Kontaktposition rechte Seite

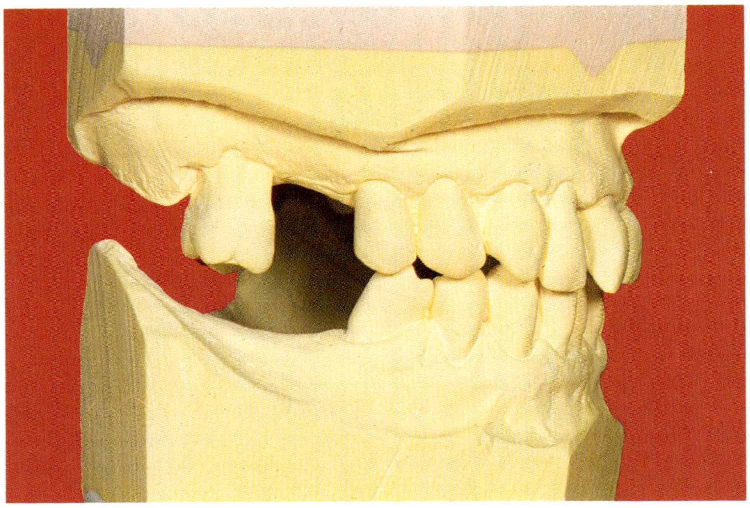

794 Maximale Interkuspidation im Mund rechte Seite
Eine generalisierte Parodontitis zwang zu ausgedehnten Extraktionen und chirurgischer Revision der Restzähne.

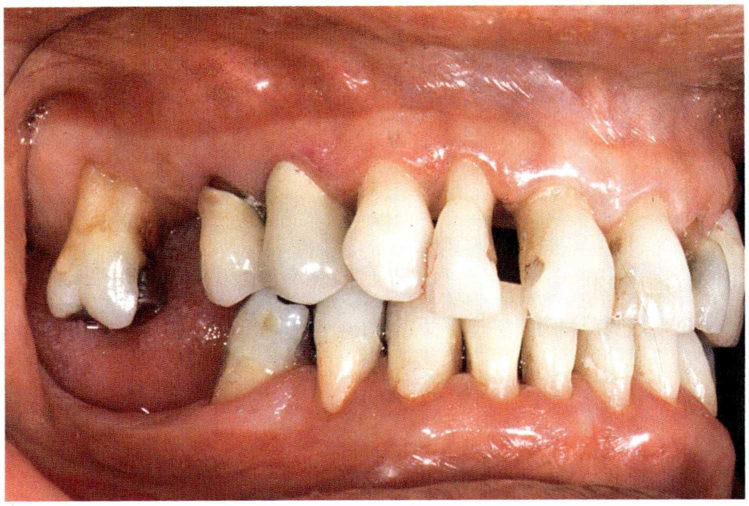

795 Retrudierte Kontaktposition linke Seite

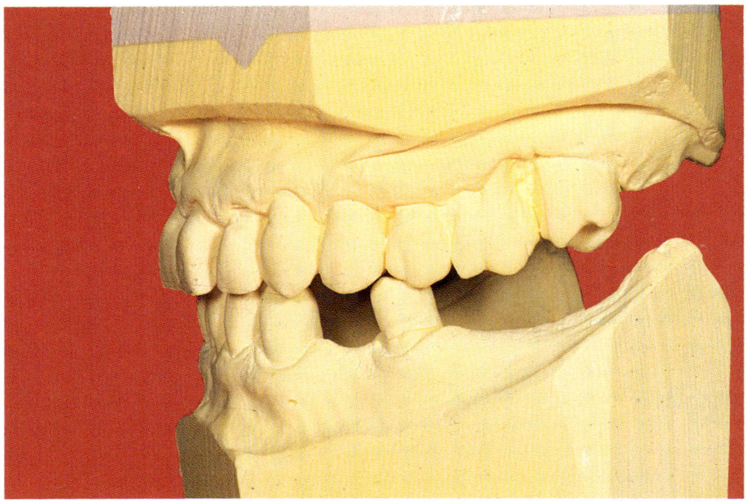

796 Maximale Interkuspidation im Mund linke Seite

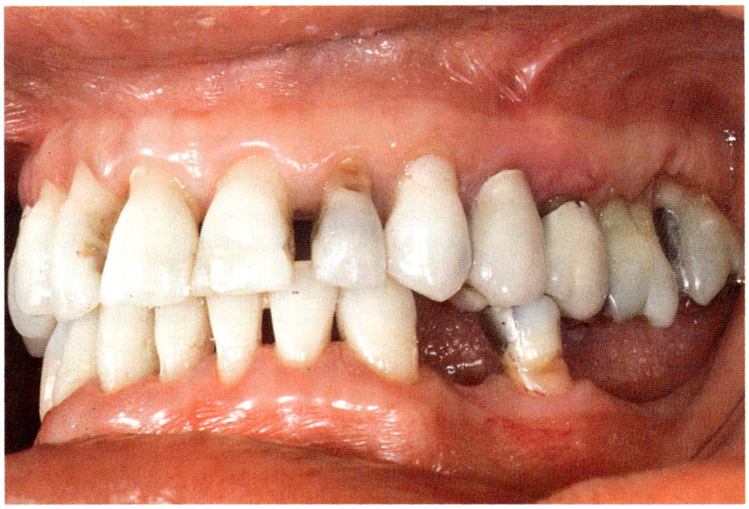

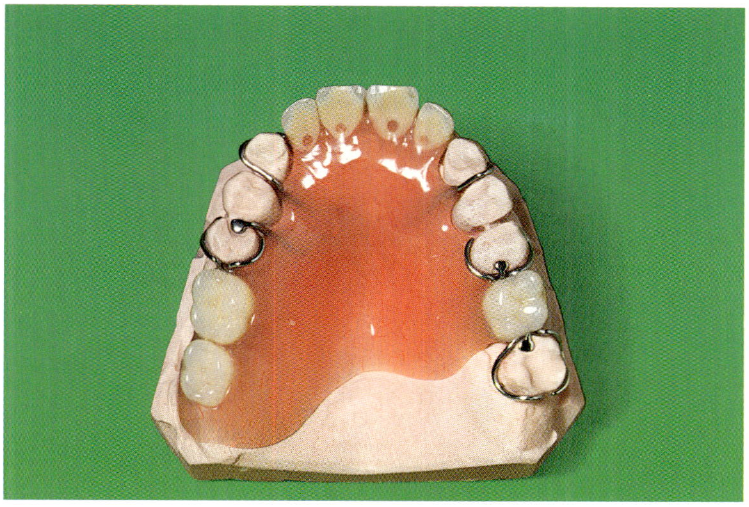

797 Provisorische Prothese
Nach Extraktion von sechs Zähnen und Revision des Restzahnbestandes wurde eine provisorische Prothese mit gebogenen Drahtklammern eingegliedert.

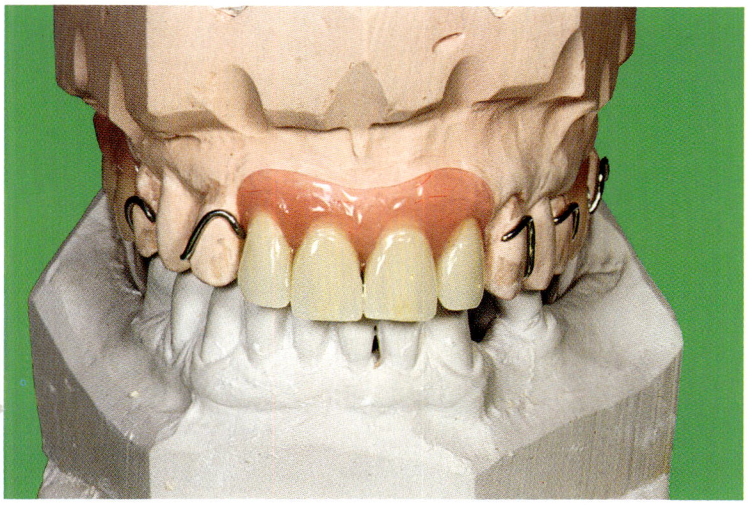

798 Frontalansicht der provisorischen Prothese auf dem Modell

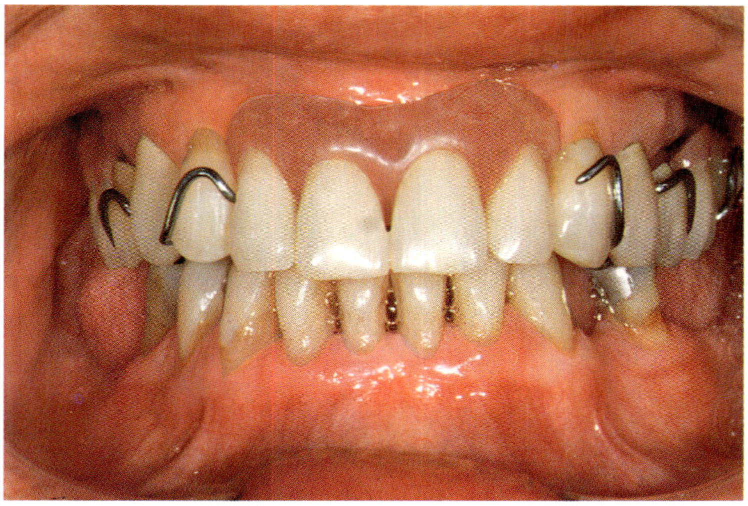

799 Eingesetztes Provisorium im Mund

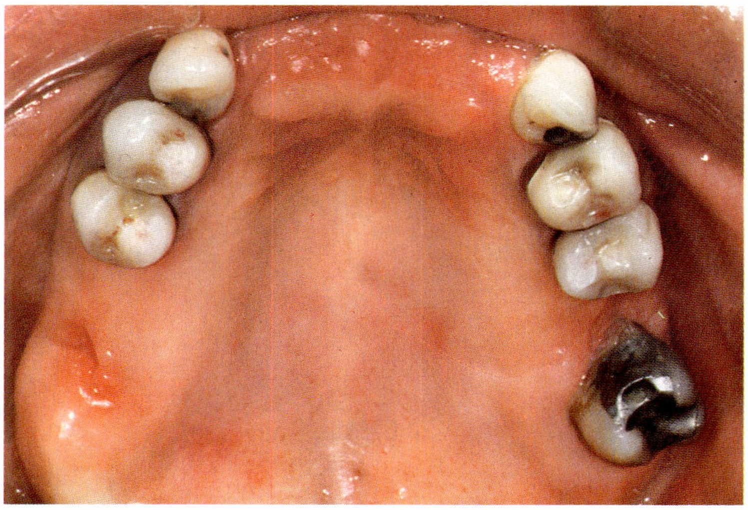

800 Sanierter definitiver Restzahnbestand nach Abheilung der Extraktionswunden

801 Oberes Studienmodell mit Funktionsfärbung
rot = Zentrik
grün = Laterotrusion

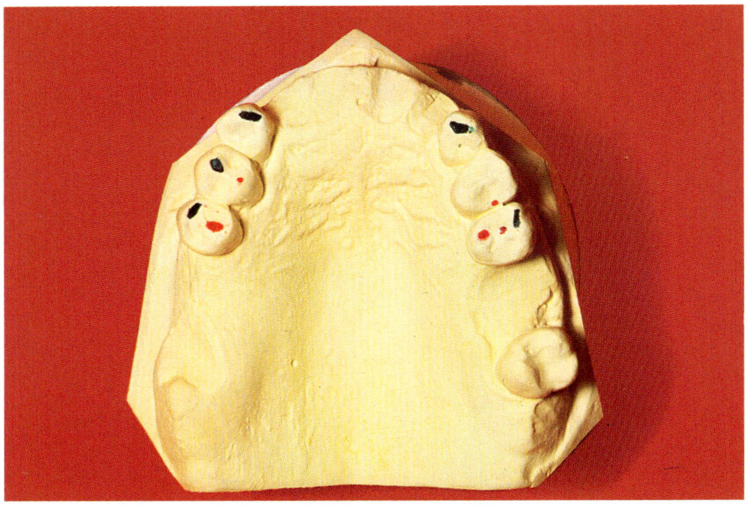

802 Unteres Studienmodell mit Funktionsfärbung
rot = Zentrik
grün = Laterotrusion

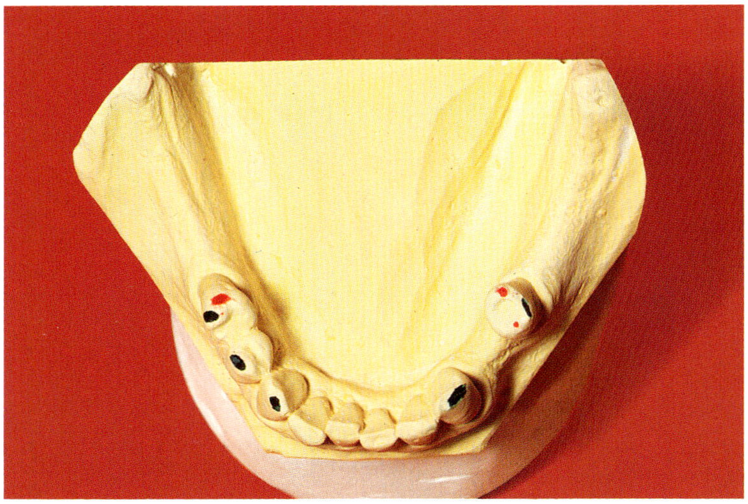

803 Oberes Studienmodell
Neben der Funktionsfärbung sind die vom Zahnarzt geplanten Klammertypen und Klammerführungen markiert.

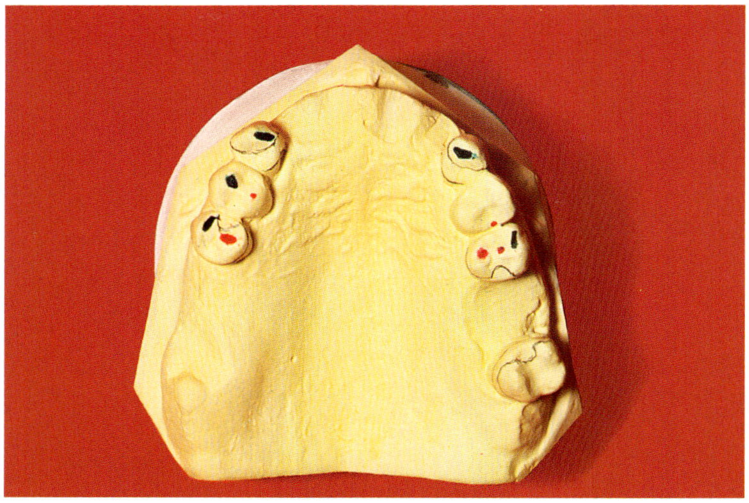

804 Unteres Studienmodell mit geplanten und eingezeichneten Klammertypen

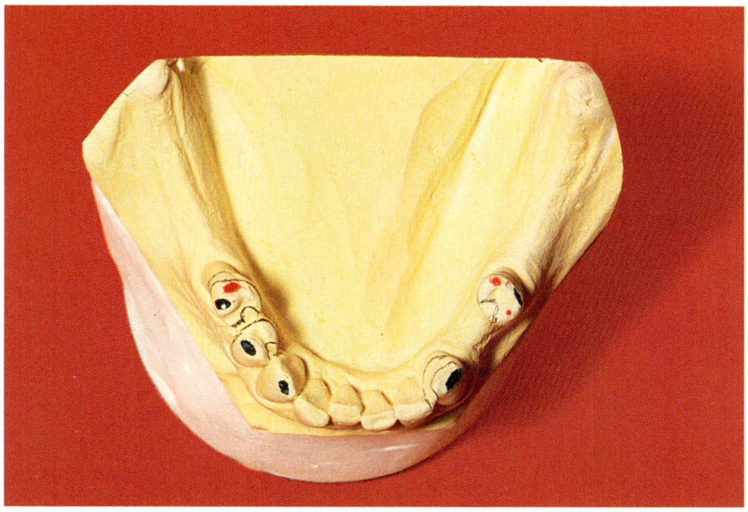

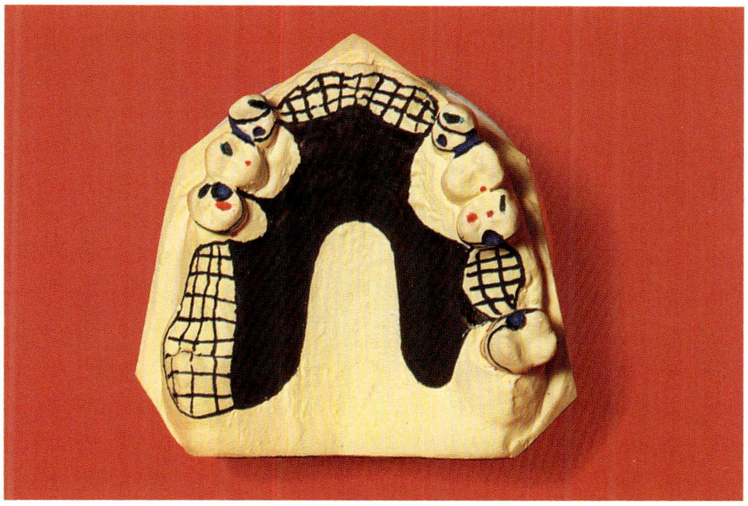

805 Vermessenes Studienmodell des Oberkiefers mit definitiv festgelegtem Chassisdesign
Die vom Zahntechniker vorgeschlagenen Retouchen sind blau eingezeichnet.

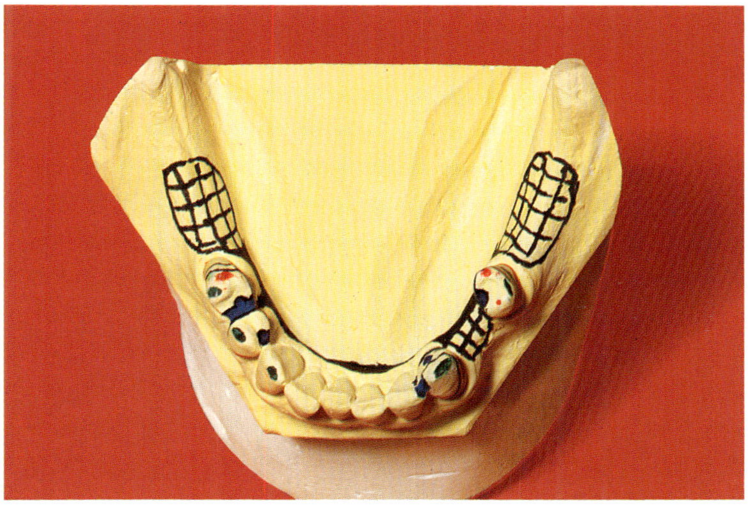

806 Vermessenes Studienmodell des Unterkiefers mit definitiv festgelegtem Chassisdesign

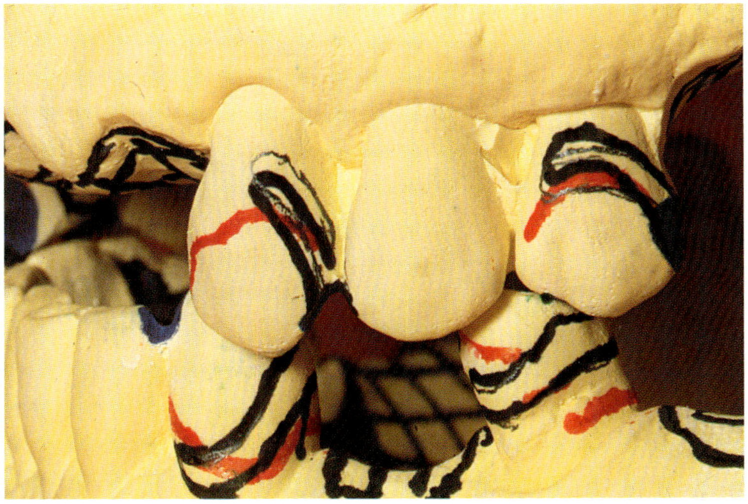

807 Vermessene Studienmodelle linke Kieferseite Prämolarenregion
Es ist deutlich sichtbar, daß der definitiv vermessene Klammerverlauf nicht mit der ursprünglichen provisorischen Einzeichnung übereinstimmt.

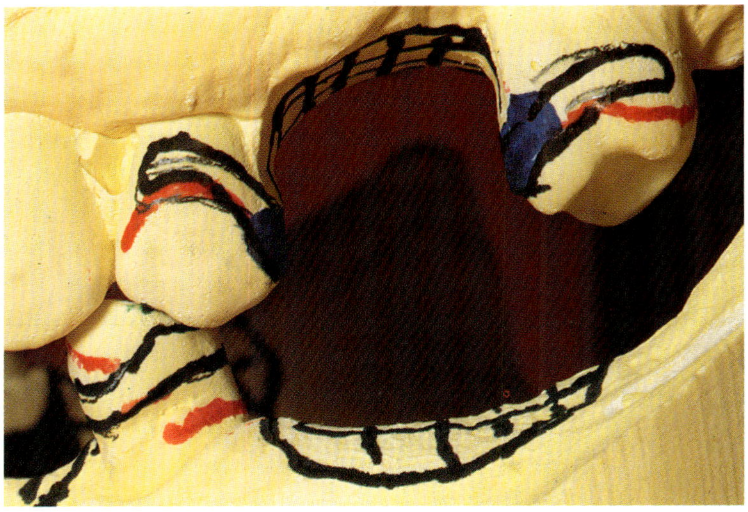

808 Vermessene Studienmodelle linke Kieferseite Molarenregion
Die blauen Retouchen veranschaulichen, wie der Zahntechniker die Äquatore der Pfeilerzähne in günstigere Regionen verlegt hat.

809 Abformung im Oberkiefer
Nachdem der Zahnarzt die vom Techniker vorgeschlagenen Schleifretouchen im Mund durchgeführt und die Auflagen geschliffen hat, erfolgt die Abformung. Sie wird am besten mit einem additionsvernetzenden Silikon (President regular body) im gespritzten Einphasenverfahren vorgenommen. Ein individueller Abdrucklöffel ist obligat!

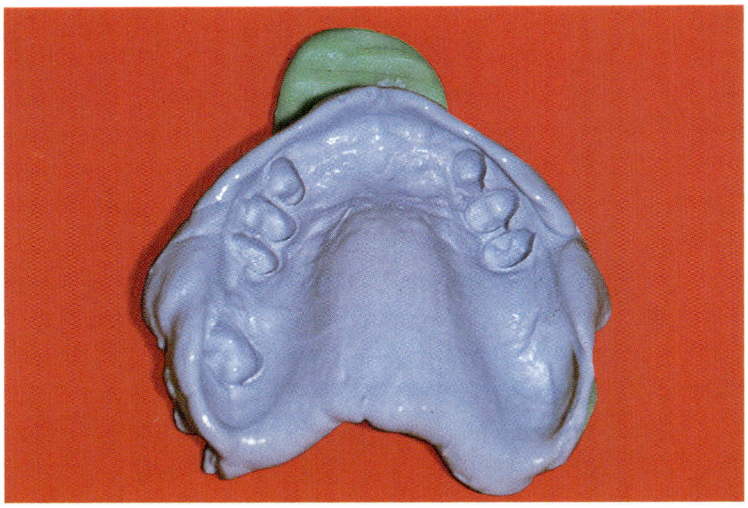

810 Abformung im Unterkiefer

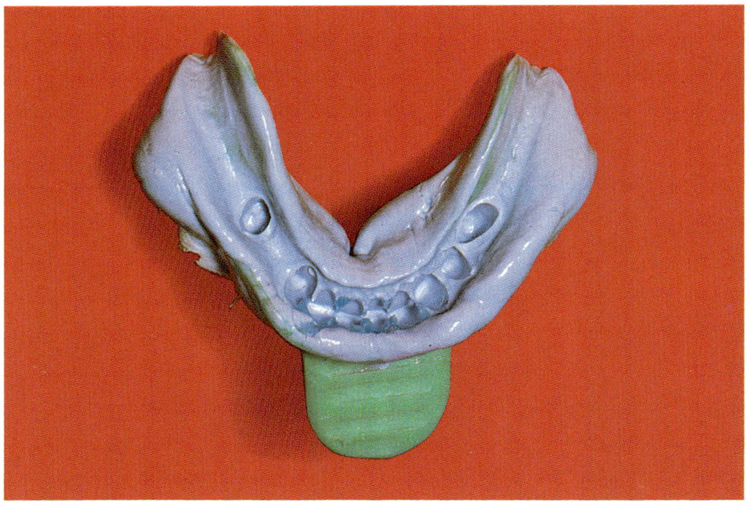

811 Schnellübertragung mit dem Universal-Gesichtsbogen des Gnatho-Quick-Artikulatorsystems
(vgl. Abb. 433, 434)

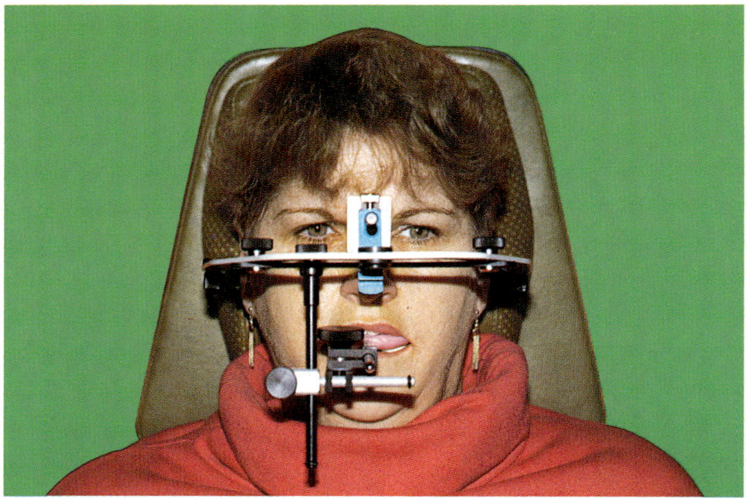

812 Seitenansicht des angelegten Gesichtsbogens

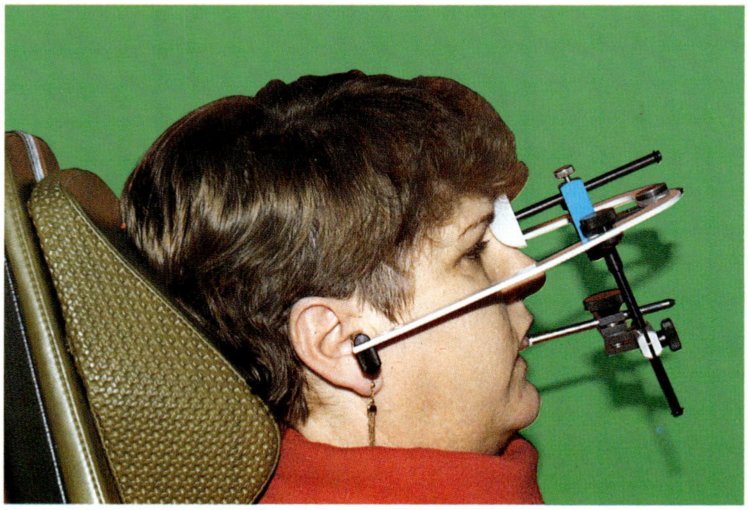

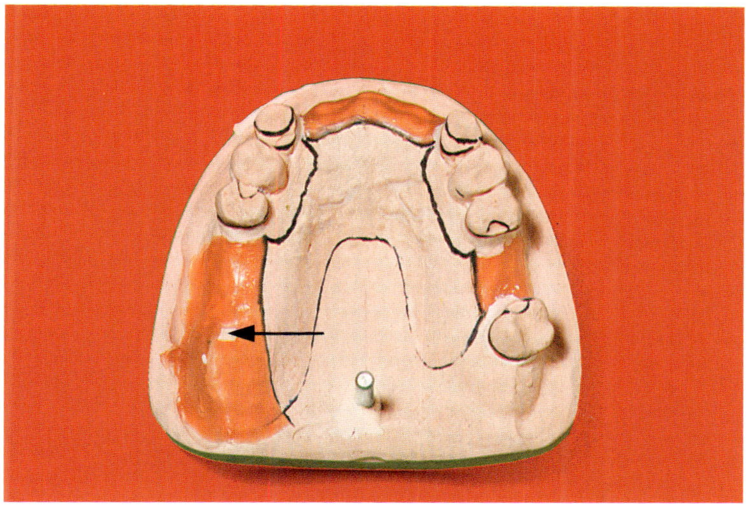

813 Zur Duplizierung vorbereitetes oberes Meistermodell
Die Perforation des Unterlegewachses im Bereich der verkürzten Zahnreihe bildet auf dem späteren Gerüst einen Stop (Pfeil). Dieser verhindert beim Stopfen des Kunststoffes ein Absinken des zahntragenden Sattelteiles.

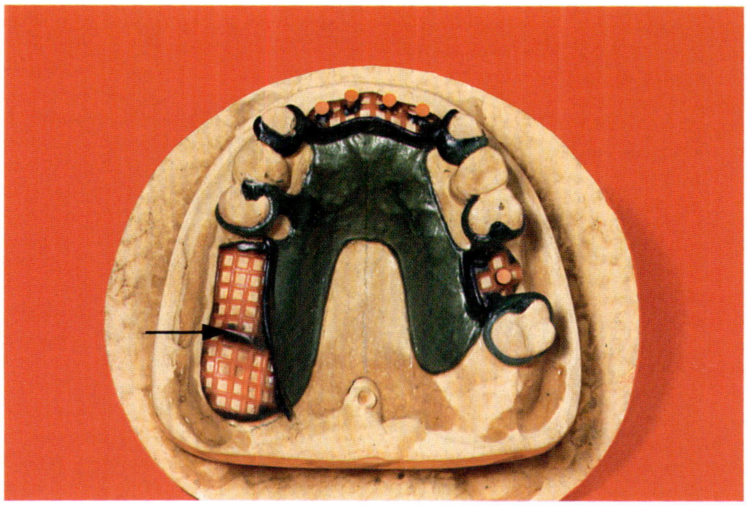

814 Modelliertes oberes Gerüst auf dem feuerfesten Duplikatmodell
Man beachte die Modellation des Gerüstes im Bereich der in Abb. 813 erwähnten Perforation (Pfeil).

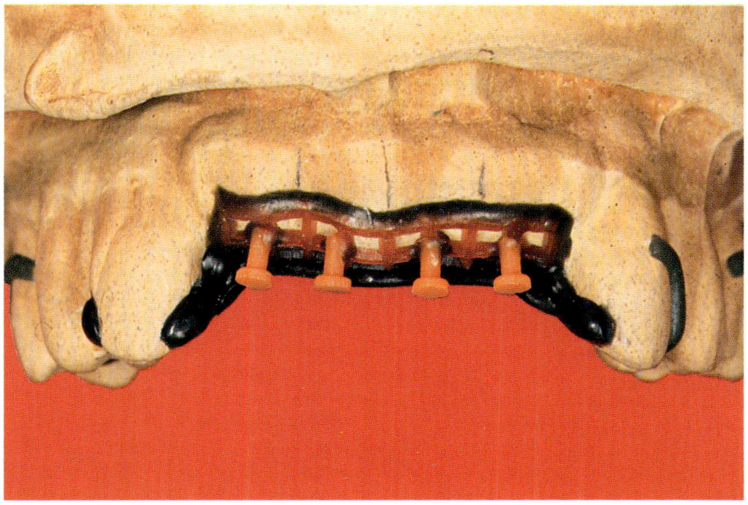

815 Ansicht von vorne
Für die Montage der 4 Frontzähne sind im Gerüst Nockenverankerungen absolut notwendig. Sie garantieren die Stabilität der Verbindung der künstlichen Zähne mit dem Gerüst.

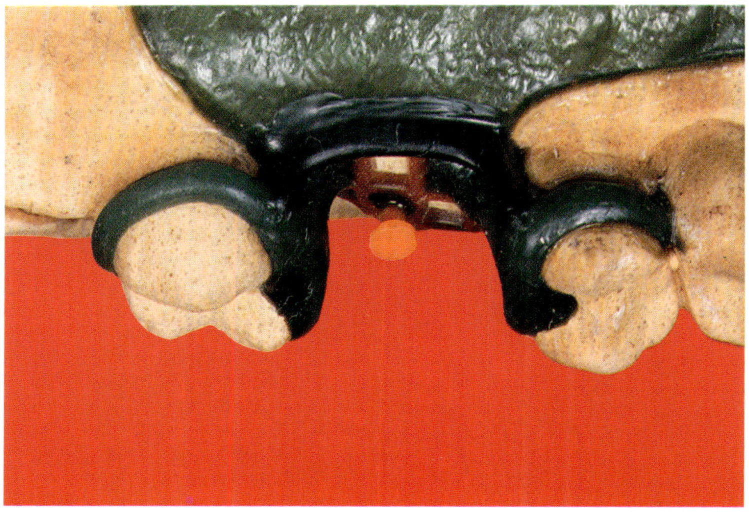

816 Detailansicht der Wachsmodellation im Oberkiefer

817 Oberes Modellgußgerüst auf dem Meistermodell
Man beachte die parodontalfreundliche Konstruktion.

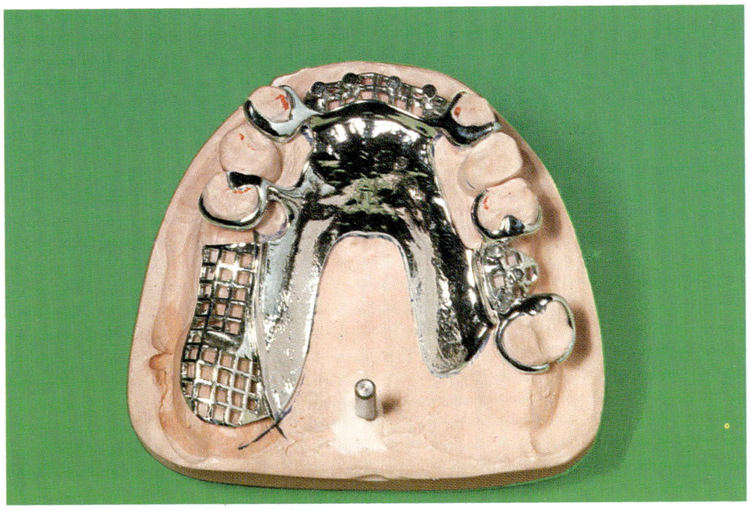

818 Innenansicht des oberen Gerüstes
Der Pfeil weist auf den in Abb. 813/814 erwähnten Stop hin.

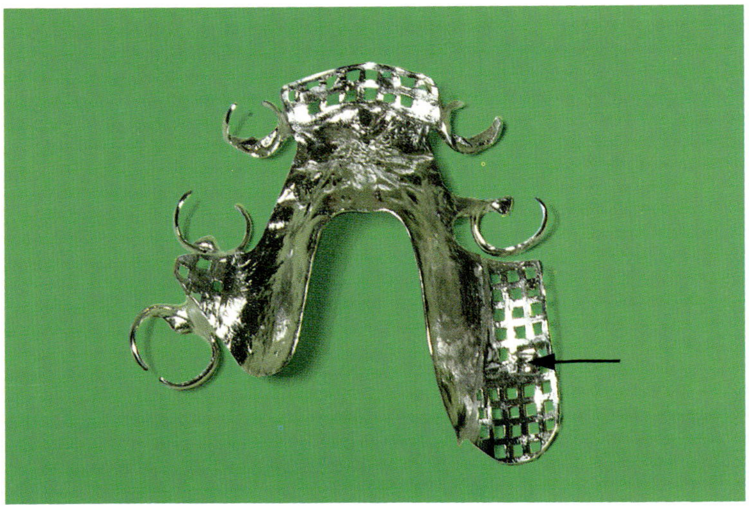

819 Die **Spülräume** zwischen Pfeilerzähnen und frontalem Gerüstteil kommen klar zur Ansicht.

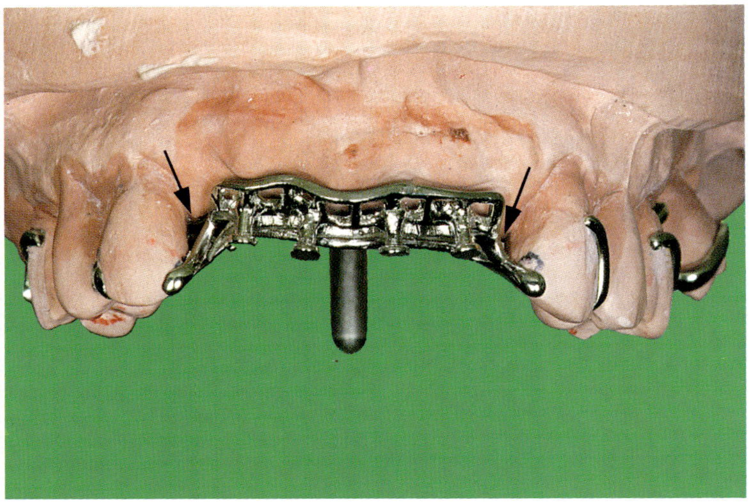

820 Die **Spülräume** der sattelnahen Verbinder im Seitenzahnbereich sind deutlich sichtbar.

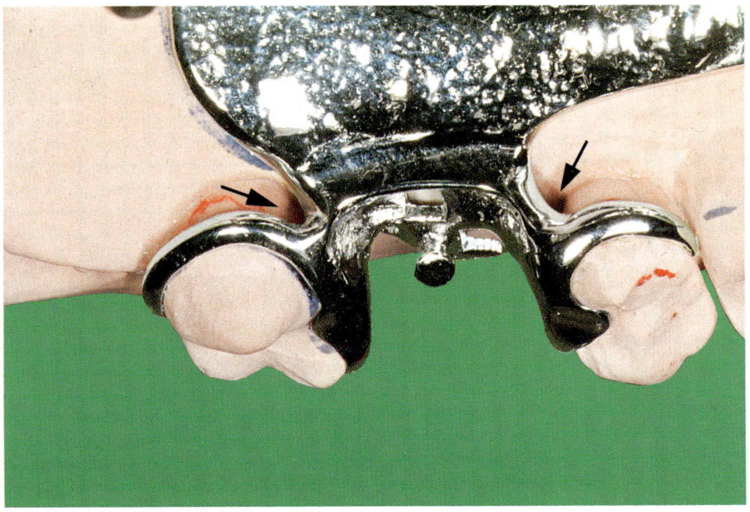

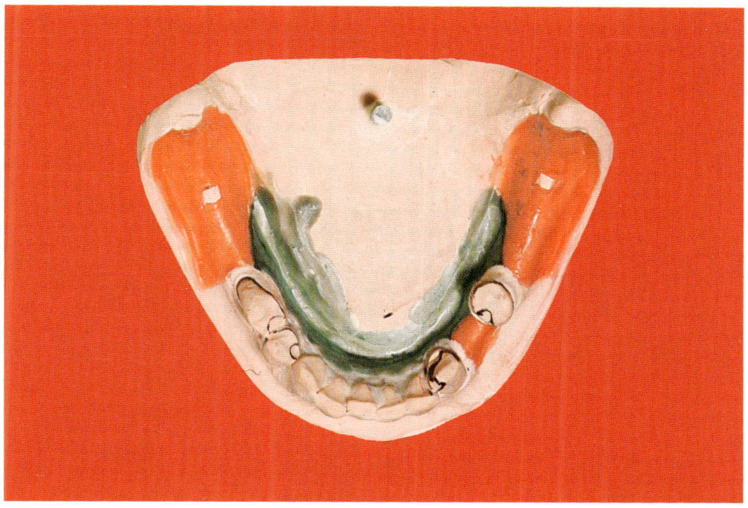

821 Zur Duplizierung vorbereitetes unteres Meistermodell
Auch im Unterkiefer sind wie bei allen Verlängerungsprothesen Stops im Gerüst vorzusehen.

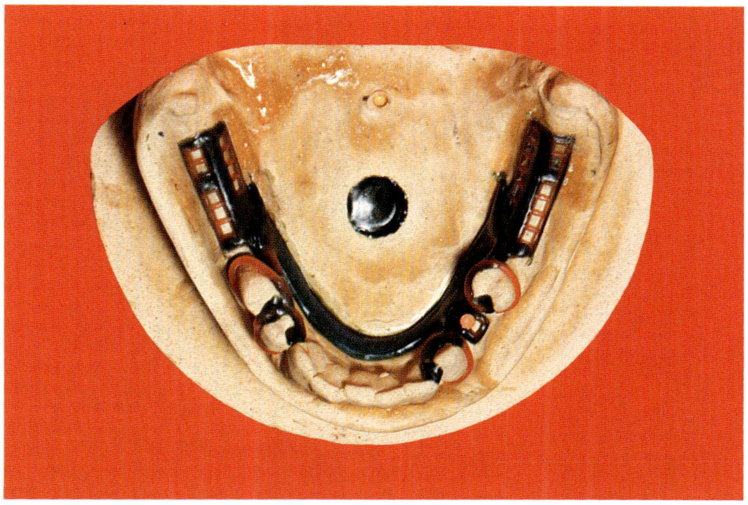

822 Wachsmodellation auf dem unteren feuerfesten Duplikatmodell

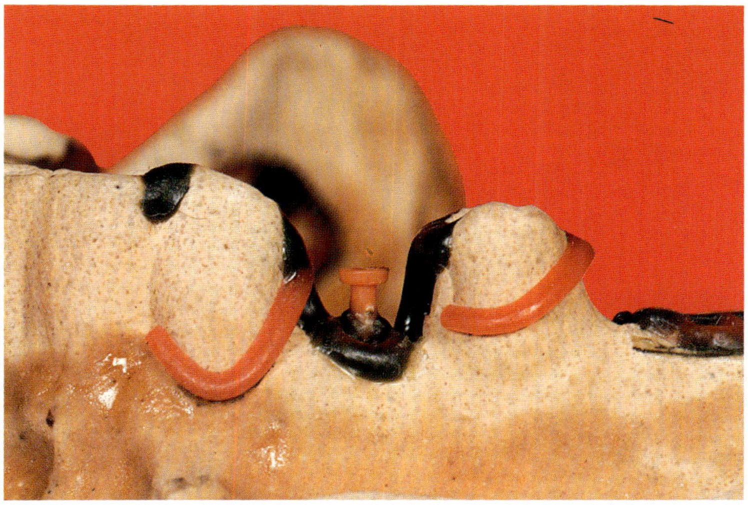

823 Detailansicht der Wachsmodellation von bukkal

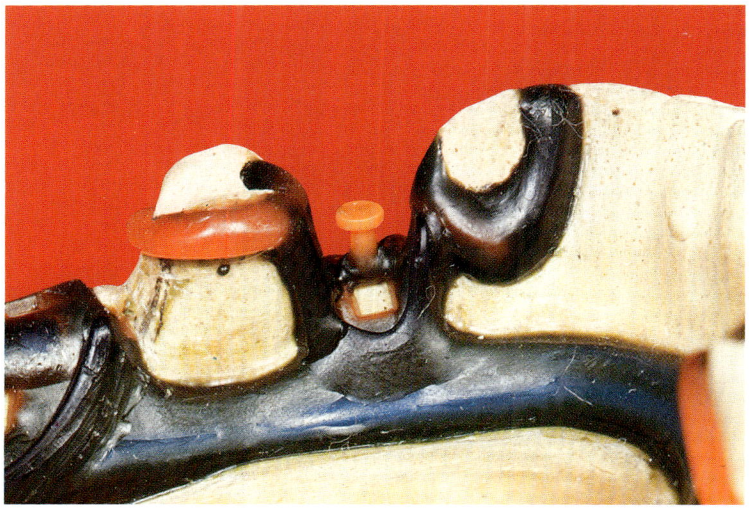

824 Detailansicht der Wachsmodellation von lingual

825 **Unteres Modellgußgerüst auf dem Meistermodell**

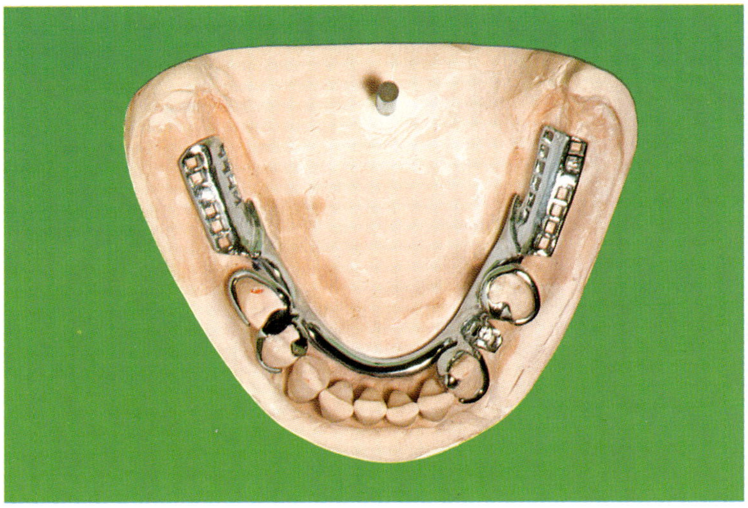

826 **Innenansicht des unteren Gerüstes**

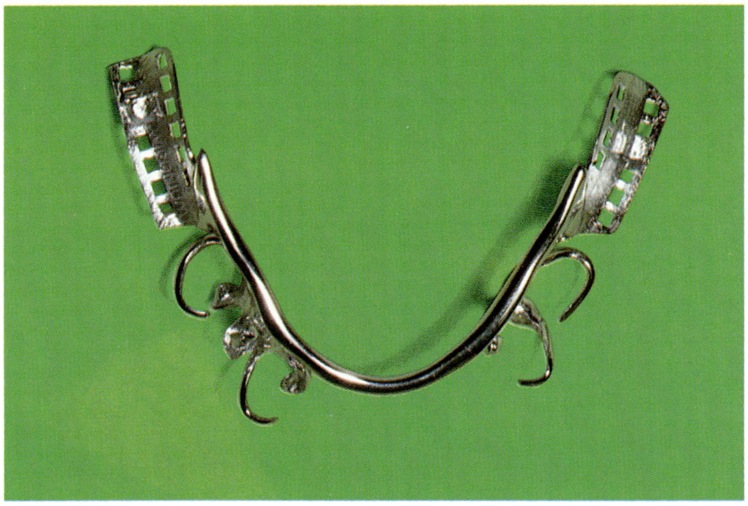

827 **Detailansicht des unteren Gerüstes von bukkal**

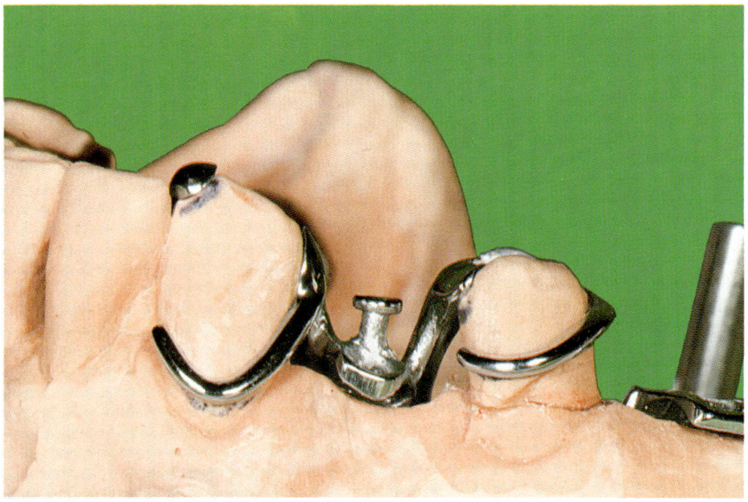

828 **Detailansicht des unteren Gerüstes von lingual**

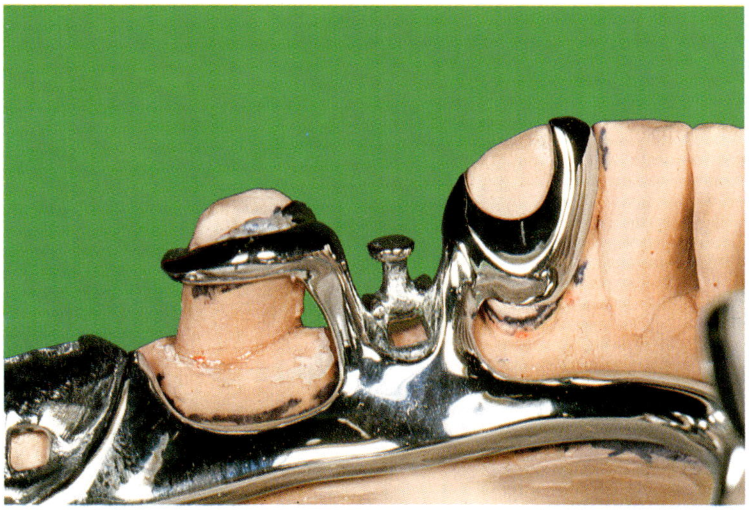

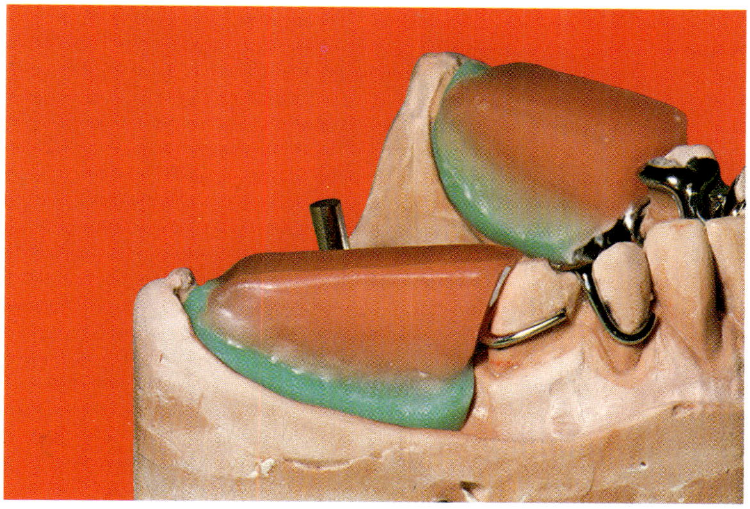

829 Zur Einprobe vorbereitetes Gerüst
Die mit Wachswällen beschichteten Kunststoffsättel dienen zur Abformung der zahnlosen Kieferabschnitte unter Kompression.

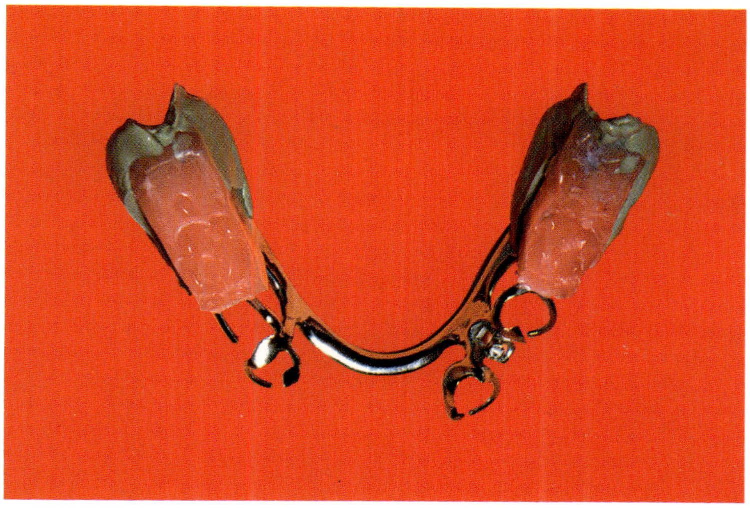

830 Kompressionsabformung der Schleimhaut im Bereich der Verlängerungssättel
Die bei der Abformung in den Wachswällen entstandenen Impressionen der Zahnreihe des Gegenkiefers sind deutlich sichtbar.

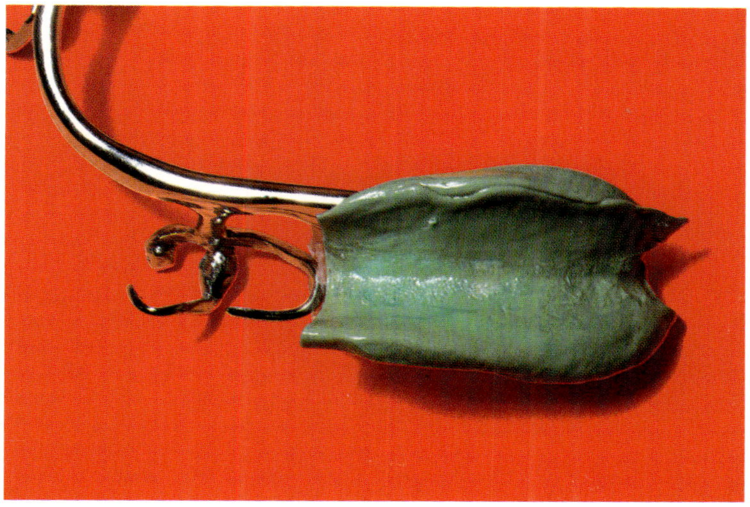

831 Innenansicht der Kompressionsabformung rechter Sattel

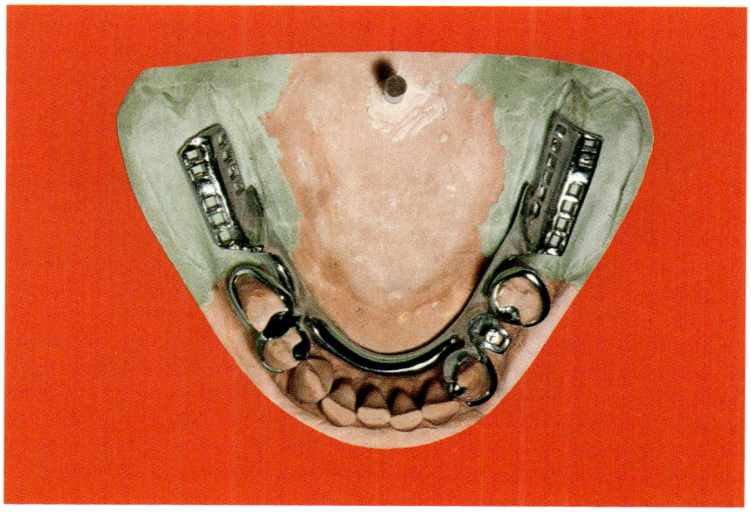

832 Nach der Kompressionsabformung untergossenes Meistermodell

833 **Fertige Prothesen im Gnatho-Quick-Artikulator**

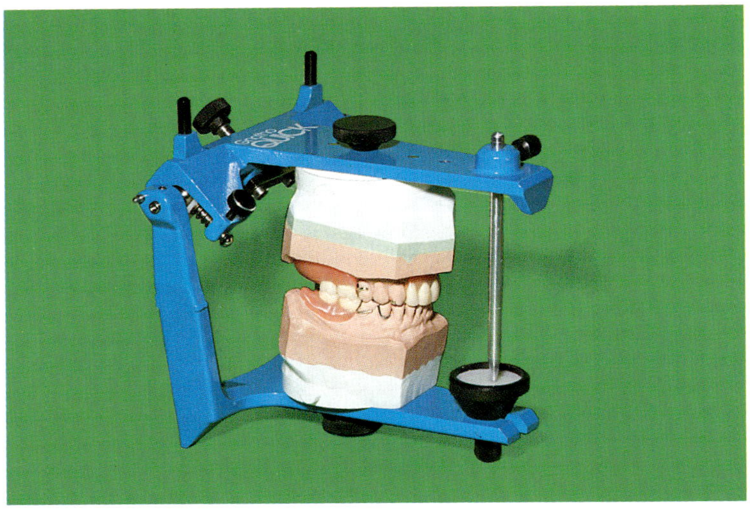

834 **Frontalansicht**

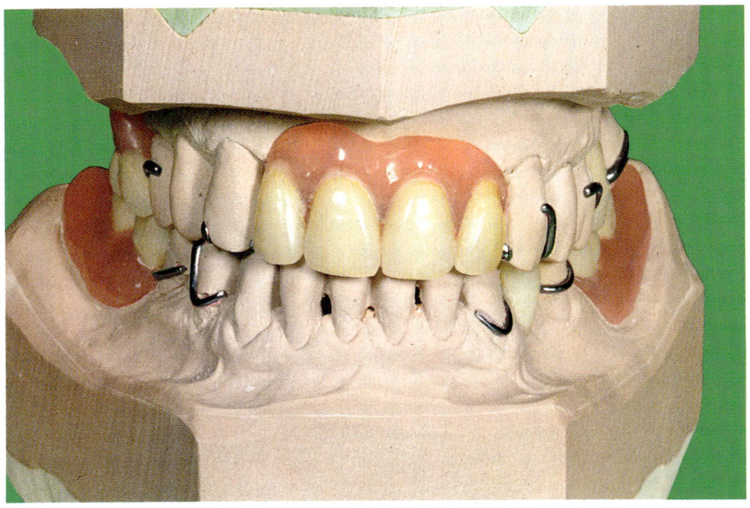

835 **Retrudierte Kontaktposition rechte Seite**

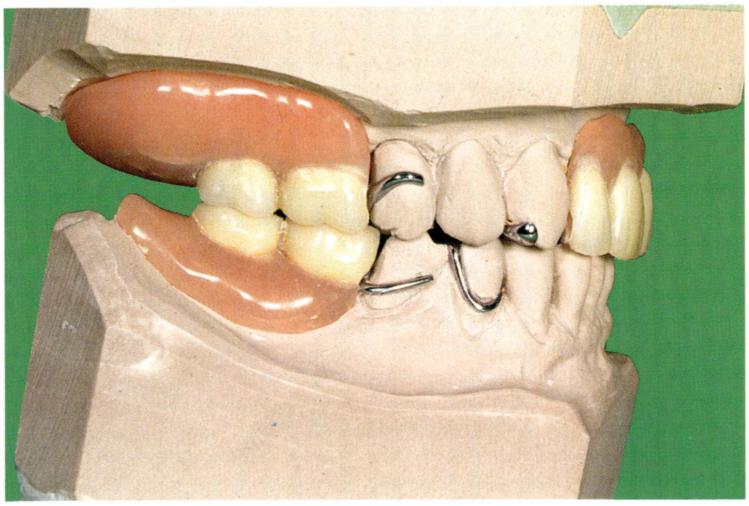

836 **Retrudierte Kontaktposition linke Seite**

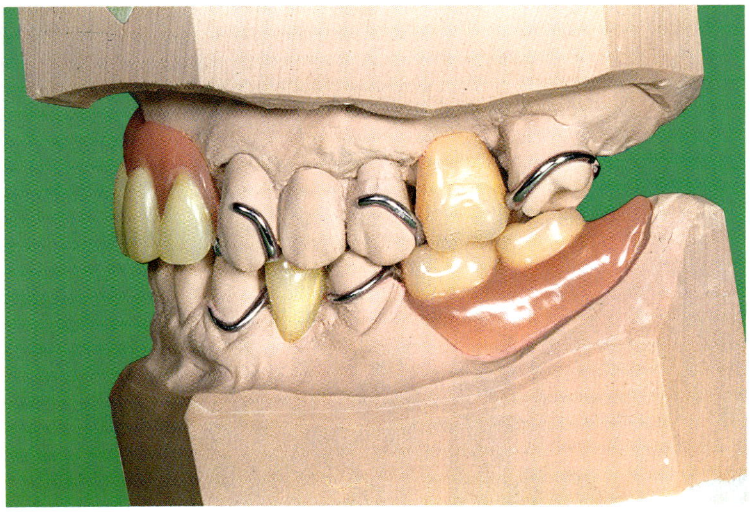

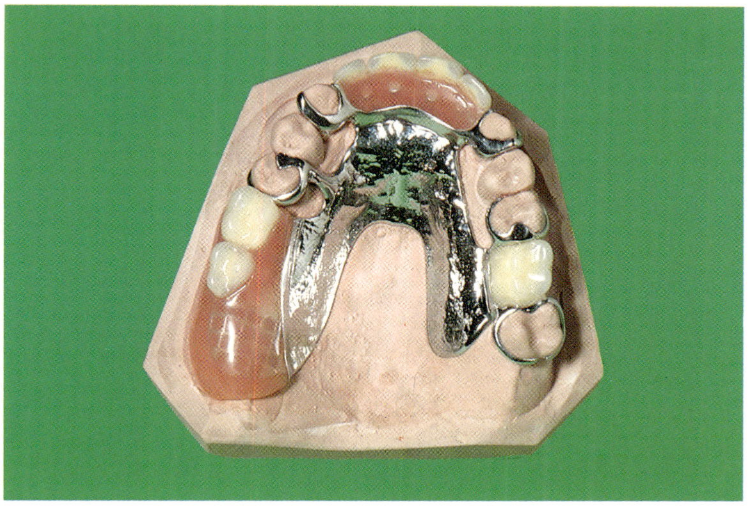

837 Fertige obere Modellgußprothese

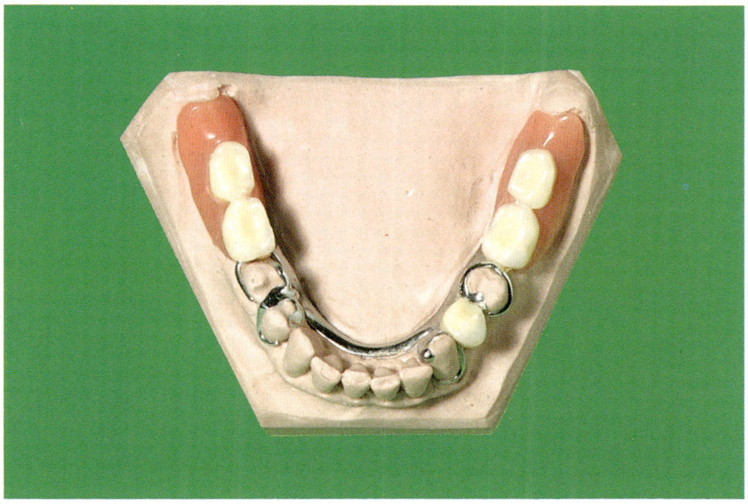

838 Fertige untere Modellgußprothese

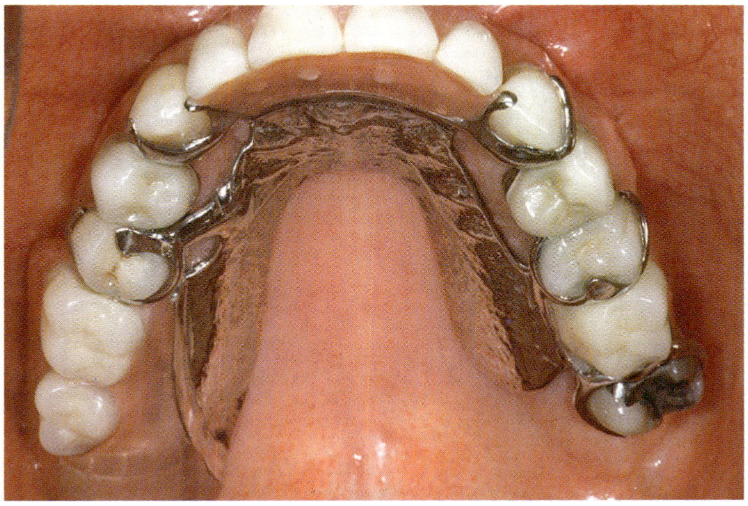

839 Obere Modellgußprothese im Mund

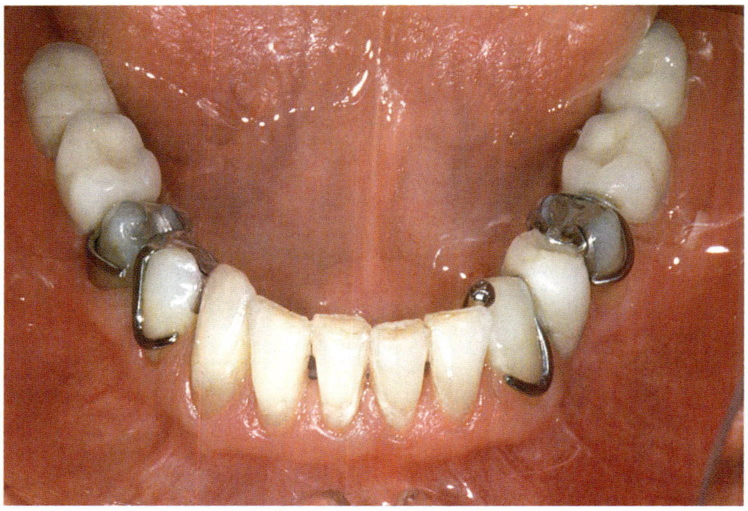

840 Untere Modellgußprothese im Mund

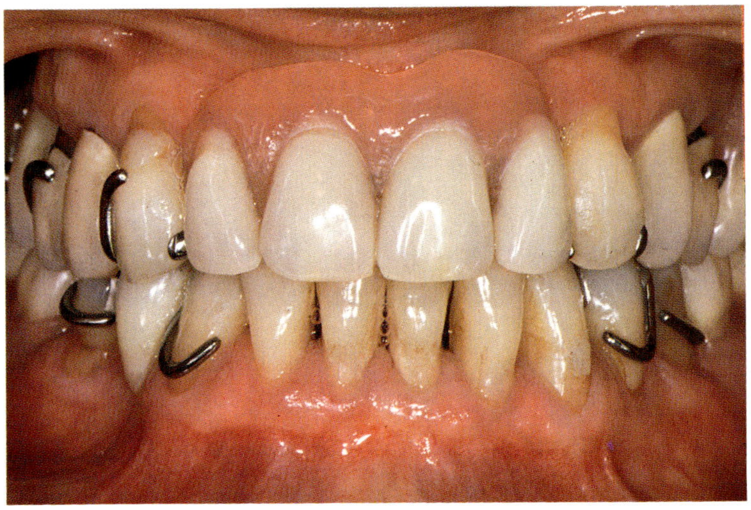

841 Frontalansicht
Auch bei Modellgußprothesen sind durchaus günstige ästhetische Ergebnisse zu erzielen.

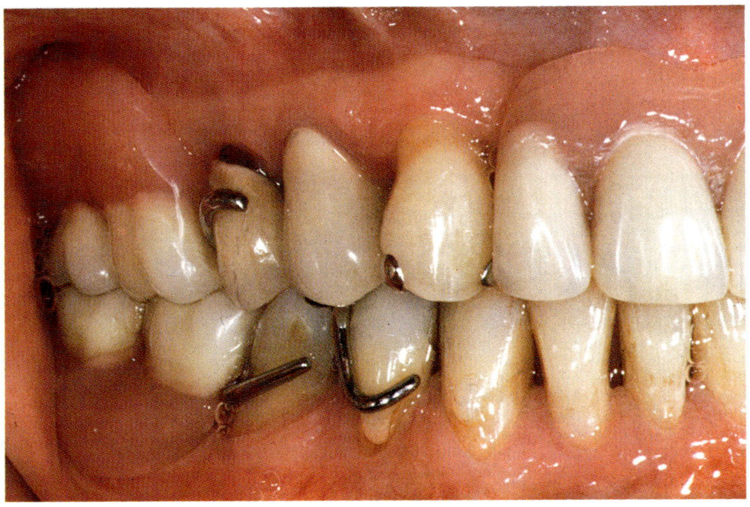

842 Mundsituation rechte Kieferseite

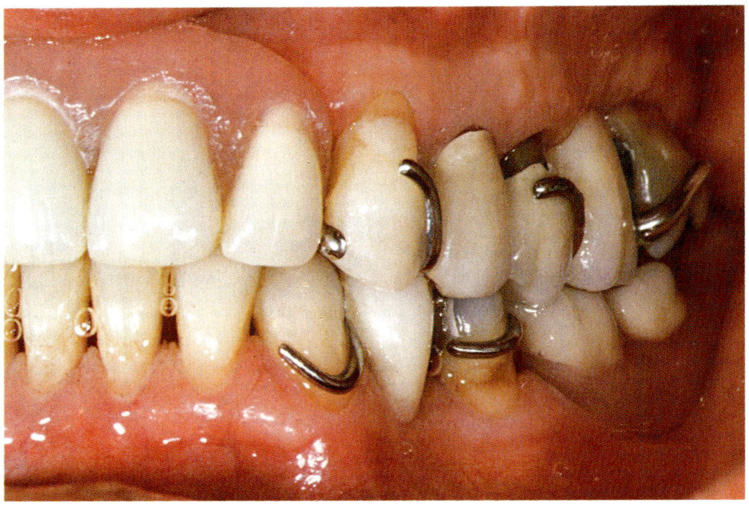

843 Mundsituation linke Kieferseite

Schlußwort

Das Fachgebiet der Prothetik im weitesten Sinne hat jahrzehntelang die Zahnmedizin weitgehend beherrscht. Speziell in den 60er Jahren prägte die hochtechnisierte restaurative Zahnheilkunde das Bild. Umfangreiche Schienungen und Verstrebungen im Restzahngebiß waren die Regel. Die bedingte Abnehmbarkeit einer Schiene und die Kompliziertheit der verwendeten Geschiebe und Gelenke dienten als Ausweis eines guten Zahnarztes.

Durch die Wissenschaft der Präventivzahnmedizin, der Kariologie, der Parodontologie sowie der Kaufunktionslehre und ihre Umsetzung in die Praxis zeichnete sich zu Beginn der 70er Jahre ein Umdenken ab.

Dank Aufklärung und Motivation zur aktiven Gesunderhaltung des Gebisses und durch Prävention bieten sich neue Aspekte einer modernen Zahnmedizin an.

Viele Untersuchungen haben gezeigt, daß die früher so hoch eingeschätzten technischen Meisterkonstruktionen ihren Zweck nicht erfüllt haben oder sich sogar schädigend auswirkten. Man denke dabei an totale Schienungen mittels verschraubter, bedingt abnehmbarer Brücken.

Bei einer einwandfreien Mundhygiene ist es zumeist möglich, mit einfachen, dafür aber zweckmäßigen partiellen Prothesen optimale Verhältnisse zu schaffen. Die Prothese als technische Konstruktion muß auf absolut ausgewogene Weise auf das biologische Milieu der Mundhöhle und das mastikatorische System abgestimmt werden. Gut zu reinigende, parodontalfreundliche Rekonstruktionen, die die Propriozeptivität der Zähne nicht wesentlich beeinflussen, bestimmen die moderne partielle Prothetik.

Es ist heute eine wissenschaftlich erwiesene Tatsache, daß nicht alle Restgebisse einer prothetischen Versorgung bedürfen.

Einwandfreie kaufunktionelle Verhältnisse werden auch durch eine sogenannte Prämolarenokklusion garantiert. Das Fehlen der Molaren weist in funktioneller Hinsicht keine Nachteile auf.

Das Gebiet der Modellgußprothetik wurde wesentlich beeinflußt. Viele, in früherer Zeit verwendete Klammerformen, Chassis und Schienungsklammern mußten in ihrer Einwirkung auf die Zähne und Parodontien überprüft werden. Auch hier hat uns die Wissenschaft wesentliche Erkenntnisse geliefert.

In der Zukunft wird sicher die Implantologie, speziell die Verwendung enossaler Implantate, die partielle Prothetik wesentlich einengen. Besonders im Unterkiefer kommen, speziell im Fall von verkürzten Zahnreihen oder großen Schaltlücken, brückenprothetische Versorgungen auf Implantatpfeilern zur Anwendung. Allerdings schränken oft die Gesundheit des Patienten, die topographischen Verhältnisse der Kiefer und Zahnreihen sowie okklusale Angewohnheiten die Verwendung von Implantaten ein. Auch das noch nicht gelöste Problem des epithelialen Attachments an dem die Schleimhaut durchtretenden Implantat rät zur Vorsicht.

Zuallerletzt oder oft zuallererst dürfte auch die ökonomische Situation des Patienten den Entschluß Modellgußprothese oder Brücke auf Implantat wesentlich prägen.

Auch die Forschung in der Anwendung der Adhäsivtechnik bei partiellen Prothesen öffnet möglicherweise neue Wege.

Es war das Ziel dieses Atlasses, klare, wissenschaftlich untermauerte Konzepte zu präsentieren. Dabei spielten parodontale und funktionelle Aspekte eine ausschlaggebende Rolle.

Bildernachweis

Die unten aufgeführten Abbildungen wurden uns von den namentlich erwähnten Bildautoren in dankenswerter Weise zur Publikation überlassen.

95 % der abgebildeten Originale sind Bilder des Autors und seiner Mitarbeiter, resp. der prothetischen Abteilung.

Alle graphischen Darstellungen wurden durch Herrn Christoph Ibach, Graphiker in Paris, anhand von Originalmodellen, detaillierten Vorlagen und Zeichnungen des Autors hergestellt. Als Grundlagen dienten Modelle der Firmen Cendres et Métaux, Biel, Usine Genevoise de Dégrossissage d'Or, CEKA, Antwerpen, sowie von Herrn Dr. Herbert Spang, Lyss.

Universitätsinstitute

Universität Basel, Zahnärztliches Institut
Frau Dr. Edith Rateitschak-Plüss, Abteilung für Kariologie und Parodontologie:
213, 214, 215, 216, 217, 222, 223, 224, 225, 231, 232

Universität Basel, Zahnärztliches Institut
Prof. Dr. Lennart Wieslander, Vorsteher der Abteilung für Kieferorthopädie und Kinderzahnmedizin, und
Dr. Dieter Baumgartner, Assistent:
244, 245, 246

Universität Basel, Zahnärztliches Institut
Prof. Dr. Jakob Wirz, Leiter der Abteilung für zahnärztliche Technologie und Werkstoffkunde:
427, 515, 516

Privatpraktiker

Dr. Markus Debrunner, Basel:
160, 161, 188

Dr. Beat Oberholzer, Basel:
247, 248, 249, 250, 251, 252

Dr. Paul Suter, Basel:
151, 152

Weiterführende Literatur

Bax, A., H. Kröly: Das universelle CEKA-Attachment-System. CEKA, Antwerpen 1979

Bichweiler, U.: Experimentelle Beweglichkeitsmessungen an konfektionierten Geschieben. Med. Diss., Basel 1982

Brunner, Th., M. Kundert: Gerüstprothetik: Planungsrichtlinien und Konstruktionsvorschläge. Karger, Basel 1979
Konstruktionselemente für die Prothetik; 2. Auflage. **Cendres & Métaux,** Biel 1984
Prothetische Hilfste le. **Degussa,** Frankfurt am Main 1982

Drücke, W., B. Klemt: Konzepte in der Teilprothetik. Quintessenz, Berlin 1983

Gasser, F.: Die partielle Prothese. Kompendium, Basel 1977

Geiger, G.: Geschiebetechnik. Neuer Merkur, München 1982

Graber, G.: Gnatho ogie. Die Zahntechnik. Schweizerische Zahntechniker-Vereinigung, Einsiedeln 1981

Graber, G., U. Pfändler: Die Quintessenz einer praxisbezogenen Kronen- und Brückenprothetik. Quintessenz, Berlin 1980

Henderson, D., V. L. Steffel: McCracken's Removable partial prosthodontics. Mosby, St. Louis 1973

Jüde, H. D.: Partielle Prothesen. In Schwenzer, N.: Zahn-Mund-Kiefer-Heilkunde, Bd. 3, 1 Aufl. Thieme, Stuttgart 1982

Kerschbaum, Th.: Herausnehmbarer Teilersatz. In Voss, R., H. Meiners: Fortschritte der Zahnärztlichen Prothetik und Werkstoffkunde, Bd. 2. Hanser, München 1984

Körber, E., E. Fröhlich: Die prothetische Versorgung des Lückengebisses. Hanser, München 1977

Körber, K. H.: Konuskronen – Teleskope. Hüthig, Heidelberg 1969

Körber, K. H.: Zahnärztliche Prothetik, Bd. I und II. Thieme, Stuttgart 1975

Lang, N. P.: Checkliste Zahnärztliche Behandlungsplanung. Thieme, Stuttgart 1984

Marxkors, R.: Die Gußklammerverankerung. Hanser, München 1977

Nally, J. N.: Thérapeutique de l'édentation partielle par la prothèse amovible. Encyclopédie médico-chirurgicale, Paris 1968

Ney, J. M.: Surveyor Manual. Ney, Bloomfield 1965

Preiskel, H. W.: Präzisionsverankerungen in der zahnärztlichen Prothetik. Quintessenz, Berlin 1983

Rateitschak, K. H. & E. M., H. F. Wolf: Parodontologie. In Rateitschak, K. H.: Farbatlanten der Zahnmedizin, Bd. 1. Thieme, Stuttgart 1984

Renggli, H. H., H. R. Mühlemann, K. H. Rateitschak: Parodontologie, 3. Aufl. Thieme, Stuttgart 1984

Schön, F., F. Singer: Die partielle Prothese. Quintessenz, Berlin 1978

Schön, F., F. Singer: Europäische Prothetik heute. Quintessenz, Berlin 1978

Spang, H.: Die Quintessenz der prothetischen Hilfsteile. Quintessenz, Berlin 1973

Spang, H.: Das Radix-Anker-System. Quintessenz, Berlin 1975

Spang, H.: Vorgefertigte Verbindungselemente in der Teilprothetik. Quintessenz, Berlin 1981

Spiekermann, H., H. Gründler: Die Modellguß-Prothese. Quintessenz, Berlin 1977

Steiger, A. A., R. H. Boitel: Precision Work for Partial Dentures. Berichthaus, Zürich 1959

Wirz, J.: Amalgamaufbauten im Seitenzahngebiet – Eine neue Methode für ein altes Problem. Schweiz. Mschr. Zahnheilk. 91 (1981), 368–386

Wirz, J.: Der geschraubte Frontzahnaufbau – eine neue Methode. Schweiz. Mschr. Zahnmed. 94 (1984), 29–48

Sachverzeichnis – Index

W

Z

Materialien und Instrumente

Markenname	Hersteller
Almore Set	Almore International Inc. P.O. Box 25214 **Portland,** Oregon, 97225/USA
Bausch-Okklusionspapiere	Dr. Jean Bausch KG Monheimer Straße 16 D-5000 **Köln 60**
Biloc-Geschiebe nach Wermuth	Cendres et Métaux SA Bözingerstraße 122 CH-2502 **Biel**
Bios-System, Rapid-Flex-System	Cendres et Métaux SA Bözingerstraße 122 CH-2502 **Biel** Degussa AG Weißfrauenstraße 9 D-6000 **Frankfurt 11**
Blattfeder nach Biaggi-Steimer	Cendres et Métaux SA Bözingerstraße 122 CH-2502 **Biel** Degussa AG Weißfrauenstraße 9 D-6000 **Frankfurt 11**
Bolzenschloß nach Spang	Cendres et Métaux SA Bözingerstraße 122 CH-2502 **Biel** Degussa AG Weißfrauenstraße 9 D-6000 **Frankfurt 11**
CEKA-Verankerungssystem	Ceka p.v.b.a. Maria Henrietta 6–8 B-2000 **Antwerpen**
Coltoflax	Coltène AG CH-9450 **Altstätten**
Conex-Geschiebe nach Spang	Cendres et Métaux SA Bözingerstraße 122 CH-2502 **Biel** Degussa AG Weißfrauenstraße 9 D-6000 **Frankfurt 11**
Dalbo-Fix nach Dalla-Bona	Cendres et Métaux SA Bözingerstraße 122 CH-2502 **Biel**
Dalbo-Resilienzgelenk nach Dalla-Bona	Cendres et Métaux SA Bözingerstraße 122 CH-2502 **Biel** Degussa AG Weißfrauenstraße 9 D-6000 **Frankfurt 11**

Markenname	Hersteller
Dentacolor	Kulzer & Co. GmbH Postfach 1320 D-6382 **Friedrichsdorf**
Dentatus-Artikulator-System	AB Dentatus Jakobsdalsvägen 14–16 S-12653 **Hägersten**
Endofix nach Wirz	Institut Straumann AG Hauptstraße 26 D CH-4437 **Waldenburg**
Geschiebe nach Mc Collum	Cendres et Métaux SA Bözingerstraße 122 CH-2502 **Biel** Degussa AG Weißfrauenstraße 9 D-6000 **Frankfurt 11**
Gnatho-Quick Artikulator Transferbogen	Genédent SA CH-1292 **Chambésy-Genève**
Impregum	Espe GmbH D-8031 **Seefeld**
Indikatorpaste Pressure Spot Indicator	Coltène AG CH-9450 **Altstätten**
Interdentalbürste, Interdent	Trisa Bürstenfabrik AG CH-6234 **Triengen**
Ipsoclip nach Guglielmetti	Cendres et Métaux SA Bözingerstraße 122 CH-2502 **Biel** Degussa AG Weißfrauenstraße 9 D-6000 **Frankfurt 11**
Isosit	Ivoclar AG Benderer Straße 2 FL-9494 **Schaan**
Kugelschrauben-Federgelenk ASC 52	Degussa AG Weißfrauenstraße 9 D-6000 **Frankfurt 11**
Optosil	Bayer AG D-5090 **Leverkusen**
Palapress	Kulzer & Co. GmbH Postfach 1320 D-6382 **Friedrichsdorf**
Parafix nach Wirz	Institut Straumann AG Hauptstraße 26 D CH-4437 **Waldenburg**

Markenname	Hersteller
Pekatray	Bayer AG D-5090 **Leverkusen**
Plasta-Stabilisator	Cendres et Métaux SA Bözingerstraße 122 CH-2502 **Biel**
President heavy body regular body light body	Coltène AG CH-9450 **Altstätten**
President-Copperband	Coltène AG CH-9450 **Altstätten**
Protemp	Espe GmbH D-8031 **Seefeld**
Prothesenbürste	Trisa Bürstenfabrik AG CH-6234 **Triengen**
Radix Anker nach Spang	Maillefer SA CH-1338 **Ballaigues**
Regulex-System nach Guglielmetti	Cendres et Métaux SA Bözingerstraße 122 CH-2502 **Biel** Degussa AG Weißfrauenstraße 9 D-6000 **Frankfurt 11**
Resilienzgelenk nach Crismani	Cendres et Métaux SA Bözingerstraße 122 CH-2502 **Biel** Degussa AG Weißfrauenstraße 9 D-6000 **Frankfurt 11**
Retentionszylinder nach Gerber	Cendres et Métaux SA Bözingerstraße 122 CH-2502 **Biel** Degussa AG Weißfrauenstraße 9 D-6000 **Frankfurt 11**
Rotex-Anker	Cendres et Métaux SA Bözingerstraße 122 CH-2502 **Biel**
SAM-System mit Axiographie	SAM-Präzisionstechnik Taxistraße 41 D-8000 **München 19**
Schraubenblock nach Schubiger	Cendres et Métaux SA Bözingerstraße 122 CH-2502 **Biel** Degussa AG Weißfrauenstraße 9 D-6000 **Frankfurt 11**
Scutan	Espe GmbH D-8031 **Seefeld**
Snap Attachment nach Schatzmann	Cendres et Métaux SA Bözingerstraße 122 CH-2502 **Biel** Degussa AG Weißfrauenstraße 9 D-6000 **Frankfurt 11**
Snap Lock nach Huser	Cendres et Métaux SA Bözingerstraße 122 CH-2502 **Biel**
Snaprox nach Schatzmann	Cendres et Métaux SA Bözingerstraße 122 CH-2502 **Biel** Degussa AG Weißfrauenstraße 9 D-6000 **Frankfurt 11**
Stabgeschiebe CM	Cendres et Métaux SA Bözingerstraße 122 CH-2502 **Biel** Degussa AG Weißfrauenstraße 9 D-6000 **Frankfurt 11**
Stabilexgeschiebe nach Spang	Cendres et Métaux SA Bözingerstraße 122 CH-2502 **Biel** Degussa AG Weißfrauenstraße 9 D-6000 **Frankfurt 11**
Steggeschiebe nach Dolder	Cendres et Métaux SA Bözingerstraße 122 CH-2502 **Biel** Degussa AG Weißfrauenstraße 9 D-6000 **Frankfurt 11**
Superfloss	Educational Health Product Inc. P.O. Box 24 **New Canaan,** Conn. 06840/USA
Tab	Sybron Dental Products Division-Kerr 28100 Wick Road **Romulus,** Michigan 48174/USA
Temp Bond	Sybron Dental Products Division-Kerr 28100 Wick Road **Romulus,** Michigan 48174/USA
TMS Link plus	Whaledent GmbH Postfach 2407 D-6360 **Friedberg**
Verankerung nach Conod	Cendres et Métaux SA Bözingerstraße 122 CH-2502 **Biel** Degussa AG Weißfrauenstraße 9 D-6000 **Frankfurt 11**
Vertikal-Scharnier nach Gerber	Cendres et Métaux SA Bözingerstraße 122 CH-2502 **Biel** Degussa AG Weißfrauenstraße 9 D-6000 **Frankfurt 11**
Zahnhölzchen	Trisa Bürstenfabrik AG CH-6234 **Triengen**